Malaria in Südwest-Afrika
Deutsche Kolonialmedizin 1884–1915

Medizingeschichte im Kontext

Herausgegeben von Karl-Heinz Leven, Mariacarla Gadebusch
Bondio, Hans-Georg Hofer und Livia Prüll

Begründet als Freiburger Forschungen zur Medizingeschichte
von Ludwig Aschoff, fortgesetzt von Eduard Seidler

Band 25

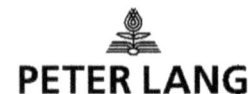

Jan Esse

Malaria in Südwest-Afrika
Deutsche Kolonialmedizin 1884–1915

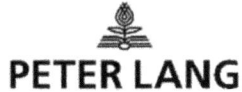

Bibliografische Information der Deutschen Nationalbibliothek
Die Deutsche Nationalbibliothek verzeichnet diese Publikation
in der Deutschen Nationalbibliografie; detaillierte bibliografische
Daten sind im Internet über http://dnb.d-nb.de abrufbar.

Zugl.: Erlangen, Nürnberg, Univ., Diss., 2022.

Umschlagabbildung: Deutsch-Südwestafrika. Deutsche
Kolonialgesellschaft (Hg.) (1918), Karte Nr. 6. Erste Beschwerde
bezüglich Riechmann. Von Vagedes an Koch (14.06.1901).
Fieberkurve des an Malaria tropica erkrankten „Bergdamara
Josaphat". Von Vagedes an Koch (31.05.1901). Faksimiles erstellt
durch den Verfasser.
Collage gestaltet von Andrea Förster, FAU Erlangen-Nürnberg.

n 2
ISSN 1437-3122
ISBN 978-3-631-88774-5 (Print)
E-ISBN 978-3-631-88775-2 (E-PDF)
E-ISBN 978-3-631-88776-9 (EPUB)
DOI 10.3726/b20085

© Peter Lang GmbH
Internationaler Verlag der Wissenschaften
Berlin 2022
Alle Rechte vorbehalten.

Peter Lang – Berlin · Bern · Bruxelles · New York ·
Oxford · Warszawa · Wien

Das Werk einschließlich aller seiner Teile ist urheberrechtlich
geschützt. Jede Verwertung außerhalb der engen Grenzen des
Urheberrechtsgesetzes ist ohne Zustimmung des Verlages
unzulässig und strafbar. Das gilt insbesondere für
Vervielfältigungen, Übersetzungen, Mikroverfilmungen und die
Einspeicherung und Verarbeitung in elektronischen Systemen.

Diese Publikation wurde begutachtet.

www.peterlang.com

Inhaltsverzeichnis

Abstract 7

Zusammenfassung 9

1. Einleitung 11

2. Die Malaria – ein Krankheitskonzept im Wandel 23

3. Deutsch-Südwestafrika 33
   3.1 Deutsch-Südwestafrika und die Kolonialzeit 33
   3.2 Deutsch-Südwestafrika geographisch und klimatisch 40

4. Die Malaria in Deutsch-Südwestafrika 47
   4.1 Bekämpfungs- und Präventionsmaßnahmen 47
   4.2 Die Auswirkungen auf die indigene Bevölkerung 78
   4.3 Die Auswirkungen auf die weiße Zivilbevölkerung 111
   4.4 Die Auswirkungen auf die Kaiserliche Schutztruppe 129
   4.5 Die Malaria und die Kolonisation Südwestafrikas 170
   4.6 Die Darstellung in der allgemeinen Publizistik 180

5. Die Malariaexpedition des Dr. von Vagedes 211
   5.1 Dr. Karl Ferdinand von Vagedes 211
   5.2 Das Koch'sche Prinzip der Malariabekämpfung 215
   5.3 Die Expedition im Überblick 215
   5.4 Die Expedition im Spiegel des Quellenmaterials 227
   5.5 Die Expedition im Kontext Deutsch-Südwestafrikas 248

5.6 Die Rezeption der Expedition in der Fachliteratur 253

6. Fazit 257

Anhang 261

Anhangsverzeichnis 285

Tabellenverzeichnis 287

Abbildungsverzeichnis 289

Quellenverzeichnis 293

Literaturverzeichnis 313

Danksagung 323

Index 325

Abstract

Objectives

For a long time, the colonial past was not in the focus of public interest in Germany. Negotiations between the German and Namibian governments since 2015 resulted in a recognition of Herero and Nama genocide by Germany in 2021. The central role Namibia plays in Germany's colonial past requires a differentiated examination of foreign rule during the years 1884 to 1915, when the country was called "Deutsch-Südwestafrika". To understand the causes and circumstances of the Herero and Nama genocide, the social relations between the indigenous population and the colonists must be examined. In this context the health care of the population, specifically the control and prevention of malaria, one of the world's most important infectious diseases, plays a central role.

Design and Methods

An overview of political developments, a geo-climatic classification of Deutsch-Südwestafrika, and an examination of malaria concepts from 1884 to 1915 serve as the basis for this study. Using extensive transcribed source material, an evaluation of contemporary scientific discourse, and the available research literature, the epidemiological dynamics of malaria in Deutsch-Südwestafrika are comprehensively reviewed for the first time. The impact on the relevant population groups, which include the indigenous population, the white civilian population, and the "Kaiserliche Schutztruppe für Deutsch-Südwestafrika" is focussed. Special attention is given to the prevention and control measures employed. The mutual influence of malaria and German colonization efforts, as well as the evaluation of the underlying processes in general German publicity, are examined. The malaria expedition of Dr. Karl Ferdinand von Vagedes, commissioned by Robert Koch, allows a detailed, summarized examination of the results obtained.

Observations and Results

Regarding the malaria control and prevention measures, there was a clear disparity between the relevant population groups. The indigenous population therefore experienced a significant disadvantage in medical care. The white civilian population was better off in this regard, but also lagged the care provided to the Schutztruppe. The latter was advantaged in this regard because the operational capability of the military was an important factor in colonization.

Malaria posed a settlement obstacle for the colonists, especially in the northern, rainy areas, while the increasing interconnectedness of the various parts of the country, combined with labor migration, troop movement and the internment of entire populations, ensured that malaria spread rapidly. The active censorship of health reports by the German authorities is evidenced by comparative documents. The malaria expedition of Dr. von Vagedes illustrates Koch's method of malaria control.

Conclusions

The period considered, from 1884 to 1915, encompasses a change in the concept of malaria beginning with the miasma theory and ending with modern bacteriological findings. Colonization had a drastic effect on the health status of the indigenous population regarding the occurrence and consequences of malaria. Advances in medicine, which were also tested on indigenous population of Deutsch-Südwestafrika, were not used in their favor. The knowledge gained in Deutsch-Südwestafrika, among other things in the context of von Vagedes's expedition, did not have a major impact on the explanatory and control concepts of malaria, either locally or internationally. However, some of the processes recognized in this context, such as the spread of an infectious disease in the context of increased population mobility, are still valid today.

Zusammenfassung

Hintergrund und Ziele

Die koloniale Vergangenheit stand in Deutschland lange Zeit nicht im Fokus des öffentlichen Interesses. Seit 2015 geführte Verhandlungen der deutschen und namibischen Regierung resultierten 2021 in einer Anerkennung des Völkermordes an den Herero und Nama seitens der deutschen Regierung. Die zentrale Rolle, die Namibia in der Aufarbeitung der kolonialen Vergangenheit Deutschlands einnimmt, erfordert eine differenzierte Auseinandersetzung mit der Fremdherrschaft in den Jahren 1884 bis 1915, in der das Land „Deutsch-Südwestafrika" genannt wurde. Um die Ursachen und Umstände des Völkermordes an den Herero und Nama zu verstehen, müssen die gesellschaftlichen Beziehungen zwischen der indigenen Bevölkerung und den Kolonisten untersucht werden. Die Gesundheitsversorgung der Bevölkerung, im Speziellen die Bekämpfung und Prävention der Malaria, einer der weltweit wichtigsten Infektionskrankheiten, spielt hierbei eine zentrale Rolle.

Methoden

Als Grundlage dient ein Überblick über die politische Entwicklung, eine geoklimatische Einordnung Deutsch-Südwestafrikas und eine Betrachtung des Malariakonzeptwandels von 1884 bis 1915. Anhand umfangreichen transkribierten Quellenmaterials, einer Auswertung des zeitgenössischen wissenschaftlichen Diskurses und der vorliegenden Forschungsliteratur wird die epidemiologische Dynamik der Malaria in Deutsch-Südwestafrika erstmals umfassend aufgearbeitet. Im Fokus stehen hierbei die Auswirkungen auf die relevanten Bevölkerungsgruppen, welche die indigene Bevölkerung, die weiße Zivilbevölkerung und die Kaiserliche Schutztruppe für Deutsch-Südwestafrika umfassen. Besondere Aufmerksamkeit wird den angestellten Präventions- und Bekämpfungsmaßnahmen gewidmet. Die gegenseitige Beeinflussung von Malaria und deutschen Kolonisationsbestrebungen, sowie die Bewertung der zugrundeliegenden Prozesse in der allgemeinen deutschen Publizistik werden untersucht. Die durch Robert Koch in Auftrag gegebene Malariaexpedition des Dr. Karl Ferdinand von Vagedes erlaubt eine detaillierte, zusammenfassende Betrachtung der erarbeiteten Ergebnisse.

Ergebnisse und Beobachtungen

Es wird gezeigt, dass bezüglich der ergriffenen Maßnahmen zur Prävention und Bekämpfung der Malaria ein starkes Gefälle bestand und die indigene Bevölkerung eine deutliche Benachteiligung in der medizinischen Versorgung erfuhr. Die weiße Zivilbevölkerung war in dieser Hinsicht bessergestellt, stand jedoch ebenfalls hinter der Versorgung der Schutztruppe zurück. Letztere wurde diesbezüglich bevorteilt, da die Einsatzfähigkeit des Militärs ein wichtiger Faktor der Kolonisation war. Die Malaria stellte vor allem in den nördlichen, regenreichen Bezirken ein Besiedlungshindernis für die Kolonisten dar, während die zunehmende Vernetzung der verschiedenen Landesteile in Verbindung mit Arbeitsmigration, Truppenbewegung und der Internierung ganzer Bevölkerungsgruppen für eine starke Ausbreitung der Malaria sorgte. Die aktive Zensur von Gesundheitsberichten seitens der deutschen Behörden wird anhand vergleichender Schriftstücke belegt. Die Malariaexpedition des Dr. von Vagedes veranschaulicht die Koch'sche Methode der Malariabekämpfung.

Schlussfolgerungen

Der betrachtete Zeitraum von 1884 bis 1915 umfasst den Wandel des Malariakonzeptes beginnend mit der Miasma-Theorie bis hin zu modernen bakteriologischen Erkenntnissen. Die Kolonisation wirkte sich in Hinblick auf das Auftreten und die Folgen der Malaria drastisch auf den Gesundheitszustand der indigenen Bevölkerung aus. Fortschritte der Medizin, zu deren Erprobung man auch die indigene Bevölkerung Deutsch-Südwestafrikas nutzte, wurden nicht zu deren Gunsten eingesetzt. Die, unter anderem im Rahmen der von Vagedes'schen Expedition, in Deutsch-Südwestafrika gesammelten Erkenntnisse wirkten sich weder lokal noch international in großem Ausmaß auf die Erklärungs- und Bekämpfungskonzepte der Malaria aus. Ein Teil der in diesem Kontext erkannten Prozesse, wie beispielsweise die Ausbreitung einer Infektionskrankheit im Rahmen der gesteigerten Mobilität der Bevölkerung, besitzt jedoch bis heute Gültigkeit.

1. Einleitung

Die koloniale Vergangenheit Deutschlands war lange Zeit ein tabuisiertes Thema, welches beispielsweise im Schulunterricht vermieden wurde. Aktuelle (Entschädigungs-)Verhandlungen zwischen Namibia und Deutschland rückten diese Thematik seit 2015 jedoch in den Fokus des öffentlichen Interesses. Konkret geht es hierbei um die Aufarbeitung der kolonialen Beziehung, da Namibia von 1884 bis 1915 unter dem Namen „Deutsch-Südwestafrika" unter deutscher Kolonialherrschaft stand.[1] Für Konflikte hierbei sorgen insbesondere die Geschehnisse der Jahre 1904 bis 1908 im Rahmen des Aufstandes der Herero und Nama.[2] Die deutsche Regierung nutzte in diesem Kontext zwar seit 2015 die Bezeichnung „Völkermord",[3] verwies jedoch darauf, dass der Begriff in diesem Kontext lediglich „historisch-politisch[…]"[4] und nicht juristisch zu gebrauchen gewesen wäre. Entsprechende Gesetze seien erst später erlassen worden und nicht rückwirkend anzuwenden. Eine Rechtsgrundlage für Reparationszahlungen habe daher nicht bestanden. Vertreter der Herero und Nama, die dies nicht anerkennen wollten, klagten erstmals 2017 vor einem New Yorker Gericht. Nach einer ersten Abweisung der Klage, aufgrund des Prinzips der Staatenimmunität, wurde Revision eingereicht.[5] Am 28.05.2021 verkündete der damals amtierende deutsche Außenminister Heiko Maas den Abschluss der Verhandlungsgespräche mit der namibischen Regierung. An Ergebnissen hervorzuheben sind die offizielle Anerkennung des Begriffs des Völkermordes seitens der deutschen Regierung, die Bitte um Entschuldigung und die Initiierung eines

---

1   Vgl. exemplarisch zu dieser Thematik unter anderem Eicker (2009), Zöllner (2017) und Jansen (2007).
    Vgl. hinsichtlich der historischen Begriffe und Gegebenheiten auch Kapitel 3.1.
2   Im Gegensatz zu den Vorschlägen anderer Autoren, vgl. u. a. Wallace und Kinahan (2011), S. 155 und S. 353, wird in dieser Arbeit bewusst an der Nutzung des Terminus „Aufstand der Herero und Nama" festgehalten. Dies geschieht in Hinblick auf das bessere Verständnis der Nomenklatur der ausgewerteten Quellen.
3   Bundespressekonferenz vom 10.07.2015: https://www.bundesregierung.de/breg-de/ aktuelles/pressekonferenzen/regierungspressekonferenz-vom-10-juli-847582 aufgerufen am 23.06.2021.
4   Vgl. https://www.auswaertiges-amt.de/de/aussenpolitik/regionaleschwerpunkte/afrika/-/1897660 aufgerufen am 01.01.2022.
5   Vgl. hinsichtlich einer ausführlichen Übersicht der Entwicklung der Deutsch-Namibischen Verhandlungen Kössler und Melber (2018).

Programmes, durch welches vor allem den Nachkommen der Herero und Nama 1,1 Milliarden Euro zwecks Wiederaufbaues und Entwicklung zugutekommen sollen. Die Bundesregierung betonte jedoch erneut, dass sich hieraus keinerlei rechtliche Ansprüche auf etwaige Reparationszahlungen ableiten ließen.[6] Einige Vertreter der Herero und Nama lehnen den Vertrag weiterhin als unzureichend ab, da sie von den Verhandlungen ausgeschlossen worden seien und die Höhe der in Aussicht gestellten Zahlungen dem Völkermord nicht gerecht werden würde.[7] Unabhängig vom politischen Ausgang der Verhandlungen vergrößerte die in diesem Zusammenhang gestiegene mediale Präsenz das Bewusstsein über die koloniale Vergangenheit Deutschlands. Infolgedessen kam es in der allgemeinen und wissenschaftlichen Öffentlichkeit sowie der (Bildungs-)Politik zu einer kritischeren Auseinandersetzung mit der Kolonialzeit. So sieht der Lehrplan des Schuljahres 2021/22 sowohl für bayerische Realschulen als auch Gymnasien die Beschäftigung mit der Kolonialzeit vor.[8] Der Aufstand der Herero und Nama wird hierbei explizit erwähnt: „[…] Auswirkungen imperialistischer Politik auf die betroffenen Völker (z. B. Herero-Aufstand)".[9] Sterbliche Überreste verstorbener Indigener, die zu Kolonialzeiten nach Deutschland gebracht wurden, und Kulturgüter, wie die 1893 nach Deutschland verbrachte und seit 2006 im Deutschen Historischen Museum in Berlin ausgestellte Kreuzkapsäule, wurden an Namibia zurückgegeben.[10] Auch Straßennamen, welche zum

---

6 Vgl. https://www.auswaertiges-amt.de/de/newsroom/-/2463396 aufgerufen am 23.06.2021. Für den wörtlichen Inhalt der Mitteilung siehe Anhang 1.
7 Vgl. hierzu u. a. https://www.namibian.com.na/102205/read/Chiefs-divided aufgerufen am 23.06.2021 und https://www.tagesschau.de/ausland/afrika/bundesregierung-nama-herero-101.html aufgerufen am 20.02.2022.
8 Vgl. für die Realschulen https://www.lehrplanplus.bayern.de/fachlehrplan/realschule/9/geschichte aufgerufen am 01.01.2022 und vgl. für die Gymnasien https://www.lehrplanplus.bayern.de/fachlehrplan/gymnasium/8/geschichte aufgerufen am 01.01.2022.
9 https://www.lehrplanplus.bayern.de/fachlehrplan/realschule/9/geschichte aufgerufen am 01.01.2022.
10 Vgl. u.a. Zimmerer und Zeller (2016), Stoecker et al. (2013) und https://www.auswaertiges-amt.de/de/aussenpolitik/regionaleschwerpunkte/afrika/-/1897660 aufgerufen am 01.01.2022. Die Kreuzkapsäule befinde sich seit 2019 in Namibia, die offizielle Übergabe habe sich aufgrund der Corona-Pandemie jedoch verzögert. Vgl. https://dserver.bundestag.de/btd/19/294/1929464.pdf aufgerufen am 12.02.2022.
Bezüglich des Umgangs mit menschlichen Überresten in wissenschaftlichen Sammlungen vgl. die aktuellen Empfehlungen der Koordinierungsstelle für wissenschaftliche Universitätssammlungen in Deutschland. Vgl. Fuchs et al. (2021).

Teil noch immer an umstrittene koloniale Persönlichkeiten erinnern, wurden umbenannt.[11]

Die Thematik des europäischen Kolonialismus und hier vor allem die Aufarbeitung der kolonialen Vergangenheit Deutschlands in Namibia, im Folgenden „Deutsch-Südwestafrika",[12] ist demnach nicht nur ein aktuelles (medizin-)historisches Aufgabengebiet, sondern auch gesellschaftspolitisch aktuell.

Im Fokus der vorliegenden Arbeit stehen Wahrnehmung und Umgang der deutschen Kolonialmacht mit der in Deutsch-Südwestafrika endemisch auftretenden Malaria, welche nach Angaben des Robert Koch Instituts gegenwärtig eine der wichtigsten Infektionskrankheiten der Welt ist.[13]

Die quellenbasierte Verbindung dieser beiden gesellschaftspolitisch und medizinisch relevanten Themen ist daher Gegenstand der vorliegenden Arbeit.

Fragestellungen

Die Erörterung der zugrundeliegenden Fragestellungen soll eingangs durch einen Auszug aus dem Malariaexpeditionsbericht des Militärarztes Dr. Karl Ferdinand von Vagedes (1868–1945)[14] aus dem Jahr 1903 veranschaulicht werden:

> „Und doch wird die Malaria mit dem Steigen des Verkehrs auch im deutschsüdwestafrikanischen Schutzgebiet eine immer ernstere Bedeutung gewinnen, besonders, wenn durch Bahnverbindungen der fruchtbare aber fieberreiche Norden dem Verkehr näher gebracht worden ist. Auch hier wird die fortschreitende Cultur auf ihren alten Gegner, die Malaria, stossen, der sich überall der Erschliessung fruchtbarer Landstriche in den Colonieen entgegenstellt; es wird dann die Malariabekämpfung eine

---

11 Vgl. hierzu beispielsweise 2006 die Umbenennung der Münchner „Von-Trotha-Straße" in „Hererostraße". https://www.zeit.de/wissen/2018-01/strassennamen-kolonialismus-rassismus-umbenennung-initiativen aufgerufen am 01.01.2022. Vgl. als praktisches Beispiel für die Arbeit der Gruppe „[muc] münchen postkolonial" Bahl et al. (2018). Vgl. zum Umgang mit kolonialen Denkmälern in Deutschland u. a. Zeller (2018).
12 Der Begriff „Deutsch-Südwestafrika" wird nachfolgend in seinem historischen Kontext genutzt, um die Einordnung in das Quellenmaterial zu erleichtern. Selbiges trifft insbesondere auch auf die Bezeichnung ethnischer Gruppen zu, die ebenfalls der Quellensprache entstammen.
13 Vgl. Robert Koch-Institut (2015a). Vgl. hierzu auch Kapitel 2.
14 Vagedes, Karl Ferdinand von. 11.06.1868–09.03.1945. Militärarzt. Tätig vor allem auf dem Gebiet der Tropenmedizin und Hygiene. Von 1901 bis 1902 Durchführung einer Malariaexpedition in Deutsch-Südwestafrika unter der Schirmherrschaft Robert Kochs. Ausführliche Angaben hierzu s. Kapitel 5.

dringende Notwendigkeit werden, und sie wird um so leichter durchführbar sein, je früher man mit derselben beginnt."[15]

Hauptanliegen der Arbeit ist es zu untersuchen, inwiefern sich sowohl das Auftreten als auch die Bekämpfung der Malaria und die fortschreitende Kolonisation Deutsch-Südwestafrikas gegenseitig beeinflussten. Die möglichen Wechselwirkungen werden beispielsweise an den malariabedingten Einschränkungen kolonialer Siedlungs- und Agrarbemühungen und der Dynamik und Entwicklung der Malariaverbreitung im Kontext von gesteigerter Mobilität und moderner Infrastruktur geprüft.

Anhand des in Kapitel 2 dargestellten Wandels des Malariakonzeptes wird des Weiteren erörtert werden, inwiefern zeitgenössische tropenmedizinische und bakteriologische Erkenntnisse in Deutsch-Südwestafrika umgesetzt wurden und ob die dortige Forschung zu diesem Prozess beitrug. Für die Darstellung der heutigen Erkenntnisse über die Malaria wird der Fokus auf die zum Verständnis der historischen Begebenheiten notwendigen Informationen gelegt.

Die Auswirkungen der Malaria, und einhergehend auch der genannten Wechselwirkungen, auf die relevanten Bevölkerungsgruppen wird gleichfalls untersucht. Es handelt sich hierbei um die indigene Bevölkerung, die weiße[16] Zivilbevölkerung und die Kaiserliche Schutztruppe für Deutsch-Südwestafrika.[17] Es wird die Frage gestellt, ob diese hinsichtlich ethnischer Herkunft, gesellschaftspolitischer Stellung und Zugangsmöglichkeiten zur medizinischen Versorgung sehr unterschiedlichen Gruppen in vergleichbarem Ausmaß durch

---

15 Vagedes (1903b), S. 132.
16 Der Begriff „Weiße" wird aus zwei Gründen genutzt. Erstens wird ein Einklang mit dem Vokabular des Quellenmaterials geschaffen (siehe auch Fußnote 12) und zweitens handelte es sich zumeist um eine heterogene Gruppe aus Deutschen, anderen Europäern und den aus Südafrika stammenden Buren, was eine einheitliche Bezeichnung erschwert. Als Buren werden die Bewohner des südlichen Afrikas bezeichnet, deren Abstammung auf europäische Länder, vor allem aber die Niederlande zurückgeht. Durch sie wurde die kapholländische Sprache, heute Afrikaans, geprägt. Vgl. Dove (1920), S. 255 ff.
17 Seit 1895 der offizielle militärische Arm des Deutschen Reiches in der Kolonie. Je nach politischer Lage stark fluktuierende Mannschaftsstärke, welche sich jedoch hauptsächlich aus weißen Soldaten zusammensetzte. Indigene wurden nur in geringer Zahl und zumeist als Hilfskräfte eingesetzt. Vgl. Kuß (2010), S. 159 ff. Für eine detaillierte Beschreibung s. Kapitel 4.4. Im Folgenden in Kurzform als „Schutztruppe", oder um dem Einsatzort Rechnung zu tragen als „deutsch-südwestafrikanische Schutztruppe", bezeichnet.

das Auftreten der Malaria betroffen waren, und ob eine Bevorzugung einzelner Gruppen hinsichtlich medizinischer und wirtschaftlicher Präventions- und Bekämpfungsmaßnahmen festzustellen ist. Die Hintergründe etwaiger Unterschiede werden anhand des Quellenmaterials geprüft.

Dabei wird das Aufeinandertreffen grundlegend verschiedener Gesundheitssysteme in Hinblick auf etwaige Interaktionen ihrer Akteure betrachtet. Es gilt einerseits zu hinterfragen, ob die indigene Bevölkerung von der europäischen Medizin profitierte, andererseits aber auch, ob die indigene Medizin wahrgenommen und/oder (an-)erkannt wurde und einen sichtbaren Einfluss auf Erstgenannte ausübte.

Gefragt wird auch, ob sich die Akteure der einschlägigen Berichterstattung über die deutsch-südwestafrikanische Malariasituation gegenseitig beeinflussten. In diesem Zusammenhang wird untersucht, wie die endemische Lage sowohl in der Kolonie als auch in der deutschen Fachgemeinschaft kommuniziert und bewertet wurde.

Die Malariaexpedition des Dr. von Vagedes wird schließlich als Beispiel der wissenschaftlichen Praxis am Wendepunkt des Malariakonzeptes herangezogen und geprüft, wie sich diese in den kolonialen Kontext einordnet. An diesem Beispiel kann die Fragestellung vertieft werden, inwiefern sich die Geschehnisse in Deutsch-Südwestafrika auf den internationalen Forschungsstand hinsichtlich der Malaria auswirkten.

Schließlich wird betrachtet, inwiefern die seinerzeit beobachteten infektionsepidemiologischen Prozesse auch heute noch Gültigkeit besitzen.

Aufbau der Arbeit

In Kapitel 2 „Die Malaria – ein Krankheitskonzept im Wandel" wird zunächst ein kurzer Überblick über den internationalen Wissenswandel hinsichtlich der Malaria im betrachteten Zeitraum gegeben. Die Darstellung der heutigen Erkenntnisse über die Malaria fokussiert Aspekte, die zum Verständnis und der Einordnung der historischen Erklärungskonzepte notwendig sind. Das Kapitel 3 „Deutsch-Südwestafrika" bietet einen Überblick über die Hintergründe und Entwicklung der Kolonisation in Deutsch-Südwestafrika. Die Darstellung geographischer und klimatischer Gegebenheiten ermöglicht die Bewertung der dortigen Malariasituation. Kapitel 4 „Die Malaria in Deutsch-Südwestafrika" beschäftigt sich mit den einleitend skizzierten Aspekten der Malaria-Kolonisations-Interaktion. Eingangs wird untersucht, inwiefern sich der Wandel des Krankheitskonzeptes in den von der Kolonialmacht Deutschland ergriffenen Maßnahmen widerspiegelt. Dies ermöglicht ein besseres Verständnis der anschließend geschilderten Auswirkungen der Malaria auf die verschiedenen Bevölkerungsgruppen Deutsch-Südwestafrikas. Diese sind unter anderem auch aus methodischen Gründen, da über sie im Quellenmaterial meist separat berichtet wird, in die drei bereits genannten Gruppen der indigenen Bevölkerung, der weißen Kolonisten und der Schutztruppe eingeteilt. Anschließend folgt die Untersuchung der unmittelbaren Wechselwirkung zwischen der Malaria und dem Kolonisationsprozess. Ein letztes Teilkapitel widmet sich der Frage, wie sich die Berichterstattung über die Malaria gestaltete und inwiefern diese von Seiten der deutschen Regierung gelenkt wurde. Einhergehend hiermit wird beleuchtet, wie die deutsch-südwestafrikanische Malariasituation in Deutschland bewertet wurde.

Den Abschluss dieser Arbeit bildet das Kapitel 5 „Die Malariaexpedition des Dr. von Vagedes". Zielsetzung und Durchführung der Malariaexpedition des Dr. von Vagedes verdeutlichen den eingetretenen Malariakonzeptwandel. Dieser wird eingehend betrachtet und in den medizinischen und kolonialen Kontext Deutsch-Südwestafrikas eingeordnet.

Die Zusammenfassung verdeutlicht den Bezug der in den vorhergehenden Kapiteln herausgearbeiteten, vielfältigen Wechselwirkungen zwischen der Malaria und der Kolonisation und verweist auf die infektionsepidemiologische Relevanz, die dem Untersuchungsgegenstand in weiten Teilen immer noch zukommt.

Der umfangreiche Anhang enthält ausgewählte Quellenauszüge, die vor allem die Hintergründe der Malariaexpedition zugänglich machen.

Die der Literatur entnommenen Tabellen verdeutlichen die Dynamik der Malariafallzahlen in der deutsch-südwestafrikanischen Schutztruppe. Der Verlauf des monatlichen und jährlichen Regenfalls in ausgewählten Regionen wird anhand von Graphiken dargestellt, welche in Anlehnung an das vorliegende Quellenmaterial[18] erstellt wurden. Unter anderem können so die zeitgenössischen klimatischen Rahmenbedingungen der von Vagedes'schen Expedition ausgeführt und Zusammenhänge zwischen den Malariafallzahlen auf der einen, aber auch etwaigen Therapieerfolgen auf der anderen Seite erkannt werden.

Forschungsstand

Mit dem Gesundheitswesen Deutsch-Südwestafrikas befassen sich unter anderem Behrendt[19] und Krieger-Hinck[20] in ihren Dissertationen. Ein Kapitel

---

18 Vgl. Ottweiler (1907).
19 Vgl. Behrendt (1940).
20 Vgl. Krieger-Hinck (1973).

allgemeiner Art ist dieser Thematik auch in der Dissertation von Kaulich[21] gewidmet, dessen Arbeit den Anspruch einer Gesamtdarstellung der namibischen Kolonialgeschichte erhebt. Eckart[22] behandelt diese Thematik ausführlich und auch Forster[23] geht in einem Überblick über die Entwicklung des namibischen Gesundheitswesens auf die Kolonialzeit ein. Die Äußerungen Krieger-Hincks, dass die Malaria lediglich „bis zum Auftreten des Typhus im Jahre 1897"[24] die „wichtigste und häufigste Krankheit"[25] gewesen sei und Eckarts, dass „bei der europäischen Bevölkerung des Schutzgebietes Malaria […], vor allem aber Typhus eine besondere Rolle"[26] gespielt hätte, da „Typhusepidemien […] besonders 1897/98 viele Opfer"[27] gefordert hätten, lassen vermuten, dass diese Autoren dem Typhus[28] eine größere Relevanz als der Malaria in der Entwicklung Deutsch-Südwestafrikas zumessen.

Die Malariabekämpfung in einigen anderen ehemaligen deutschen Kolonien ist Gegenstand weiterer Dissertationen. So geht Bauche[29] auf die Situation in Kamerun und Deutsch-Ostafrika ein, während Carstens[30] die Gesundheitsverhältnisse der Arbeitskräfte in den deutschen Südsee-Kolonien betrachtet.

Die Untersuchungen von Imam[31] hinsichtlich der Anwendung und Entwicklung natürlicher Methoden der Malariabekämpfung in Niederländisch-Indien zeigen ebenfalls Überschneidungen mit den in Deutsch-Südwestafrika angestellten Maßnahmen.

---

21 Vgl. Kaulich (2001), S. 493–501.
22 Vgl. Eckart (1997), S. 255–290.
23 Vgl. Forster (2002), S. 168–171.
24 Krieger-Hinck (1973), S. 56.
25 Ebd.
26 Eckart (1997), S. 258.
27 Ebd.
28 Gemeint ist hier der Typhus abdominalis, eine systemische bakterielle Infektionskrankheit ausgelöst durch Salmonella enterica des Serotyps Typhi. Charakteristisch für die Klinik der Erkrankung ist ein hohes Fieber, welches sich über Wochen hinzieht. Auf eine initiale Verstopfung folgt das Ausscheiden von „erbsbreiartigen Durchfällen". Es kann zu Blutungen des Darms und einer Schädigung der Herzklappen kommen. Die Übertragung findet fäkal-oral, vor allem durch die Aufnahme von kontaminiertem Wasser oder Lebensmitteln statt. Das einzige Reservoir des Erregers ist der Mensch. Vgl. Robert Koch-Institut (2015b), S. 3 ff.
29 Vgl. Bauche (2017).
30 Vgl. Carstens (2015), S. 124–138.
31 Vgl. Imam (2003).

Alle diese Veröffentlichungen haben gemeinsam, dass keine detaillierte Betrachtung der Malariasituation in Deutsch-Südwestafrika erfolgt. Da eine ausführliche Untersuchung dieser Thematik somit bislang nicht vorliegt, soll diese Forschungslücke mit der vorliegenden Arbeit geschlossen werden.

Quellenlage: Archivalien

Das im Rahmen dieser Arbeit zitierte und im Folgenden näher kategorisierte Archivgut wurde durch den Verfasser transkribiert. Den Kern des unveröffentlichten Quellenmaterials bilden die einschlägigen Akten des Bundesarchivs in Berlin (BArch). Gesichtet wurden die thematisch relevanten Teile der Bestände „R1001 Reichskolonialamt" und „R86 Reichsgesundheitsamt". Hinsichtlich der Malariasituation in Deutsch-Südwestafrika wurden die Akten „R1001/5754–56 Gesundheitsverhältnisse in Deutsch-Südwestafrika", „R1001/6010 Medizinal-Jahresberichte über Deutsch-Südwestafrika", „R1001/6485–91 Allgemeine Jahresberichte aus Deutsch-Südwestafrika" und „R1001/6571–78 Jahresberichte aus Deutsch-Südwestafrika. – Manuskripte" herangezogen. Der hierdurch abgedeckte Zeitraum erstreckt sich von 1892 bis 1914.

Bezüglich der Malariaexpedition des Dr. von Vagedes wurden „R1001/5869–73 Deutsche Expeditionen in die Südsee und nach Afrika unter Leitung von Dr. Robert Koch zur Erforschung der Malaria", „R1001/5874–75 Malaria-Expedition des Stabsarztes Dr. Vagedes nach Südwestafrika", „R86/2752 Malaria in Deutsch-Südwestafrika, Einsatz des Stabsarztes Dr. Vagedes, Hamburg, durch die Kolonialabteilung des Auswärtigen Amtes und des Oberarztes Dr. Bluemchen von der Schutztruppe für Südwestafrika" und von Vagedes' Personalakte aus dem Institut für Infektionskrankheiten in Berlin „R86/6538–39 Vagedes, Karl, Dr." bearbeitet.

Zur Verdichtung des Quellenmaterials im Umfeld der Malariaexpedition und zur Schaffung eines Einblicks in die Gesundheitssituation der indigenen Bevölkerung wurde ebenfalls Material aus dem Archiv der Rheinischen Mission[32] in Barmen (RMG) in die Auswertung einbezogen. In diesem wurden die Aktenbestände betreffend der mit von Vagedes in Kontakt getretenen Missionare und ihrer Einsatzorte bearbeitet. Dies sind Missionar Baumann,[33] „RMG 1.652

---

32 Archiv- und Museumsstiftung der VEM, Archiv der Rheinischen Mission.
33 Baumann, Hugo. 1872–1956. Missionar der Rheinischen Missionsgesellschaft. 1901–1911 in Deutsch-Südwestafrika, genauer in Okombahe tätig. Vgl. Apelt (2016), S. 104.

Baumann, Hugo (1872–1956)" und Missionar Riechmann[34] „RMG 1.624 Riechmann, Heinrich (1859–1904)" und „RMG 2.499a/b Fransfontein", sowie der Ort Outjo, zu dessen Missionsbezirk Franzfontein seit 1906 gehörte,[35] „RMG 2.524a Outjo (mit Fransfontein u. Sesfontein)". Insgesamt wurden somit 21, hinsichtlich der Malariasituation in Südwest-Afrika im Zeitraum von 1884 bis 1915 bislang nicht erschlossene, Aktenbestände des Archivs der Rheinischen Mission und des Bundesarchivs, darunter der wichtige Bericht von Vagedes', erstmals systematisch gesichtet, transkribiert und sowohl qualitativ als auch quantitativ ausgewertet.

Gedruckte Quellen

Um einen Überblick über die deutsch-südwestafrikanischen Gesundheitsverhältnisse zu gewinnen, wurden die gedruckt vorliegenden „Medizinal-Berichte über die Deutschen Schutzgebiete" betrachtet. Diese dienten als Medium zur kontrollierten Veröffentlichung der aus den Kolonien an das Auswärtige Amt gesandten Gesundheitsberichte. Die als selbstständige Schriften herausgegebenen Jahrgänge 1905 bis 1915 umfassen den Berichtszeitraum der Jahre 1903/04 bis 1911/12. Hiervon enthalten die Berichtsjahre 1903/04 bis 1908/09, 1910/11 und 1911/12 statistisches Material über die in Deutsch-Südwestafrika verstorbenen Weißen nebst Angabe der Todesursache. Vergleichbare Angaben über die indigene Bevölkerung wurden lediglich für die Berichtsjahre 1907/08, 1908/09 und 1910/11 gemacht. Ausführliche schriftliche Berichte liegen für die Berichtsjahre 1906/07, 1907/08, 1910/11 und 1911/12 vor. Die Deutsch-Südwestafrika betreffende Berichterstattung liegt in diesem Medium damit weit hinter anderen Kolonien zurück. Erweitert wird dieses Berichtmaterial durch die „Jahresbericht[e] über die Entwicklung der deutschen Schutzgebiete in Afrika und der Südsee", welche als Beilage zum „Deutschen Kolonialblatt" herausgegeben wurden. In dieser Arbeit wurden davon die Jahrgänge 1896 bis 1909[36] ausgewertet, welche den Berichtszeitraum von 1894/95 bis 1907/08 abdecken. Der gesamte

---

34 Riechmann, Heinrich. 1859–1904. Missionar der Rheinischen Missionsgesellschaft. 1889–1904 in Deutsch-Südwestafrika, genauer in Otjimbingue und Franzfontein, tätig. Vgl. ebd. S. 96.

35 Outjo und Franzfontein liegen im Norden des heutigen Namibias und gehören der Region Kunene an. Franzfontein war der Einsatzort des Dr. von Vagedes im Rahmen seiner Malariaexpedition von 1901 bis 1902. S. hierzu Kapitel 5.

36 Der Jahrgang 1909 über den Berichtszeitraum 1907/08 wurde unter dem Titel „Denkschrift über die Entwicklung der deutschen Schutzgebiete in Afrika und der Südsee" herausgegeben.

Berichtszeitraum liefert Material hinsichtlich der deutsch-südwestafrikanischen Gesundheitsverhältnisse. Auch die von 1896 bis 1917 erschienenen „Arbeiten aus dem Kaiserlichen Gesundheitsamte" geben Auskunft über diese Thematik. So wurden hier unter anderem der „General-Sanitätsbericht über die Kaiserliche Schutztruppe für Deutsch-Südwestafrika" für den Berichtszeitraum von 1898/99 bis 1901/02 veröffentlicht. Der „Sanitäts-Bericht über die Kaiserliche Schutztruppe für Südwestafrika während des Herero- und Hottentottenaufstandes für die Zeit vom 1. Januar 1904 bis 31. März 1907"[37] gibt einen Überblick über die Gesundheitsverhältnisse im Vorfeld des Aufstandes.[38] Des Weiteren wird dort ausführlich über den sonst eher materialarmen Zeitraum während des Aufstandes berichtet.

Neben diesen Veröffentlichungen offizieller Natur, wurden die relevanten Ausgaben zweier Zeitschriften mit allgemeiner kolonialer Thematik systematisch ausgewertet. Es handelt sich um die Jahrgänge 1884 bis 1915 der „Deutschen Kolonialzeitung" und 1890 bis 1915 des „Deutsche[n] Kolonialblatt[s]". Als Exempel einer tropenmedizinischen Fachzeitschrift wurden die Jahrgänge 1897 bis 1914 des „Archiv[s] für Schiffs- und Tropenhygiene" gesichtet.

Diverse Monografien und Sammelwerke allgemeinerer Natur, wie Reise-[39] und Kriegsberichte,[40] das 1920 erschienene und heutzutage online verfügbare Kolonialexikon[41] und speziell an Laien gerichtete, auch die Gesundheitsverhältnisse behandelnde Werke, wie Ratgeber für Neusiedler,[42] aber auch wissenschaftliche Publikationen,[43] sollen hier beispielhaft für die bearbeitete Literatur aufgeführt sein.

Limitationen dieser Arbeit

Schriftliche Überlieferungen der indigenen Ethnien Namibias liegen in Zeit von 1884 bis 1915 hinsichtlich medizinischer Fragestellungen in den bearbeiteten Quellen nicht vor.[44] Betrachtungen der indigenen Medizin bezüglich der Malaria können also trotz des umfangreichen Quellenmaterials lediglich aus deutscher

---

37 Vgl. Kommando der Schutztruppen im Reichs-Kolonialamt (1920).
38 Vgl. hierzu Kapitel 3.1.
39 Vgl. Schinz (1891).
40 Vgl. Schwabe (1899).
41 Vgl. Schnee (1920). Online verfügbar unter http://www.ub.bildarchiv-dkg.uni-frankfurt.de/Bildprojekt/Lexikon/lexikon.htm aufgerufen am 23.06.2021.
42 Vgl. Kuhn (1907).
43 Vgl. Kuhn (1902).
44 Vgl. hierzu die Einleitung.

Perspektive und der Sekundärliteratur erfolgen. Seltene schriftliche Überlieferungen wie beispielsweise die Tagebücher des Stammesführers Hendrik Witbooi (um 1830–1905)[45] wurden gesichtet, liefern hinsichtlich der Malariasituation, beziehungsweise des Verständnisses der Malaria, jedoch keine weiterführenden Erkenntnisse[46] und werden in dieser Arbeit daher nicht weiter behandelt. Die Einbeziehung der Missionsquellen kann den Quellenkorpus allerdings zu einem gewissen Teil erweitern, da hier der Gesundheitszustand der indigenen Bevölkerung aus dem direkten Umfeld und vergleichbaren Lebensumständen heraus betrachtet wurde. Es gilt dennoch zu beachten, dass auch hier über die indigene Bevölkerung und nicht von ihr selbst berichtet wurde. Da die in dieser Arbeit ausgewerteten Archivalien der betreffenden Missionare lediglich über deren näheres Arbeitsumfeld detaillierter Auskunft geben, kann aus den bearbeiteten Berichten keine sichere Aussage über die landesweite Gesundheitssituation der Indigenen getroffen werden. Der betrachtete Ausschnitt erlaubt es jedoch, in Zusammenschau mit dem restlichen Quellenmaterial, diesbezügliche Vermutungen anzustellen. Für den gesamten Zeitraum von 1884 bis 1915 und das gesamte Land hätte eine derartige Betrachtung den Rahmen dieser Arbeit gesprengt.

Ein weiteres Problem besteht in der sicheren Zuordnung der berichteten Krankheitsfälle zu den spezifischen Erkrankungen. Ohne sichere Quellenbasis besteht hier die Gefahr fehlerhafter retrospektiver Diagnosen. Gerade in den ersten Jahren der Kolonisation war im Allgemeinen häufig von „Fieber" die Rede, ohne dass dieser Begriff weiter differenziert wurde, oder eine genaue Schilderung der Symptomatik erfolgte. Dies ist problematisch, da abseits der Malaria durchaus weitere Erkrankungen mit fieberhafter Symptomatik, wie beispielsweise der Typhus abdominalis, in Deutsch-Südwestafrika zu beobachten waren. Anhand begleitender Faktoren wie der Jahreszeit, den Witterungsverhältnissen, der geographischen Fallverteilung und der ergriffenen Maßnahmen kann zwar eine Vermutung angestellt werden, um welche Erkrankung es sich wahrscheinlich handelte, eine sichere Aussage zu treffen ist jedoch häufig nicht möglich.

---

45 Witbooi, Hendrik. Um 1830–29.10.1905. Stammesführer der Witboois. Widersetzte sich viele Jahre der Anerkennung der deutschen Herrschaft. Infolge zahlreicher militärischer Auseinandersetzung schließlich Abschluss eines Schutzvertrages. Militärische Unterstützung der Deutschen bis 1904. In Folge des Aufstandes der Herero und des resultierenden Völkermordes Auflehnung gegen die deutsche Fremdherrschaft. Vgl. hierzu auch Kapitel 3.1.
46 Vgl. für die englische Übersetzung Witbooi (1989).

Die Reichhaltigkeit des untersuchten Quellenmaterials unterschiedlichster Provenienz ermöglicht dennoch eine Vernetzung und Betrachtung aus vielerlei Blickwinkeln, sodass die historische Situation zwar nicht vollends aufgeklärt werden kann, jedoch ein relativ klares Bild der zugrundeliegenden Prozesse hinsichtlich möglicher Risikofaktoren der Malaria, ihrer Verbreitungswege und der Auswirkung auf das Leben der Menschen in Deutsch-Südwestafrika entsteht. Vor allem die Jahre 1897 und 1898 mahnen hier zum sorgsamen und kritischen Umgang mit dem Quellenmaterial, weil deutlich wird, dass die sichere Unterscheidung von Typhus abdominalis und Malaria nicht allen Berichterstattern möglich gewesen zu sein scheint. Entsprechende Quellen werden gekennzeichnet und die möglicherweise zugrundeliegenden Krankheiten diskutiert.

Die Berichterstattung aus Deutsch-Südwestafrika hinsichtlich gesundheitlicher Fragestellung weist streckenweise große Lücken auf. Dieser Umstand wurde von den Berichterstattern unter anderem auf die politischen Unruhen im Rahmen des Aufstandes der Herero und Nama und eine instabile personelle Situation im Gesundheitswesen zurückgeführt. Die verantwortlichen Ärzte hätten ihre Berichte unregelmäßig abgeliefert und häufige Personalwechsel hätten die Umsetzung einer strukturierten Berichterstattung erschwert.[47] Des Weiteren ist anzumerken, dass das Quellenmaterial in den ersten und letzten Jahren der Kolonialzeit relativ gering ausfällt. Dies mag in den ersten Jahren auf eine geringe deutsche Bevölkerungszahl einhergehend mit einer subjektiv geringen Bedrohung durch die Malaria zurückzuführen sein. Da die offiziellen Berichte über die Gesundheitsverhältnisse stets mit einer gewissen Verzögerung veröffentlicht wurden ist anzunehmen, dass die Veröffentlichungen der letzten Berichtsjahre der Kolonialzeit bereits in die Zeit des ersten Weltkrieges fielen. Mit dem Verlust der Kolonie im Jahr 1915 verlor die Ausarbeitung etwaiger ausstehender Berichte vermutlich ihre Relevanz für die Deutschen. Die Einführung einer Meldepflicht für neuaufgetretene Malariafälle im Jahr 1913[48] belegt jedoch, dass die Krankheit auch in den letzten Jahren der Kolonialzeit präsent gewesen sein muss.

Trotz der aufgezeigten Limitationen kann durch das sonst reichhaltige Quellenmaterial, welches sich um den Fokus der Jahrhundertwende verdichtet und im Rahmen der Expedition des Dr. von Vagedes exemplarisch und gebündelt die bedeutendsten Prozesse der Verbreitung, Bekämpfung und Interpretation der Malaria aufzeigt, ein weitreichender und in der Forschung bislang weitgehend unberücksichtigt gebliebener Einblick in die Wechselwirkungen der Malaria mit der voranschreitenden Kolonisation Deutsch-Südwestafrikas gewonnen werden.

---

47 Vgl. hierzu Anhang 2.
48 Vgl. Hintrager (1913), S. 660 f.

2. Die Malaria – ein Krankheitskonzept im Wandel

Die Malaria aus heutiger Sicht

Die Malaria, eine der weltweit bedeutendsten Infektionskrankheiten, ist eine parasitäre Erkrankung, welche durch Protozoen der Gattung Plasmodium ausgelöst wird. Bei den wichtigen (humanpathogenen) Vertretern handelt es sich um Plasmodium falciparum, Plasmodium vivax, Plasmodium ovale und Plasmodium knowlesi.[49] Die Malaria trat 2020 in 85 Ländern endemisch auf. Es erkrankten etwa 241.000.000 Menschen an der Malaria, hiervon starben etwa 627.000, vor allem Kleinkinder.[50] Die Übertragung der Plasmodien findet durch den Stich weiblicher Individuen einiger Arten der Anopheles-Moskitos statt, nachdem diese sich zuvor am kranken Menschen infiziert haben. Diese Moskitos sind der Hauptwirt des Erregers und in ihnen kann eine sexuelle Vermehrung des Erregers stattfinden. Kommt es zum Stich mit Blutmahlzeit gelangen teilungsfähige „Sporozoiten" in das Blut und infizieren von dort aus die Leberzellen. Hier persistieren die Erreger als „Hypnozoiten" und es kommt nach einer gewissen Ruhezeit, abhängig von der Außentemperatur und der Art des Plasmodiums, zu einer Infiltration des Blutes und einer Invasion der Erythrozyten. Innerhalb dieser können sich die Parasiten teilen und befallen nach ihrer Freisetzung weitere Erythrozyten in exponentiellem Ausmaß. Während des Aufenthalts in der Zelle wird das dort vorliegende Hämoglobin verstoffwechselt und die entstandenen Abbauprodukte führen bei ihrer Freisetzung zu den charakteristischen Fieberrhythmen. Diese stimmen zeitlich mit der Verweildauer in den Erythrozyten überein und lassen somit klinische Rückschlüsse auf die Art des Erregers zu. Ein Teil der in den Erythrozyten vorliegenden Entwicklungsstufen wird an der Teilung gehindert und entwickelt sich zu geschlechtspotenten Formen. Diese können bei einem erneuten Stich durch die Anopheles aufgenommen werden, um sich in der Mücke erneut zu vermehren.[51]

---

49 Vgl. Robert Koch-Institut (2015a). Letztere Art wird nicht im Detail besprochen, da sie lediglich im asiatischen Raum endemisch auftritt und dementsprechend nicht relevant für die namibische Situation ist.
50 Vgl. World Health Organization (2021), S. 22 f.
51 Vgl. Pritt (2019), S. 2440.

Die unterschiedlichen Plasmodien können verschiedene Formen der Malaria auslösen: P. falciparum verursacht die Malaria tropica, P. vivax und ovale die Malaria tertiana und P. malariae die Malaria quartana. Die Malaria tropica ist aufgrund des hohen Parasitenbefalls[52] des Bluts besonders gefährlich. Sie verursacht 90 % der Malariaerkrankungen in Afrika und ist die am häufigsten tödlich verlaufende Form der Malaria. Neben der natürlichen Übertragung kann es ebenfalls zu iatrogenen Infektionen bei direktem Blutkontakt zum Beispiel bei Transfusionen und Transplantationen kommen. Des Weiteren kann bei einem hohen Parasitenbefall der Mutter auch die Geburt einen Übertragungsweg auf das Neugeborene darstellen.[53] Ein typisches Symptom der Malaria ist eine Schwellung der Milz, da diese einen Großteil der befallenen Erythrozyten filtert. Diese Schwellung tritt bei einem großen Teil der Patienten auf und kann als einfaches Hilfsmittel zur Bestimmung der Infektionsrate in der Bevölkerung herangezogen werden.[54]

Genetische Variationen, die unter anderem auf die Morphologie der Erythrozyten wirken, wie beispielsweise die Sichelzellanämie, können einen protektiven Faktor gegen die Malaria darstellen. Bei wiederholten Infektionen kommt es zu einer „Teilimmunität", welche im Laufe des Lebens zunimmt. Diese Immunität kann allerdings nur bei fortlaufender Exposition aufrechterhalten werden und klingt bei deren Fehlen bereits nach einigen Jahren wieder ab. Die Malaria tropica kann in zwei Formen unterteilt werden. Die unkomplizierte Form zeigt einen plötzlichen Krankheitsbeginn mit unspezifischen Symptomen. Das sonst typische Wechselfieber fehlt der Tropica und die Temperatur der Patienten schwankt stark und unregelmäßig. Bei einer raschen Therapie geht die Erkrankung innerhalb weniger Tage zurück und hat in der Regel eine gute Prognose. Trotz einer natürlichen Heilungschance schlägt die Erkrankung häufig in eine komplizierte Form um. Hierbei spielt die Adhäsionsfähigkeit der durch die Plasmodien veränderten Erythrozyten an die Wände der Blutgefäße eine entscheidende Rolle. Eine schwerwiegende Komplikation stellt beispielsweise die Zerebrale Malaria dar, welche mit Bewusstseinsstörungen, die bis ins Koma münden können, einhergehen kann. Diese Komplikation ist unbehandelt meist tödlich und weist selbst unter Therapie eine Letalität von bis zu 20 % auf. Des Weiteren tritt bei der komplizierten Malaria tropica häufig ein akutes Nierenversagen auf. Chronifiziert die Infektion, kann sich ein sogenanntes „tropisches

---

52 Der sogenannten Parasitämie.
53 Vgl. Pritt (2019), S. 2439.
54 Vgl. White und Breman (2016), S. 1678.

Splenomegaliesyndrom" mit Milzschwellung und einem Abfall aller Blutzellen entwickeln.[55] Geht die Malaria tropica mit blutigem Urin[56] einher, wird auch vom sogenannten Schwarzwasserfieber gesprochen. Zu beachten ist jedoch, dass die Hämoglobinurie ebenfalls durch die Gabe von Chininpräparaten ausgelöst werden kann.[57]

Die Malaria tertiana weist eine längere Inkubationszeit von normalerweise 10 bis 17 Tagen auf und ist durch Fieberanfälle geprägt, die in einem 48-Stunden-Rhythmus auftreten und von Entfieberung mit Schweißausbrüchen gefolgt werden. Häufig treten mehrere Rezidive im Abstand einiger Wochen auf. Die allgemeine Prognose ist gut, da selten Komplikationen auftreten. Es kann jedoch zu tödlich verlaufenden Milzrupturen kommen. Die Malaria quartana zeigt einen ähnlichen Verlauf, die Inkubationszeit liegt jedoch bei 18 bis 40 Tagen und der Fieberrhythmus findet in einem 72-Stunden-Intervall statt. Es können bis zu 50 Jahren nach der Erstinfektion noch Rekrudeszenzen auftreten.[58]

Die Diagnostik teilt sich in einen klinischen und einen mikrobiologischen Teil auf. Das Hauptmerkmal der klinischen Diagnose ist das Zeitintervall der Fieberschübe. Der klassische mikrobiologische Nachweis erfolgt über zwei lichtmikroskopische Blutuntersuchungsmethoden. Der „Dicke Tropfen" ermöglicht eine schnelle Beurteilung hinsichtlich der Frage, ob jemand an Malaria erkrankt ist. Allerdings ist hierdurch keine Artspezifizierung möglich. Hierfür muss ein Blutausstrich, welcher die Erythrozyten in ihrer Form konserviert, angefertigt werden. Weitergehende Techniken, wie der Antigennachweis oder die PCR-Amplifikation, werden an dieser Stelle lediglich der Vollständigkeit halber erwähnt und nicht weiter besprochen, da sie für das Verständnis der historischen Malariadiagnostik keine Relevanz besitzen.[59]

Die Therapie der Wahl bei unkomplizierter Malaria tropica besteht heute vorzugsweise aus einer Kombinationstherapie von Artemether/Lumefantrin, oder Dihydroartemisinin/Piperaquin. Bei fehlendem Therapieansprechen, gemessen an der Parasitendichte in der mikroskopischen Diagnostik, ist eine etwaige

---

55 Vgl. ebd. S. 1677–1681. Vgl. bezüglich der Pathogenese der komplizierten Malaria tropica auch Pritt (2019), S. 2440 f. Zu den Diagnosekriterien der komplizierten Malaria tropica vgl. ebenfalls die S1 Leitlinie „Diagnostik und Therapie der Malaria", Deutsche Gesellschaft für Tropenmedizin, Reisemedizin und Globale Gesundheit e. V. (2021), S. 4 f.
56 Der sogenannten Hämoglobinurie.
57 Vgl. White und Breman (2016), S. 1686.
58 Vgl. Pritt (2019), S. 2439.
59 Vgl. ebd. S. 2441–2449.

Resistenz des Erregers zu prüfen, und eine Umstellung der Therapie in Erwägung zu ziehen. Bei Fällen komplizierter Malaria tropica wird intravenös Artesunat, oder beispielsweise bei allergischen Reaktionen gegen Artesimine auch Chinindihydrochlorid, verabreicht. Die Therapie der Malaria tertiana und quartana kann analog mit Dihydroartemisinin/Piperaquin erfolgen. Zu beachten gilt, dass die Therapie der Malaria tertiana um eine Rezidivprophylaxe mit Primaquin ergänzt werden sollte, um die Hypnozoiten zu beseitigen.[60]

Präventionsmaßnahmen fußen heutzutage unter anderem auf der Bekämpfung der Moskitopopulation mittels Entwässerungsarbeiten zur Verringerung des Lebensraums und der Anwendung insektizider Stoffe in den Wohnräumen.[61] Auf Ebene des einzelnen Individuums bestehen die Maßnahmen vor allem aus der konsequenten Stichprophylaxe sowohl mittels chemischer und biologischer Repellents als auch durch die Nutzung insektizid imprägnierter Bekleidung und Moskitonetze. Für Reisende in Endemiegebieten wird die konsequente Einnahme einer Chemoprophylaxe, zum Beispiel der Kombination Atovaquon/Proguanil, empfohlen. Diese kann bei beginnender Symptomatik, sofern eine ärztliche Behandlung innerhalb kurzer Zeit nicht möglich ist, auch als Notfalltherapie eingenommen werden.[62] Ein Impfstoff ist bislang nicht vorhanden, die Entwicklung schreitet jedoch, beispielsweise mit der 2019 begonnenen Phase 4 Studie des Impfstoffes Mosquirix™, welcher vor allem für Kinder Anwendung finden soll, stetig voran.[63]

Ein Krankheitskonzept im Wandel zwischen 1884 und 1915

Berichte über das Auftreten der Malaria (ital. mal' aria: schlechte Luft) bestehen seit der Antike, müssen in Hinblick auf die retrospektive Diagnosestellung allerdings quellenkritisch hinterfragt werden.[64] Die Krankheit trat bis weit in das 19. Jahrhundert hinein auch in Europa und Deutschland in erheblichem Ausmaß auf und war verantwortlich für zahlreiche epidemische Ausbruchsgeschehen.[65] Gegen Ende des 19. Jahrhunderts waren die Erkrankungszahlen in Europa

---

60 Vgl. Deutsche Gesellschaft für Tropenmedizin, Reisemedizin und Globale Gesundheit e. V. (2021), S. 9–13.
61 Vgl. World Health Organization (2017), S. 22–28. Einen Ausblick auf kommende Bekämpfungs- und Präventionsmaßnahmen liefern auch Feachem RGA et al. (2019), S. 1077–1082.
62 Vgl. Robert Koch-Institut (2015a).
63 Vgl. Rothe et al (2020), S. 164–181.
64 Vgl. Leven (2005), Sp. 585 f.
65 Vgl. Winkle (2021), S. 762–769.

im Rückgang begriffen. Als ursächlich hierfür werden unter anderem landwirtschaftliche Innovationen einhergehend mit einer Drainage der Feuchtgebiete, bessere Wohnverhältnisse, eine bessere medizinische Versorgung der Bevölkerung und genetische Veränderungen der lokalen Plasmodien-Populationen angesehen.[66] Als Beispiel dieser Entwicklung kann eine 1889 eingereichte Dissertation aus Erlangen gelten. Diese zeigt, dass die Malaria von 1858 bis 1887 kontinuierlich in Erlangen auftrat und im Jahresdurchschnitt 3,2 % der „poliklinisch" behandelten Krankheitsfälle verursacht hätte. Höchstwerte von 10,4 % bis 18,7 % der Behandlungsfälle habe die Malaria in den Jahren 1858 bis 1860 erreicht. Danach hätten sich die Fallzahlen auf dem konstant niedrigen Durchschnittsniveau gehalten, seien jedoch nie ganz verschwunden.[67] Es gilt zu beachten, dass es sich vor 1880, also vor der Entdeckung der Plasmodien als Verursacher der Malaria, um eine klinische Diagnose handelte. Dieses Exempel verdeutlicht, dass das Interesse der deutschen Forscher an der Bekämpfung der Malaria keinesfalls ausschließlich auf etwaigen Kolonisationsbestrebungen beruhte. Die Malaria stellte auch in Deutschland eine relevante Erkrankung dar, die es zu bekämpfen galt, auch wenn die Abnahme der hiesigen Fallzahlen im ausgehenden 19. Jahrhundert Robert Koch (1843–1910)[68] dazu bewegte, die Expeditionen zur Erprobung seiner Theorien der Malariabekämpfung in den deutschen Kolonien durchzuführen. Die Malariasituation in Deutschland sei hierfür nicht geeignet gewesen:

> „Ich hatte mir in der Beziehung den Vorschlag erlaubt, den nächsten Versuch in Deutschland, gleichzeitig auch in den deutschen Kolonien machen zu dürfen. [...] Meine Erwartung in Deutschland eine geeignete Stelle für die nothwendige Wiederholung meiner Versuche zu finden hat sich nicht erfüllt. Es erübrigt soweit, für die

---

66 Vgl. Maier (2004). Online verfügbar unter https://www.zobodat.at/pdf/DENISIA_0013_0515-0527.pdf, aufgerufen am 22.06.2021.
67 Vgl. Mayr (1889), S. 19.
68 Koch, Robert. 11.12.1843–27.05.1910. Arzt und Mitbegründer der modernen Bakteriologie. Professor für Hygiene an der Friedrich-Wilhelms-Universität Berlin. Direktor des Königlich Preußischen Instituts für Infektionskrankheiten. Ordentliches Mitglied des Kaiserlichen Gesundheitsamtes. Verleihung des Nobelpreises für Physiologie oder Medizin 1905. Vgl. für einen umfangreichen Überblick u. a. Möllers (1950) und Kümmel (1980), S. 251–255 und für eine Kurzübersicht u. a. Kochs tabellarischen Lebenslauf auf der Website des Robert Koch-Instituts. Vgl. https://www.rki.de/DE/Content/Institut/Geschichte/Robert_Koch_Lebenslauf.html aufgerufen am 27.07.2021.

Fortsetzung der Malaria-Expedition diese Versuche auf die deutschen Kolonien auszudehnen [...]."[69]

Die Malaria stellte sich um 1900, im Gegensatz zu heute, also nicht als exotische Krankheit dar, welche lediglich in den tropischeren Ländern anzutreffen wäre, sondern war im Bewusstsein der deutschen Bevölkerung und vor allem des medizinischen Personals präsent.

Erkrankungsverläufe, die in das heutige Muster einer Malariaerkrankung passen, wurden wie eingangs erwähnt bereits in der Antike beschrieben und es wurde ein Zusammenhang der Erkrankung mit Sumpfgebieten beziehungsweise den dort entstehenden Miasmen vermutet. Auch präventive Maßnahmen wie die Verwendung von Netzen zum Schutz vor Moskitos sind bereits aus vorchristlicher Zeit belegt.[70] Dieser Wissensstand erweiterte sich bis zum 17. Jahrhundert kaum. Neue Erkenntnisse entstanden durch die Entdeckung der Chinarinde als spezifisches Mittel zur Malariatherapie, was bei wirksamer Anwendung eine klinische Unterscheidung von anderen fieberhaften Erkrankungen, wie zum Beispiel dem Typhus abdominalis ermöglichte.[71] Das Erklärungskonzept, dass die Malaria durch Miasmen, also Ausdünstungen des sumpfigen Bodens, entstünde, behielt jedoch bis ins 19. Jahrhundert die Oberhand, auch wenn immer wieder nach tierischen Ursprüngen der Erkrankung gesucht wurde. Hierbei wurden auch die Moskitos als Krankheitsverursacher verdächtigt. Der korrekte Zusammenhang zwischen Erkrankung und dem übertragenden Vektor konnte jedoch vorerst nicht bewiesen werden.[72] Erste Belege für die Art des Erregers wurden Mitte des 19. Jahrhunderts in Form schwarz pigmentierter Erythrozyten und Milzzellen gefunden. Infolgedessen konnte der Militärarzt Charles-Louis-Alphonse Laveran (1845–1922)[73] die Plasmodien 1880 lichtmikroskopisch eindeutig als Auslöser der Malaria identifizieren. 1884 konnte bewiesen werden, dass das Blut infizierter Personen nach einer Transfusion ebenfalls zur Erkrankung des Gesunden führt und 1886, dass die Erreger sich außerhalb des Körpers durch Chinin abtöten lassen. Obwohl der Erreger der Malaria nun gefunden

---

69 Koch an den Direktor der Kolonialabteilung Stuebel (24.11.1900), fol. 94 f. Transkripte des in dieser Arbeit zitierten Achivguts erstellt durch den Verfasser.
70 Vgl. Winkle (2021), S. 707–730.
71 Vgl. ebd. S. 758–761.
72 Vgl. Ackerknecht (1952), S. 4820 ff.
73 Laveran, Charles-Louis-Alphonse. 18.06.1845–28.05.1922. Von 1878 bis 1883 militärärztlich in Algerien tätig, dort 1880 Entdeckung der Plasmodien als Verursacher der Malaria. 1907 Nobelpreis für Physiologie oder Medizin. Vgl. Fischer (1962), S. 873.

Die Malaria – ein Krankheitskonzept im Wandel

war, konnten weiterhin keine sicheren Aussagen über den Übertragungsweg der Erkrankung angestellt werden. Der Nachweis des Übertragungsweges weiterer vektorübertragener Erkrankungen,[74] wie beispielsweise 1889 dem des Texasfiebers durch eine Zecke, führten schließlich zur Entdeckung des Übertragungsweges der Malaria. Der Militärarzt Sir Ronald Ross (1857–1932)[75] konnte 1897 erstmals Plasmodien aus einem ausschließlich an Malariakranken ernährten Moskito isolieren. Diese Entdeckung wurde 1898 durch den Tropenmediziner Sir Patrick Manson (1844–1922)[76] auf zwei Wegen bewiesen: Erstens ließ er seinen Sohn durch in Italien infizierte Anopheles stechen, woraufhin dieser erkrankte und zweitens bewies er die protektive Wirkung einer moskitosicheren Hütte in Italien. Ebenfalls 1898 erfolgte der Nachweis des gesamten Malariazyklus im Menschen und Moskito, sowie die Einschränkung der Malariaübertragung auf einige wenige Anopheles Arten, durch eine italienische Forschungsgruppe um den Mediziner und Zoologen Giovanni Battista Grassi (1854–1925).[77] Ein Gedicht, ursprünglich nach einer Ansichtspostkarte des Instituts für Schiffs- und Tropenhygiene in Hamburg zitiert, gibt einen Einblick in die Differenzierung der verschiedenen Moskitoarten:

„Malaria machen Anophelen,
Die uns besonders abends quälen.
Von Culex aber wird gestochen
Zu jeder Stund ununterbrochen.

Sitzt grad' die Mücke an der Wand
Mit schwarz geflecktem Flügelrand,
Hat man Anopheles entdeckt;
Culex ist krumm und ungefleckt.

---

74 Der Vektor beschreibt in diesem Zusammenhang den Überträger der Erkrankung.
75 Ross, Sir Ronald. 13.05.1857–16.09.1932. Ab 1881 militärärztliche Tätigkeit. 1897 Nachweis von Plasmodien im Magen und 1898 in den Speicheldrüsen der Moskitos und damit Beweis der Malariaübertragung durch ebendiese. 1902 Nobelpreis für Physiologie oder Medizin. 1911 Erhebung in den Adelsstand. Vgl. Fischer (1962), S. 1327.
76 Manson, Sir Patrick. 03.10.1844–09.04.1922. Arzt und Forscher auf dem Gebiet der Tropenmedizin. Bezeichnet als „Vater der Tropenmedizin". Maßgeblich an der Erforschung der Malaria und weiterer Tropenkrankheiten beteiligt. Vgl. Eckart (2006), S. 221 f.
77 Grassi, Giovanni Battista. 27.03.1854–04.05.1925. Mediziner und Zoologe. Wegweisende Forschungen auf dem Bereich der Malariaübertragung. Vgl. Fantini (2006), S. 142 f, vgl. Winkle (2021), S. 772–781 und vgl. Ackerknecht (1952), S. 4823 f.

Zuweilen kann dies Zeichen trügen,
Doch werden nie die Taster lügen;
Kurz nur dem Culex-Weib beschieden,
Sind lang sie bei Anopheliden.

(Da nur das böse Weibchen sticht,
So kümmern uns die Männchen nicht;
Ein Feder-Fühler schmückt den Mann,
Ein borst'ger zeigt das Weibchen an.)

Schon wenn sie noch im Kinderteich,
Erkennt Anopheles man gleich,
Der wagrecht auf dem Wasser ruht;
Herunter hängt die Culex-Brut."[78]

Im weiteren Verlauf wurden verschiedene Strategien der Malariabekämpfung entwickelt, die sich grob in drei Vorgehensweisen unterteilen lassen. Ein Ansatz bestand in der großflächigen Drainage stehender Wasserflächen, ein weiterer in der Vergitterung aller Fenster und Türen mit einem feinen Drahtnetz und der Maßgabe, während Sonnenauf- und -untergang das Haus nicht zu verlassen. Der dritte Ansatz, welcher vor allem von deutscher Seite erforscht wurde, nahm die infizierten Menschen in den Fokus und es wurde versucht, durch deren Therapie den Moskitos keine Gelegenheit zur Ansteckung durch Aufnahme des befallenen Blutes zu bieten.[79] Diese Maßnahmen vereinten also die drei zu Beginn des 20. Jahrhunderts geltenden grundlegenden Präventionsansätze: Die Verringerung der Moskitopopulation durch Vernichtung der Brutstätten, den Schutz vor Moskitostichen und die Unterbrechung der Infektionskette im Menschen durch medikamentöse Therapie. Im Laufe der Zeit wurden diese Maßnahmen erweitert. So wurde beispielsweise versucht, die Larven der Moskitos durch Übergießen der Gewässer mit Petroleum zu vernichten,[80] oder natürliche Fressfeinde der Larven auszusetzen um diese zu dezimieren.[81] Bezüglich

---

78 Kuhn (1907), S. 134.
79 Vgl. ohne Verfasser (o.V.) (1903d), S. 214.
80 Vgl. Schelle (1908), S. 170 f.
81 Vgl. Werner (1908), S. 75: „Aussichtsreicher als alle die genannten Möglichkeiten der Larvenbekämpfung, wenn auch nicht sicher vollen Erfolg versprechend, dabei sehr einfach durchzuführen, erscheint mir der Versuch, durch Aussetzen von larventilgenden Insekten in die Wasserlöcher der Larven Herr zu werden. [...] Nach den Erfahrungen, die Dempwolff auf Neuguinea gemacht hat, haben sich Notonekten als sehr wirksam im Kampfe gegen die Larven erwiesen."

Die Malaria – ein Krankheitskonzept im Wandel   31

der Expositionsprophylaxe wurden Überlegungen hinsichtlich des Wohnungsbaus[82] und möglicherweise die Moskitos abwehrender Substanzen angestellt.[83] Als Exempel für die Weiterentwicklung des letzten Bekämpfungskonzeptes mögen die Forschungen des Militärarztes und Rassenhygienikers Philalethes Kuhn (1870–1937)[84] dienen, welcher in Deutsch-Südwestafrika versuchte eine Malariaimpfung zu entwickeln.[85]

Nach der Entdeckung des Erregers 1880 durch Laveran und des Überträgers 1897 durch Ross lag der Fokus bis 1915 auf der Erprobung neuer Bekämpfungsmaßnahmen. Eine Ausrottung der Malaria gelang bis heute jedoch noch nicht.[86]

---

82 Vgl. Merensky (07.03.1896), fol. 4 ff und vgl. Kolonialabteilung des Auswärtigen Amtes an Gouverneur Leutwein (24.04.1899), fol. 137 f.
83 Vgl. Lübbert (1900), S. 541: „Als Schutz gegen die Moskitostiche hat sich mir das Nelkenöl am besten bewährt, nachdem ich mich überzeugt habe, daß Pferde, denen man die empfindlichen Theile mit einer verdünnten Lösung bestreicht, durchaus nicht von Insekten zu leiden haben."
84 Kuhn, Philalethes. 13.09.1870–1937. Militärarzt und Rassenhygieniker. Von 1896 bis ca. 1905 in Deutsch-Südwestafrika tätig und von 1897 bis 1900 Distriktchef Grootfonteins. Seine dortige Radikalisierung in Hinblick auf die Vermengung medizinischer und rassistischer Konzepte wird in Kapitel 4.1 behandelt. Seit 1905 Mitglied der Deutschen Gesellschaft für Rassenhygiene. Von 1912 bis 1914 Chefarzt der Schutztruppe in Kamerun. Hier wirkte er unter Vermischung von rassen- und tropenhygienischen Argumentationen an den Plänen zum Umbau der Stadt Douala mit. Ab 1920 Professur für Hygiene in Dresden, dort Propagierung seiner rassenhygienischen Theorien. 1931 Eintritt in die NSDAP und Ausweitung ebendieser. Vgl. http://www.klausdierks.com/Biographies/Biographies_K.htm aufgerufen am 01.01.2022, vgl. Kuhn (1924) und vgl. Bauche (2017), S. 280–283.
85 Vgl. Kuhn (1902) und Kapitel 4.1.
86 Vgl. bezüglich der aktuellen globalen Bekämpfungsstrategie und den neuesten Entwicklungen unter anderem World Health Organization (2017) und World Health Organization (2021).

3. Deutsch-Südwestafrika

3.1 Deutsch-Südwestafrika und die Kolonialzeit

Der folgende historische Überblick legt seinen Fokus auf den Kolonisationsprozess in Deutsch-Südwestafrika und die Ereignisse mit unmittelbarer Relevanz für das dortige Vorkommen der Malaria. Hierunter fallen unter anderem Faktoren wie die Bevölkerungsentwicklung, die Entwicklung der Mobilität, das Auftreten der Rinderpest[87] und kriegerische Auseinandersetzungen sowohl zwischen den verschiedenen indigenen Ethnien als auch zwischen diesen und den deutschen Besatzungstruppen. Für eine detaillierte Übersicht über die Geschichte Namibias muss an dieser Stelle auf andere Werke verwiesen werden.[88] Hinsichtlich historischer Persönlichkeiten wurden die Belege nach dem biographischen Lexikon wichtiger namibischer Personen des Ingenieurs und Vizeministers Klaus Dierks (1936–2005)[89] erstellt. Nachweise von Ereignissen oder Bezeichnungen, die dort nicht unter dem entsprechenden Buchstaben zu finden sind, wurden separat belegt. Es wurde sich an den dortigen Namensschreibweisen orientiert. Bezüglich einzelner historischen Persönlichkeiten siehe auch das Register in „The Hendrik Witbooi Papers".[90] Angaben zu den relevanten Orten wurden hinsichtlich ihrer geographischen Lage nach gängigen Kartenmaterialien und hinsichtlich des kolonialen Kontextes nach dem „Deutsche[n] Kolonial-Handbuch"[91] belegt. Für die Zeit vor der Inbesitznahme durch die Deutschen wird die Landesbezeichnung „Südwestafrika" genutzt. Der im Folgenden gegebene historische Überblick orientiert sich im Wesentlichen an einer 2002 erschienen Chronik der namibischen Geschichte.[92]

---

87 Veterinärmedizinische Infektionskrankheit, ausgelöst durch das Rinderpestvirus. Verwandt mit dem humanpathogenen Masernvirus. Vgl. Roeder und Rich (2009), S. 1.
88 Siehe hierzu zum Beispiel Dierks (2003): „Chronologie der namibischen Geschichte. Von der vorgeschichtlichen Zeit zum unabhängigen Namibia (2000)".
89 Dierks, Klaus. 19.02.1936–17.05.2005. Ingenieur. Entdeckung und Beschreibung der vorkolonialen namibischen Siedlungsanlage ||Khauxa!nas. 1990–1999 Vizeminister im namibischen Ministerium für Öffentliche Arbeiten, Verkehr und Kommunikation. 1999–2000 Vizeminister im namibischen Ministerium für Bergbau und Energie. Vgl. http://www.klausdierks.com/FrontpageMain.html aufgerufen am 01.01.2022.
90 Vgl. Witbooi (1898), S. 170–197.
91 Vgl. Fitzner (Hg.) (1896) und vgl. Fitzner (Hg.) (1913).
92 Vgl. Kube und Kotze (2002), S. 274–283.

Die Kolonialgeschichte des südwestlichen Afrikas begann 1486 mit der Landung eines portugiesischen Expeditionsschiffes und der Errichtung eines steinernen Kreuzes am heutigen Cape Cross.[93] Ein weiteres Vordringen in das Landesinnere fand zu diesem Zeitpunkt noch nicht statt. Im Laufe des 18. Jahrhunderts fanden von Süden aus Expeditionen in das Landesinnere statt und die Niederlande beanspruchten 1793 als erstes europäisches Land einen Teil Südwestafrikas, die Walvis Bay,[94] für sich. Das 19. Jahrhundert war von europäischer Seite vor allem durch die Gründung christlicher Missionsstationen geprägt, deren Missionare eine wichtige Kontaktstelle zwischen den Indigenen und den später eindringenden Kolonisten darstellten. 1840 entsandte die Rheinische Missionsgesellschaft die ersten deutschen Missionare, während es auf Seiten der indigenen Bevölkerung zu folgenreichen Stammeswanderungen kam. So stieß der Stamm der „Afrikaner" unter Jonker Afrikaner (1785–1861)[95] aus Südafrika nach Südwestafrika vor und gründete 1840 die Niederlassung „Klein Winterhoek", welches sich zur späteren Landeshauptstadt Windhoek[96] entwickelte. 1863 schlug der Stamm der „Witboois" einen ähnlichen Weg ein und siedelte sich in Gibeon[97] an. Durch das Eindringen in die Gebiete der in Südwestafrika ansässigen Herero-Stämme entwickelten sich militärische Konflikte, die 1870 zwar offiziell beigelegt werden konnten, jedoch nicht vollständig erloschen. 1878 annektierte Großbritannien das Gebiet der Walvis Bay bevor es 1880 zu einem erneuten Kriegsausbruch zwischen den Herero und Nama kam. Die Bitte des Reichskanzlers Otto von Bismarcks (1815–1898),[98] die deutschen Missionsniederlassungen unter Schutz zu stellen wurde von Großbritannien ausgeschlagen.

---

93 Landspitze an der Westküste, nördlich von Swakopmund.
94 Einer der wenigen natürlichen Häfen des Landes, südlich von Swakopmund. Zu Kolonialzeiten britische Enklave innerhalb Deutsch-Südwestafrikas.
95 Afrikaner, Jonker. 1785–18.08.1861. Stammesführer der Afrikaner.
96 Im Zentrum des Landes gelegene zweigeteilte Siedlung, wobei sich in Gross-Windhoek die Hauptverwaltung Deutsch-Südwestafrikas befand. Der Name der Siedlung wurde während der Kolonialzeit in „Windhuk" geändert. Später wurde dies rückgängig gemacht. Im Kontext dieser Arbeit wird der traditionelle und aktuelle Name „Windhoek" genutzt.
97 Im Zentrum des südlichen Landesteiles gelegene Siedlung. Stammsitz der Witboois und später Verwaltungssitz des gleichnamigen Distrikts.
98 Bismarck, Otto Eduard Leopold von. 01.04.1815–30.07.1898. Deutscher Reichskanzler. Vgl. Stolberg-Werningerode (1955), S. 268–277.

Infolgedessen sprach Bismarck dem Kaufmann Franz Lüderitz (1834–1886)[99] 1882 Schutz für eine Handelsniederlassung an der Küste Südwestafrikas zu. Heinrich Vogelsang (1862–1914)[100] schloss 1883 im Auftrag von Lüderitz zwei Kaufverträge mit dem Nama-Stammesführer Joseph Frederiks (?–1893)[101] über die Bucht Angra Pequena, dem späteren Lüderitzbucht,[102] und einen Küstenstreifen nördlich des Oranje Flusses[103] ab. Der Kaufpreis betrug insgesamt 600 Pfund und 260 Gewehre. Frederiks wurde im Unklaren darüber gelassen, dass die Ausmaße der Erwerbungen in preußischen geografischen Meilen und nicht in den geläufigeren englischen gemessen wurden. Der Unterschied fiel mit 7,4 km, im Gegensatz zu den erwarteten 1,6 km, pro Meile eklatant aus.[104] 1884 verneinte die britische Regierung Besitzansprüche auf die erworbenen Gebiete und Deutschland stellte Lüderitz' Erwerbungen offiziell unter Schutz. Neben weiteren Erwerbungen Lüderitz' im Küstengebiet, schloss auch der Reichskommissar Gustav Nachtigal (1843–1885)[105] als Vertreter der deutschen Regierung Schutzverträge mit dem Stamm Joseph Frederiks und den Rehobother Basters ab.[106] Im selben Jahr zogen die Nama unter Hendrik Witbooi gegen die Herero unter Maharero (1820–1890)[107] in den Krieg. 1885 verstarb Nachtigal an

---

99 Lüderitz, Franz Adolf Eduard. 16.07.1834–10.1886. Bremer Kaufmann. Die Erklärung der deutschen Schutzherrschaft über Lüderitz' Erwerbungen in Südwestafrika markiert inoffiziell den Startpunkt der deutschen Kolonialherrschaft.
100 Vogelsang, Heinrich. 1862–1914. Angestellter Lüderitz', in dessen Auftrag Abschluss der Kaufverträge mit der indigenen Bevölkerung.
101 Frederiks II, Joseph. Vor 1842–20.10.1893. Nama-Stammesführer. Besitzer der von Lüderitz erworbenen Gebiete. Vgl. Witbooi (1989), S. 176 f.
102 Natürlicher Hafen an der Süd-Westküste des Landes mit gleichnamiger Siedlung.
103 Die Südgrenze des Landes markierender Fluss.
104 Vgl. Wallace und Kinahan (2011), S. 116 f.
105 Nachtigal, Gustav. 23.02.1843–20.04.1885. Forschungsreisender. Reichskommissar Deutsch-Westafrikas. Vertreter Deutschlands für den Abschluss des ersten offiziellen deutschen Schutzvertrages in Südwestafrika.
106 Rehoboth ist eine Siedlung im mittleren Landesteil, etwas südlich von Windhoek. Die Stammesbezeichnung entspringt der Ansiedlung an dieser Ortschaft. Die Bezeichnung „Basters", beziehungsweise zu Kolonialzeiten „Bastards", geht auf die Verbindung von Nama und Buren zurück. Vgl. https://www.namibiana.de/namibia-informat ion/literaturauszuege/titel/kurze-geschichte-der-rehobother-baster-bis-1990-von-rud olf-g-britz-hartmut-lang-und-cornelia-limpricht.html aufgerufen am 01.01.2022.
107 Maharero. 1820–07.10.1890. Herero-Stammesführer. Militärische Konflikte mit Frederiks und Witbooi. 1885 Abschluss eines Schutzvertrages mit den Deutschen. Vater von Samuel Maharero.

der Malaria und unter dem Kaiserlichen Kommissar Heinrich Göring (1838–1913)[108] wurden weitere Schutzverträge, unter anderem mit den Herero, abgeschlossen. 1887 wurde die Deutsche-Kolonialgesellschaft mit Sitz in Berlin gegründet, welche Lüderitz einen Teil seiner Besitzungen abkaufte.[109] Im Anschluss kam es 1888 nach einem Mord an Hendrik Witboois Vater zu Kämpfen zwischen den Namastämmen, während im gleichen Jahr die ersten Mitglieder der Schutztruppe in Deutsch-Südwestafrika eintrafen. Bis 1890 wurde diese unter dem Kommando Hauptmann Kurt von Francois' (1852–1931)[110] auf 50 Mann verstärkt. Die Herero unterzeichneten erneute Schutzverträge und baten um Hilfe im Kampf gegen Hendrik Witbooi. Dieser wies eine Aufforderung zum Frieden zurück und bestand auf seine Unabhängigkeit. Die Kolonialabteilung des Auswärtigen Amtes wurde gegründet und Windhoek zur Festung ausgebaut, nachdem der Stamm Jan Jonker Afrikaners den Ort 1889 nach dessen Tod verlassen hatte. Der Caprivi-Zipfel[111] wurde Deutsch-Südwestafrika durch ein Abkommen mit Großbritannien zugesprochen. 1891 wurde die Schutztruppe weiter verstärkt, der Regierungssitz nach Windhoek verlegt, die Woermann Linie etablierte einen regelmäßigen Dampfschifffahrtsverkehr zwischen Hamburg und Deutsch-Südwestafrika und die Deutsche-Kolonialgesellschaft setzte ihren Fokus auf die verstärkte Einwanderung von Siedlern. 1892 wurde der Ort Swakopmund[112] gegründet, Witbooi beharrte weiterhin auf seine Unabhängigkeit und schloss Frieden mit Samuel Maharero (1856–1923).[113] 1893 wurde die Schutztruppe stark aufgestockt, unter anderem reisten Leutnant Kurd Schwabe

---

108 Göring, Ernst Heinrich. 31.10.1838–07.12.1913. Kaiserlicher Kommissar in Deutsch-Südwestafrika. Vater von Hermann Göring.
109 Ein Teil der Jahresberichte der Deutschen Kolonialgesellschaft finden sich online. Vgl. http://webopac.hwwa.de/PresseMappe20E/Digiview_MID.cfm?mid=F045371 aufgerufen am 18.06.2021.
110 François, Kurt Karl Bruno von. 02.10.1852–30.12.1931. Kommandeur der deutsch-südwestafrikanischen Schutztruppe 1889–1891. Reichskommissar in Deutsch-Südwestafrika 1891–1894. Landeshauptmann von Deutsch-Südwestafrika 1893–1895. Vgl. Schaafhausen (1961), S. 333 f.
111 Landstreifen im Nordosten des Landes. Hinzugefügt zum Gebiet Deutsch-Südwestafrikas im Rahmen des deutsch-britischen Helgoland-Sansibar-Vertrages. Vgl. Birken (1974).
112 Künstlicher Hafen an der Westküste, etwa auf der Höhe Windhoeks gelegen. Anlaufpunkt des Dampfschifffahrtsverkehrs.
113 Maharero, Samuel. 1856–14.03.1923. Herero-Stammesführer. Anführer des Aufstandes der Herero.

(1866–1920)[114] und Stabsarzt August Richter (1864–?)[115] in das Land ein. Die deutschen Truppen besetzten Witboois Stützpunkt Hornkranz,[116] wobei zahlreiche seiner Stammesangehörigen getötet wurden. Witbooi sandte in Reaktion hierauf mehrere Hilfegesuche an die britische Vertretung in Walvis Bay.[117] Diese seien weitergeleitet worden, eine weiterführende Antwort hierauf ist jedoch nicht dokumentiert.[118] Da bereits Anfang 1893 britischerseits ein Brief an Witbooi verfasst wurde, in dem klargestellt wurde, dass man auf dem deutsch-südwestafrikanischen Gebiet nicht intervenieren werde und für dortige Geschehnisse auch keine Verantwortung trüge,[119] verwundert dies nicht. 1894 erhielt die Schutztruppe ihre offizielle Bezeichnung „Kaiserliche Schutztruppe für Deutsch-Südwestafrika". Der Schutztruppenoffizier und spätere Gouverneur Theodor Leutwein (1849–1921)[120] reiste in das Land ein, schloss nach weiteren Kämpfen einen Schutzvertrag mit Witbooi ab und übernahm den Posten von Francois' als Landeshauptmann. Ein Feldzug gegen den Nama-Stammesführer Andreas Lambert (1844–1894)[121] führte zu dessen Hinrichtung. Territoriale

---

114 Schwabe, Kurd. 1866–1920. 1893 bis 1897 tätig in der deutsch-südwestafrikanischen Schutztruppe. 1893 Teilnahme am Angriff von Francois' auf Hoornkrans. Unter anderem Bezirkschef von Okahandja. Verfasser mehrerer Monografien hinsichtlich seiner Kriegserfahrungen in Deutsch-Südwestafrika.
Vgl. hierzu die Biografie Schwabes, wie sie beim „namibiana Buchdepot" einzusehen ist. https://www.namibiana.de/namibia-information/who-is-who/autoren/infos-zur-person/kurd-schwabe.html aufgerufen am 01.01.2022.
115 Richter, August. 20.01.1864–?. Stabsarzt in der Schutztruppe Deutsch-Südwestafrikas bis 1897. Unter anderem am Überfall von Francois' auf Hendrik Witbooi bei Hoornkrans beteiligt. Anschließend Regierungsarzt in Deutsch-Südwestafrika. Später praktischer Arzt in Deutschland und Emigration nach Neu-Guinea. Vgl. Schwabe (1899), S. 25–53 und vgl. Wätzold (1910), S. 315. Ein Regierungsarzt bezog festes Gehalt und war verantwortlich für die medizinische Versorgung der Kolonialbeamten. Vgl. Steudel (1920), S. 85.
116 Südwestlich von Windhoek gelegene Farm. Rückzugsort Hendrik Witboois.
117 Vgl. Witbooi (1989), S. 117 f.
118 Vgl. ebd. S. 119.
119 Vgl. ebd. S. 161.
120 Leutwein, Theodor. 09.05.1849–13.04.1921. Generalmajor. 1894 Feldzug gegen Hendrik Witbooi mit anschließender Unterzeichnung eines Schutzvertrages. 1895–1898 Landeshauptmann, 1898–1905 Gouverneur von Deutsch-Südwestafrika. 1897–1904 Kommandeur der Schutztruppe Deutsch-Südwestafrikas. Vgl. Gründer (1985a), S. 387 f.
121 Lambert, Andreas. um 1844–08.03.1894. Stammesführer der Khauas Nama.

Streitigkeiten zwischen den Herero im Westen unter Maharero und im Osten unter den Herero-Stammesführern Nikodemus Kavikunua (?-1896) und Kahimemua Nguvauva (?-1896)[122] führten zu kriegerischen Auseinandersetzungen sowohl innerhalb der Herero-Stämme als auch zwischen diesen und den Deutschen. Ein geplanter Angriff auf die Soldaten in Franzfontein[123] wurde im Vorfeld aufgedeckt und Kapitän David Swartbooi (unbekannte Lebensdaten)[124] inhaftiert. 1897 brachen die Rinderpest und die Pferdesterbe[125] in Deutsch-Südwestafrika aus, welche vor allem die Viehbestände der indigenen Bevölkerung dezimierten und diese in dramatische wirtschaftliche Verhältnisse brachten. Infolgedessen kam es zu einem Ausbruch fieberhafter Erkrankungen, welcher sich bis in das Jahr 1899 erstreckte. Es wird in dieser Arbeit gezeigt, dass es sich vermutlich um das gleichzeitige Auftreten von Typhus abdominalis und Malaria handelte. Infolge der prekären Versorgungssituation der indigenen Bevölkerung und einer ausbleibenden medizinischen Versorgung durch die Deutschen, kam es zu außerordentlich zahlreichen Todesfällen. 1898 lehnte sich ein Teil des Stammes der Franzfonteiner Swartboois gemeinsam mit den Anwohnern Zesfonteins[126] gegen die Deutschen auf. Dieser Aufstand wurde niedergeschlagen und ein Großteil der Bevölkerung Franzfonteins in Windhoek interniert.[127] Bis 1903 lag eine verhältnismäßig friedliche Periode vor. Landverkäufe an deutsche Farmer standen jedoch in Konflikt zu den Landansprüchen der Herero, denn bereits die Hälfte des Landes war in Besitz der weißen Siedler. 1903 wurde mit

---

122 Kavikunua, Nikodemus. ?-12.06.1896. Nguvauva, Kahimemua. ?-12.06.1896.Herero-Stammesführer. Durch die Deutschen hingerichtet für ihre Beteiligung an den kriegerischen Auseinandersetzungen 1896.
123 Heute „Fransfontein". Im Folgenden wird analog zu „Deutsch-Südwestafrika" die alte Bezeichnung im historischen Kontext gebraucht. Siedlung im Nordwesten des Landes. Schauplatz des Aufstandes der Swartboois (auch Zwartbooi geschrieben, Nama-Stamm) und Einsatzort des Dr. von Vagedes. Näheres zu dieser Ortschaft vgl. Kapitel 4.2.
124 Swartbooi, David. Unbekannte Lebensdaten. Nama-Stammesführer. Beteiligt am Aufstand der Jahre 1897/98.
125 Die Pferdesterbe, auch genannt Afrikanische Pferdepest, ist eine veterinärmedizinische Viruserkrankung. Auslöser ist das African horse sickness Virus, welches durch die Mückengattung Culicoides übertragen wird. Vgl. Ackermann (Hg.) (2013), S. 243–248.
126 Nordwestlich von Franzfontein gelegene Siedlung.
127 Vgl. Riechmann an Inspektor an Missionsinspektor (01.07.1898), fol. 221.

dem Bau der Otavibahn[128] begonnen. Ein Gesetz zur Erfassung und Kenntlichmachung von Waffen im Besitz der Indigenen führte zu einem Aufstand der „Bondelswarts",[129] gegen Ende des Jahres wurde ein Waffenstillstand geschlossen. Anfang des Jahres 1904 brach der Aufstand der Herero unter Beteiligung Mahareros aus, zahlreiche weiße Siedler wurden getötet und einige Militärstationen angegriffen. Die Schutztruppe wurde in Reaktion auf den Aufstand zwischen 1903 und 1904 von 770 Mann auf über 7.000 Mann aufgestockt. Leutwein musste den Oberbefehl über die Schutztruppe an General Lothar von Trotha (1848–1920)[130] abgeben. Am Waterberg[131] kam es zur Entscheidungsschlacht woraufhin die Herero in die Omaheke[132] getrieben wurden. Von Trotha erließ seinen „Vernichtungsbefehl", welcher den Völkermord an den Herero zur Folge hatte.[133] Infolgedessen kündigte Witbooi seine Gefolgschaft auf und rief seinerseits zum Aufstand im Süden des Landes auf. Im Laufe des Jahres 1905 lieferte sich die mittlerweile über 14.000 Mann messende Schutztruppe zahlreiche Gefechte mit den Nama. Witbooi fiel im Kampf. Sein Sohn ergab sich den Deutschen mit Teilen des Stammes. Von Trotha wurde durch den stellvertretenden Landeshauptmann Friedrich von Lindequist (1862–1945)[134] abgelöst und die Otavibahn in Betrieb genommen. 1907 ergab sich der Nama-Stammesführer

---

128 Verbindung von Swakopmund und dem im Norden gelegenen Tsumeb. Streckenlänge etwa 570 km. Benannt nach der im Norden des Landes gelegenen Siedlung Otavi.
129 Nama-Stamm unter der Führung von Johannes Christian (?–05.03.1910). Dieser kämpfte gegen die Deutschen, nachdem sein älterer Bruder und früherer Stammesführer Jan Abraham Christian (?–25.10.1903) in einem Feuergefecht im Rahmen der Durchsetzung der neuen Waffengesetze getötet wurde.
130 Trotha, Adrian Dietrich Lothar von. 03.07.1848–31.03.1920. 1904 bis 1905 Oberbefehlshaber der deutsch-südwestafrikanischen Schutztruppe und Gouverneur von Deutsch-Südwestafrika. Verfasser des „Vernichtungsbefehls" der den Völkermord an den Herero auslöste.
131 Tafelberg. Im Zentrum des nördlichen Landesteiles, etwa in Luftlinie von Windhoek nach Otavi liegend.
132 Trockensavanne am östlichen Landesrand, Teil der Kalahari.
133 Vgl. von Trotha an Kommando der Schutztruppe (02.10.1904), fol. 7. Der Wortlaut ist in Anhang 3 wiedergegeben.
134 Lindequist, Friedrich von. 15.09.1862–25.06.1945. 1894 Verwaltungsbeamter und Richter in Deutsch-Südwestafrika. 1896 stellvertretender Landeshauptmann. 19.8.1905–20.5.1907 Gouverneur von Deutsch-Südwestafrika. Vgl. Gründer (1985b), S. 601.

Simon Koper (?–1913)[135] und der Nama-Stammesführer Jakob Marengo (1875–1907)[136] fiel im Kampf gegen britische Truppen auf deren Hoheitsgebiet. Der Krieg in Deutsch-Südwestafrika wurde für beendet erklärt, jedoch kam es 1908 erneut zu Auseinandersetzungen mit Koper und erst dessen Rückzug auf britisches Gebiet markierte das endgültige Ende des Aufstandes der Herero und Nama. Zwischen 1905 und 1908 wurden große Teile der kriegsgefangenen Herero von den Deutschen in Swakopmund und Windhoek unter katastrophalen Bedingungen interniert. Skorbut in Folge der mangelhaften Ernährung, körperliche Misshandlung und Zwangsarbeit forderten zahlreiche Opfer.[137] 1908 wurden die ersten Diamanten in Deutsch-Südwestafrika gefunden und die weiße Zivilbevölkerung wuchs auf über 9.000 Anwohner an, während die Schutztruppenstärke stark reduziert wurde. Die Folgejahre blieben weitestgehend frei von größeren kriegerischen Auseinandersetzungen. Der Export der gefundenen Diamanten wurde zum Hauptwirtschaftsfaktor. 1913 wurde der Viehbestand des Landes erfasst, von etwa 205.000 Rindern waren etwa 183.000 in Besitz europäischstämmiger Siedler. Nach Ausbruch des ersten Weltkrieges marschierten Truppen der südafrikanischen Union[138] in Deutsch-Südwestafrika ein. Infolgedessen kapitulierte der amtierende Gouverneur Theodor Seitz (1863–1949)[139] am 09.07.1915, wodurch das Ende der deutschen Fremdherrschaft in Südwestafrika markiert wurde.

3.2 Deutsch-Südwestafrika geographisch und klimatisch

Das Staatsgebiet des heutigen Namibia umfasst eine Fläche von 824.292 km² und wird von Angola im Norden, Sambia im Nordosten, Botswana im Osten

---

135 Koper, Simon. ?–31.01.1913. Nama-Stammesführer. Beteiligung am Aufstand der Nama unter Witbooi. Fortsetzung des bewaffneten Widerstandes bis 1909, also über das 1907 proklamierte Ende des Kriegszustandes hinaus.
136 Marengo, Jakob. Um 1875–20.09.1907. Nama-Stammesführer. Teilnahme an den Aufständen der Bondelswarts im Jahr 1903 und dem der Nama unter Witbooi von 1905 bis 1907.
137 Vgl. hierzu Dierks: „A Reflection on the German-Ovaherero War, 1904–1908" in http://www.klausdierks.com/Biographies/Biographies_M.htm aufgerufen am 01.01.2022.
138 1910 entstandener Zusammenschluss der britischen Kolonien im südlichen Afrika. Heute Republik Südafrika.
139 Seitz, Theodor. 12.09.1863–28.03.1949. Kolonialbeamter. Gouverneur der deutschen Kolonie Kamerun von 1907 bis 1910. Gouverneur von Deutsch-Südwestafrika von 1910 bis 1915. Präsident der Deutschen Kolonialgesellschaft von 1920 bis 1930.

und Südafrika im Süden begrenzt. Namibia verfügt seit der Unabhängigkeit am 21.03.1990 über eine eigenständige parlamentarische Demokratie, die Amtssprache ist Englisch.[140] Die Bevölkerung misst, Stand 2016, 2.324.388 Personen, welche sich zu gleichen Teilen auf urbane und ländliche Siedlungsgebiete verteilen.[141] Namibia weist damit eine der geringsten Bevölkerungsdichten der Welt auf. Die im Verlauf dieser Arbeit besonders betrachteten ethnischen Gruppen wiesen 2011 folgende Bevölkerungsanteile auf: Ovambo etwa 50 %, Herero etwa 7 %, Nama etwa 5 %, San etwa 3 % und etwa 1 % der namibischen Bevölkerung entfielen auf Deutschstämmige.[142] Die durchschnittliche Lebenserwartung sank zwischen 1991 und 2000 von 61 auf 43 Jahre. Hierfür werden vor allem auch das vermehrte Auftreten von AIDS-Fällen und eine hohe Säuglingssterblichkeit verantwortlich gemacht. Inzwischen konnte ein Anstieg der Lebenserwartung auf durchschnittlich 52 Jahre verzeichnet werden.[143] Hinsichtlich der politischen und wirtschaftlichen Entwicklung der letzten Jahre,[144] der Problematik des Landbesitzes[145] und Landesinformationen allgemeiner Art darf an dieser Stelle auf die einschlägige Literatur und den amtlichen Internetauftritt der namibischen Botschaft in Deutschland[146] verwiesen werden.

Im Folgenden wird das koloniale Namibia in den Fokus genommen, um den historischen Rahmen dieser Arbeit in klimatisch-geographischer Hinsicht festzulegen. Wird im Folgenden von „Deutsch-Südwestafrika" gesprochen, so geschieht dies hier und im Verlauf aus der historischen Perspektive und um den Lesefluss im Einklang mit dem Quellenmaterial zu verbessern.

Deutsch-Südwestafrika lag zwischen dem 17. und 29. südlichen Breitengrad auf dem Gebiet des heutigen Namibia und entsprach am Ende der Kolonialzeit weitestgehend der heutigen Grenzführung. Ausgenommen hiervon war

---

140 Vgl. Christiansen (2016), S. 421 f.
141 Vgl. Namibia Statistics Agency (2016), S. 45. Online verfügbar unter https://cms.my.na/assets/documents/NIDS_2016.pdf aufgerufen am 26.06.2021. Für eine detaillierte Übersicht über die Demographie, Bevölkerungsverteilung und -entwicklung Namibias darf an dieser Stelle ebenfalls auf vorstehende Erhebung verwiesen werden. Laut Zeitungsberichten wurde die für 2021 geplante Erfassung vorerst verschoben. Vgl. https://www.namibiansun.com/news/census-2021-called-off-over-lack-of-money2021-06-11/ aufgerufen am 26.06.2021.
142 Vgl. Christiansen (2016), S. 427.
143 Vgl. ebd. und Mendelsohn (2002), S. 169–172.
144 Vgl. Melber (2016).
145 Vgl. Melber (2014).
146 Vgl. http://www.namibia-botschaft.de/allgemein.html aufgerufen am 26.06.2021.

lediglich die damals unter britischer Kontrolle stehende Walvis Bay, welche erst 1994 an Namibia abgetreten wurde, nachdem das Gebiet von 1884 bis 1994 der Kapkolonie beziehungsweise Südafrika zugehörig war.[147]

Der namibische Arzt und Naturforscher Eberhard von Koenen (1915–2012)[148] beschreibt das Profil der Landmasse des südlichen Afrikas als „umgedrehten Suppenteller[…]".[149] Für Deutsch-Südwestafrika bedeute dies einen raschen Anstieg hin zum Hochland und einer Absenkung der Landmasse auf dem Gebiet der Kalahari. Klimatisch zeige sich eine extrem trockene Küstenregion, von der aus die Niederschlagsmenge stetig ansteigt. Dies geschieht sowohl von Süd nach Nord als auch von West nach Ost.[150] Dass diese Beobachtungen auch zur Kolonialzeit zutraffen, zeigt die 1907 erschienene Abhandlung „Die Niederschlags-Verhältnisse von Deutsch-Südwestafrika".[151]

Da die Verbreitung der Malaria von klimatischen Bedingungen abhängt, werden im Folgenden einige diesbezügliche Aspekte, insbesondere zur Niederschlagsmenge, genauer ausgeführt. Als Exempel der jahreszeitlichen Niederschlagsverteilung dienen an dieser Stelle die von 1898 bis 1905 in Franzfontein erhobenen, und für die Übersicht in einen Durchschnitt umgerechneten, Werte.[152]

---

147 Vgl. Mendelsohn (2002), S. 11: „Walvis Bay was proclaimed as British territory in 1876, and Britain declared it part of the Cap Colony in 1884. An agreement with South Africa allowed Walvis Bay to become part of Namibia in 1994".
148 Koenen, Eberhard von. 06.03.1915–14.08.2012. Physiotherapeut, Homöopath und Naturforscher. 1977 Promotion zum Thema der medizinisch genutzten Flora des damaligen Südwestafrikas. Erster Weißer der offiziell als „Onganga", also als traditioneller Heiler anerkannt wurde. Vgl. Koenen und Glöckler (1996), S. 336 und https://www.namibiana.de/namibia-information/who-is-who/autoren/infos-zur-person/eberhard-von-koenen.html aufgerufen am 01.01.2022.
149 Koenen und Glöckler (1996), S. 12.
150 Vgl. ebd. S. 12 f.
151 Ottweiler (1907).
152 Vgl. Abbildung 1.

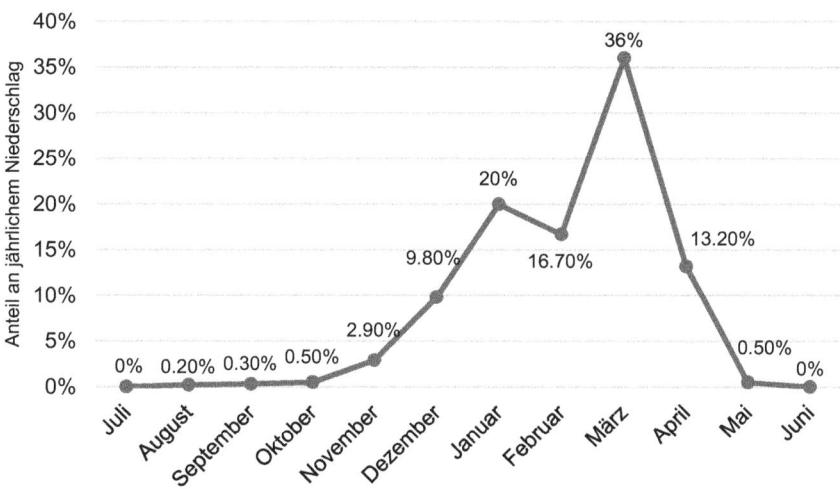

Abbildung 1. Jahreszeitliche Verteilung des Regenfalls in Franzfontein. Prozentualer monatlicher Anteil gemessen am Jahresniederschlag. Eigene Darstellung in Anlehnung an Ottweiler (1907).

Es zeigte sich, dass über 72 % des Jahresniederschlags in den Sommermonaten Januar bis März fielen. Bis auf wenige Ausnahmen, wie beispielsweise Lüderitzbucht mit einem Niederschlagsmaximum im Herbst, galt diese Tendenz für ganz Deutsch-Südwestafrika.[153] Der relative Jahresniederschlag des nördlichen Damaralandes, in dessen Regenmenge die in Franzfontein erhobenen Werte einflossen, zeigte für den Zeitraum von 1891/92 bis 1904/05 einen mit der Windhoeker Kurve vergleichbaren Verlauf. Es kann daher angenommen werden, dass die Tendenz des gemessenen Regenfalls als exemplarisch für die Gesamtsituation im Land gesehen werden kann. Auffallend reiche Niederschläge wurden in den Berichtsjahren 1891/92 bis 1892/93 und 1896/97 bis 1898/99 beobachtet. Die Berichtsjahre 1895/96 und 1900/01 bis 1902/03 zeichneten sich durch einen geringen Niederschlag aus, wobei der Wert für 1901/02 im nördlichen Damaraland dennoch beinahe den Durchschnittswert erreichte.[154]

---

153 Vgl. Ottweiler (1907), S. 55.
154 Vgl. Abbildung 2.

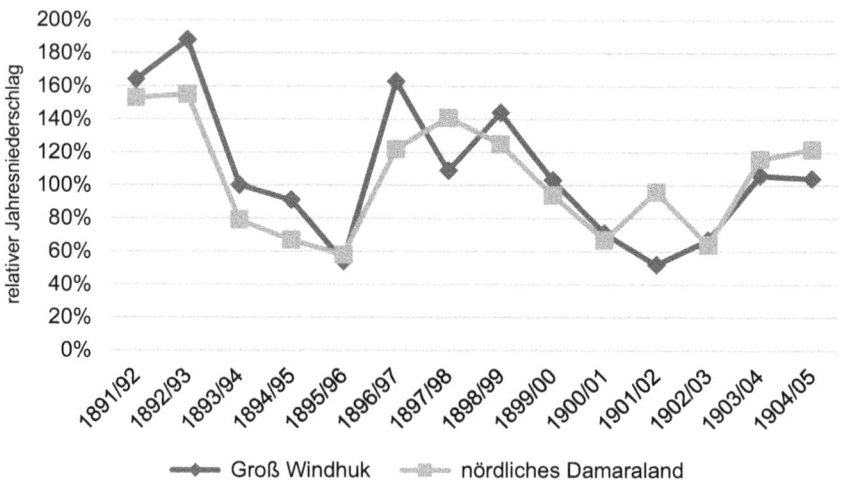

Abbildung 2. Relativer Jahresniederschlag in Groß Windhuk und dem nördlichen Damaraland von 1891 bis 1905. Eigene Darstellung in Anlehnung an Ottweiler (1907).

Laut von Koenen sei um 1909 ein Niederschlagsmaximum in Windhoek zu beobachten gewesen, welches selbst die 1892/93 gemessenen Werte übertroffen hätte.[155]

Das Auftreten der außergewöhnlich starken Regenfälle im Jahr 1891 wurde als Anlass genommen, in einem Artikel in der „Deutsche[n] Kolonialzeitung" die Vermutung aufzustellen, dass die „Brücknerische Hypothese von der Periodizität der Niederschläge" vermutlich auch auf Deutsch-Südwest-Afrika anzuwenden sei.[156] Der Klimaforscher Eduard Brückner (1862–1927)[157] postulierte, dass die Niederschläge global gesehen einem regelmäßigen Zyklus folgen würden, welcher einen Zeitraum von 35 Jahren umfasse. Eine Toleranz von plus oder minus 6 Jahren in der Länge des Zyklus sei zu beachten. 1880 sei ein Niederschlagsmaximum erreicht gewesen, weshalb Brückner ein Regenminimum um die Jahrhundertwende prognostizierte. Mit 1880 als Maximum ergibt sich dem Modell folgend ein Minimum für etwa 1897 +/− 6 Jahre. Er wies jedoch

---

155 Vgl. Koenen und Glöckler (1996), S. 14.
156 Vgl. ohne Verfasser (o.V.) (1891), S. 122.
157 Brückner, Eduard. 29.7.1862–20.05.1927. Geologe und Klimaforscher. Vgl. Milkutat (1955), S. 656 f.

darauf hin, dass es sich keinesfalls um ein Kontinuum handle. Die Zahl der niederschlagsreichen Perioden nehme lediglich zu oder ab. Schwankungen würden also weiterhin bestehen.[158] Inwiefern der Autor des Zeitungsbeitrages diese Hypothese durch seine Beobachtungen bestätigt sehen mochte, bleibt mangels meteorologischer Vergleichsdaten an dieser Stelle unbeantwortet. Vermutlich waren die Vorjahre eher regenarm, was den Autoren vermuten ließ, dass nun ein Anstieg der Niederschlagskurve erfolge, auch wenn der von Brückner gesetzte Zeitrahmen abweichen würde. Die in diesem Jahr verstärkt auftretenden Regenfälle und die regenreichen Jahre um 1897/98 legen die Vermutung nahe, dass der Niederschlagszyklus in Deutsch-Südwestafrika einige Jahre nach hinten verschoben sein könnte. Beziehungsweise bestätigt dies die Einschränkung Brückners, dass Schwankungen weiterhin vorlägen. Dass die Prognose der Trockenzeit um die Jahrhundertwende sich jedoch bewahrheiten sollte, zeigen die vergleichend betrachteten Niederschlagskurven.[159] Laut den 1907 veröffentlichten Betrachtungen hinsichtlich des deutsch-südwestafrikanischen Klimas, seien Schwankungen in einem elfjährigen Intervall möglich. Eine endgültige Aussage zu treffen, sei aufgrund des kurzen Berichtszeitraumes jedoch nicht möglich.[160]

---

158 Vgl. Brückner (1890), S. 446 f.
159 Vgl. Abbildung 2.
160 Vgl. Ottweiler (1907), S. 65 f.

4. Die Malaria in Deutsch-Südwestafrika

4.1 Bekämpfungs- und Präventionsmaßnahmen

Nachdem der thematische Rahmen in den Kapiteln 1 bis 3 erläutert wurde, eröffnet die Auswertung der in Deutsch-Südwestafrika angestellten Malariabekämpfungs- und -präventionsmaßnahmen den Hauptteil dieser Arbeit aus zweierlei Gründen. Erstens lässt sich anhand der zeitlichen Entwicklung der angestellten Maßnahmen eine Brücke zwischen dem in Kapitel 2 gezeigten Wandel des Malariakonzeptes, den in Kapitel 3 gezeigten historischen, klimatischen und geographischen Rahmenbedingungen und der im Anschluss betrachteten Malariasituation in Deutsch-Südwestafrika schlagen. Zweitens können so in den folgenden Kapiteln nicht nur die Auswirkungen der Malaria selbst, sondern auch die Auswirkungen der hier gezeigten Maßnahmen, auf die eingangs definierten Gruppen untersucht werden. Ein Beispiel dieser Vernetzung ist unter anderem die Malariaexpedition des Militärarztes Dr. von Vagedes. Dieser erprobte die neuen Ansätze Robert Kochs zur Malariabekämpfung, in Form der konsequenten Chinintherapie aller Parasitenträger. Die internationalen Bestrebungen der Malariaforschung hatten somit eine unmittelbare Auswirkung auf die Bewohner Franzfonteins.

Einen ersten Nachweis über Bekämpfungs- und Präventionsmaßnahmen in Deutsch-Südwestafrika lieferte Stabsarzt Richter, der 1893 über das Auftreten der Malaria innerhalb der Windhoeker Schutztruppe berichtete. Ursächlich sei die Bodenbeschaffenheit in Windhoek gewesen, denn der Boden wäre „durchseucht" und daher verantwortlich für das Auftreten der Fieberfälle. Sanitäre Maßnahmen, wie zum Beispiel die Trockenlegung des Bodens hätten diesen Umstand jedoch leicht beheben können.[161] Richter nutzte zur Beschreibung der beobachteten Krankheitsfälle synonym die Begriffe Malaria und Sumpffieber. Es zeigt sich hier ein Erklärungskonzept ganz im Sinne der in Kapitel 2 für die Anfänge der Kolonialzeit gezeigten Malarialehrmeinung.

Abseits der sanitären Maßnahmen wurde im „Jahresbericht über die Entwicklung der Schutzgebiete in Afrika und der Südsee 1895/96" über die gebesserte

---

161 Vgl. Richter (25.05.1893), fol. 7: „Bei 6 Mann wurden leichte gutartige Malaria-Anfälle beobachtet [...]. Die stellenweise starke Durchseuchung des Bodens führt die leichten Anfälle von Sumpffieber herbei, denen jedoch durch Beschaffung eines geeigneten Wasserabflusses leicht der Boden entzogen werden könnte."

Wohnsituation berichtet, da diese als protektiver Faktor gegenüber der Malaria anzusehen sei.[162] Es gilt zu beachten, dass der Bericht erst im Jahr 1897 veröffentlicht wurde und damit als Ausdruck des Malariakonzeptes in diesem Jahr gewertet werden muss.

Bauhygienische Maßnahmen

Auf Basis der Besprechungen des Kolonialrats[163] vom 28.10.1895, wurde 1896 eine Anleitung für den Bau von Gebäuden in Gebieten mit endemischer Malaria vorgelegt.[164] Diese wurde vom deutschen Missionar Alexander Merensky (1837–1918)[165] erstellt, welcher nach medizinischer Grundausbildung auch als Militärarzt tätig war. In seinem Aufsatz wurde nicht explizit Bezug auf Deutsch-Südwestafrika genommen, jedoch finden sich im Vergleich zu den damals herrschenden Vorstellungen Parallelen hinsichtlich Übertragung und Prävention der Malaria. Die zugrundeliegenden Anschauungen sind daher auf später in Deutsch-Südwestafrika ergriffenen Maßnahmen übertragbar. Da die Moskitos zum Zeitpunkt seiner Veröffentlichung noch nicht als Malariaüberträger identifiziert worden waren,[166] verwundert es nicht, dass die aus dem Boden austretende „Fieberluft"[167] weiterhin als Krankheitsursache angenommen wurde.

Die wichtigste Maßnahme der Malariaprävention sei die Errichtung der Station in hoher Lage gewesen.[168] Des Weiteren müssten umfangreiche

---

162 Vgl. Kolonialabteilung des Auswärtigen Amtes (Hg.) (1897), S. 119: „Bei der Truppe haben sich die Gesundheitsverhältnisse außerdem in Folge der gesünderen Wohnungsbedingungen gebessert."
163 Seit 1890 bestehendes Gremium aus Angehörigen der großen in den Kolonien tätigen Unternehmen und direkt vom Reichskanzler ernannten „Sachverständigen" hinsichtlich kolonialer Fragestellungen. Dieses übte eine beratende Tätigkeit für die Kolonial-Abteilung des Auswärtigen Amtes aus. Vgl. Fitzner (Hg.) (1896), S. 5–9.
164 Vgl. von Jacobi (08.05.1896), fol. 3.
165 Merensky, Alexander. 08.06.1837–22.05.1918. Missionar in Südafrika, später Missionsinspektor. Vgl. https://www.namibiana.de/namibia-information/who-is-who/autoren/infos-zur-person/alexander-merensky.html abgerufen am 05.03.2022.
166 Vgl. Kapitel 2.
167 Merensky (07.03.1896), fol. 4.
168 Vgl. ebd.: „Nach den bisher gemachten Erfahrungen ist in solchen Fällen als oberster Grundsatz festzuhalten, daß man stets den relativ am höchsten liegenden Punkt einer Gegend zur Anlegung der Station auswählt. Nur ganz besondere Umstände, wie z. B. die Nachbarschaft von schlimmen Sümpfen oder Mangel an gutem Trinkwasser, könnten das Abweichen von diesem Grundsatz rechtfertigen."

Vorkehrungen getroffen werden, damit die schädlichen Lüfte nicht entstehen, beziehungsweise nicht in die Häuser eindringen können:

> „Als Untergrund der Station ist Fels am günstigsten [...]. Der Grund und Boden des Ortes muß trocken sein. [...] Nicht genug kann darauf hingewiesen werden, daß die Malariadünste dem Boden nur da entrönnen, wo Schlamm-Wasser den Sonnenstrahlen ausgesetzt sind, oder aber wo man Erdboden bewegt, sei es um Äcker herzustellen oder sonst irgendwelche Anlagen zu machen. Da beim Ackerbau immer wieder Boden umgeworfen werden muß, sollte man in gefährlichen Gegenden Felder und Gärten in der Nähe der Häuser überhaupt nicht anlegen und auch nicht dulden daß Eingeborene sie hier anlegen."[169]

Dies deckt sich mit Richters Bemerkungen hinsichtlich der Bodenassanierung in Windhoek.[170] Falls dennoch eine Bedrohung durch etwaige Fieberlüfte bestehe, müssten weitere bauliche Maßnahmen getroffen werden, um die Anwohner zu schützen:

> „Wenn Fieberherde nahe sind, so achte man darauf, daß man, sofern dies möglich ist, den Ort für die Station so wählt, daß die herrschenden Winde die Ausdünstungen jener Herde fort aber nicht etwa herbeiführen. [...] Hat man Grund, vor Luftströmungen einer bestimmten Richtung auf der Hut zu sein, so lege man auf der in Betracht kommenden Seite des Hauses keine Fenster an. Vielleicht sollte man in solchen Gegenden einen Versuch machen, ob nicht die im Orient vielfach übliche Bauart auch für unsere Bedürfnisse die passendste wäre. Wenn ziemlich hohe Gebäude einen gepflasterten oder mit cementirtem Flur versehenem Hof umschließen, wenn Fenster an den Außenseiten der Gebäude nicht vorhanden sind, sondern nur an den dem Hofe zugekehrten Seiten, so könnte man an den Außenseiten die Veranden entbehren und hätte wahrscheinlich von Malaria-Dünsten der Umgegend wenig zu fürchten und zu leiden."[171]

Es zeigt sich eine Parallele zu den in Kapitel 4.6 besprochenen Erklärungsversuchen der Bevölkerung in Otjimbingue[172] und Windhoek. Diese hätten den Wind aus einer bestimmten Richtung für das Auftreten der Malaria verantwortlich gemacht.[173] Besonders gefährlich sei laut Merensky die „Nachtluft".[174] Diese Annahme beruhte höchstwahrscheinlich auf dem beobachteten Verhalten der Anopheles, also den Überträgern der Malaria, die dämmerungs- beziehungsweise

---

169 Ebd. fol. 4 f.
170 Vgl. Richter (25.05.1893), fol. 7.
171 Merensky (07.03.1896), fol. 4.
172 Zwischen Swakopmund und Windhoek gelegene Siedlung. Bis 1891 Hauptstadt Deutsch-Südwestafrikas. Auch Otjimbingwe genannt.
173 Vgl. Dove (1894), S. 172 und vgl. Richter (01.11.1893), fol. 14.
174 Merensky (07.03.1896), fol. 4.

nachtaktiv sind. Bei nächtlich geöffneten Fenstern war die Infektionsgefahr also höher. Da dieser Vektor jedoch noch nicht entdeckt war, musste hier eine Erklärung gefunden werden, welche zu den Übertragungstheorien der Miasmen passte.

Ab einer Grenze von 5.000–6.000 Fuß sei man laut Merensky relativ sicher vor der Malaria, selbst wenn schädliche Faktoren wie ein feuchter Boden vorlägen. Der Grund hierfür sei vermutlich in der niedrigen Temperatur zu suchen.[175] Bezüglich der Höhenlage zeigt sich eine Parallele zu Beobachtungen im Bericht über das Jahr 1891, nach denen die Malaria vor allem in den tiefer liegenden Gebieten vorkommen würde.[176] Die Verbindung der Durchschnittstemperatur mit dem Malariaauftreten wurde auch durch Militärarzt Kuhn in ähnlicher Weise erkannt. Dieser beschrieb 1907 die Auswirkungen niedriger Temperaturen auf den Lebenszyklus der Moskitos und somit auch auf das Auftreten der Malaria.[177] Der Vektor der Erkrankung war zu diesem Zeitpunkt jedoch bereits bekannt. Abschließend postulierte Merensky einen positiven Effekt von Nahrungsmitteln, welche die „Blutbildung" fördern würden, auf den Verlauf der Malaria. Die Höhenlage würde selbiges begünstigen, denn Soldaten mit anämischen Symptomen könnten so schneller kurieren. Ein „Hämoglobni-Fieber [sic!]"[178] könne zwar kältebedingt in der Höhenlage entstehen, jedoch aufgrund der genannten Effekte auf die Blutbildung vor Ort kuriert werden. Eine Heimsendung der Erkrankten nach Europa wäre nicht länger nötig.[179] Dass diese Heimsendungen durchaus einen relevanten Faktor in Hinblick auf die militärische Schlagkraft darstellten, zeigen die Tropendiensttauglichkeitsraten in der deutsch-südwestafrikanischen Schutztruppe. Eine Verursachung hoher Kosten durch notwendige Personalverschiebungen kann ebenfalls angenommen werden. 1899 sei die Malaria beispielsweise für die Heimsendung von etwa 9 % der Mannschaftsstärke verantwortlich gewesen.[180] Trotz Merenskys Betonung der Notwendigkeit dieser Malariasanatorien, ist eine Umsetzung, zumindest in Deutsch-Südwestafrika, nicht nachzuweisen.

---

175 Vgl. ebd. fol. 5.
176 Vgl. ohne Verfasser (o.V.) (1892), S. 148.
177 Vgl. Kuhn (1907), S. 130 ff.
178 Vgl. Merensky (07.03.1896), fol. 5. Gemeint war sehr wahrscheinlich der Begriff „Hämoglobin-Fieber", aus der Schreibweise in der handschriftlichen Quelle ist dies jedoch nicht eindeutig ersichtlich.
179 Vgl. ebd. fol. 5 f.
180 Vgl. Leutwein an Auswärtiges Amt Kolonialabteilung (23.08.1899), fol. 28 f. Vgl. hierzu auch Kapitel 4.4.

Forschungsreisen und Feldversuche

Ende des Jahres 1898 führte Oberarzt Otto Dempwolff (1871–1938)[181] eine Reise in den Osten Deutsch-Südwestafrikas durch. Die Gründe seien unter anderem „ärztliche [...] Dienstleistung in Krankheitsfällen, und [...] Besichtigung der sanitären Verhältnisse der Militärstationen"[182] gewesen. Die Gesundheitsverhältnisse seien überraschend gut gewesen, zwei Soldaten mit Malaria tertiana und einige Indigene mit „Wechselfieber" seien behandelt worden. Dempwolff hob hervor, dass dies unentgeltlich geschehen sei. Lediglich in Rehoboth seien gehäuft fieberhafte Erkrankungen aufgetreten, die sich jedoch nicht zweifelsfrei als Malaria identifizieren ließen.[183] Diese Aussage kann im Kontext der später diskutierten Verwechslungen von Malaria und Typhus abdominalis betrachtet werden.[184] Eine eindeutige Zuordnung der Erkrankungen aus dem Quellenmaterial ist häufig nicht möglich.

An einigen besichtigten Stationen hätten die Wohnungen laut Dempwolff nicht den sanitären Ansprüchen genügt:

> „Die Wohngebäude sind fast überall aus ungebrannten Backsteinen aufgeführt, sind also einer eventuell gesundheits schädlichen Durchseuchung und an exponierten Stellen einer Zerbröckelung durch Regengüsse ausgesetzt; [...]."[185]

Theodor Leutwein, der damalige Gouverneur Deutsch-Südwestafrikas, bemerkte hierzu in einer Randnotiz, dass dieser Umstand an kleinen abgeschiedenen Orten nicht zu ändern sei.[186] Es kann angenommen werden, dass sich Dempwolffs Beschwerde auf sanitäre Maßgaben, wie sie durch Merensky erörtert wurden, bezog. Dempwolff hätten Klagen über das zahlreiche Auftreten von Moskitos erreicht, welche er jedoch nicht beobachtet hätte. Dies erachtete er als relevant, da Koch neuerdings davon ausginge, dass diese die Malaria übertrügen.[187] Es

---

181 Dempwolff, Otto Karl August. 25.05.1871–27.11.1938. Arzt und Sprachforscher. 1899–1905 Sanitätsoffizier der deutsch-südwestafrikanischen Schutztruppe. 1902–1903 Leitung einer Malariaexpedition in der Kolonie Deutsch-Neuguinea zur Erprobung der Koch'schen Methode der Malariabekämpfung. Ab 1920 Lehrtätigkeit an der Hansischen Universität auf dem Gebiet der Südsee-Sprachen. Vgl. Stolowsky (1957), S. 592.
182 Dempwolff (30.12.1898), fol. 125.
183 Vgl. ebd. fol. 125 f.
184 Vgl. Kapitel 4.6.
185 Dempwolff (30.12.1898), fol. 126.
186 Vgl. ebd.
187 Vgl. ebd.: „Diese blutsaugenden Insekten sind nicht nur durch ihre schmerzenden Stiche und ihr nervenquälendes Summen unangenehm, sondern werden auch

sticht hervor, dass Koch als Vorreiter dieser neuen Erkenntnis angeführt wird, obwohl der Beweis dieses Zusammenhanges von Ross erbracht wurde.[188] Es könnte vermuten werden, dass die wissenschaftliche Meinung eines Landsmannes von Dempwolff für verlässlicher als die des britischen Kollegen erachtet wurde. Zusätzlich schien zwischen Koch und Dempwolff, vergleichbar mit der Beziehung zwischen Koch und von Vagedes, ein Lehrer-Schüler-Verhältnis zu bestehen, was sich in der Neuguinea-Expedition Dempwolffs zur Überprüfung von Kochs Thesen verdeutlicht.[189] Möglicherweise beeinflusste diese persönliche Bindung Dempwolffs Aussagen. Abgeleitet von diesen Erkenntnissen, schloss Dempwolff seinen Bericht mit dem Ergebnis, „[d]aß die reichliche Ausrüstung aller Stationen mit Moskitonetzen für die Regenzeit nicht nur ein Wunsch, sondern nach der Heutigen wissenschaftlichen Kenntniß ein dringendes Bedürfnis ist."[190] Laut einem Kommentar Leutweins sei dies bereits erfolgt.[191] Ein 14 Jahre später erschienener Beitrag widerlegte diese Aussage zwar nicht direkt, verwies jedoch darauf, dass das Präventionsbewusstsein der Bevölkerung sehr gering sei, so dass dahingehende Maßnahmen nur teilweise umgesetzt worden seien.[192]

Dempwolffs Bericht markierte einen Wendepunkt bezüglich des Fachwissens über die Malaria in Deutsch-Südwestafrika. Die neuen Erkenntnisse Ross' über den Überträger der Malaria können daher ab dem 30.12.1898 als bekannt vorausgesetzt werden. Einhergehend hat die Prävention der Erkrankung, neben den für die ersten 14 Jahre der Kolonisation vorherrschenden Maßnahmen der Drainage des Bodens und baulicher Prävention, mit der Einführung der Moskitonetze ein weiteres Werkzeug erhalten.

Im Gegensatz zu Leutweins[193] Erklärungsversuchen der Gesundheitsverhältnisse zeigte sich in den Berichten Dempwolffs eine deutlich wissenschaftlichere

---

neuerdings – nach Vorgang von Geh. rath. Koch – als Überträger von Infektionskeimen (Malaria parasiten) angesehen."
188 Vgl. Kapitel 2.
189 Vgl. Dempwolff (1904). Die Rolle Robert Kochs, insbesondere in Hinblick auf die deutsche Malariaforschung, wird in Kapitel 5 eingehender betrachtet. Vgl. hierzu auch Leven (1997), S. 83–123. Bezüglich einer kritischen Auseinandersetzung mit den Koch'schen Malariaexpeditionen und deren Rezeption in der deutschen Wissenschaftsgemeinschaft vgl. Bauche (2017), S. 53–66.
190 Dempwolff (30.12.1898), fol. 129 f.
191 Vgl. ebd.
192 Vgl. Mayer (1913), S. 529 f.
193 Vgl. Leutwein an Auswärtiges Amt Kolonialabteilung (23.08.1899), fol. 18 f. Vgl. unter anderem die nähere Betrachtung von Leutweins Erklärungskonzepten in Kapitel 4.1.

Herangehensweise an epidemiologische Fragestellungen. Er habe 1899 neu aus Deutschland eingetroffene Soldaten auf ihrem Weg von Swakopmund nach Windhoek begleitet. Eingangs hätte er bei einem Teil dieser den Hämoglobin-Gehalt im Blut gemessen. Dieser sei bei Ihrer Ankunft in Swakopmund verringert gewesen, habe sich jedoch im Verlauf normalisiert. Einhergehend mit diesem Befund seien bei etwa einem Viertel der Soldaten leichte Herzprobleme aufgetreten, welche ebenfalls verschwunden seien.[194] Die geschilderten Herzpathologien ähneln den 1898 vom Militär- und Regierungsarzt Bluemchen (unbekannte Lebensdaten)[195] beschriebenen Symptomen.[196] Es kann angenommen werden, dass diese Beschwerden im Zusammenhang mit dem verringerten Hämoglobingehalt standen, da diese mit der Normalisierung desselben verschwunden seien. Es lässt sich daher vermuten, dass auch die von Bluemchen geschilderten Beobachtungen im Zusammenhang mit anämischen Erscheinungen standen. Dempwolff führte die Besserung des Blutbefundes auf das Höhenklima in Windhoek zurück. Da auch an solchen hohen Orten in den Vorjahren verstärkt „Wechselfiebererkrankungen" aufgetreten seien, müssten die beteiligten „einzelnen klimatische[n], meteorologischen und andere Faktoren" in ihrer Wirkung auf das Auftreten und die Auswirkungen der Erkrankung untersucht werden.[197] Die Einschränkung Merenskys, dass eine malariafreie Zone von 5.000–6.000 Fuß Höhe nur unter Einhaltung hygienischer Richtlinien anzunehmen sei,[198] hat sich dahingehend also bewahrheitet. Auch bereits vor den Fieberjahren 1897 und 1898 seien in der Windhoeker Schutztruppe bis zu 10 % der Krankheitsfälle und bis zu 26 % der krankheitsbedingten Todesfälle auf die Malaria zurückzuführen gewesen.[199] Dempwolffs Annahme, dass mehrere Faktoren an der Entstehung

---

[194] Vgl. Dempwolff (25.04.1899), fol. 143 f: „Der Ersatztransport bestand aus 31 Reitern im Durchschnittsalter von 22 Jahren. [...] Der Blutfarbstoffgehalt, an 15 Mann mit dem Fleischlschen Apparat gemessen, ist im Durchschnitt von 83 % auf 94 % des Normalen gestiegen. Die physikalische Untersuchung hatte bei 8 von 31 Mann in Swakopmund leichte Störungen der Herzthätigkeit (Unreiner erster Ton, geringe Verbreiterung der rechten Herzkammer, Beschleunigung des Pulses) ergeben; von solchen Erscheinungen ist jetzt bei keinem Einzigen etwas zu finden."

[195] Bluemchen. Unbekannte Lebensdaten. Militär- und Regierungsarzt. Es werden im Quellenmaterial sowohl die Schreibweisen „Bluemchen" als auch „Blümchen" genutzt. Für diese Arbeit wird in Rücksicht auf die Konsistenz der Namensgebung erstere genutzt.

[196] Vgl. Bluemchen an von Lindequist (25.05.1898), fol. 107 f. Vgl. hierzu auch Kapitel 4.4.

[197] Dempwolff (25.04.1899), fol. 144.

[198] Vgl. Merensky (07.03.1896), fol. 5. Die genannte Höhe entspricht 1.524–1.828 m.

[199] Vgl. Leutwein an Auswärtiges Amt Kolonialabteilung (01.11.1895), fol. 122 f.

und Verbreitung der Malaria beteiligt seien und die Höhenlage allein kein ausreichender Schutz sei, erscheint daher fortschrittlich.

Dempwolff habe, nach Empfehlungen Kochs, einen Versuch angestellt, um die Übertragungsweise der Malaria zu untersuchen. Hierfür hätte die Hälfte der begleiteten Truppe ein Moskitonetz erhalten. Da jedoch beinahe keine Moskitos angetroffen worden seien, sei der Versuch hinfällig. Da jedoch auch feuchte Gebiete passiert worden seien, könne behauptet werden, dass bei Abwesenheit der Moskitos keine Malariainfektionen aufträten. Um eine größere Beweiskraft zu erlangen, müssten die Versuche im Norden wiederholt werden. Auf Anordnung der Regierung müssten etwaige Malariafälle genauestens dokumentiert werden, um genaue epidemiologische Daten für Deutsch-Südwestafrika zu generieren.[200]

Dempwolffs Berichte zeigen, dass in den Jahren nach der Entdeckung des Militärarztes Ross alte und neue Erklärungskonzepte nebeneinander bestanden. Zum einen wurde die Theorie der Miasmen weiterhin in Betracht gezogen, zum anderen hielten moderne Erkenntnisse Einzug. Dieses Nebeneinander zeigte sich bei Dempwolff bereits im Vorjahr, als er von der Durchseuchung der Wohnungen sprach, die Verwendung von Moskitonetzen jedoch als unabdingbar erachtete.[201] Modern erscheint in diesem Jahr seine Herangehensweise an die Klärung der Fragestellung der Malariaübertragung mittels einer Probanden- und einer Vergleichsgruppe. Hier wird innerhalb Dempwolffs Veröffentlichungen der Wandel der Erklärungskonzepte deutlich.

---

200 Vgl. Dempwolff (25.04.1899), fol. 144 f: „Hierzu sind die berichteten Beobachtungen ein kleiner Beitrag: bei Abwesenheit von Moskitos wird Malaria auch beim Marsch durch niedrig gelegene subtropische Gegenden nicht acquiriert; als dann kann das Höhenklima trotz körperlicher Strapazen seine Erfolge entfalten. Diese Beobachtungen decken sich mit anderwärts gemachten.
Freilich sind sie ihrer geringen Zahl halber nicht genügend beweisfähig. Es ist daher im Interesse wissenschaftlicher Forschung, die alsbald auch praktischen Nutzen bietet, dringend empfehlenswerth, die Untersuchungen und Versuche, womöglich noch erweitert, zu wiederholen. [...] Endlich aber ist jedenfalls bei den neuen Mannschaften eine exakte Beobachtung ihrer ersten Malariaerkrankungen mit Fieberkurven und Blutpräparaten (gemäß der Verfügung des Auswärtigen Amts vom 18.7.98 K. 23655/ 64837 bzw. der des Kommandos vom 5.1.99 J. Nr. 60. [...]) zu erzielen, wodurch zum ersten Male in größerer Anzahl an Europäern die Inkubationsdauer und die Spezies der Malariaparasiten für die verschiedenen Gegenden des Schutzgebiets bestimmt werden können."
201 Vgl. Dempwolff (30.12.1898), fol. 126 f.

Die Vorschläge zur systematischen Untersuchung der gesundheitlichen Auswirkungen des Aufenthaltes im Schutzgebiet stehen in keinem Vergleich zu den sporadischen Berichten in den Vorjahren und zeigen deutlich den zwischenzeitlich stattgefundenen Wandel der wissenschaftlichen Praxis in Europa auf. Diese systematische Herangehensweise scheint auch von Regierungsseite gefördert worden zu sein. Diese Entwicklung legt nahe, dass die Malaria endgültig als wichtiger Faktor in der Besiedlung Deutsch-Südwestafrikas bewertet wurde. Spätestens 1899 war die über den Zeitraum von fünfzehn Jahren aufgestellte Behauptung, dass Malaria in Deutsch-Südwestafrika keine Rolle spiele, also hinfällig. Die Forschungen Robert Kochs und die Entdeckung des Vektors der Malariaübertragung dürfen hieran maßgeblich Anteil gehabt haben.

Moskitos seien von Dempwolff kaum beobachtet worden. Weder in Wasseransammlungen noch in den heißen Quellen Windhoeks seien die entsprechenden Larven gefunden worden, an zweiter Stelle seien diese jedoch auch nicht zu erwarten gewesen. Es sei zwar reichlich Regen aufgetreten, jedoch sei die Temperatur vor allem nachts sehr niedrig gewesen. Dies hätte eine Entwicklung der Moskitos verhindert. Neben seinen wissenschaftlichen Versuchsaufbauten stach Dempwolff aus dem Feld der ärztlichen Berichterstatter hervor, da er Untersuchungsmaterial und detaillierte Aufzeichnungen nach Deutschland schickte.[202] Der in Kapitel 4.4 näher thematisierte, 1894 vom amtierenden Staatssekretär des Reichs-Marine-Amtes Friedrich von Hollmann (1842–1913)[203] vorgeschlagene, Erlass bezüglich einer ärztlichen Berichterstattungspflicht,[204] scheint also umgesetzt worden zu sein.

Die Erkenntnis, dass Moskitos die Überträger der Malaria sind, wurde in Bezug auf Deutsch-Südwestafrika hier das erste Mal explizit gezeigt. Eine kurze Notiz sei der Aussage Dempwolffs gewidmet, dass dieser Moskitos nach Deutschland gesandt hätte, welche im Bismarck-Archipel in der Südsee gesammelt worden seien.[205] Dies kann als Ausdruck einer beginnenden, die Ländergrenzen übergreifenden, wissenschaftlichen Vernetzung gewertet werden.[206]

---

202 Vgl. Dempwolff (12.05.1899), fol. 165.
203 Bezüglich der Lebensdaten vgl. Indexeintrag Deutsche Biographie. https://www.deutsche-biographie.de/pnd124381006.html aufgerufen am 27.07.2021.
204 Vgl. von Hollmann an Auswärtiges Amt Kolonialabteilung (13.06.1894), fol. 38.
205 Vgl. Dempwolff (12.05.1899), fol. 165 f. Archipel im westlichen Pazifik. Später Teil des Schutzgebietes Deutsch-Neuguinea.
206 Vgl. bezüglich des Koch'schen Forschungsnetzwerkes auch die Ausführungen im Abschnitt „Robert Koch an von Vagedes" in Kapitel 5.4.

Die Arbeiten Dempwolffs scheinen in deutschen Regierungskreisen anerkennend zur Kenntnis genommen worden zu sein. So berichtete die Kolonialabteilung des Auswärtigen Amtes, dass sich Robert Koch sowohl lobend über die von Anton Lübbert (unbekannte Lebensdaten), Chefarzt der Schutztruppe,[207] eingeführten Studienreisen zur Erkundung der Gesundheitsverhältnisse[208] als auch über Dempwolffs Berichterstattung geäußert hätte. In Bezug auf die 1898 von Dempwolff geschilderte Reise in den Osten, hätte Koch einige Grundsätze hinsichtlich des Hausbaus unter Berücksichtigung der Malariaabwehr formuliert.[209] Einer der zu beachtenden Grundsätze sei laut Koch der Schutz gegen die Moskitos, da diese die Übertrager der Malaria seien. Dieser Schutz könne erreicht werden, wenn die Luft aus allen Richtungen das Haus durchziehen könne. Zusätzlich müsse der Boden befestigt und umgebende Vegetation entfernt werden.[210] Hier zeigt sich die Auswirkung der neuen wissenschaftlichen Erkenntnisse in Bezug auf die architektonisch-hygienischen Maßnahmen. Den Aussagen Merenskys, nach denen das Eindringen gefährlicher Luftströmungen unbedingt verhindert werden müsse und daher keine Fenster an den Gebäudeaußenseiten angebracht werden dürften,[211] stand nun Kochs Aussage entgegen, dass eine gute Durchlüftung aller Gebäudeteile absolut notwendig sei. Die durch Koch formulierten Grundsätze sollten durch den Gouverneur Deutsch-Südwestafrikas nach Möglichkeit umgesetzt werden.[212] Die Weisungskraft der Aussagen Kochs in medizinischen Fragestellungen zeigte sich deutlich.

Dass nicht alle Veröffentlichungen auf dem neuesten wissenschaftlichen Stand waren, zeigt dagegen 1899 ein Beitrag des Stabsarztes Dr. Richter in Kurd Schwabes Werk „Mit Schwert und Pflug in Deutsch-Südwestafrika. Vier Kriegs- und Wanderjahre". Sein „Kurzer Überblick über die sanitären Verhältnisse des Schutzgebietes" spiegelt seine überwiegend positive Bewertung der

---

207 Lübbert, Anton. Unbekannte Lebensdaten. 1897 bis 1902 als Oberstabsarzt in Deutsch-Südwestafrika. Dort Chefarzt der Schutztruppe. Sammlung ethnographischer Objekte (Kleidungsstücke) in Besitz der Städtischen Museen Freiburg. Vgl. https://www.freiburg.de/pb/,Lde/1316688.html aufgerufen am 01.01.2022.
208 Die Reise Dempwolffs in den Osten ist die erste von diesen. Vgl. Dempwolff (30.12.1898), fol. 125–132.
209 Vgl. Kolonialabteilung des Auswärtigen Amtes an Gouverneur Leutwein (24.04.1899), fol. 137 f.
210 Vgl. ebd. fol. 138 f.
211 Vgl. Merensky (07.03.1896), fol. 5.
212 Vgl. Kolonialabteilung des Auswärtigen Amtes an Gouverneur Leutwein (24.04.1899), fol. 140.

deutsch-südwestafrikanischen Gesundheitssituation wider. Er führt aus, dass Deutsch-Südwestafrika die gesündeste deutsche Kolonie sei. Dass die Malaria trotz einer geringeren Intensität überall endemisch auftrete, relativiere diesen Vorteil jedoch. Neben klimatischen Einflüssen sei das Auftreten der Malaria mit der Trinkwassersituation assoziiert. Einen Anteil hätten hieran die Regenwasseransammlungen.[213] Dies erklärte Richter jedoch nicht mit dem vermehrten Auftreten der Moskitos durch die geschaffenen Brutplätze, sondern dadurch, dass die gleichzeitige Benutzung der Wasserstellen durch Tiere und Menschen diese verunreinige. Der Körper werde hierdurch gegenüber dem „Eindringen des Malariagiftes" und einhergehender Erkrankung geschwächt. Die Ursache der Erkrankung wird in schädlichen Miasmen gesucht.[214] Dieses Erklärungskonzept wirkt im Vergleich zu Dempwolffs Erkenntnissen aus demselben Jahr[215] antiquiert. Vermutlich nahm der Schutztruppenoffizier Schwabe angesichts des eher populärwissenschaftlichen Charakters seines Werkes in Kauf, dass es nicht auf dem neuesten wissenschaftlichen Stand war, zumal dieser Teil nur den Rahmen seiner eigenen Erzählung bildete.

Richter sah in sanitären Maßnahmen einen Weg die Malaria zurückzudrängen. Hierfür seien neben Entwässerungsarbeiten unter anderem „Eukalyptus-Anpflanzungen"[216] durchgeführt worden. Seine Erwähnung der positiven Wirkung spezieller Anpflanzungen lässt an einen Bericht des Botanikers Hans Schinz (1858–1941)[217] denken, welcher 1887 einen ähnlichen

---

213 Vgl. Schwabe (1899), S. 383 ff.
214 Vgl. ebd. S. 385: „Da an derartigen Wasserstellen nicht nur Menschen ihren Wasserbedarf entnehmen, sondern auch Vieh jeglicher Art getränkt wird, ist das Wasser in hohem Grade verunreinigt und nach Aussehen und Geschmack sehr oft nicht mehr als solches zu bezeichnen. Magen- und Darmkatarrhe leichterer wie ernsterer Art sind oft auf den Genuß derartigen Wassers zurückzuführen; sie vor allem machen auch den Körper empfänglicher für das Eindringen des Malariagiftes, für die Erkrankung an Malariafieber. [...] An all den Orten, welche über fließende Quellen und stagnierendes Wasser verfügen, ist es im Laufe der Zeit zur Durchsumpfung kleinerer oder größerer Bodenstrecken in der Umgebung gekommen und damit ein Herd für die Entstehung der Miasmen und die Entwicklung der Malariakeime geschaffen worden."
215 Vgl. Dempwolff (25.04.1899), fol. 143 ff.
216 Richter (1899), S. 385.
217 Schinz, Hans. 06.12.1858–30.10.1941. Botaniker. 1884 Teilnehmer der Lüderitz'schen Expedition. Trennung von dieser und eigenständige Reise von 1885–1887 durch den Nordosten des Landes. 1891 Veröffentlichung der Monografie „Deutsch-Südwest-Afrika. Forschungsreisen durch die deutschen Schutzgebiete Gross-Nama- und

Zusammenhang für „Bauhiniawaldungen"[218] vermutete. Kuhn bestätigte später die Eigenschaft des Eukalyptus, dem Boden in hohem Maße die Feuchtigkeit zu entziehen.[219] Eine Wirkung auf die Malariaverbreitung ist aufgrund der reduzierten Brutmöglichkeiten anzunehmen.

Der Norden des Landes sei laut Richter aufgrund der dort herrschenden Malaria trotz dieser Maßnahmen kaum zu besiedeln gewesen.[220] In den anderen Teilen des Landes kämen jedoch lediglich leichtere Formen vor. Die von Richter geschilderte Klinik dieser Erkrankungen lässt jedoch an eine Verwechslung mit Typhus abdominalis denken:

> „In dem übrigen Teil der Kolonie, dem Damara- und Namaland, zeigen die häufig auftretenden Malariafieber zwar oft einen langwierigen, doch gutartigen Charakter und im Gegensatz zu den heimischen nicht scharf begrenzte, bestimmt ausgeprägte und in regelmäßigen Intervallen wiederkehrende Anfälle, sondern einen mehr kontinuierlichen, oft von heftigen Störungen des Magen-Darmkanals, beträchtlichen Milz- und Leberschwellungen, Blutarmut und hochgradiger allgemeiner Entkräftung begleiteten Fieberverlauf. Im Anschluß an derartige, oft über Wochen und Monate sich hinziehende Malariaerkrankungen bilden sich bisweilen schwere Malaria-Kachexien aus, unter denen die Betreffenden auch nach Rückkehr in die fieberfreie alte Heimat meist noch Monate hindurch zu leiden haben."[221]

Die Anwendung veralteter Erklärungskonzepte in Zusammenschau mit der Datierung Schwabes' Vorwort auf 1898/99, verstärkt den Eindruck, dass dieser Beitrag möglicherweise vor dem Jahr 1899 verfasst wurde. Das Werk liegt in zwei Auflagen vor, einer von 1899 und von 1904.[222] Die zweite Auflage sei überarbeitet und auf dem neuesten wissenschaftlichen Stand. Zumindest für den Bericht über die Gesundheitsverhältnisse trifft dies nicht zu, da dieser wortwörtlich der 1899er Version entspricht. Wie bei anderen Veröffentlichungen des Jahres 1899 ersichtlich wurde, war die Theorie der Malaria-Miasmen bereits 1899 veraltet und 1904 definitiv nicht mehr als der neueste wissenschaftliche Stand zu bezeichnen.

Leutwein berichtete für das Jahr 1902, dass im Norden reichlich Niederschlag gefallen wäre. Dieser hätte einen Ausbruch der Malaria in Omaruru[223]

Hereroland, nach dem Kunene, dem Ngami-See und der Kalahari. 1884–1887."
Vgl. ohne Verfasser (o.V.) (1920e), S. 290.
218 Schinz (1887), S. 94.
219 Vgl. Kuhn (1907), S. 154.
220 Vgl. Richter (1899), S. 385.
221 Ebd. S. 385 f.
222 Vgl. Schwabe (1899) und Schwabe (1904).
223 Nordwestlich von Windhoek, in etwa in Luftlinie zu Franzfontein, liegende Siedlung.

verursacht.[224] Hier wird erneut die Verbindung der Regenfälle und der Malaria deutlich. Der trockene Süden zeigte sich beinahe gänzlich frei von Malaria, während die gut mit Regen bedachten Gebiete im Norden eine Häufung der Malariafälle zeigten. Bemerkenswert ist der später durch den Militärarzt Paul Hummel (1869–?)[225] thematisierte Rückgang der Fallzahlen in Outjo,[226] trotz des reichlichen Regenfalls im Norden. Des Weiteren erwähnte Leutwein die Arbeit Bluemchens in Gobabis[227] und von Vagedes' in Franzfontein, wenn er diese auch nicht namentlich nannte. Ergebnisse hätten zum Berichtszeitpunkt noch nicht vorgelegen.[228] Dies ist der erste veröffentlichte Nachweis der Vagedes'schen Expedition. Es soll daher bereits an dieser Stelle kurz erläutert werden, warum ihr im Gegensatz zu Bluemchens Forschungen eine zentrale Rolle in der vorliegenden Arbeit zugestanden wird. Die Expedition des Dr. von Vagedes stellt die einzige eigens zur systematischen Erforschung der Malaria nach Deutsch-Südwestafrika entsandte Expedition dar. Frühere Forschungsreisen,[229] wurden im Rahmen des regulären Militärdienstes durchgeführt. Auch der in Gobabis forschende Militärarzt Bluemchen scheint seine Beobachtungen nicht aufgrund eines alleinigen Forschungsauftrages durchgeführt zu haben.[230] Eine vergleichbare Expedition wurde in Deutsch-Südwestafrika auch in späterer Zeit nicht mehr durchgeführt. Aufgrund der eingangs erwähnten, im Folgenden kurz erneut skizzierten Alleinstellungsmerkmale, wird der Expedition des Dr. von Vagedes ein eigenes Kapitel gewidmet: 1. Die ausführliche Planung im Vorfeld mit begleitender wissenschaftlicher Schulung. 2. Eine genau definierte wissenschaftliche Fragestellung. 3. Der alleinige Arbeitsauftrag mit Besoldung nur zu

---

224 Vgl. Leutwein an Auswärtiges Amt Kolonialabteilung (20.07.1902), fol. 145 f.
225 Hummel, Paul. 01.12.1869–?. Oberstabsarzt. 1898 bis 1906 Mitglied der deutsch-südwestafrikanischen Schutztruppe. Teilnahme an der Niederschlagung des Herero und Nama Aufstandes. Eine Anzahl von ihm in Deutsch-Südwestafrika gesammelter Objekte befindet sich im Besitz des Linden-Museums in Stuttgart. Objekte im Zusammenhang der Herero und sind laut Grimme jedoch nicht darunter. Vgl. Wätzold (1910), S. 353 und vgl. Grimme (2018), S. 30 f.
226 Vgl. Hummel (1904c), S. 100–103.
227 Östlich von Windhoek im mittleren Landesteil gelegene Siedlung.
228 Vgl. Leutwein an Auswärtiges Amt Kolonialabteilung (20.07.1902), fol. 146 f.
229 Wie zum Beispiel die betrachteten Reisen Lübberts in den Norden, oder die Dempwolffs in den Osten.
230 Dies wird an seiner späteren Versetzung zur Versorgung der in Windhoek stationierten Truppen, ohne Berücksichtigung seiner Forschungstätigkeit deutlich. Vgl. Bluemchen an Koch (20.07.1902).

diesem Zweck. 4. Die Arbeit in einem festgelegten Zeitraum. 5. Die ausführliche und regelmäßige Berichterstattung an Koch selbst. 6. Die Nachbearbeitung und Veröffentlichung in wissenschaftlichen Medien.[231]

Ein Beispiel des länderübergreifenden Malariadiskurses kann einem Bericht entnommen werden, der Aussagen des Generalarztes Emil Steudels (1864–?)[232] aufgriff. Dieser räumte der Malaria den wichtigsten Platz unter den Tropenkrankheiten ein. Im Sinne der Kolonisation gelte es, diese zu besiegen. Um dies zu erreichen, gäbe es drei Methoden. Die erste sei die Englische, bei der den Moskitos durch Entwässerungsarbeiten die Brutplätze genommen würden. Die zweite, die Italienische, beruhe auf der Vergitterung aller Fenster und Türen, um das Eindringen der Moskitos in die Wohnhäuser zu verhindern. Diese würde jedoch erfordern sich bei Sonnenaufgang und -untergang im Haus aufzuhalten. Da diese jedoch die schönsten Tageszeiten in den Tropen seien, wäre diese Methode nicht praktikabel. Zu guter Letzt gäbe es die Deutsche Methode, welche auf der Auffindung aller Parasitenträger und der Chinintherapie jener beruhe. Abgesehen von diesen Bekämpfungsmethoden wäre eine gewisse Höhenlage über 1.000 m empfehlenswert. Moskitos würden dort nicht mehr auftreten. Eine Kombination aller Methoden wäre erstrebenswert.[233] Das Beispiel Deutsch-Südwestafrikas zeigt, dass zwar alle diese Methoden Anwendung fanden, eine gemeinsame Anwendung aller drei Aspekte jedoch ausblieb. Am Beispiel der Expedition des Dr. von Vagedes kann gezeigt werden, dass dies teilweise kalkuliert geschah. Dieser führte aus, dass er neben der Chiningabe explizit auf alle weiteren Maßnahmen verzichtet hätte, „um einen reinen Versuch zu gewährleisten".[234] Das Ziel war nicht die optimale Therapie der indigenen Bevölkerung, sondern der isolierte Beweis von Kochs Theorien.

Die Behauptung, dass ab 1.000 m Höhe keine Malaria mehr auftrete, da es keine Mücken gebe, muss am Beispiel Windhoeks kritisch hinterfragt werden. Dort, auf etwa 1.600 m Höhe, hätte Oberstabsarzt Ernst Berg (1864–?)[235] im

---

231 Vgl. Kapitel 5.6.
232 Steudel, Emil. 16.06.1864–?. Professor und Generalarzt. 1891–1893 Mitglied der deutsch-ostafrikanischen Schutztruppe. Ab 1901 als Medizinalreferent im Reichskolonialamt tätig. Vgl. ohne Verfasser (o.V.) (1920f), S. 408.
233 Vgl. ohne Verfasser (o.V.) (1903d), S. 214.
234 Vagedes (1903b), S. 111.
235 Berg, Ernst. 22.05.1864–?. Oberstabsarzt. Angehöriger der deutsch-ostafrikanischen Schutztruppe von 1894 bis 1897. Militärärztlicher Einsatz in Ostasien 1900 bis 1902. Ab 1903 Mitglied der deutsch-südwestafrikanischen Schutztruppe. Teilnahme an der Niederschlagung des Aufstandes der Herero und Nama. Vgl. Wätzold (1910), S. 316 f.

Gegensatz zu Dempwolff regelmäßig Anopheleslarven in stehenden Gewässern gefunden.[236]

Eine Impfung gegen die Malaria?

Besondere Beachtung verdienen die von 1899 bis 1901 durchgeführten Impfversuche des Militärarztes Philalethes Kuhn in Grootfontein.[237] Dieser nahm an, dass es sich bei der humanen Malaria und der veterinärmedizinischen Pferdesterbe um eine einzige Erkrankung handelte:

> „Es leuchtete mir bereits Anfang 1899 ein, dass zwischen Malaria und Sterbe sehr enge Beziehungen bestehen müssen, und ich nahm für meine praktischen Versuche schlechthin an, dass es sich um eine und dieselbe Krankheit handele."[238]

Grund dieser Vermutungen sei, so Kuhn, die gleichsame geografische Verteilung,[239] die vermutete Übertragung der Pferdesterbe mittels der Moskitos,[240] eine vergleichbare Klinik beider Erkrankungen und der Nachweis von intraerythrozytären Parasiten, welche denen der Malaria ähneln würden.[241] Untersuchungen dieser Parasiten hätten ergeben, dass diese „teils dem Apiosoma bigeminum entsprachen, teils mit den Parasiten der verschiedenen Menschenmalaria die grösste Ähnlichkeit besitzen."[242] Der Entdecker der Malariaparasiten Laveran hätte, so Kuhn weiter, diese Erreger ebenfalls untersucht und sie als „Piroplasma equi"[243] benannt. Sie würden sich jedoch von den Erregern der Malaria unterscheiden und nicht mit dieser in Zusammenhang stehen. Des Weiteren gehe Laveran davon aus, dass die beobachteten Erreger zwar Krankheiten auslösen könnten, jedoch nicht die Verursacher der Pferdesterbe seien. Es handle sich vielmehr um eine Koinfektion.[244]

---

236 Vgl. Berg (15.09.1903), fol. 198 f.
237 Östlich von Otavi im Norden des Landes gelegene Siedlung. Bis 1886 bestand dort der burische Freistaat „Upingtonia". Vgl. Fitzner (Hg.) (1896), S. 217.
238 Kuhn (1902), S. 21. Eine wörtliche Übersetzung des Werkes in das Englische aus dem Jahr 1902 liegt unter dem Titel „Inoculation against Malaria" ebenfalls vor.
239 Vgl. ebd. S. 5: „In Süd-Westafrika herrscht sie [Anm. des Verf.: die Pferdesterbe] an den Orten, an denen es Malaria gibt."
240 Vgl. ebd.: „Diese Zeit währt etwa 5 Monate und deckt sich mit der Zeit, in der die Moskitos auftreten und Neuansteckungen von Malaria vorkommen. Die Moskitos scheinen die Ansteckung zu vermitteln."
241 Vgl. ebd. S. 21–25.
242 Ebd. S. 24. Rickmann nach Kuhn.
243 Ebd.
244 Vgl. ebd. S. 24 f. Laveran nach Kuhn.

Laverans Annahme, dass die Pferdesterbe durch einen anderen Erreger ausgelöst wird, ist aus heutiger Sicht zutreffend. Kuhn stellte den Äußerungen Laverans entgegen, dass die Erreger, wie bei der Malaria, mit Einsetzen des Fiebers nachweisbar wären. Er folgerte daraus, dass „das Vorkommen von Blutparasiten bei der Pferdesterbe wenigstens nicht gegen meine [Anm. des Verf.: Kuhns] Theorie spricht"[245] und fügt seiner Arbeit eine exemplarische Zeichnung der beobachteten Erreger bei. In dieser schematischen Darstellung ist unzweifelhaft ein kreuzförmiges Entwicklungsstadium gezeigt.[246]

Dieses gilt als charakteristisch für den Nachweis von Babesien. Es handelt sich hierbei um parasitäre Einzeller, welche die Erythrozyten[247] von Menschen und Tieren befallen.[248] Kuhn lieferte hiermit also einen Beleg für die Theorien Laverans, dass es sich nicht um Erreger der Malaria, sondern vielmehr um Piroplasmen beziehungsweise Babesien handelt. Eine Koinfektion der erkrankten Pferde mit dem African horse sickness Virus, dem Erreger der Pferdesterbe, und Babesien ist daher anzunehmen.

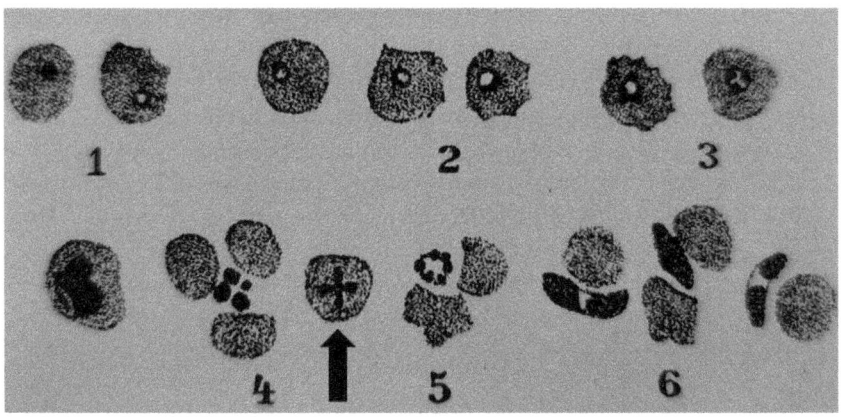

Abbildung 3. Schematische Darstellung der Entwicklungsstufen der 1902 von Kuhn aus Pferdeblut isolierten Erreger. Das kreuzförmige Stadium, welches heute als charakteristisch für den Nachweis von Babesien gilt, ist markiert. Bearbeitet nach Kuhn (1902).

---

245 Ebd. S. 26.
246 Vgl. Abbildung 3.
247 Die roten Blutkörperchen.
248 Vgl. Pritt (2019), S. 2450. Bezüglich näherer Informationen zur Ätiologie der sogenannten Babesiose vgl. die Ausführungen am Ende des Abschnittes bezüglich der Kuhn'schen Impfversuche.

Kuhn gab in seiner Veröffentlichung ausführlich Auskunft über die durchgeführten Impfversuche mit dem Serum dieser koinfizierten Pferde.[249] Hierfür hätte er das gewonnene Serum fieberkranken Indigenen und weißen Siedlern subcutan verabreicht. Neben juckenden Ausschlägen seien keine Nebenwirkungen beobachtet worden. Die besten Resultate seien bei einer Verabreichung im Fieberschub erzielt worden. Des Weiteren hätte die Malaria tropica am besten auf die Verabreichungen reagiert. Schließlich sei der Effekt mit Erhöhung der Impfdosis angestiegen. Die Bildung einer Immunität erklärte Kuhn wie folgt: Die Infektionserreger würden über einen Stoffwechsel verfügen. Dessen Produkte würden aus giftigen Stoffen bestehen, welche den menschlichen Körper schädigen. Selbiges gelte auch für die Erreger, mit dem Unterschied, dass sie vor ihrem Tod zu einem verstärkten Stoffwechsel angeregt werden würden. Wenn eine Heilung eintritt, da alle Erreger durch ihre Ausscheidungen zerstört wurden, bilde der Körper aus den zurückbleiben Substanzen „Schutzstoffe", welche ihn vor einer erneuten Infektion schützen würden. Diese würden im Körper überdauern, im Laufe der Jahre jedoch abnehmen. Durch die Impfung würde dem Körper von extern eine große Menge dieser „Schutzstoffe" zugeführt, welche die Erreger zum einen anregen und gleichzeitig beseitigen würden. Nach einigen Wochen wäre die Konzentration der Stoffe so gering, dass sich verbleibende Erreger erneut vermehren könnten. Es komme zum sogenannten „Nachfieber". Die im Zuge der Impfung angeregte Produktion der Schutzstoffe würde diesen Prozess jedoch einschränken und zu einer Elimination der Erreger führen. Die nun erreichte Menge der schützenden Stoffe würde vor einer erneuten Infektion schützen. Falls kein regelmäßiger Kontakt zur Malaria bestünde, würde dieser Schutz mit der Zeit erlöschen.[250] Eine zu große Gabe des Impfstoffes würde das „Nachfieber" verhindern und somit nicht zu einer ausreichenden eigenständigen „Schutzstoff" Produktion führen. Ein Schutz vor Neuansteckungen sei also nicht gewährleistet.[251] Die Ziele der Impfung könne in drei Stufen bemessen werden: „1. Beseitigung des bestehenden Anfalls, Ersatz des Chinins. 2. Vernichtung aller im Körper vorhandenen Erreger und Abschneiden der Rückfälle. 3. Dazu: Schutz gegen Neuansteckungen."[252] Welcher dieser Erfolge anzustreben sei, sei noch nicht klar.

---

249 Vgl. Kuhn (1902), S. 26–34.
250 Vgl. ebd. S. 26–30.
251 Vgl. ebd. S. 33.
252 Ebd.

Die Koch'sche Methode, welche auf Ziel Nr. 2 abziele, dürfe nur unter Gewährleistung einer kompletten Beseitigung der Erkrankung angestrebt werden, da auf einen Immunitätsaufbau verzichtet werde.[253]

Kuhn räumte ein, dass er die Impflinge aufgrund der „wechselvollen, unentwickelten Verhältnisse der Kolonie"[254] nicht regelmäßig hätte nachbeobachten können. Es sei jedoch festgestellt worden, dass bei den „von den 1899 und 1900 geimpften Fällen, bei denen die Wirkung der Nachfieber nicht durch Chinin gestört wurde, nach Ablauf der Nachfieber bis Anfang März 1901 kein Fieber mehr aufgetreten ist."[255] Interessanterweise kritisierte Kuhn 1902 die Arbeiten von Vagedes' im Kontext dessen Expeditionsberichtes auf dem, im Anschluss näher beschriebenen, Deutschen Kolonialkongress, da gewisse Schwankungen der Malariamorbidität in Deutsch-Südwestafrika normal wären.[256] Unter Berücksichtigung der unterdurchschnittlichen Niederschlagsmengen von 90 % im Berichtsjahr 1899/00 und 93 % 1900/01 im Amboland,[257] zu dem in den Niederschlagsberechnungen auch Grootfontein gezählt wurde,[258] könnte durchaus behauptet werden, dass dies einen Einfluss auf die Malariafallzahlen ausgeübt haben mag. Hinzukommt, dass Kuhn seine angestellten Malariapräventionsmaßnahmen hervorhob. So seien derart erfolgreiche Entwässerungsarbeiten angestellt worden, „dass die vorher wegen des Fiebers berüchtigten Plätze, Grootfontein und Otavi,[259] in der Regenzeit 1898/99 fast völlig moskitofrei waren".[260] Des Weiteren seien die Menschen vor den Moskitos geschützt worden. Diese Maßnahme wurde von Kuhn nicht weiter spezifiziert, die Anwendung von Moskitonetzen oder der Vergitterung der Fenster und Türen kann jedoch vermutet werden. Als drittes Mittel der Malariabekämpfung hätte er Malariakranke einer regelmäßigen Behandlung, in Form von 1/2 g Chinin an jedem sechsten Tag, unterzogen, um Rückfälle zu vermeiden. Mit der Kombination all dieser Maßnahmen sei Grootfontein 1900 beinahe frei von Malaria gewesen.[261] Unter

---

253 Vgl. ebd. S. 35.
254 Ebd. S. 33.
255 Ebd. S. 34.
256 Vgl. ohne Verfasser (o.V.) (1902), S. 393. Vgl. hierzu auch die Ausführungen in Kapitel 5.6.
257 Stammesgebiet der Ovambo im äußersten Norden des Landes. Heute Ovamboland.
258 Vgl. Ottweiler (1907), S. 62 f.
259 Zentral im nördlichen Teil Namibias, südöstlich des Etosha-Nationalparks zwischen Outjo und Grootfontein, gelegene Stadt.
260 Kuhn (1902), S. 20.
261 Vgl. ebd.

Berücksichtigung dieser erfolgreichen Präventionsmaßnahmen ist es nicht möglich, das Ausbleiben der Malaria sicher auf die Impfung zurückzuführen. Hierzu hätte es einer Vergleichsgruppe, wie in den bereits erwähnten Versuchen Dempwolffs geschehen,[262] bedurft.

Ein Versuch Kuhns, den Impfversuch an Malariaerkrankten in Deutschland zu wiederholen, schlug fehl. Kuhn referierte am 11. Oktober 1902, im Rahmen einer Sitzung der „Sektion II: Tropenmedizin und Hygiene" während einer Tagung des Deutschen Kolonialkongresses,[263] über seine Impfversuche. An den Ergebnissen dieser wurde seitens seiner wissenschaftlichen Kollegen jedoch scharfe Kritik geübt:

> „[…] Dr. Nocht:[264] […] Herr Kuhn hat in meinem Institut in Hamburg 7 Fälle mit seinem Serum behandelt und nach meiner Ansicht und der Ansicht meiner Assistenten auch nicht den geringsten Erfolg damit erzielt. Wenn jemand das ja sehr seltene Bild einer ganz unbeeinflussten Tropicakurve sehen will, dann braucht er sich bloss diese Kuhnschen Kurven anzusehen. Einige dieser Leute haben so lange in typischen Anfällen trotz der Kuhnschen Serumbehandlung gefiebert, bis wir es nicht mehr mit ansehen konnten und mit Chinin einschritten. Wenn Herr Kuhn behauptet, dass bei einigen andern seiner in Hamburg behandelten Patienten tatsächlich die Fieberanfälle nach der Serumbehandlung ausblieben, so wird jeder, der eine Anzahl von Malariafällen behandelt hat, einwenden, dass das jederzeit auch bei garnicht Behandelten einmal eintritt und dass das gar nichts besagt. […] Ich halte die Kuhnsche Behandlung nicht bloss für unwirksam, sondern für gefährlich."[265]

Ein direkter Beobachter der Versuche Kuhns in Deutsch-Südwestafrika, der Veterinärmediziner Wilhelm Rickmann (1869–?),[266] führte diese Kritik weiter aus:

---

262 Vgl. Dempwolff (25.04.1899), fol. 144.
263 Unter der Schirmherrschaft der Deutschen Kolonialgesellschaft wurden 1902, 1905 und 1910 Versammlungen abgehalten, deren Ziel es gewesen sei „[…] die kolonialen und überseeischen Interessen nach allen Richtungen, politischen, kulturellen, wirtschaftlichen und rein wissenschaftlichen […]" zu diskutieren. Vgl. Rathgen (1920), S. 309 f.
264 Nocht, Bernhard. 04.11.1857–05.06.1945. Mediziner. 1887–1890 unter Robert Koch am Hygienischen Institut in Berlin tätig. 1900 Gründung des Instituts für Schiffs- und Tropenkrankheiten in Hamburg, dem heutigen Bernhard-Nocht-Institut für Tropenmedizin. Zeitlebens Anhänger der Kolonialbewegung. Vgl. Wulf (1999), S. 305 ff.
265 Kuhn (1903), S. 278 f.
266 Rickmann, Wilhelm. 11.08.1869–?. Kaiserlicher Veterinärrat. 1894–1906 als Sachverständiger für Veterinärmedizin und Tierzucht am Gouvernement von Deutsch-Südwestafrika tätig. Vgl. ohne Verfasser (o.V.) (1920d), S. 171 f.

„Veterinär-Rat Rickmann [...]: Die Versuche Kuhns habe ich mehrere Jahre hindurch beobachtet und verfolgt. [...] Das Schwinden des Fiebers ist nicht auf die Kuhnsche Impfung mit Sicherheit zurückzuführen, sondern es kann sich erfahrungsgemäß ebensogut um Selbstheilung handeln. [...] Nach heutigem Stande der Forschung sind Pferdesterbe, Pferdemalaria und Menschenmalaria als eigenständige Erkrankungen zu betrachten."[267]

Kuhn reagierte verhalten und ausweichend auf die vorgetragene Kritik:

„Stabsarzt Dr. Kuhn: [...] Von den sieben im ‚Institut für Schiffs- und Tropenhygiene' behandelten Fällen verliefen vier so, dass nach der Einspritzung in ein bis zwei Tagen das Fieber aufhörte. Wenn das Zufall ist, so verstehe ich nicht, warum man dann die meisten Malariafälle sich nicht selbst überlässt, da die Kranken doch nur wenig dabei leiden. Übrigens kann ich über das Befinden von fünf Kranken an dem Tage, an dem sie Chinin erhielten, keine Auskunft geben, da ich gerade an diesem Tage dringend auf ein bis zwei Tage nach Berlin verreisen musste. [...] so glaube ich auf die Ausführungen auch von Herrn Rickmann nicht weiter eingehen zu müssen."[268]

Dass Kuhn seine Malariaimpfung vier Jahre später bei einer Auflistung der Präventions- und Bekämpfungsmaßnahmen ausließ, lässt vermuten, dass er im Nachhinein selbst nicht länger von deren Wirksamkeit überzeugt war, beziehungsweise in Reaktion auf die gezeigte Kritik von seinen Thesen abließ.[269] Es kann daher davon ausgegangen werden, dass seine Impfung gegen die Malaria nicht erfolgreich war und möglicherweise trotz der anderslautenden Berichte Kuhns kein relevanter Effekt auf das Fieber der Patienten erzielt wurde. Ein anderer Zusammenhang der Wirkung des Impfstoffes, welche Kuhn beobachtet haben möchte, ist jedoch möglich und soll daher im Folgenden kurz ausgeführt werden.

Seit 1957 ist bekannt, dass auch Menschen durch Babesien infiziert werden können.[270] Überträger dieser Erreger sind Zecken, unter anderem die auch in Deutschland vorkommende Gattung Ixodes ricinus, der Gemeine Holzbock. Die Infektion wird als Babesiose bezeichnet. Über derartige Fälle wird hauptsächlich aus den USA berichtet, während sie in Europa kaum beobachtet werden. Über einige Nachweise von Babesien im Menschen wurde auch aus Südafrika berichtet. Wenn Fälle von Babesiose auch nur selten diagnostiziert werden, wird dennoch eine hohe Dunkelziffer an Infektionen vermutet, da bei immunkompetenten

---

267 Kuhn (1903), S. 280.
268 Ebd. S. 281.
269 Vgl. Kuhn (1907), S. 147–155.
270 Vgl. Scheller (2004), S. 2.

Personen vor allem leichte bis asymptomatische Fallverläufe auftreten.[271] Ein Hinweis hierfür kann in einer Untersuchung von Waldarbeitern in Südbayern gefunden werden. In dieser Risikogruppe zeigten 13,9 % der Untersuchten Antikörper gegen Babesia microti, was einen Kontakt mit diesem Erreger belegt.[272] Sofern dennoch, beispielsweise im Rahmen einer Immunsuppression oder nach Entfernung der Milz, eine stark symptomatische Infektion auftritt, äußert sich die Erkrankung durch hohes Fieber, Schüttelfrost, Muskelschmerz, sofern vorhanden einer Schwellung der Milz, Hämoglobinurie und weiteren anämischen Erscheinungen. Die Komplikationen und das Erscheinungsbild einer symptomatischen Babesiose ähneln also der Malaria tropica.[273] Therapeutisch kann eine Kombinationstherapie aus Chinin und Clindamycin angewandt werden.[274] Die symptomatische Babesiose kann also klinisch den Befund einer Malaria tropica imitieren und ist auch therapeutisch, durch die ebenfalls erfolgreiche Anwendung von Chinin, nicht von dieser zu unterscheiden.

Es kann daher hinsichtlich der „Malaria"-Impfversuche Kuhns folgende Hypothese aufgestellt werden: Es wurde keine Therapie beziehungsweise Immunisierung malariakranker Patienten erzielt. Vielmehr konnten an Babesiose erkrankte Patienten, deren Klinik dem damaligen Behandler als Malaria imponierte, durch die Gabe des Serums, durch den geschilderten Blutbefund nachweislich Babesien behafteter Pferde, therapiert werden. Die im Pferdeserum enthaltenen Antikörper gegen die Babesien konnten die Erreger in ihrer freien Form, also während des Fieberschubes durch die Freisetzung der Erreger aus den Erythrozyten, bekämpfen und somit die angebliche Malaria tropica heilen. Dies würde auch erklären, warum die Gabe des Serums die Malariakranken im Norden Deutschlands, wo eine fehldiagnostizierte Babesiose als Ursache weniger wahrscheinlich ist, nicht zu heilen vermochte. Ein 1909 erschienener Bericht lässt vermuten, dass die Babesiose in Grootfontein, zumindest unter den Tieren, endemisch auftrat.[275] Die in Deutschland, in einer exponierten Berufsgruppe,

---

271 Vgl. Pritt (2019), S. 2450 ff.
272 Vgl. Scheller (2004), S. 43.
273 Vgl. Pritt (2019), S. 2452.
274 Vgl. Scheller (2004), S. 25.
275 Vgl. ohne Verfasser (o.V.) (1909), S. 504: „Im Bezirk Grootfontein sind 90 Prozent aller Pferde eingegangen. Die Todesursache soll in sehr vielen Fällen nicht die Sterbe gewesen sein, sondern Pferdemalaria. Da den meisten Farmern diese letztere Krankheit wenig bekannt sein dürfte, so würde es empfehlenswert sein, wenn das Veterinärinstitut in Gamams in den Zeitungen eine ausführliche Beschreibung der charakteristischen Krankheitserscheinungen der Pferdemalaria bekanntgäbe."

festgestellte hohe Dunkelziffer humaner Babesiose lässt vermuten, dass dies auch im südlichen Afrika zutreffen könnte. Der Nachweis von Babesien im Menschen in Südafrika bekräftigt diese These.

Aus Namibia liegen bislang keine Daten über Fälle humaner Babesiose vor. Es wäre daher gegebenenfalls interessant, diesbezügliche epidemiologische Untersuchungen anzustellen.

Kuhns Beobachtungen zeigen ebenfalls Parallelen zu einer These, dass bereits 1898 akzidentielle Malariaimpfungen mit hitzeinaktivierten Erregern der Spezies Salmonella typhi an britischen Soldaten durchgeführt worden seien:

> „It is plausible that Almoth Wright [Anm. des Verf.: britischer Bakteriologe und Immunologe] inadvertently conducted the world's first malaria vaccine trial by using an extraordinary amount of adjuvant to boost immunity in British soldiers with preexisting malaria parasetemias."[276]

Die erfolgreiche Therapie einer latenten Infektion durch die Verabreichung eines Krankheitserregers und damit einhergehend der Auslösung einer starken Immunreaktion fand vor Verfügbarkeit der Antibiotika unter anderem in der Therapie des Spätstadiums der Syphilis Anwendung. Hierfür wurde 1927 der Nobelpreis für Physiologie oder Medizin verliehen.[277] Eine Überschneidung mit den angestellten Impfversuchen findet sich in der subcutanen Gabe des Impfstoffes, welche laut Kuhn im akuten Fieberschub, also während einer Phase der erhöhten Parasitämie, am effektivsten gewesen sei.[278] Die Beschreibung umfangreicher Hautreaktionen auf den Impfstoff lässt vermuten, dass hierdurch, in Analogie zu den genannten Anwendungsbeispielen, eine Immun- beziehungsweise eine allergische Reaktion ausgelöst wurde:

> „Zur Impfung habe ich ein oder mehrere ccm Serum benützt, [sic!] welche mittels einer Pravaspritze unter die Haut gebracht werden. Ich wähle dazu den Unterarm. Es entsteht eine geringe Schwellung, welche einige Tage schmerzt, um dann spurlos zu verschwinden. Manchmal zeigt sich mehrere Tage nach der Impfung ein Nesselausschlag, welcher am geimpften Arm anfängt und sich über den ganzen Körper verbreiten kann. Die einzelnen Quaddeln jucken lebhaft und sind oft sehr flüchtig. Die Erscheinung dauert nur wenige Tage."[279]

---

276 Shanks (2019), S. 288.
277 Vgl. https://www.nobelprize.org/prizes/medicine/1927/wagner-jauregg/lecture/ aufgerufen am 25.07.2021.
278 Vgl. Kuhn (1902), S. 27.
279 Ebd. S. 26.

Dass diese Reaktion sich ebenfalls auf die zu diesem Zeitpunkt frei im Blut befindlichen Malariaparasiten auswirkte, scheint nicht ausgeschlossen. Hierfür könnten, bei unzureichender Aufbereitung des Pferdeserums, möglicherwiese tierische Proteine, oder unter Umständen auch direkt übertragene Erreger aus dem Pferdeblut, verantwortlich gewesen sein. Möglicherweise kann auf diesem Weg ein Teil von Kuhns therapeutischen Beobachtungen, sofern diese trotz der geschilderten Kritikpunkte einen wahren Kern enthielten, erklärt werden.

Eine Monografie jüngeren Datums beleuchtet die Impfversuche Kuhns vor allem vor ihrem veterinärmedizinischen Hintergrund. Der Autor thematisiert hierbei das Scheitern der erprobten Malariaimpfung und führt aus, dass es sich bei den im Blut der Pferde gefundenen Erreger weder um die Verursacher der Malaria noch der Pferdesterbe handelte. Eine weitergehende Untersuchung dieser Ätiologie bleibt jedoch aus.[280] Dass die Ergebnisse der Impfversuche auch unkritisch wiedergegeben werden, zeigt eine Publikation in englischer Sprache, die Blutuntersuchungen und diesbezügliche Experimente im kolonialen Afrika untersucht:

> „He [Anm. des Verf.: Kuhn] believed that the serum ameliorated malaria fevers and subsequent attacks, and provided a protective agent that expedited an acquired immunity. As a substitute for quinine, horse serum also lessened the threat of blackwater fever."[281]

Eine Thematisierung der scharfen wissenschaftlichen Kritik seitens Kuhns Kollegen und Kuhns späterer Abkehr von seinen eigenen Theorien finden in dieser Veröffentlichung nicht statt.

In der Zusammenschau müssen die Erfolge der Kuhn'schen Impfversuche kritisch hinterfragt werden. Die aufgezeigten Interpretationsmöglichkeiten seiner Ergebnisse verdeutlichen die Schwierigkeiten einer retrospektiven Diagnosestellung. Fest steht jedoch, dass eine Erweiterung der in Deutsch-Südwestafrika angewandten Präventionsmaßnahmen hierdurch nicht gelang.

Die Chininprophylaxe – Ein neues Werkzeug der Prävention

Laut einem 1906 im „Archiv für Schiffs- und Tropenhygiene" erschienenen Erfahrungsbericht über die im Berichtsjahr 1904/05 erstmals durchgeführte Chininprophylaxe bei der südwestafrikanischen Schutztruppe hätte diese zunächst ausgezeichnete Resultate erzielt. Nach einer Aufklärung über die Notwendigkeit und die Folgen der Prophylaxe hätte der Großteil der Soldaten dieser

---

280 Vgl. Wedekind (2021), S. 67–75.
281 Sunseri (2016), S. 316.

zugestimmt.[282] Die Fallzahlen seien im Juni 1905 jedoch leicht angestiegen. Dies läge, aufgrund der Nebenwirkungen des Chinins, an einer größer werdenden Menge von Prophylaxe-Verweigerern.[283] Neben der Chininprophylaxe seien umfassende Präventionsmaßnahmen in Form von Entwässerungsarbeiten, Bepflanzungen, dem Übergießen der übrigen stehenden Gewässer mit Petroleum, der Nutzung von Moskitonetzen, der Anlage der Lagerplätze mit Rückenwind gegenüber den Wasserstellen und dem Entfernen der Moskitos aus den Wohnräumen zur Anwendung gekommen.[284] Es wurden hier also alle drei Konzepte der Malariabekämpfung kombiniert: Sanitäre Maßnahmen in Form von Entwässerungsarbeiten, Expositionsprophylaxe durch die Nutzung von Moskitonetzen und eine medikamentöse Chemoprophylaxe mittels Chinin. Die Prophylaxe müsse mit dem Auftreten der Anopheles-Moskitos begonnen werden und die jeden 8. und 9. Tag gegebene Dosis sollte 1 g nicht unterschreiten. Die Einbeziehung der indigenen Bevölkerung in die Prophylaxe müsse unter allen Umständen durchgeführt werden.[285] Eine Versuchsdurchführung mittels einer Kontrollgruppe wurde auch hier nicht praktiziert und etwaige Erfolge der Prophylaxe lassen sich somit nicht von den Auswirkungen der anderen Maßnahmen trennen. Diese Problematik fiel in einer retrospektiven Betrachtung bereits damaligen Autoren auf.[286] Eine ausführliche Betrachtung der Ergebnisse der angestellten Maßnahmen erfolgt in Kapitel 4.4.

1908 wurde der Medizinal-Bericht[287] für das Berichtsjahr 1906/07 veröffentlicht. Dies war der erste, welcher einen Aufsatz über die Gesundheitsverhältnisse in Deutsch-Südwestafrika enthielt. Die Berichterstattung wurde also gegen Ende des Aufstandes der Herero und Nama 1907 wieder aufgenommen. Laut dem Bericht seien in den ersten Monaten relativ viele Erkrankungsfälle aufgetreten, von denen die Malaria einen großen Anteil ausgemacht hätte.[288] In den Monaten Januar bis März fiele generell der größte Niederschlag. Einhergehend träten Anophelesmücken auf und die ersten Malariafälle könnten beobachtet werden. Der April würde die höchsten Fallzahlen aufweisen. Aufgrund dieser typischen

---

282 Vgl. Morgenroth (1906), S. 133.
283 Vgl. ebd. S. 140 f.
284 Vgl. ebd. S. 141.
285 Vgl. ebd. S. 142.
286 Vgl. Kommando der Schutztruppen im Reichs-Kolonialamt (1920), S. 222 f.
287 Medizinal-Bericht über die Deutschen Schutzgebiete für das Jahr 1906/07. Deutsch-Ostafrika, Kamerun, Togo, Deutsch-Südwestafrika, -Neu-Guinea, Karolinen-, Marshall-Inseln und Samoa. Herausgegeben 1908 durch das Reichskolonialamt.
288 Vgl. Schelle (1908), S. 162.

Verteilung werde nur in der Regenzeit eine regelhafte Chininprophylaxe durchgeführt. Mit dem Stagnieren der Neuerkrankungen im Juni sei diese beendet worden.[289] An den Orten, die traditionell die höchsten Fallzahlen aufweisen würden, seien die Ärzte verpflichtet gewesen, auf die Durchführung der Prophylaxe zu drängen. Diese hätte in der Verabreichung von einem Gramm Chinin alle sieben bis acht Tage bestanden. Der Bevölkerung hätte die Teilnahme daran jedoch freigestanden. Eine Ausnahme hätten die Gefangenen des Aufstandes ausgemacht, diese „mußten sich zwangsweise der Prophylaxe unterziehen".[290] Wo früher schlechte Resultate erzielt worden seien, wären nun besonders gut resorbierbare Präparate angewandt worden. An mehreren Orten seien dennoch zahlreiche Fälle aufgetreten, jedoch hätte die Schwere der Erkrankung abgenommen. Dies sei als Erfolg der Prophylaxe zu werten gewesen.[291] Die Zwangsbehandlung der Indigenen verdeutlichte neben den in Kapitel 4.2 besprochenen Gesetzen zum finanziellen Schutz der Bevölkerung,[292] dass in Deutschland geltendes Recht nicht für die indigene Bevölkerung Deutsch-Südwestafrikas angewandt wurde. 1894 erging in Preußen ein rechtskräftiges Urteil, dass jegliche Maßnahme der Heilbehandlung mit einer Körperverletzung gleichzusetzen sei und diese daher das Einverständnis des Patienten erfordere. Eine 1900 herausgegebene Richtlinie des preußischen Kultusministeriums bekräftigt die Notwendigkeit einer Einverständniserklärung. Gegen diese Maßgaben wurde mit der Zwangsprophylaxe der indigenen Bevölkerung verstoßen.[293] Neben der medikamentösen Prophylaxe seien zahlreiche präventive Maßnahmen durchgeführt worden. Hierzu hätten unter anderem Erd- und Entwässerungsarbeiten zum Beseitigen sumpfiger Gebiete, das Übergießen der Gewässer mit Petroleum, um die an der Oberfläche hängenden Moskitolarven zu töten, und das Einzäunen stehenden Gewässers mit Stacheldraht gehört. Letzteres hätte den Vorteil, dass einer Verschmutzung „durch die Eingeborenen oder das Vieh" entgegengewirkt würde.[294] Diese gleichzeitige Nennung der indigenen Bevölkerung

---

289 Vgl. ebd. S. 168 f.
290 Ebd. S. 169.
291 Vgl. ebd. S. 169 f.
292 Vgl. Leutwein an Auswärtiges Amt Kolonialabteilung (23.08.1899), fol. 20.
293 Vgl. Huber (2014), S. 20. Vgl. hinsichtlich der Entstehungsumstände dieser Richtlinie u. a. Vollmann und Winau (1996). Bezüglich der allgemeinen Entwicklungsgeschichte des sogenannten „informed consent", also der Einwilligung des Patienten in eine medizinische Behandlung nach erfolgter ärztlicher Aufklärung, vgl. Faden et al. (1986).
294 Vgl. Schelle (1908), S. 170 f.

und der Tiere, erlaubt Rückschlüsse auf das Selbstverständnis einer Überlegenheit der deutschen Kolonialisten zu ziehen. Dies wird in der Einzäunung der lebenswichtigen Wasserstellen deutlich, welche die Deutschen, sinnbildhaft für die Besetzung des ganzen Landes, als Eigentum deklarierten. Die Verwendung von Moskitonetzen hätte sich weder als Bedeckung der Betten noch als generelle Vergitterung der Fenster und Türen durchgesetzt. Während etwaiger Truppenbewegungen seien diese nicht in Verwendung.[295] Im Vergleich zu früheren Aussagen Dempwolffs, der 1898 feststellte, dass die Verwendung von Moskitonetzen unabdingbar sei und Leutweins Notiz, dass eine flächendeckende Versorgung mit diesen bereits angeordnet sei,[296] lässt sich für 1906/07 einen Rückschritt der präventiven Maßnahmen erkennen.

Im Medizinal-Bericht des Folgejahres referierte Stabsarzt Dr. Otto Alois Nägele (1876–?)[297] ebenfalls über die Malariasituation 1906/07. Er gab eine Übersicht über die Durchführung der Chininprophylaxe. An zahlreichen Orten im Norden des Landes hätte ein Großteil der deutschen Bevölkerung an dieser Prophylaxe teilgenommen. Otavi stach mit einer Prophylaxerate von lediglich 35,8 % jedoch negativ heraus. Diese Teilnahmerate sei dort auch auf die indigene Bevölkerung übertragbar. Insgesamt hätten 9,4 % der Soldaten die Prophylaxe in der Fieberzeit verweigert. Einen Großteil hiervon hätte die Besatzung von Otavi ausgemacht. Gründe der Weigerung seien die Angst vor den Nebenwirkungen des Chinins und frühere Gesundheit ohne die Prophylaxe gewesen. Zumindest den im Anschluss des Aufstandes der Herero und Nama in Gefangenschaft befindlichen Teilen der indigenen Bevölkerung scheint diese Option, wie geschildert wurde, nicht offen gestanden zu haben.[298]

Die Prophylaxe sei in einem Intervall von sechs bis neun Tagen an zwei aufeinanderfolgenden Tagen zu je einem Gramm Chinin verabreicht worden. Die Gabe sei meist abends erfolgt, damit etwaige Nebenwirkungen verschlafen würden. Falls diese dennoch auftraten, sei erfolgreich das „Nochtsche Verfahren" angewandt worden. Bei diesem würde die Gesamtdosis auf mehrere kleine

---

295 Vgl. ebd. S. 171.
296 Vgl. Dempwolff (30.12.1898), fol. 129 f.
297 Nägele, Otto Alois. 11.02.1876–?. Stabsarzt. Ab 1905 tätig in der deutschsüdwestafrikanischen Schutztruppen. Beteiligt an der Niederwerfung des Aufstandes der Nama. Leiter des bakteriologischen Laboratoriums in Swakopmund. Später Stationierung in der deutschen Kolonie Kamerun und Forschung auf dem Gebiet der Schlafkrankheit. Vgl. Hoffmann (2007), S. 235.
298 Vgl. Nägele (1909), S. 364 ff.

Portionen aufgeteilt, um die Nebenwirkungen zu senken. Typische Nebenwirkungen seien „Ohrensausen, Herzklopfen und Eingenommensein des Kopfes", es wurden jedoch auch „Kopfschmerzen, Benommenheit, Appetitlosigkeit und Erbrechen" beobachtet. Diese Beschwerden würden sich mit der Dauer der Prophylaxe verstärken und könnten zur Tropendienstuntauglichkeit führen, sofern eine weitere Prophylaxe nicht mehr möglich wäre. In manchen Fällen hätte die Umstellung der Prophylaxe auf „Euchinin" die Nebenwirkungen verhindern können. Das Chinin müsse mit einer sauren Flüssigkeit, wie zum Beispiel salzsaurer Lösung oder kaltem Kaffee, und optimalerweise auf leeren Magen eingenommen werden. Ein Test zur Löslichkeit der Tabletten hätte ergeben, dass diese in salzsaurer Lösung mit 9/10 der Medikamentenmenge der Löslichkeit in Kaffee mit 1/2 bis 2/3 der Menge deutlich überlegen sei. Dies sei daher die zu bevorzugende Form der Darreichung. Berichte über die verschiedenen angewandten Chininpräparate hätten teils erhebliche Unterschiede in der Löslichkeit gezeigt. Vor allem alte Bestände seien diesbezüglich problematisch gewesen.[299]

Der Erfolg der alleinigen Chininprophylaxe wurde von Nägele in Frage gestellt. An den Stationen des Nordens hätten 11,6–90 % der regelmäßig die Prophylaxe einnehmenden Soldaten eine Ersterkrankung erlitten. Im Durchschnitt der Stationen seien 60 % der Soldaten trotz einer regelmäßigen Chininprophylaxe erkrankt. In Grootfontein hätte sich diese Zahl aufgrund des gewissenhaften Einsatzes von Moskitonetzen in Grenzen gehalten. Dies sei bemerkenswert, da beispielsweise in der nahegelegenen Schule Erkrankungsraten bis zu 95 % aufgetreten seien. Eine Infektionsgefahr sei also gegeben gewesen. Eine falsche Handhabung der Prophylaxe scheide aufgrund der Qualität des medizinischen Personals aus. Das teilweise Therapieversagen sei daher in einer hohen Infektionsgefahr durch ein vermehrtes Anophelesaufkommen und einer fraglichen Qualität alter Chininbestände zu suchen gewesen. Die Schwere der Erkrankungen sei infolge der Prophylaxe jedoch eine geringere gewesen.[300]

In Namutoni[301] seien in diesem Berichtsjahr sowohl Tropica als auch Tertiana zu etwa gleichen Anteilen aufgetreten. Der Grund hierfür sei entweder in einer Einschleppung durch Hilfstruppen aus dem Osten oder durch durchgereiste, weiter südlich arbeitende, Ovambo zu suchen.[302] Die Tatsache, dass der

---

299 Vgl. ebd. S. 366–372.
300 Vgl. ebd. S. 376–379.
301 Namutoni war zu Kolonialzeiten eine Militärstation im Norden des Landes. Heute im Etosha-Nationalpark gelegen.
302 Vgl. Nägele (1909), S. 379 f.

Gesundheitszustand der indigenen Bevölkerung einen relevanten Faktor in der Gesundheitsversorgung der weißen Bevölkerungsteile darstellte, wurde auch durch Kuhn beschrieben:

> „Möge mancher, der bisher nach den Hütten seiner Schwarzen kaum hingesehen hat und dem die großen gesundheitlichen Fragen des Schutzgebiets höchst gleichgültig waren, die Überzeugung gewinnen, daß er durch die Fürsorge für die Eingeborenen und die Anteilnahme am Gesamtwohl auch für sich selbst aufs beste sorgt."[303]

Diese Passage aus der Einleitung zu Kuhns 1907 erschienen Werk „Gesundheitlicher Ratgeber für Südwestafrika" belegt, dass Kuhn die „Fürsorge für die Eingeborenen" nicht als Selbstzweck betrachtete.

Verdeutlicht wird dies durch seine anschließenden Beschreibungen der indigenen Bevölkerungsgruppen, die er als „Rassen unseres Schutzgebietes"[304] bezeichnete. Diesen sei gemein, dass „Der Weiße, [...] unter keinen Umständen vertrauensselig sein [darf] in bezug [sic!] auf Ehrlichkeit und Wahrheitsliebe der Schwarzen. Diese Tugenden sind ihnen von Hause aus unbekannt."[305] Selbst bei dem von ihm gelobten Stamm der „Bastards"[306] sei es „wohl angebracht, sie für treue Dienste zu belohnen, aber es ist weder in unserem noch in ihrem Interesse, sie künstlich auf eine Stufe mit unseren Landsleuten zu heben."[307] Die rassistische Betrachtung der indigenen Bevölkerung, welche Kuhns späterer Rassenpropaganda[308] voranging, schien im Kontext des Aufstandes der Herero und Nama zugenommen zu haben, und sich seitdem auch in medizinischen Fragestellungen niederzuschlagen. Kuhn sei unmittelbar durch die Kampfhandlungen betroffen gewesen und „bekannt durch seine Verteidigung von Omaruru im Hereroaufstand."[309] Es wird deutlich, dass Rassismus und „Gesundheitsfürsorge" für die „Schwarzen" keinen Widerspruch darstellten, da Kuhns Beweggründe wohl vorrangig darin lagen „für sich selbst aufs beste"[310] zu sorgen. Von einer Rücksichtnahme auf die Gesundheitsverhältnisse der indigenen Bevölkerung um ihrer selbst willen konnte also weiterhin nicht die Rede sein.

---

303 Kuhn (1907), S. IV.
304 Ebd. S. 55.
305 Ebd.
306 Ebd. S. 51. Gemeint ist die heute als „Rehobother Baster" bezeichnete Bevölkerungsgruppe.
307 Ebd. S. 52.
308 Vgl. Kuhn (1924).
309 Ohne Verfasser (o.V.) (1920c), S. 386.
310 Vgl. Kuhn (1907), S. IV.

Bekämpfungs- und Präventionsmaßnahmen 75

Nägele führte im Medizinal-Bericht weiterhin aus, dass in Outjo Malaria tertiana, tropica und quartana im Verhältnis von 53:3:1 aufgetreten seien. In Otavi hätte es nur Tropica gegeben, in Omaruru hingegen Tropica und Tertiana. Personen, die sich seit längerem im Land aufhielten, seien trotz hoher Erregerbelastung von schweren Verlaufsformen verschont geblieben. In Namutoni, Otjituo[311] und Waterberg seien die Indigenen trotz Prophylaxe zu großen Anteilen erkrankt. Omaruru hätte nur einen kranken Indigenen verzeichnet, was als Beweis für eine geringe Malariabelastung des Ortes gewertet wurde. In Karibib[312] seien migrations- und witterungsbedingt erstmals endogene Malariafälle aufgetreten.[313]

Da es zu genannten Ausfällen der Prophylaxe gekommen sei, müsse ein stärkerer Fokus auf andere Maßnahmen gelegt werden. So sollten vor allem die Winterquartiere der Mücken vernichtet werden:

> „Zur Ausrottung der geflügelten Insekten wird man hier am besten dadurch beitragen, daß man in der Nähe von Orten, in denen im Sommer Anopheles nachgewiesen sind, während der kalten Zeit alle als Schlupfwinkel für die überwinternden Mücken bekannten Improvisationsanlagen, als Eingeborenenhütten und Grashäuser, ferner Sumpfröhricht und sichten hohen Grasbestand durch Verbrennung vernichtet, und zwar am besten an einem möglichst kalten Morgen."[314]

Die bei Kuhn gezeigte Verrohung von Sprache und Umgang mit der indigenen Bevölkerung zeigte sich also auch in den Medizinal-Berichten über Deutsch-Südwestafrika. Die drastischen Aussagen erfuhren somit eine Legitimation von offizieller Seite. Weniger drastische, aber möglicherweise aufwendigere Maßnahmen als die Verbrennung der Wohnstätten wurden anscheinend nicht in Betracht gezogen.

Bezüglich der Präventionsmaßnahmen jenseits der Chininprophylaxe wurde im Medizinal-Bericht weiterhin ausgeführt, dass die nötigen Geländearbeiten zur Vermeidung offener Wasserstellen durch deren weite und unregelmäßige Verteilung erschwert werden würden. Dennoch müsse dieses Problem angegangen werden. In Otjituo seien regelmäßig Moskitolarven bei einem „Zwiebelgewächs [...] zwischen dessen Blättern sich nach stärkerem Regen Wasser ansammelt"[315] gefunden worden. Ein besonderer Stellenwert käme auch dem

---

311 Heute Okatjoruu. Östlich von Grootfontein gelegene Siedlung.
312 Nordwestlich von Windhoek gelegene Siedlung.
313 Vgl. Nägele (1909), S. 380.
314 Ebd. S. 381.
315 Ebd.

Einsatz von Moskitonetzen im Haus und auf Patrouille in mobiler Form zu. Problematisch sei das Verhalten eines Teils der weißen Zivilbevölkerung, da dieser sich der Prophylaxe entziehe.[316] So sollen es einige Buren in Grootfontein „für selbstverständlich halten, daß jedes Kind Fieber bekommt."[317] Ein Verständnis der Malaria auf dem Niveau der Berichterstatter kann für die Zivilbevölkerung also nicht angenommen werden. Dass burische und nicht etwa deutsche Siedler als Beispiel herangezogen wurden, könnte möglicherweise ideologische Beweggründe vermuten lassen.

Der Militärarzt und Tropenmediziner Heinrich Werner (1874–1946)[318] berichtete 1908 auf der ersten Sitzung der Deutschen Tropenmedizinischen Gesellschaft über seine Erfahrungen in Deutsch-Südwestafrika. Laut diesem müsse die Bekämpfung der Malaria über den Schritt der Larvenbekämpfung geschehen. Hierzu müssten die natürlichen Fressfeinde der Larven geschützt und ihre Verbreitung gefördert werden.[319]

Von einer Tagung der tropenmedizinischen Gesellschaft wurde 1911 ebenfalls über einen Vortrag Dr. Werners berichtet. Dieser hätte vorgebracht, dass Salvarsan Erfolge in der Therapie der Malaria tertiana gezeigt hätte. Der Tropenmediziner Albert Plehn[320] habe aufgrund der schwerwiegenden Nebenwirkungen

---

316 Vgl. ebd. S. 381 ff.
317 Ebd. S. 383.
318 Werner, Heinrich. 14.05.1874–1946. Tätig als Militärarzt in Deutsch-Südwestafrika während des Aufstandes der Herero und Nama. Ab 1914 Chefarzt der kamerunischen Schutztruppe. Forschungen auf dem Gebiet der Hygiene und der vektorübertragenen Krankheiten. Veröffentlichungen in Zusammenarbeit mit dem Chemiker Prof. Gustav Giemsa bezüglich der medikamentösen Therapie parasitärer Erkrankungen. Namenspate der Werner-His-Krankheit, auch Schützengrabenfieber genannt, welche er während des ersten Weltkrieges erforschte. Vgl. Fischer (1962), S. 1667 und vgl. Giemsa und Werner (1912), S. 65.
319 Vgl. Sander (1908), S. 293: „Stabsarzt Dr. Werner von der Schutztruppe sprach dann ‚Ueber Mückenbekämpfung in Deutsch-Südwestafrika', also die andere Seite der Malariabekämpfung. In Südwestafrika, bei seiner eigenartigen Wasserversorgung, könne man nicht so ohne weiteres mit larventötenden Mitteln vorgehen. Die Ueberwinterung der Mücken geschehe in Südwestafrika zum Teil im vollausgebildeten Zustande, zum Teil als Larven. Die Bekämpfung, die allerdings keine Ausrottung, sondern nur eine, aber eine wesentliche, Verminderung der Mücken herbeiführen könne, müsse durch Schonung und Aussetzung von Larvenfeinden, z. B. Libellenlarven geschehen." Vgl. auch Werner (1908).
320 Plehn, Albert. 14.04.1861–17.05.1935. Tropenmediziner. Vgl. https://www.deutsche-biographie.de/sfz56184.html aufgerufen am 01.01.2022.

jedoch von der Nutzung desselben abgeraten. Weiterführend habe Werner über ein geschmackloses Chininderivat, das „Insipin", berichtet. Dieses ließe sich gut in Schokolade darreichen und sei daher für die Anwendung bei Kindern geeignet.[321]

Zwischenfazit

In der Zusammenschau, der in den unterschiedlichen Quellen dargelegten Wissensbestände und Argumentationslinien, lässt sich zusammenfassend folgendes Zwischenfazit festhalten: Die Entwicklung der in Deutsch-Südwestafrika angewandten Malariapräventions- und -bekämpfungsmaßnahmen folgte tendenziell dem damaligen Stand der europäischen Wissenschaft. So dominierten bis zur Entdeckung des Krankheitsvektors vor allem sanitäre Präventionsmaßnahmen wie Entwässerungsarbeiten. Das lange Zeit zugrunde liegende Konzept der Miasmen zeigte sich auch in den Maßregeln des hygienischen Hausbaus. Mit der Identifizierung der Moskitos als Krankheitsüberträger erhielt die Expositionsprophylaxe, in Form von Moskitonetzen, der Vergitterung von Fenster und Türen und dem Auftragen Moskito abwehrender Substanzen auf die Haut, Einzug in die Malariabekämpfung in Deutsch-Südwestafrika. Die Arbeiten Dempwolffs zeigen, dass streckenweise sowohl bereits etablierte als auch innovative Malariakonzepte in Betracht gezogen und geprüft wurden. Andererseits konnte am Beispiel Richters gezeigt werden, dass die neuesten Erkenntnisse keinesfalls sofort von allen Ärzten angenommen wurden. Mit der Expedition des Dr. von Vagedes wurde auch die dritte Dimension der Malariabekämpfung, in Form der Chinintherapie aller infizierten Personen, in Deutsch-Südwestafrika erprobt. Diese konnte sich im Anschluss an die Expedition jedoch nicht etablieren. Die Impfversuche Kuhns belegen, dass an alternativen Bekämpfungsmaßnahmen der Malaria gearbeitet wurde, wenn die Resultate hinsichtlich der Malaria auch erfolglos ausgefallen sein mögen. Über die regelhafte Chininprophylaxe wurde erstmals für die Jahre 1904/05 ausführlich berichtet, auch wenn diese bereits zu Zeiten der Vagedes'schen Expedition unregelmäßig Anwendung fand. In den letzten Jahren der Kolonialzeit wurden alternative Präventions- und Bekämpfungsmaßnahmen, in Form der natürlichen Larvenvernichtung, neuer Medikamente und abgewandelten Darreichungsformen der Chininprophylaxe, erprobt. Das Hauptaugenmerk der Prävention lag jedoch maßgeblich auf den

---

321 Vgl. Kuhn (1911), S. 669.

Entwässerungsmaßnahmen. Das Unverständnis der Zivilbevölkerung hinsichtlich weiterführender Maßnahmen mag hierzu beigetragen haben.

Insgesamt kann eine Umsetzung der neuen wissenschaftlichen Erkenntnisse beobachtet werden. Die Akzeptanz dieser wurde teilweise jedoch von rassistischen Erklärungskonzepten behindert. Die Sprache und der Umgang mit der indigenen Bevölkerung in medizinischen Fragestellungen scheinen in Folge des Aufstandes der Herero und Nama eine Verrohung durchlaufen zu haben. Auch wenn die Gesundheitssituation der Indigenen nun verstärkt betrachtet wurde, so geschah dies nicht in deren Sinne, sondern um die Gesundheitsverhältnisse der weißen Kolonisten zu verbessern.

In Zusammenschau, mit der in Kapitel 5.6 untersuchten wissenschaftlichen Resonanz auf die von Vagedes'sche Expedition, scheint die Erforschung und Bekämpfung der Malaria in Deutsch-Südwestafrika nur geringen Einfluss auf die Entwicklung neuer diesbezüglicher Erkenntnisse und Konzepte gehabt zu haben. Möglicherweise wurde die Kolonie mehr als Test- denn als Innovationsfeld gesehen.

4.2 Die Auswirkungen auf die indigene Bevölkerung

Die Betrachtung der indigenen Perspektive auf das Vorkommen der Malaria und deren Auswirkung auf das tägliche Leben gestaltet sich mangels fehlender schriftlicher Überlieferungen schwierig. Eine indirekte Untersuchung mittels deutscher Quellenmaterialien bietet allerdings die Möglichkeit, einen Einblick in diese Thematik zu gewinnen.[322] Hierbei zeigt sich jedoch bereits mit Beginn der Berichterstattung ein Problem: Nach Aussagen eines 1886 in der Deutschen Kolonialzeitung erschienenen Artikels sei es mangels Berichten nicht möglich, Aussagen über die Gesundheit der indigenen Bevölkerung zu treffen.[323] Dieser Mangel an Berichtmaterial, als Ausdruck eines geringen Interesses von deutscher Seite, gewinnt vor allem im Kontrast zu den im Verlauf erarbeiteten Berichten über die Wirtschaft und die Gesundheitssituation der deutschen Bevölkerung an Bedeutung.[324] Es muss daher untersucht werden, ob sich dieses

---

322 Die Untersuchung der „oral history", also der mündlichen Überlieferungsgeschichte, würde diesen Missstand vermutlich ausräumen oder zumindest verringern können. An dieser Stelle besteht also Bedarf und Potential für weiterführende Arbeiten. In Hinblick auf die Gesundheitssituation der indigenen Bevölkerung sind vor allem Berichte von Forschungsreisenden und Missionaren hervorzuheben.
323 Vgl. ohne Verfasser (o.V.) (1886), S. 665.
324 Vgl. hierzu die Kapitel 4.3, 4.4 und 4.5.

Die Auswirkungen auf die indigene Bevölkerung 79

anfängliche Desinteresse im Verlauf der Kolonisation wandelte und die Relevanz der Gesundheitssituation der indigenen Bevölkerung einerseits aus humanitärer Sichtweise, andersseits aber auch in Hinblick auf die Gesamtepidemiologie der Malaria in Deutsch-Südwestafrika erkannt wurde. Es gilt des Weiteren zu prüfen, ob Erklärungskonzepte und therapeutische Maßnahmen der traditionellen indigenen Medizin von deutscher Seite untersucht und möglicherweise in Hinblick auf einen eigenen Nutzen zur Malariabekämpfung übernommen wurden.

Hans Schinz und die traditionelle namibische Medizin

Das 1891 erschienene Werk „Deutsch-Südwest-Afrika. Forschungsreisen durch die deutschen Schutzgebiete Gross-Nama- und Hereroland, nach dem Kunene, dem Ngami-See und der Kalahari. 1884–1887"[325] des Botanikers Schinz ragt aufgrund seiner objektiven Betrachtungsweise aus den wenigen, die medizinischen Vorstellungen der indigenen Ethnien Namibias betreffenden, Veröffentlichungen der Jahre 1884 bis 1915 heraus. Diese Objektivität zeigte Schinz bereits in früheren Beiträgen. So verwendete er beispielsweise im Diskurs mit seinen Zeitgenossen als einer der wenigen auch die korrekte Bezeichnung „Ovahereros",[326] während andere Autoren diese stets als „Hereros" bezeichneten. Es sei den Ausführungen von Schinz vorangestellt, dass er während seiner Reise in den Norden des Landes selbst an fieberhaften Erkrankungen gelitten hatte:

> „Ende Oktober wurde endlich die eigentliche Regenperiode durch einen gewaltigen Orkan eröffnet, und von nun an regnete es mit wenig Pausen mindestens jede Woche zweimal, öfters auch zwei und drei Tage hintereinander. Ich sollte gleich zu Beginn meinen Tribut der gefürchteten Jahreszeit entrichten; ein schlimmes Fieber, eingeleitet durch Gliederschwere und Kopfschmerzen, bannte mich während mehrerer Tage auf mein Felllager [...]. Bedeutend schwieriger gestaltete sich die Bekämpfung des Fiebers bei meinem Hererojungen Michel, der anfangs jeden dritten Tag von demselben erfasst wurde und auch später noch stets bei Eintritt der dem Regen meist voraneilenden nördlichen Winde das Haus hüten musste; Chinin, das ich ihm verabreichte, blieb ohne Wirkung, dagegen waren starke Dosen von Ipecaenhana [Anm. des Verf.: Brechwurzel] immer vom besten Erfolg begleitet."[327]

Diese Erkrankungen wurden von ihm zwar nicht explizit als Malaria bezeichnet, die klinischen Symptome eines Begleiters legen jedoch die Vermutung nahe, dass zumindest dieser an Malaria erkrankte. Das Therapieversagen des Chinins muss

---

325 Vgl. Schinz (1891).
326 Schinz (1887), S. 95.
327 Schinz (1891), S. 263.

jedoch kritisch hinterfragt werden. Als Ursache kommt unter anderem die im Vorkapitel diskutierte fragliche Qualität älterer Chininbestände in Betracht.[328] Wenn die Erkrankung von Schinz auch klinisch anders geschildert wurde und eine sichere Aussage bezüglich der Krankheitsursache nicht zu treffen ist, kann vermutet werden, dass die Malaria doch in seinem direkten Umfeld auftrat. Es kann also angenommen werden, dass Schinz' Schilderungen von direkten Erlebnissen geprägt wurden.

Bezüglich der Malariavorstellung der Bevölkerungsgruppe der „Aandonga"[329] führte er aus, dass diese die Ursache der Krankheit nicht auf eine Fremdeinwirkung, sondern göttliche Fügung zurückführen würden:

> „Einige wenige, epidemisch auftretende Krankheiten werden weder der Bezauberung noch der Tücke der Ahnen zugeschrieben, sondern als direkt von Kalunga [Anm. des Verf.: Der obersten Gottheit der Ovambo][330] gesandt betrachtet, und in der Regel wird, da sich die Kranken der Bekämpfung derselben ohnmächtig fühlen, dem Verlaufe mit einem gewissen Stumpfsinne zugeschaut; solche von Kalunga kommende Krankheiten sind z. B. das Malariafieber und die Pocken."[331]

Entgegen diesen Aussagen schilderte Schinz in Zusammenhang mit der medikamentösen Therapie seines Begleiters, dass die anwesenden Ovambo ebenfalls nach der Medizin verlangt hätten, weshalb Schinz ein regelhaftes Auftreten der Fiebererkrankungen vermutete.[332] Die geschilderte Akzeptanz seiner Medikation entgegen den geschilderten religiösen Anschauungen, zeigte einen ersten Kontaktpunkt der indigenen und europäischen Medizin.

Die von Schinz als „Buschleute"[333] bezeichnete Bevölkerungsgruppe würde der Malaria nicht die gleiche Widerstandsfähigkeit wie die Ovambo entgegenbringen. Im Gegensatz zu den Ovambo würde jedoch eine Behandlung der Malaria durch einen Heilkundigen angestrebt werden. Schinz hob hervor, dass diese eine umfangreiche Ausbildung, vor allem unter Berücksichtigung der medizinisch

---

328 Vgl. Nägele (1909), S. 368 ff.
329 Schinz (1891), S. 263. Aandonga ist die Selbstbezeichnung des in Namibias Norden ansässigen Volkes der Ovambo.
330 Vgl. ebd. S. 318.
331 Ebd. S. 317.
332 Vgl. ebd. S. 263: „Wie ich den zahlreichen Bitten um Arznei von Seite der Eingeborenen entnehmen konnte, waren Fieberanfälle übrigens auch bei ihnen gar nicht selten, sie erholten sich jedoch schnell wieder, während die Buschleute sich meinen Beobachtungen zufolge in dieser Beziehung bedeutend weniger widerstandsfähig erwiesen."
333 Ebd.

genutzten Pflanzen, durchlaufen würden.[334] Möglicherweise konnte Schinz hier die Bildung einer Malaria-Teilimmunität der in einem Endemiegebiet lebenden Ovambo beobachten. Einen Erklärungsversuch dieser Beobachtung lieferte er jedoch nicht. Als Exempel der angewandten Heilkunde wurde die Therapie der Malaria eines Begleiters von Schinz geschildert. Aufgrund der eindrücklichen Schilderung wird diese vollständig im Anhang wiedergegeben.[335] Die durchgeführte Hypnose erfordert eine gewisse Erwartungshaltung des Beeinflussten beziehungsweise eine positive Einstellung gegenüber dem angewandten Verfahren.[336] Aufgrund der unterschiedlichen Ethnie von Patient und Therapeut, namentlich Angehörige der Damara und San, wurde hier also ein überkulturelles Heilungskonzept beschrieben. Interessanterweise findet sich im Bericht von Schinz kein Nachweis der Nutzung bestimmter Heilpflanzen, denn „die Zahl der dem Pflanzenreiche entnommenen ‚Heilmittel' ist geradezu Legion, sie mit Namen hier einzeln herzuzählen würde zu weit führen."[337] Es fällt in diesem Kontext auf, dass gerade der Militärarzt Kuhn, dessen spätere Radikalisierung in Kapitel 4.1 geschildert wurde, die Nutzung von Heilpflanzen zur Therapie der Malaria durch die „Buschleute"[338] belegte und diese in eine Reihe mit den vor allem auch in Europa entwickelten medikamentösen Therapieoptionen stellte:

> „Von Einfluss auf die Malaria sind eine Menge Stoffe. Neben dem Chinin sind Methylenblau, Arsenik, Morphium, Antipyrin, Phenacetin von stärkerer Kraft. Auch die Medizin der Eingeborenen, so besonders eine Wurzel der Buschleute von Südwestafrika, sind von Bedeutung."[339]

---

334 Vgl. ebd. S. 395 f: „Von Krankheiten soll der Buschmann mit Ausnahme des Malariafiebers, gegen das er, wie ich mich mehrfach überzeugt habe, weniger widerstandsfähig als die Banturasse ist, selten heimgesucht werden; zur Bekämpfung derselben wird ebenfalls der Zauberer gerufen. Es sind dies Leute, deren Approbation das Resultat einer wirklichen Lehrzeit ist, die sie als Knaben bei schon bewährten ‚Ärzten oder Zauberern' durchzumachen haben und die in der Hauptsache darin besteht, dass die jungen Aspiranten einerseits in den Heilkräften der verschiedenen Kräuter unterrichtet und anderseits gefeit gegen Schlangenbiss und Skorpionstich gemacht werden."
335 Siehe Anhang 4.
336 Vgl. Ellenberger (1973), S. 69: „Suggestion ist wahrscheinlich das in der Praxis der Magie wichtigste Agens. Eine magische Prozedur kann tatsächlich ihren Zweck erfüllen, weil das Individuum fest an ihre Wirksamkeit, der Magier an seine eigene Macht, und die ganze Gemeinschaft an die Existenz und die Wirksamkeit der Zauberkunst glaubt."
337 Schinz (1891), S. 317.
338 Kuhn (1903), S. 17.
339 Ebd.

Es fällt auf, dass sowohl Schinz als auch Kuhn die Medizin der „Buschleute" in Bezug auf die Malaria hervorhoben und explizit ausführten, während detaillierte Beschreibungen hinsichtlich anderer Ethnien ausblieben. Die traditionelle Medizin der San scheint auf den zeitgenössischen Beobachter also eine besondere Faszination ausgeübt und diese, wie am Beispiel der Hypnosebeschreibung von Schinz gezeigt wurde, auch nachhaltig beeindruckt zu haben.

Im Anschluss an den Bericht Kuhns sollte es sieben Jahre dauern, bis sich ein Nachweis über das Interesse von offizieller deutscher Seite an den traditionellen Heilmitteln findet. So wurde 1910 in der Kolonialzeitung berichtet, dass eine Auswahl zu Heilzwecken genutzter Pflanzen vom deutsch-südwestafrikanischen Gouvernement nach Deutschland übersandt worden sei.[340] Im Herbarium Hamburgense sind die eingesandten Pflanzen auch heute noch zu finden.[341]

Anhand des 1996 erschienen Lexikons „Heil-, Gift- und eßbare Pflanzen in Namibia", zeigt sich, dass eine dieser Heilpflanzen noch immer Verwendung in der Moskitobekämpfung finden soll:

„379 [...] Ocimum canum Sims [...] Der stark aromatische Duft soll Moskitos vertreiben. Und so legt man die Blätter gern unter Kopfkissen und Laken, um die Quälgeister fernzuhalten. [...] Der Rauch der verbrannten Pflanzen vertreibt Moskitos."[342]

---

340 Vgl. ohne Verfasser (o.V.) (1910a), S. 788: „Vom Kaiserlichen Gouvernement von Südwestafrika ist dem Hamburger Kolonialinstitut eine sehr interessante Sammlung von Pflanzen übersandt worden, die zu Heil- und Nahrungszwecken dienen. Es seien daraus folgende erwähnt: ‚tarro' (Pellaca nastata [sic!]), eine Farnart, aus deren Kraut von den Eingeborenen ein Tee hergestellt wird. Dem gleichen Zwecke dient ‚ganeb' (Ocimum fruticulosum). Von einem zwiebelartigen Gewächs ‚gumus' (Babiana spec.) wird die Wurzel roh oder geröstet gegessen, ebenso wie von ‚unkies' (Cyperus usitatus). Die gerösteten, zu Mehl zerstampften und als Brei zubereiteten Knollen der letzteren Pflanze wurden von unseren Soldaten bei Hunger oft verzehrt. Die Wurzel der ‚zovobib' genannten Solanum incanum? [sic!] dient den Eingeborenen als Medikament gegen Gonorrhoe, und die Wurzel eines wissenschaftlich noch nicht bestimmten Strauches, den die Eingeborenen ‚heieb' nennen, liefert ihnen in der Trockenzeit, roh verzehrt oder ausgekocht, die nötigen Flüssigkeitsmengen. Die Sammlung ist im hiesigen botanischen Museum untergebracht worden."
341 Vgl. hierzu beispielhaft die Abbildung 4. Bezüglich des Eingangsnachweises der Pflanzen in Hamburg vgl. Zacharias (1911), S. 231 und S. 233 f.
342 Koenen und Glöckler (1996), S. 148. Laut „The Plant List" sind „Ocinum canum Sims" und „Ocimum fruticulosum Burch." synonym zu gebrauchen. Vgl. http://www.theplantlist.org/tpl1.1/record/kew-136802 aufgerufen am 01.01.2022.

Diese und weitere zur Malariabehandlung genutzte Pflanzen fänden auch heutzutage noch Anwendung im Owamboland.[343] Dies steht im Kontrast zur Aussage von Schinz, dass die Ovambo kaum Bestrebungen gezeigt hätten, eine Malariaerkrankung zu therapieren.

---

343 Vgl. Koenen und Glöckler (1996), S. 96, 115, 145, 152, 171 f und 182. Einige weitere Einträge behandeln Heilpflanzen, welche am Okawango genutzt werden würden. Eine explizite Zuordnung zum Volk der Ovambo ist aufgrund dieser Ortsangabe jedoch nicht möglich.

84 Die Malaria in Deutsch-Südwestafrika

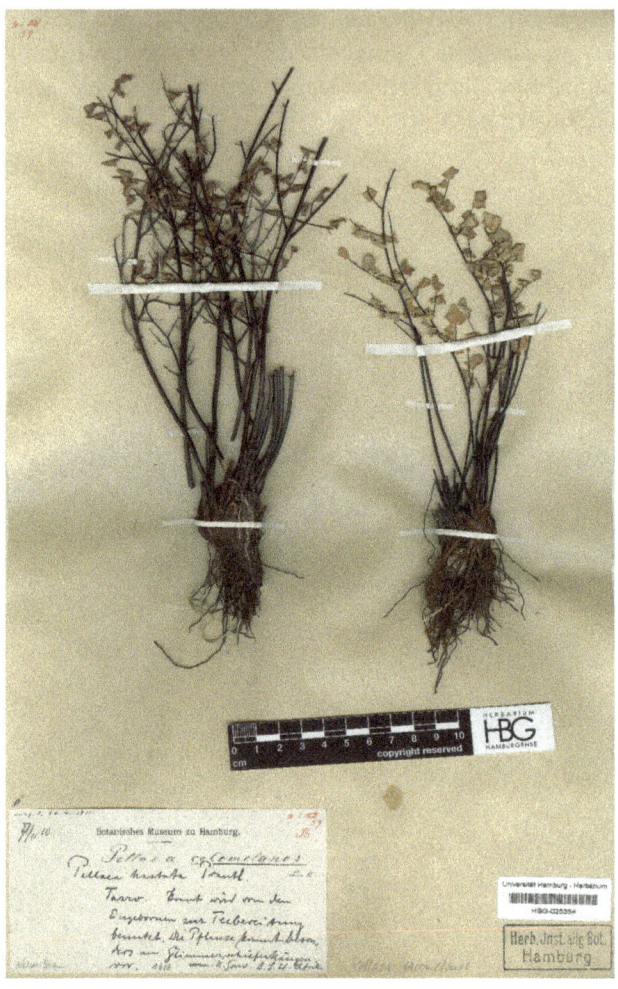

Abbildung 4. Herbarbeleg einer der 1910 aus Deutsch-Südwestafrika eingesandten Heil- und Nutzpflanzen. Die Beschriftung lautet: „Pellaea hastata Prantl. Tarro. Das Kraut wird von den Eingeborenen zur Teebereitung benutzt. Die Pflanze kommt besonders an Glimmerschieferhängen vor. 1910 comm. [Anm. des Transkripteurs: übermittelt durch] K. Gouv. [Anm. des Transkripteurs: Kaiserliches Gouvernement] D.S.W.-Afrika". Faksimile und Transkript erstellt durch Dr. Matthias Schultz (Herbarium Hamburgense; HBG-025354).

Es erscheint fraglich, ob die Nutzung der zahlreichen Heilpflanzen sich erst in der Zwischenzeit entwickelt haben soll. Vielmehr ist anzunehmen, dass es bereits eine längere Tradition der Verwendung pflanzlicher Mittel zur Therapie der Malaria gibt. Dies würde auch die Offenheit gegenüber therapeutischer Maßnahmen erklären, die sich in der Einforderung der Medizin von Schinz zeigte.[344] Einige der heute von den Ovambo als Malariamittel genutzten Pflanzen gehören der Gattung der Fabaceae an, von denen eine nach Schinz benannt wurde.[345] Es lässt sich ein Zusammenhang zu den Aussagen von Schinz herstellen, nach denen das vermehrte Vorkommen von Bauhinien, welche ebenfalls den Fabaceae zuzuordnen sind, mit einem geringeren Auftreten der Malaria assoziiert sei.[346] Schinz führte diese Beobachtung jedoch nicht weiter aus und versuchte keine Interpretation der zugrunde liegenden Ursachen. Möglicherweise fanden diese Pflanzen Anwendung im Bereich der Malariatherapie, oder sie übten einen drainierenden Effekt vergleichbar zu den in Kapitel 4.1 thematisierten Eukalyptusanpflanzungen[347] aus. Ein Reisebericht in der Deutschen Kolonialzeitung gab 1908 einen weiteren Einblick in die medizinischen Anschauungen der indigenen Völker Deutsch-Südwestafrikas. Dieser Bericht ist jedoch deutlich ideologischer gefärbt als die Betrachtungen von Schinz.[348] Demnach würde die Heilkunde bei den Ovambo und den „Buschleuten" vor allem religiös praktiziert werden. Ein Sieg über die Malaria sei ihnen hierdurch nicht gelungen.[349] Bezüglich der Wohnungshygiene seien die „Hottentotten", welche sich durch größere Intelligenz auszeichnen würden, den „Hereros" überlegen. Dies zeige sich an der Bauweise ihrer Pontoks, welche einen steten Luftzug gewährleisten würde. Ein „Ansatz

---

344 Vgl. Schinz (1891), S. 263.
345 Vgl. Koenen und Glöckler (1996), S. 115 „Elephantorrhiza suffruticosa Schinz", S. 145 „Mundulea sericea (Willd.) A. Chev.", S. 182 „Swartzia madagascariensis Desv.".
346 Vgl. Schinz (1887), S. 94.
347 Vgl. Richter (1899), S. 385.
348 Vgl. Schinz (1891).
349 Vgl. Jacobson (1908), S. 760: „In puncto Aberglaube am nächsten kommen ihnen [Anm. des Verf.: den „Buschleuten"] die Ovambos, die das nördlichste Gebiet unserer Kolonie einnehmen; auch hier gehören Propheten, Zauberer und Regenmacher nicht nur zu den angesehensten, sondern dementsprechend auch zu den reichsten Leuten, die natürlich auch zugleich die Heilkunst im umfangreichsten Maße ausüben. Indes die bei ihnen in Anbetracht des fast gänzlich sumpfigen Gebietes, in dem sie wohnen, endemische Malaria zu bannen, das haben bisher weder die Zauberer noch die Medizinmänner verstanden."

von Verständnis für Fragen der Hygiene" sei bei diesen daher anzunehmen.[350] Der Autor des Reiseberichtes nahm hier Bezug auf ein Hygienekonzept, welches beispielsweise 1899 von Robert Koch vertreten wurde.[351] Dies ist der einzige Nachweis, dass die von deutscher Seite propagierten baulichen Grundsätze der Malariaverhütung, in vergleichbarer Weise auch in der indigenen Bevölkerung Anwendung gefunden hätten. Es ist anzunehmen, dass dies aus Erfahrungswerten heraus und nicht in Reaktion auf den wissenschaftlichen Diskurs geschah. Die traditionelle Bauweise der Indigenen kam den neuen sanitären Grundsätzen der Deutschen, die keinesfalls konsequent umgesetzt wurden,[352] hinsichtlich der baulichen Malariaprävention also gleich.

Fieber im Lande der Witboois

Ein Bericht des Bezirkshauptmanns Henning von Burgsdorff (1867–1904)[353] über eine Reise in den östlichen Teil Deutsch-Südwestafrikas im Jahr 1897 leitete die Berichterstattung über den Gesundheitszustand der indigenen Bevölkerung aus Sicht der deutsch-südwestafrikanischen Schutztruppen ein und zeigte die Folgen der Kolonisation auf das Leben der Indigenen auf:

> „Auf meiner Reise sah ich mich genöthigt die Station Gokhas wegen starken Fiebers vollständig abzulösen und nach Gibeon zu schicken. Das Gleiche war nöthig bei der Nosob-Station, jedoch konnte ich hier die Ablösung nicht vornehmen, da meine

---

350 Vgl. ebd. S. 760 f: „Wir wenden uns jetzt den Hottentotten zu, deren hohes geistiges Niveau sich teils in ihrer Fähigkeit, fremde Sprachen zu erlernen, teils in ihrer eminenten Begabung für Musik zeigt; demzufolge sind sie auch in der ‚Hygiene' den Hereros um ein weniges voraus, indem sie nämlich ihre Hütten mit zwei einander gegenüberliegenden Eingängen versehen, die sie der in ihrem Gebiete am häufigsten sich zeigenden Windrichtung entsprechend anlegen. Auf diese Weise ist stets für eine gute Lüftung des etwa zehn Personen fassenden Wohnraumes gesorgt. [...] Ueberblicken wir noch einmal kurz die Lebensführung und Gewohnheiten der Negerstämme unserer südwestafrikanischen Kolonie, so bemerken wir, daß die ‚Segnungen der Kultur' bei den meisten sich leider fast ausschließlich in der Vorliebe für Tabak- und Alkoholgenuß zeigen, daß jedoch bei den geistig Höchststehenden unter ihnen ein Ansatz von Verständnis für Fragen der Hygiene nicht zu verkennen ist."
351 Vgl. Kolonialabteilung des Auswärtigen Amtes an Gouverneur Leutwein (24.04.1899), fol. 138 f.
352 Vgl. Schelle (1908), S. 171.
353 Burgsdorff, Henning von. 19.02.1867–04.10.1904. Offizier der deutsch-südwestafrikanischen Schutztruppe. Teilnahme an den Kämpfen gegen Witbooi im Jahr 1894. Später ziviler Amtmann des Bezirks Gibeon. 1899 Gründung des Dorfes Maltahöhe. Vgl. Burgsdorff (1982).

Begleitmannschaften noch schwerer wie die Stationsmannschaften am Fieber erkrankten. [...] Unter den Eingeborenen hat das Fieber dieses Jahr furchtbare Verheerungen angerichtet. Alltäglich wurden in Gokhas mehrere Menschen begraben und machte der Platz einen fast ausgestorbenen Eindruck, fast alle Leute liegen fortgesetzt schwer krank. Neuerdings hat das Fieber auch im Fisch-Revier um sich gegriffen; ein ganz bedeutender Theil der Witboois (: namentl. Frauen und Kinder :) sind hier ebenfalls gestorben. Der Kapitein Hendrik Witbooi lag längere Zeit schwer danieder, doch ist z. Zt. die Lebensgefahr vorüber. Bedauerlich ist bei dieser Sachlage, daß man nicht im Stande ist, etwas mit Medikamenten zu helfen, da diese (: namentl. Chinin :) so knapp sind, daß sie kaum für unsere weißen Soldaten, nicht einmal für die kranken eingeborenen Soldaten ausreichen. Es wäre sehr wünschenswerth, wenn hierin für kommende Fieberperioden durch Gewährung größerer Chinin-Quantitäten geholfen würde. Trotz aller mündlichen Zurechtweisungen der Lazareth-Gehülfen hat sich ferner gezeigt, daß die Leute, wenn sie sich auf den Stationen allein überlassen sind, meistens falsch ihr Fieber kurieren wollen und dann noch kränker werden. Ich glaube, daß es sich sehr empfehlen dürfte, wenn ärztlicher Seite eine recht einfache, klare Instruktion für alle Stationen ausgearbeitet [wird] in welcher gesagt würde, in welcher Weise mit den auf entlegenen Stationen vorhandenen knappen Mitteln dem Fieber zu begegnen ist. Die Forderung ‚der Mann muss fort von der Station' mag gewiß stets das Beste sein, läßt sich bei den hiesigen Verhältnissen in vielen Fällen nicht sofort ausführen."[354]

Die Erwähnung der Erkrankung Hendrik Witboois und seines Stammes sticht heraus. Möglicherweise kann hier ein Baustein seiner Motivation für die Auflehnung gegen die deutsche Fremdherrschaft gefunden werden. Während das deutsche Militär sich selbst mit den notwendigen Medikamenten versorgte, und die Todeszahlen begrenzen konnte, blieb die Zivilbevölkerung auf sich selbst gestellt. Der lang andauernden eigenen Krankheit und dem Verlust zahlreicher Stammesmitglieder, wobei sich die Opfer vor allem aus „Frauen und Kinder[n]" zusammengesetzt hätten,[355] stand Witbooi ohne Hilfe der Deutschen machtlos gegenüber. Dass nicht einmal die militärischen Verbündeten[356] mit Medikamenten versorgt wurden, mag Witbooi gezeigt haben, welchen Wert die Deutschen ihren indigenen Verbündeten beimaßen. Es kann vermutet werden, dass diese Erfahrungen ihn geprägt und in späteren Entscheidungen beeinflusst haben. Der Umstand, dass die Deutschen unter erheblichen Versorgungsproblemen litten, wird für ihn, sofern dies überhaupt ersichtlich war, kaum eine mildernde Rolle gespielt haben.

---

354 Von Burgsdorff an Landeshauptmann Leutwein (26.06.1897), fol. 94 f.
355 Vgl. ebd. fol. 95.
356 Namentlich in Form der Hilfstruppen.

Der stellvertretende Landeshauptmann von Lindequist berichtete, dass die Fiebererkrankung 1898 noch schlimmer als 1897 aufgetreten sei:

„Ganz besonders arg wüthet die Krankheit jedoch unter den Eingeborenen, und zwar besonders in dem schon durch die Rinderpest so schwer heimgesuchten Hereroland. Hier sterben einzelne Werften zur Hälfte und mehr aus. In Omaruru und Okahandja starben zur Zeit meines letzten Aufenthaltes durchschnittlich innerhalb 24 Stunden 4 Eingeborene. Auf einer zwischen beiden Orten liegenden Werft waren bei meinem Durchzuge 14 Personen gestorben. In der Gegend von Waterberg soll es noch schlimmer stehen. Nicht viel besser sieht es in der Umgebung von Windhoek aus."[357]

Trotz der dramatischen Gesundheitssituation der Indigenen fand erneut keinerlei differenzierte Untersuchung hinsichtlich Erkrankungs- und Todeszahlen statt. Ob dies Ausdruck mangelnden Interesses, oder eines überlasteten Systems war, bleibt unklar. Von Lindequist setzte das starke Fieberaufkommen mit der Rinderpest in Zusammenhang. Schlechte Ernährung und durch Tierkadaver verunreinigte Wasserstellen hätten die Auswirkungen der Fieberkrankheit verschärft. Ein guter Ernährungszustand hätte die Erkrankung zwar nicht verhindert, diese jedoch milder verlaufen lassen.[358] Eine Beobachtung hätte gezeigt, dass die Erkrankungen „vielfach mit Blutabgang" einhergingen.[359] In welcher Form dies geschah wurde nicht weiter ausgeführt. Es lässt sich daher nicht sicher sagen, ob dies in Form blutigen Urins ein Symptom des Schwarzwasserfiebers darstellte. Spätere Autoren stellten die Vermutung auf, dass hier klinische Zeichen zu finden waren, welche das Auftreten von Typhus abdominalis vermuten lassen würden:

„Ferner spricht die auffallende Bösartigkeit der 1897/98 unter den Eingeborenen herrschende Epidemie, bei der übrigens vielfach blutige Entleerungen beobachtet wurden, für eine mindestens zum Teil typhöse Ursache, da die Eingeborenen in Malariagegenden in erwachsenem Zustande eine gewisse Immunität gegen diese Krankheit zu besitzen pflegen […]."[360]

---

357 Von Lindequist an Auswärtiges Amt Kolonialabteilung (27.04.1898), fol. 100.
358 Vgl. ebd.: „Es scheint nicht ausgeschlossen, daß die Rinderpest wenigstens insofern einen Einfluß ausübt, als das Trinkwasser durch die vielen verendeten Rinder und das Wild vergiftet ist. Die augenblickliche schlechte Ernährung der Eingeborenen trägt wohl auch zur Verschärfung der Epidemie bei; wenigstens werden nach den eingezogenen Erkundigungen die ärmeren Hereros von Fieber befallen und gehen zu Grunde, während die so genannten Grootmänner auch erkranken, aber meistens wieder genesen."
359 Vgl. ebd.: „Im Hereroland tritt die Krankheit vielfach mit Blutabgang auf sodaß die Eingeborenen sie als ‚Rinderpest' bezeichnen."
360 Kommando der Schutztruppen im Reichs-Kolonialamt (1920), S. 19.

Die Auswirkungen auf die indigene Bevölkerung

Die Beschreibungen von Lindequists lässt dahingehend keine sichere Aussage zu. Dass die Einnahme von Chinin die deutschen Soldaten im Gegensatz zu der indigenen Bevölkerung vor den schlimmsten Erkrankungsfolgen geschützt haben soll,[361] legt jedoch die Vermutung nahe, dass die Malaria einen relevanten Anteil der Fiebererkrankungen ausmachte. Dass laut Kuhn „das Tal des Fischflusses, der von Norden nach Süden in den Oranje fließt, und manche östlich davon gelegenen Gegenden ständig Fieber"[362] gehabt hätten, also derjenigen Gegend, in der laut von Burgsdorff die Witboois an den Fiebererkrankungen gelitten hätten, bekräftig diese These gleichfalls.

Von Lindequist nahm in der Mitte des Jahres 1898 erneut Stellung zu der gesundheitlichen Situation der indigenen Bevölkerung und machte Angaben über die Verstorbenen einzelner Orte. Aufgrund mangelnder Vergleichswerte hinsichtlich der Bevölkerungsstärke sind diese Zahlen jedoch nur bedingt aussagekräftigt. Die Sterblichkeit von 31,9 % der Erkrankten an einem Ort gibt jedoch einen Eindruck von der medizinischen Versorgung der indigenen Zivilbevölkerung.[363] Verglichen mit der Sterblichkeit in der weißen Bevölkerung Windhoeks, die laut Militärarzt Bluemchen lediglich 2 % betrug, zeigte sich für diesen Ort ein ungleich schlechteres Bild.[364] Der Eindruck der desolaten Versorgung wird durch die Aussagen eines Leutnants verstärkt:

> „Augenblicklich wird es wohl nicht möglich sein, 100 Arbeiter zusammenzubringen, da die Malaria unter den Eingeborenen ungeheure Opfer fordert. In Okonieza und Umgegend waren vor 10 Tagen, als ich in Okonieza war, etwa 200 Erwachsene in kurzer Zeit gestorben. Ich habe ganze Werften ausgestorben gefunden und überall an den Wassern Leichname von Menschen, die der Malaria erlagen waren."[365]

In Anbetracht des Berichts von Lindequists, demzufolge die Wasserstellen an vielen Orten durch die Kadaver verendeter Nutztiere verunreinigt gewesen seien,[366] lässt sich tendenziell ein Zusammenhang mit den Auswirkungen der Rinderpest herstellen. Dass Kuhn diese Anschauung nicht teilte, zeigt sich in

---

361 Vgl. von Burgsdorff an Landeshauptmann Leutwein (26.06.1897), fol. 94 f.
362 Kuhn (1907), S. 136.
363 Vgl. von Lindequist an Auswärtiges Amt Kolonialabteilung (25.05.1898), fol. 105: „Nach den dienstlichen Meldungen der Polizeibehörden sind in Omaruru bis jetzt 170 Eingeborene, in Tjetjoos-Werft 200 erwachsene Eingeborene, in Otjiseva von 119 erkrankten Eingeborenen 38 gestorben."
364 Vgl. Bluemchen an von Lindequist (27.04.1898), fol. 102.
365 Reihs (29.04.1898), fol. 110.
366 Vgl. von Lindequist an Auswärtiges Amt Kolonialabteilung (27.04.1898), fol. 100.

seiner These, dass „die Erkrankung, welche 1898 viele Eingeborene und manche Weiße im Schutzgebiet befiel und für ‚Rinderpest' erklärt und auch vielfach so benannt wurde, [...] keine Rinderpest sondern Unterleibstyphus" gewesen sei.[367] Eine sichere Feststellung, welche der fraglichen Erkrankungen für die schlechten Gesundheitsverhältnisse der Jahre 1897 und 1898 verantwortlich war, lässt sich nicht treffen. Die wahrscheinlichste Erklärung ist eine Kombination mehrerer Infektionserkrankungen, an denen die Malaria einen großen Anteil hatte.

Von Lindequist nimmt Bezug auf eine Forderung Bluemchens, einen privaten Verkauf von Medikamenten umzusetzen, da die indigene Bevölkerung so leichteren Zugang zu medizinischer Versorgung hätte und ohne das benötigte Chinin zahlreich versterben würde:

> „Es ist ein Jammer, die Eingeborenen zu Dutzenden wegen Mangel an Chinin pp. hinsterben zu sehen. Aus den Regierungsbeständen ist abgegeben, was irgend entbehrt werden konnte. Doch reichten die im Wesentlichen nur für die weiße Bevölkerung. Ich kann nicht annehmen, daß das hohe Amt weiter die Verantwortung für die Dezimierung der Bevölkerung mangels geeigneter Vorkehrungsmittel übernehmen will. Andere und bessere, als die vorgeschlagenen [Anm. des Verf.: den von Bluemchen vorgeschlagenen Chininverkauf durch Privatpersonen] weiß die Landeshauptmannschaft aber nicht."[368]

Die Verantwortung für die Minderversorgung der indigenen Bevölkerung und die resultierenden Todesfälle wurde also an das Reichskolonialamt in Deutschland abgegeben.

Gesundheitsberichte aus Deutsch-Südwestafrika – Die unzensierte Wahrheit?

Gouverneur Leutwein gab 1899 an, dass Aussagen über die Gesundheit der Indigenen, im Gegensatz zur deutschen Bevölkerung, nicht zu treffen seien. Die berichterstattenden Ärzte hätten die weit verteilte Bevölkerung nicht untersuchen können. Fest stünde jedoch, dass die Anzahl der an Krankheiten versterbenden Menschen die Geburtenziffer überstiegen hätte. Als ursächlich sei eine höhere Krankheitsempfänglichkeit der Indigenen, infolge ihrer schlechten wirtschaftlichen Verhältnisse, anzunehmen.[369] Eine größere Nähe zu den deutschen Kolonisten würde sich dagegen positiv auf deren

---

367 Kuhn (1907), S. 59.
368 Von Lindequist an Auswärtiges Amt Kolonialabteilung (25.05.1898), fol. 105.
369 Vgl. Leutwein an Auswärtiges Amt Kolonialabteilung (23.08.1899), fol. 32 f.

Die Auswirkungen auf die indigene Bevölkerung

Gesundheit auswirken.[370] In Hinblick auf die auf die in Kapitel 4.5 angestellten Überlegungen, erscheint diese Aussage beinahe zynisch.

Es hätte Pläne gegeben die Gesundheitsversorgung der indigenen Bevölkerung auszubauen. In Windhoek wäre dies in Form einer „Poliklinik" bereits geschehen. In derartigen Kliniken sollte den Indigenen „an bestimmten Tagen der Woche kostenlose ärztliche Behandlung zu Theil" werden.[371] Dieser Vorschlag der kostenlosen Behandlung stieß in Deutschland mutmaßlich auf negative Resonanz, denn er wurde im Aktenmaterial durchgestrichen und nicht in die anschließende Veröffentlichung aufgenommen.[372]

Um die Malaria weiter zurückzudrängen sollten verstärkt Bodenarbeiten zur Drainage stattfinden. Dies solle jedoch nur an Orten geschehen, an denen auch Weiße ansässig seien. In Franzfontein seien solche Arbeiten bereits abgeschlossen worden.[373] Dass die benötigten sanitären Arbeiten sich auf die von den Kolonisten besiedelten Orte begrenzen sollten, zeigt erneut auf, welch geringer Wert der Gesundheitsversorgung der indigenen Bevölkerung beigemessen wurde. Dass auch diese einen epidemiologischen Faktor in der Ausbreitung der Malaria darstellten, scheint 1899 zumeist verkannt worden zu sein.

---

370 Vgl. ebd. fol. 34: „In günstigerer Lage befinden sich diejenigen Eingeborenen, welche sich auf oder um größeren Europäerplätzen angesiedelt haben. Hier finden sie Arbeit, Erwerb und Behandlung bei Krankheitsfällen."
371 Ebd. fol. 36.
372 Vgl. Kolonialabteilung des Auswärtigen Amtes (Hg.) (1900), S. 122. Vgl. diesbezüglich auch die Gegenüberstellung beider Faksimiles in den Abbildungen 5 und 6.
373 Vgl. ebd. fol. 38.

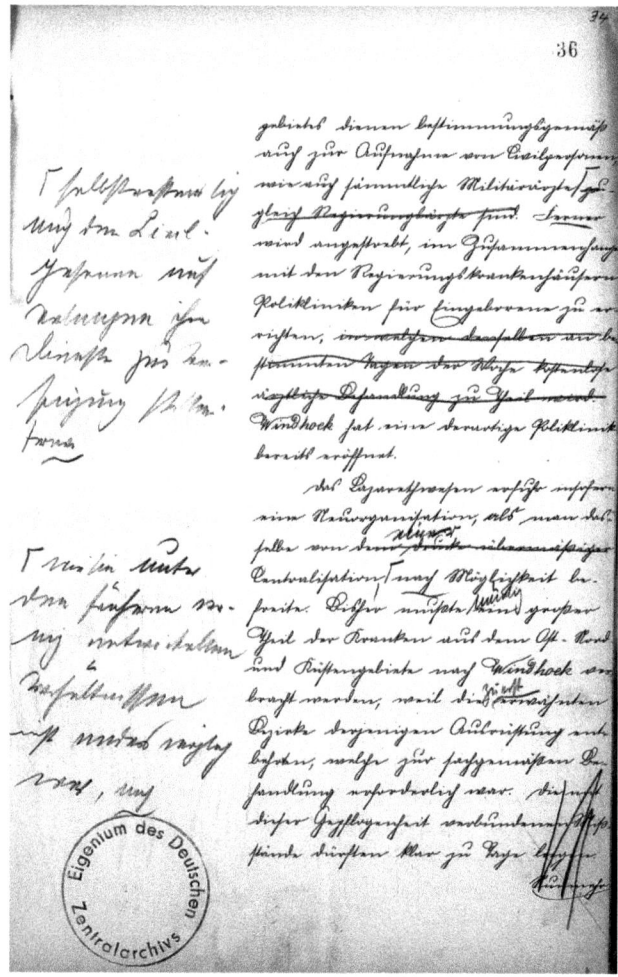

Abbildung 5. Streichung der Erwähnung von kostenloser medizinischer Behandlung für Indigene im Regierungsdienst. Leutwein an Auswärtiges Amt Kolonialabteilung (23.08.1899), fol. 36.

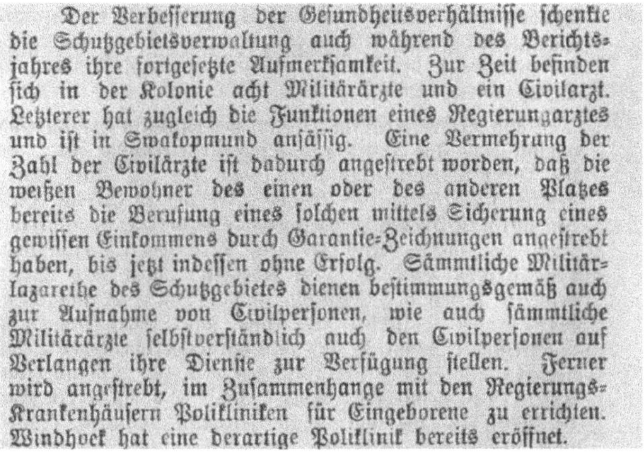

> Der Verbesserung der Gesundheitsverhältnisse schenkte die Schutzgebietsverwaltung auch während des Berichtsjahres ihre fortgesetzte Aufmerksamkeit. Zur Zeit befinden sich in der Kolonie acht Militärärzte und ein Civilarzt. Letzterer hat zugleich die Funktionen eines Regierungsarztes und ist in Swakopmund ansässig. Eine Vermehrung der Zahl der Civilärzte ist dadurch angestrebt worden, daß die weißen Bewohner des einen oder des anderen Platzes bereits die Berufung eines solchen mittels Sicherung eines gewissen Einkommens durch Garantie-Zeichnungen angestrebt haben, bis jetzt indessen ohne Erfolg. Sämmtliche Militärlazarethe des Schutzgebietes dienen bestimmungsgemäß auch zur Aufnahme von Civilpersonen, wie auch sämmtliche Militärärzte selbstverständlich auch den Civilpersonen auf Verlangen ihre Dienste zur Verfügung stellen. Ferner wird angestrebt, im Zusammenhange mit den Regierungs-Krankenhäusern Polikliniken für Eingeborene zu errichten. Windhoek hat eine derartige Poliklinik bereits eröffnet.

Abbildung 6. Nachweis der durchgeführten Zensuren anhand der veröffentlichten Berichte. Der Vergleich mit Abbildung 5 belegt, dass sowohl die Streichungen als auch die Randbemerkungen im Aktenmaterial exakt den anschließenden Veröffentlichungen entsprechen. Es ist daher davon auszugehen, dass dies auch für vergleichbare Zensuren gilt. Kolonialabteilung des Auswärtigen Amtes (Hg.) (1900), S. 122.

Die Malaria in Franzfontein[374]

Hinsichtlich der Gesundheitssituation in Franzfontein, wo Militärarzt Dr. von Vagedes[375] den Großteil seiner Expedition verbringen sollte, lag 1895 erstes Material vor. Der Missionar Heinrich Riechmann[376] verfasste für das Deutsche

---

374 Hinsichtlich der Geschichte des Ortes Franzfontein und seiner Bewohner bis 1902 s. Anhang 5. Die dortige, nach Aufzeichnungen Riechmanns erstellte, Übersicht ermöglicht einen Einblick in die Stammesgeschichte aus historischer Perspektive. Die teils auffallend negative Attribuierung des Stammes könnte Riechmanns Frustration über die Entwicklung der Franzfonteiner Kirchengemeinde im Anschluss des Aufstandes geschuldet sein. Auffällig ist die diesbezügliche Schuldzuweisung an die indigene Bevölkerung. Vgl. diesbezüglich auch Riechmann (1899) und Moritz (1998). Bezüglich der rechtlichen Folgen des Aufstandes der Herero und Nama für die Bevölkerung Franzfonteins s. Anhang 6, die 1906 durch den Gouverneur von Lindequist erlassenen amtlichen Strafmaßnahmen. Für jüngere ethnologische Forschungen über und mit der Bevölkerung Franzfonteins vgl. auch Dawids et al. (2007), online abrufbar unter http://www.fransfontein.org/index.html. Um einen Eindruck der Geschichte Franzfonteins aus Sicht der ortsansässigen Bevölkerung zu erlangen, könnte die bereits im Vorfeld erwähnte „oral history" herangezogen werden. Dies war im Rahmen dieser Arbeit leider nicht möglich.
375 Siehe hierzu Kapitel 5.
376 Siehe Abbildung 7.

Kolonialhandbuch einen Beitrag über die Missionsstation in Franzfontein und beschrieb die gesundheitliche Situation folgendermaßen: „In hygienischer Hinsicht ziemlich günstig, Malaria-Sterbefälle unter den Eingeborenen etwa 2–4 jährlich."[377] Diese Einschätzung wurde 1896 wortgetreu veröffentlicht[378] und verschafft einen Ausgangspunkt, um das Ausmaß der Malariaerkrankungen in der indigenen Bevölkerung Franzfonteins, beispielhaft für die Situation dieser in ganz Deutsch-Südwestafrika, zu untersuchen.

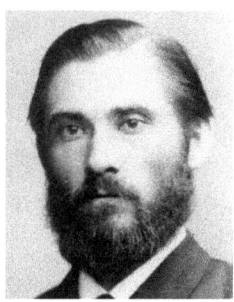

Abbildung 7. Missionar Heinrich Riechmann. Undatiert. Archiv- und Museumsstiftung der VEM, Archiv.-Nr. 4004-132. Faksimile erstellt durch Julia Besten (Archiv- und Museumsstiftung der VEM).

Ausgehend hiervon werden Riechmanns Missionarsberichte ab 1898 betrachtet. So wird für die Untersuchung der Expedition des Dr. von Vagedes ein Status Quo der Situation geschaffen und die Quellenlage im direkten Umfeld der Expedition verdichtet. Die Malariasituation in der Expeditionsregion kann auf diese Weise vor- und nachbetrachtet werden. So wird klar, auf welche Umstände von Vagedes stieß, wie diese gegebenenfalls entstanden sind und welche Auswirkungen seine Forschungen, auch nach seiner Abreise, auf die Gesundheitssituation hatten.

1898 ereignete sich der Aufstand der „Zwartbooi-Hottentotten", an welchem die Bevölkerung Franzfonteins einen maßgeblichen Anteil hatte. Im Kontext der Niederschlagung des Aufstandes kam es zu großen personellen Verschiebungen, welche in die Regenzeit fielen. Es kann vermutet werden, dass die anschließenden Truppenverschiebungen in andere Landesteile und die Deportation der

---

377 Riechmann an Redaktion des Kolonial-Handbuchs (23.07.1895), fol. 9.
378 Vgl. Fitzner (Hg.) (1896), S. 215.

Zwartboois in die Windhoeker Gefangenschaft einen Anteil an der Malariaverbreitung hatten. Laut Aussagen des Missionars Riechmann habe ein Teil der Bevölkerung Franzfonteins auf Seiten der Deutschen gegen ihre Stammesangehörigen gekämpft.[379] Etwaige Überlegungen über den Gesundheitszustand der deutschen Soldaten sind also auch für diese zutreffend. Diese Gruppe stellte bei von Vagedes' Eintreffen die übrig gebliebene Bevölkerung Franzfonteins. Es ist anzunehmen, dass die durch von Vagedes gezeigte Durchseuchung der Bevölkerung hier ihren Ursprung nahm und dass eine Infektion der deutschen Soldaten stattfand, welche die Malariaerreger danach im Land verteilten. Dass die Durchseuchung der Franzfonteiner Bevölkerung in Zusammenhang mit dem Feldzug stand, würde erklären, warum die Rate an infizierten Personen in Franzfonteins Nachbarorten, trotz ähnlicher klimatischer und geographischer Umstände, geringer ausfiel.[380]

Der Missionar Riechmann, verantwortlich unter anderem für die Gemeinde der im Aufstand befindlichen Franzfonteiner, begleitete die deutsche Truppe bei ihrem Feldzug im Frühjahr 1898 und berichtete seine Erlebnisse an die Missions-Deputation. Die sanitäre Situation der Soldaten muss hervorgehoben werden:

> „Die Mannschaften, die bei dem Wasserunglück ihre Pferde verloren hatten, marschierten zu Fuß. Es war ein schwerer Marsch; die Wege waren vom Regen aufgeweicht und der mitgeführte Wagen versank immer wieder bis an die Achse in dem Boden. Im deutschen Lager herrschte großer Proviantmangel und am Grootberg gab es außer Kaffee und Thee eine Zeit lang nur einmal etwas zu essen am Tag."[381]

Riechmann beschrieb somit eine Reihe von Risikofaktoren, welche von den Berichterstattern aus Deutsch-Südwestafrika als besonders förderlich für eine Malariainfektion bezeichnet wurden. Namentlich handelte es sich um einen reichen Regenfall und schlechte Ernährung,[382] anstrengende körperliche Arbeit[383] und schlechte hygienische Wohnungsverhältnisse während militärischer

---

379 Vgl. Riechmann an Deputation (25.05.1898), fol. 218: „Sonntäglich hielt ich für die Truppe und die anwesenden Hottentotten je einen Gottesdienst. Mit letzteren machte ich auch regelmäßig Abendandacht. Es sind hiermit die deutschfreundlichen Zwaartbois gemeint, die ebenfalls unter ihrem Kapitän Lazarus mit den deutschen Truppen gegen ihre Brüder zu Felde gezogen waren."
380 Vgl. hierzu Kapitel 5.3.
381 Riechmann an Deputation (25.05.1898), fol. 218.
382 Vgl. Mueller an Auswärtiges Amt Kolonialabteilung (24.09.1898), fol. 361.
383 Vgl. Lübbert an kaiserliches Gouvernement Deutsch-Südwestafrika (03.08.1898), fol. 112.

Operationen.[384] Riechmann hätte Kontakt zu dem Anführer der Zwartboois aufgenommen. Da von deren Seite Frieden gewünscht worden sei, hätte man sich auch auf deutscher Seite „angesichts der 3 gewappneten Riesen: Proviantmangel, Pferdesterbe und Fieberzeit"[385] dazu entschlossen. Es kann also behauptet werden, dass die Malaria einen Teil zum Ende des Feldzuges beigetragen hat. Den Aufständischen wurde im Gegenzug zu schweren Auflagen ihr Leben zugesichert.[386] Riechmann schilderte die Gefangennahme der Aufständischen und ihrer Familien, die einen großen Teil seiner Kirchengemeinde ausgemacht hätten:

> „Einige Tage später wurden auch die Frauen und Kinder eingeholt, deren Zahl sich etwa auf 350 bis 400 belief. Sie wurden alle als Gefangene nach Windhoek abgeführt. Mir war dieser Zug als ein Leichenbegräbnis, womit ein großer Teil der Franzfonteiner Gemeinde zu Grabe getragen wurde. Ein trauriges Ereignis! Ich hatte versucht, ein milderes Urteil zu erwirken, daß etwa nur die Hauptübelthäter abgeführt würden, aber die Antwort lautete: ‚In der Politik muß man hart sein'."[387]

Ob sich diese Vorausahnung Riechmanns tatsächlich auf das Leben der Gemeindemitglieder, oder eher symbolisch auf die Gemeinde als sein Arbeitswerk bezog, lässt sich nur mutmaßen. Dass sich dies jedoch in Hinblick auf die erste Möglichkeit bewahrheitete, zeigen seine Folgeberichte, in denen er die Situation der Franzfonteiner Bevölkerung auch aus gesundheitlicher Perspektive schilderte.[388] Von Vagedes berichtete später, dass Riechmann seiner Arbeit im Rahmen der militärärztlichen Tätigkeit nicht wohlwollend gegenüberstünde, da Militär und Mission sich ausschließen würden.[389] Es liegt nahe, den Ursprung dieser Ansichten in den Gegebenheiten um den Aufstand der Zwartboois zu vermuten.

Laut Riechmann hätten Pläne bestanden in Franzfontein eine Gesundheitsstation in Form eines „Sanatoriums" zu errichten.[390] Möglicherweise handelte es

---

384 Vgl. Leutwein an Reichskanzler Hohenlohe-Schillingsfürst (10.07.1897), fol. 91 f.
385 Riechmann an Deputation (25.05.1898), fol. 218 f.
386 Vgl. ebd. fol. 219: „Es wurde den Zwartboois also unter folgenden Bedingungen der Frieden angeboten: 1. Sollten sie selbst um Frieden bitten; 2. sich unterwerfen; 3. die Gewehre ausliefern; 4. mit der Truppe abziehen. Wenn sie darauf eingingen, so sei ihnen das Leben zugesichert."
387 Ebd.
388 Vgl. Riechmann an Inspektor (01.07.1898), fol. 221 f.
389 Vgl. von Vagedes an Koch (14.06.1901).
390 Vgl. Riechmann an Deputation (25.05.1898), fol. 220: „Franzfontein soll jetzt Gesundheitsstation werden, die Regierung will daselbst ein Sanatorium errichten, wozu 20 000 Mark beantragt sind."

Die Auswirkungen auf die indigene Bevölkerung   97

sich hierbei um eines der Malariasanatorien, deren Errichtung auch Bluemchen angeregt hatte.[391] Riechmann befand sich zum Zeitpunkt seiner Berichterstattung auf Reisen und schilderte den drastischen Gesundheitszustand im Land. In Okahandja[392] seien beide Missionare erkrankt und in Otjimbingue stürben täglich mehrere Menschen. Die Ursachen „heftige Malaria und typhöses Fieber gingen Hand in Hand".[393] Riechmann erkannte also, im Gegensatz zu seinen ärztlichen Landsleuten, die aus heutiger Sicht zutreffend erscheinende Situation. Es darf angenommen werden,[394] dass seinerzeit eine kombinierte Epidemie von Malaria und Typhus vorlag.

Im Folgemonat berichtete der immer noch auf seiner Reise befindliche Missionar erneut. Er habe gehört, dass im Laufe des Monats Juni bereits 60 der in Windhoek inhaftierten Zwartboois an einer Fiebererkrankung verstorben seien.[395] Bezogen auf den Mittelwert der geschätzten Gefangenenanzahl ergab sich mit 60 Toten von 450 Gefangenen eine Sterblichkeit von 13,3 % innerhalb eines Monats. Die Zusicherung des Lebens im Gegenzug zur Kapitulation,[396] wurde diesbezüglich nicht eingehalten. Auffällig ist, dass diese hohe Sterblichkeit, welche auf einer mangelnden medizinischen Versorgung beruht haben mag, von Riechmann erwähnt wurde, ansonsten aber in keinem offiziellen deutschen Bericht zu finden ist. Riechmann gab des Weiteren einen Einblick in die Gesundheitsverhältnisse der indigenen Bevölkerung und berichtete, dass neben dem Personal seines Wagens auch er selbst und seine Familie an Fieber erkrankt seien:

> „Wir haben hier in einer großen Sterbezeit, der Tod lauert an allen Thüren, und manche Eingebornenhütte ist bereits leer gestorben. Starke Malaria in Verbindung mit typhösem Fieber rafft die Leute dahin. Die Bevölkerung des Landes, die ohnehin schon sehr dünn war, ist gewaltig gelichtet worden. Es gibt Gegenden, wo die Einwohnerzahl, wie man annehmen darf, bis auf die Hälfte reduziert worden ist. An manchen Orten fehlten sogar die Kräfte, um die Toten zu begraben. Kurzum, es sind ernste Zeiten. […] Alle Wagenleute waren stets krank, einer ist sogar unterwegs gestorben; auch meine Wenigkeit nebst Familie sind nicht verschont geblieben."[397]

---

391 Vgl. Bluemchen an von Lindequist (27.04.1898), fol. 103.
392 Nördlich von Windhoek im mittleren Landesteil gelegene Siedlung.
393 Riechmann an Deputation (25.05.1898), fol. 220.
394 In Zusammenschau der Berichte über die Jahre 1897 bis 1899 und in Hinblick auf die Überlegungen in Kommando der Schutztruppen im Reichs-Kolonialamt (1920), S. 17–21.
395 Vgl. Riechmann an Inspektor (01.07.1898), fol. 221 f.
396 Vgl. Riechmann an Deputation (25.05.1898), fol. 219.
397 Riechmann an Inspektor (01.07.1898), fol. 221 f.

Er resümierte die dramatische Gesundheitssituation der indigenen Bevölkerung aus Sicht seines Missionarshintergrundes:

> „Es sind ernste Zeiten und Gerichte Gottes, die über dies Land daherziehen; es ist der Herr, der nach den Tagen der Rinderpest seine Hand wieder zum Schlage über dies Land erhoben hat."[398]

Die Attribuierung der Erkrankungen als Strafe Gottes lässt vermuten, dass Riechmann die Erkrankungen in ihrer Art zwar erkannte, jedoch möglicherweise nicht von den Vorzügen und Notwendigkeiten einer ausschließlich medizinisch orientierten Therapie bzw. Vorbeugung überzeugt gewesen sein mag.[399]

Ende August sei Riechmann nach Franzfontein zurückgekehrt. Dort wären in den vier Monaten seiner Reise ein großer Teil, etwa 19 %, der nicht in Gefangenschaft gebrachten erwachsenen Mitglieder der Kirchengemeinde verstorben.[400] Im Nachbarort Tsumamas[401] sei kein Todesfall aufgetreten, während in Zesfontein 40 Anwohner am Fieber verstarben. Dort sei auch der Häuptling am Fieber erkrankt.[402]

Die Schilderungen Riechmanns belegen, dass die Fieberkrankheiten die indigene Bevölkerung quer durch alle Gesellschaftsschichten ergriffen. In Zusammenschau mit den deutschen Berichten zeigt sich, dass dies auch über die ethnischen Grenzen hinweg Gültigkeit besaß. Die bessere Versorgung der Europäer konnte diese, in Bezug auf eine von Bluemchen beschriebene 100-prozentige Erkrankungsrate in Windhoek[403] ebenfalls nicht vor einer Infektion schützen. Die niedrigen

---

398 Riechmann an Deputation (25.05.1898), fol. 220.
399 Vgl. hierzu unter anderem die in Kapitel 5.4 im Abschnitt „Von Vagedes und die Mission" angestellten Überlegungen und insbesondere auch von Vagedes an Koch (13.09.1901).
400 Vgl. Riechmann an Deputation (09.09.1898), fol. 227 f: „Eine kleine statistische Angabe, die ich hier folgen lasse, wird zeigen, wie viel von den 233 erwachsenen Gemeindemitgliedern übrig geblieben sind. Unter den nach Windhoek abgeführten Gefangenen befinden sich 82 Erwachsene, die der hiesigen Gemeinde angehören: bleiben also 151 für Franzfontein übrig; davon sind aber in den letzten 4 Monaten 29 gestorben, bleibt Rest: 122 erwachsene Gemeindemitglieder […]. Ich bemerke noch, daß diese Zahlen sich nur auf vollberechtigte Abendmahlsglieder beziehen, sofern sie nicht ausgeschlossen waren."
401 Riechmann verwendet die Bezeichnung „Zumamas", für das bessere Verständnis wird in dieser Arbeit die später gültige Ortsbezeichnung „Tsumamas" genutzt. Auf der Strecke von Franzfontein nach Outjo gelegene Siedlung.
402 Vgl. Riechmann an Deputation (09.09.1898), fol. 228.
403 Vgl. Bluemchen an von Lindequist (25.05.1898), fol. 107.

Todeszahlen unter den Europäern zeigen hingegen etwas Anderes. Im Gegensatz zu den von Riechmann durch Zahlen belegten Todesfällen von etwa 19 % der erwachsenen Gemeindemitglieder Franzfonteins[404] oder den für andere Ortschaften angenommenen Anteil von 50 %,[405] finden sich keine Berichte über derart hohe Todeszahlen bei der deutschen Bevölkerung. Es ist davon auszugehen, dass die deutlich bessere medizinische Versorgung der Deutschen schwerwiegende Folgen der Krankheit abmildern konnte. Hier zeigte sich also eine deutliche Versorgungsdifferenz zugunsten der weißen Zivilbevölkerung. Einen Schutz vor schweren Verläufen, welcher bei den Indigenen durch chronische Malariainfektion vorliegen sollte,[406] zeigte sich in diesem Jahr nicht. Für Franzfontein könnte dies dahingehend erklärt werden, dass die Malaria dort früher nicht endemisch war, und sich erst im Rahmen des Aufstandes etablieren konnte. Andererseits könnte vermutete werden, dass ein großer Teil der Fälle ebenfalls auf Typhuserkrankungen zurückginge, welche von einer etwaigen Malariaresistenz unberührt geblieben wären. Eine Reihe von Faktoren[407] lassen den Typhus als Hauptkrankheitsverursacher, zumindest in der Gegend um Franzfontein, unwahrscheinlich erscheinen. Eine Beteiligung kann jedoch nicht sicher ausgeschlossen werden.

Missionar Riechmann berichtete Anfang März des Jahres 1899 über starke Regenfälle, die sein Haus stark in Mitleidenschaft gezogen hätten.[408] In Anbetracht der Ratschläge Kochs bezüglich des hygienisch korrekten Hausbaus[409] wird deutlich, dass diese theoretischen Überlegungen in der Allgemeinbevölkerung nicht konsequent umgesetzt wurden, beziehungsweise nicht umgesetzt werden konnten. Auch die Missionare schienen in Verhältnissen zu leben, die diesen hygienischen Anforderungen nicht gerecht wurden. Riechmann erwartete aufgrund des reichlichen Regenfalls ein starkes Auftreten der Fiebererkrankungen,[410] denn er erkannte

---

404 Vgl. Riechmann an Deputation (09.09.1898), fol. 227 f.
405 Vgl. Riechmann an Inspektor (01.07.1898), fol. 221.
406 Vgl. Kommando der Schutztruppen im Reichs-Kolonialamt (1920), S. 19.
407 Zu den Faktoren zu rechnen sind namentlich die durch Vagedes nachgewiesene hohe Durchseuchung der Bevölkerung Franzfonteins mit den Erregern der Malaria, die fehlende Erwähnung von Typhusfällen durch Vagedes und die geschilderten Umstände des Aufstandes, welche eine Malariaausbreitung begünstigt haben könnten.
408 Vgl. Riechmann an Inspektor (06.03.1899), fol. 238 f: „In der vorigen Woche regnete es 2 Tage und 2 Nächte fast ununterbrochen, sodaß wir selbst im Haus wie unter der Dachtraufe saßen, denn es regnete überall durch. Es war nicht mehr schön unter unserm Lehmdach; in unserer Küche hätte man Lehm treten können."
409 Vgl. Kolonialabteilung des Auswärtigen Amtes an Gouverneur Leutwein (24.04.1899), fol. 138 ff.
410 Vgl. Riechmann an Inspektor (06.03.1899), fol. 241.

aufgrund seiner Erfahrungswerte die Verbindung zwischen starkem Regenfall und einer starken Fieberzeit. Bereits wenig später schien sich diese Befürchtung bewahrheitet zu haben:

> „Das Fieber hat bereits ernstlich begonnen, und wenn die Regel recht ist: Viel Regen viel Fieber, dann haben wir jetzt eine trübe Zeit vor uns. Vor 4 Tagen starb hier ein Soldat an Schwarzwasserfieber und heute habe ich 2 Eingeborne beerdigt."[411]

Im Anschluss berichtete Riechmann von den dramatischen Folgen der ausgebrochenen Fieberepidemie:

> „Die letzten 3 Monate, in welche die Fieberzeit fiel, waren trübe und schwer. Der starke und anhaltende Regen hatte böses Fieber im Gefolge. Der Gang zum Friedhof war in den beiden Monaten [...] April und Mai fast etwas alltägliches. Die Leute waren alle krank. Oft konnten nur mit Mühe arbeitsfähige Männer, die für die Toten die Gräber gruben, aufgetrieben werden. Selbst der Häuptling Lazarus hat wiederholt zum Spaten greifen müssen, um für seine verblichenen Unterthanen die letzte Ruhestätte bereiten zu helfen. Etwa 25 Gemeindemitglieder habe ich da auf ihrem letzten Gange begleitet und über ihren Gräbern den Segen gesprochen. Unter ihnen war auch der alte Schulmeister Timotheus, mein alter Freund und Mitarbeiter am hiesigen Missionswerk."[412]

Aufgrund des unmittelbaren Zusammenhangs der Niederschläge und dem Auftreten der Fiebererkrankungen liegt die Vermutung nahe, dass es sich hierbei tatsächlich um die Malaria handelte. Wie im Vorjahr zu sehen war, wusste Missionar Riechmann durchaus zwischen Malaria und „typhöse[m] Fieber"[413] zu unterscheiden. Da letzteres 1899 keinerlei Erwähnung fand, kann ein homogenes Krankheitsbild, hauptsächlich aus Malaria bestehend, angenommen werden.

Eine Nahrungsmittelknappheit unter den Einwohnern Franzfonteins hätte die Erholung der Erkrankten erschwert.[414] Diese sei, wie aus einem weiteren Bericht hervorgeht, als direkte Folge des Aufstandes zu sehen gewesen.[415] In Hinblick auf von Lindequists Berichte, kann eine derartige Mangelernährung als Risikofaktor für einen erschwerten Erkrankungsverlauf und höhere Todesraten gelten.[416]

---

411 Riechmann an Deputation (12.04.1899), fol. 106.
412 Riechmann an Deputation (09.07.1899), fol. 104.
413 Riechmann an Deputation (25.05.1898), fol. 220.
414 Vgl. Riechmann an Deputation (12.04.1899), fol. 104 f.
415 Vgl. Riechmann an Deputation (28.07.1899), fol. 101: „Was ihnen die Rinderpest von ihrem Viehbestand übrig ließ, ist ihnen in dem Kriege völlig verloren gegangen. Infolgedessen ist die Armut groß und der Hunger ein täglicher Gast. Dazu hat der Tod in der letzten Fieberperiode wieder eine reiche Ernte gehalten, und das Elend schaute aus allen Hütten."
416 Vgl. von Lindequist an Auswärtiges Amt Kolonialabteilung (27.04.1898), fol. 100.

Möglicherweise erklärt dies die hohen Todeszahlen in Franzfontein, während in Tsumamas erneut kein einziger Todesfall aufgetreten sei.[417]
Wie auch im Vorjahr wurde Riechmann selbst von Erkrankungen nicht verschont. Sein neugeborener Sohn sei nach drei Tagen „infolge innerer Krämpfe" verstorben.[418] Medizinisch hinterfragte Riechmann die Ursache hierfür nicht. Aufgrund der hohen Erkrankungsrate unter der Bevölkerung ist es wahrscheinlich, dass auch Riechmanns Frau im Laufe der Schwangerschaft mit der Malaria in Berührung kam. Laut der World Health Organization, erhöht eine Malariainfektion in der Schwangerschaft das Risiko des Neugeborenen an Untergewicht zu leiden, und zu versterben.[419] Ein Zusammenhang ist daher möglich, eine andere Ursache jedoch nicht sicher auszuschließen.

Es zeigen sich große Unterschiede zwischen den Schilderungen Riechmanns und den andernorts getroffenen Aussagen bezüglich der verbesserten Gesundheitsverhältnisse der deutschen Zivilisten[420] und der verbesserten medizinischen Infrastruktur.[421] Jegliche Verbesserung schien lediglich den weißen Zivilisten, nicht jedoch der indigenen Bevölkerung zugutegekommen zu sein. Ein Zahlenbeispiel zeigt die Ausmaße dieses Missverhältnisses. In der Franzfonteiner Kirchengemeinde, welche nach den Zahlen Riechmanns zu Beginn der Fieberzeit etwa 300 Personen maß,[422] seien 1899 mehr Menschen in Folge der Malaria verstorben als in der gesamten europäischen Bevölkerung.[423] Diese hätte mit 2.872 Anwohnern beinahe die zehnfache Kopfstärke aufgewiesen.[424] Auch wenn Franzfontein als nördlich gelegener Ort punktuell eine höhere Infektionsrate als der Landesdurchschnitt aufwies, verdeutlicht dieses Beispiel die Unterschiede der medizinischen Versorgung von indigener und weißer Zivilbevölkerung.

Das Narrativ der gebesserten Gesundheitsversorgung

Auch Leutwein betrachtete in seinem Jahresbericht für 1899 die gesundheitliche Situation der indigenen Völker Deutsch-Südwestafrikas. Die Ursache ihrer hohen Sterblichkeit sei durch ihre geringe Wirtschaftskraft begründet gewesen, da sie sich an den europäischen Lebensstil gewöhnt hätten. Da sie diesen nicht mehr finanzieren

---

417 Vgl. Riechmann an Deputation (09.07.1899), fol. 105.
418 Vgl. ebd.
419 Vgl. World Health Organization (2021), S. 42–45.
420 Vgl. Kirchhoff (1900), S. 23 und vgl. hierzu ebenfalls Kapitel 4.3.
421 Vgl. Kolonialabteilung des Auswärtigen Amtes (Hg.) (1900), S. 122.
422 Vgl. Riechmann an Deputation (28.07.1899), fol. 101.
423 Vgl. ohne Verfasser (o.V.) [Anm. des Verf.: Näherungsweise um 1900], fol. 27–30.
424 Vgl. Kirchhoff (1900), S. 23.

konnten, seien sie stärker von den Auswirkungen etwaiger Krankheiten betroffen gewesen. Unter den Herero sei dieser Missstand unverschuldet als Folge der Rinderpest, unter den „Hottentotten" eigenverantwortlich aufgrund ihrer „Arbeitsunlust" eingetreten.[425] Der von Leutwein dargestellte Zusammenhang von mangelnder europäischer Kleidung und schwerwiegenden Krankheitsfolgen scheint weit hergeholt zu sein, zumal die Kleidung auch die Europäer nicht vor der Erkrankung an sich zu schützen vermochte. Dass diese einen Einfluss auf den Verlauf der Krankheit gehabt haben soll, scheint fraglich. Frühere Erklärungsversuche der erhöhten Sterblichkeit aufgrund schlechterer Ernährung erscheinen weitaus zutreffender.

In Leutweins Begründung der schlechten Wirtschaftssituation der Indigenen wird seine unterschiedliche Wertschätzung der verschiedenen Volksgruppen deutlich. Es kann vermutet werden, dass der verbale Angriff gegen die Bevölkerungsgruppe der „Hottentotten" auch durch den Aufstand der Swartboois gegen die Kolonialherrschaft begründet wurde.

Kritische Ausführungen, dass eine Ausbeutung der Indigenen durch europäische Händler erschwerend zu diesen Umständen hinzugekommen sei, weshalb schützende Gesetze nun auch auf die indigenen Bevölkerungsgruppen ausgeweitet worden seien, wurden im Archivgut gestrichen.[426]

---

[425] Vgl. Leutwein an Auswärtiges Amt Kolonialabteilung (23.08.1899), fol. 18 f: „Krankheit im Hererogebietes und Armuth im Namalande haben während der letzten Jahre die Reihen der Eingeborenen stark gelichtet. Bei beiden Stämmen hat der wirtschaftliche Niedergang zur Dezimierung geführt. Bei den Hereros war derselbe eine Folgeerscheinung der Rinderpest, bei den Hottentotten dagegen eine solche der Arbeitsunlust. Obwohl an europäische Kleidung und Nahrung gewöhnt, sind die Eingeborenen zum Theil nicht mehr in der Lage, sich beides zu beschaffen und vermögen dem Drucke daher auftretender Epidemien nur schwache Widerstandskraft an den Tag zu legen."

[426] Vgl. ebd. fol. 20: „Der Ausbeutung der Eingeborenen durch gewissenlose Händler suchte das Gouvernement dadurch zu begegnen, daß die kurzen Verjährungsfristen des preußischen Gesetzes vom 31. März 1834 auch zu Gunsten eingeborener Schuldner in Kraft gesetzt wurden." Vgl. bezüglich der Streichung im Aktenmaterial auch das Faksimile in Abbildung 8.

Die Auswirkungen auf die indigene Bevölkerung

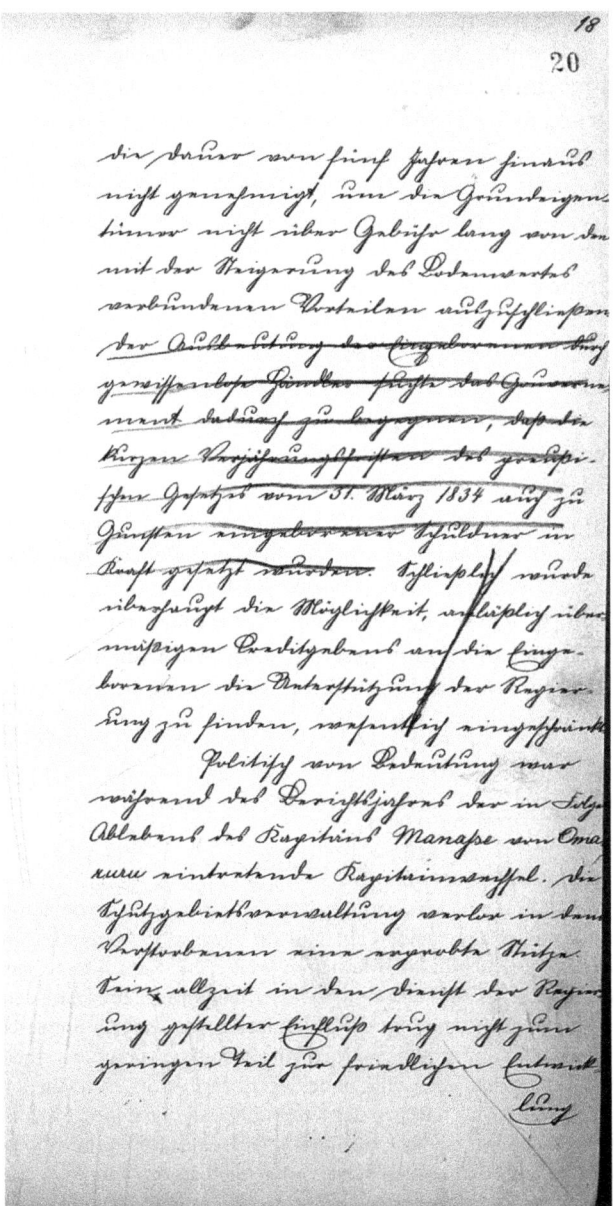

Abbildung 8. Streichung des Berichts über kriminelle Handlungen europäischer Siedler gegenüber der indigenen Bevölkerung. Leutwein an Auswärtiges Amt Kolonialabteilung (23.08.1899), fol. 20.

Möglicherweise gestaltete sich diese Schuldzuweisung an einzelne Europäer als zu direkt und wurde daher nicht zur Veröffentlichung freigegeben. Dass in Deutschland bereits jahrzehntelang geltendes Recht bislang nicht für die indigene Bevölkerung in Deutsch-Südwestafrika angewandt wurde, spricht für sich. Eine Übernahme der Verantwortung von deutscher Seite blieb aus. Leutwein führte weiter aus, dass daher nun die wirtschaftliche Unterstützung der indigenen Völker in Angriff genommen werden sollte, „denn das Schutzgebiet kann weder in bergbaulichen, noch in landwirthschaftlichen Betrieben der eingeborenen Arbeitskräfte entbehren."[427] Der Grund etwaiger Hilfsmaßnahmen lag also nicht in humanitären, sondern in wirtschaftlichen Überlegungen begründet.

Leutwein berichtete über geringen Niederschlag im Zeitraum vom 01.07.1899 bis 30.06.1900.[428] Des Weiteren tätigte er widersprüchliche Aussagen über den Gesundheitszustand der Zivilbevölkerung. Zum einen sei dieser sowohl in der weißen als auch in der indigenen Bevölkerung gut gewesen. Lediglich an einem Ort sei unter beiden Parteien ein Malariaausbruch mit mehreren Schwarzwasserfieberfällen aufgetreten. Zum anderen seien jedoch deutlich mehr Indigene als Weiße an diesen Erkrankungen verstorben, da zweitere eine bessere medizinische Versorgung erhalten hätten. Große Entfernungen zwischen den Wohnorten hätten eine gleichwertige Versorgung der Indigenen verhindert.

Das Sanitätspersonal sei nun geschult und Medikamente auf Lager gewesen. Durch Truppenverschiebungen seien Malariafälle in den Süden Deutsch-Südwestafrikas importiert worden.[429]

---

427 Ebd. fol. 19.
428 Vgl. Leutwein (30.08.1900), fol. 157 f.
429 Vgl. ebd. fol. 162–165: „Der Gesundheitszustand der weißen wie der eingeborenen Bevölkerung war im allgemeinen gut. Nur der Distrikt Gobabis war von Fieber vorübergehend heimgesucht, und zwar hatten Weiße, wie Eingeborene, gleichmäßig zu leiden. Auch mehrere Fälle von Schwarzwasserfieber traten auf. Dank dem Umstande, daß die Sanitätsunteroffiziere in der Bekämpfung des Fiebers unterrichtet und auf allen Stationen Stärkungsmittel und Medizin (Arzneien) vorhanden sind, waren unter den Weißen nur wenige Todesfälle zu beklagen, dagegen erlagen von den Eingeborenen, denen in vielen Fällen wegen der weiten Entfernungen ihrer Wohnsitze von den Stationen Medikamente weniger zugänglich sind, eine größere Anzahl. Im übrigen ist das Schutzgebiet von Epidemien verschont geblieben. Auch im Süden traten besonders am Großen Fischfluß unter den mit Gartenanlagen beschäftigten Arbeitern, einzelne Fieberanfälle auf, die aber meist gutartig verliefen. In Bethanien, daß sonst als fieberfrei gelten kann, erkrankten einige Mannschaften vorübergehend an Malaria, die von ihrem Aufenthalt im Norden den Krankheitsstoff noch in sich trugen."

Die Auswirkungen auf die indigene Bevölkerung 105

In Bezug auf die medizinische Versorgung der weißen Bevölkerung scheinen Lehren aus den Vorjahren gezogen worden zu sein. So wurde die von Burgsdorff[430] geforderte Schulung der Truppe im Medikamentenumgang und dem Management der medizinischen Logistik, ebenso wie die Bevorratung von Chinin, umgesetzt. Es wird jedoch deutlich, dass die verbesserte medizinische Infrastruktur,[431] nicht zum Vorteil der indigenen Bevölkerung gereichte. Die im veröffentlichten Jahresbericht getätigte Aussage, dass diese die neuen Kliniken häufiger in Anspruch nehmen würden,[432] erweckt in Zusammenschau mit der beschriebenen Gesundheitssituation einen propagandistischen Eindruck.

Leutwein scheint es als unabänderlich erachtet zu haben, dass den Indigenen keine Hilfe zuteilwerden könne, wenn diese die weiten Strecken zur Gesundheitsstation nicht auf sich nehmen würden. Von kolonialem Bemühen um die medizinische Versorgung der Indigenen kann daher bei Leutwein, auch im Hinblick auf seinen Bericht aus dem Vorjahr,[433] keine Rede sein.

Die Malariaverschleppung durch die Truppenmobilität wurde von Leutwein nicht weiter problematisiert. Es zeigt sich, im Gegensatz zu den Aussagen von Lindequists, welcher die deutsche Regierung 1898 für etwaige, mangels adäquater medizinischer Versorgung in der indigenen Bevölkerung auftretende Todesfälle, in die Verantwortung nahm,[434] eine Rücksichtslosigkeit in Bezug auf die Gesundheit der indigenen Bevölkerung.

Die Gesundheit der indigenen Bevölkerung nach dem Aufstand der Herero und Nama wurde in den Jahresberichten nur kurz behandelt. Im Rahmen der bearbeiteten Literatur[435] finden sich weder in den Akten des Bundesarchivs noch in der einschlägigen Kolonialliteratur ausführlichere Berichte hierüber.

Im Berichtsjahr 1906/07 sei es aufgrund reichlicher Niederschläge zu einer Häufung der Malariafälle gekommen. Die in Folge des Aufstandes internierten Teile der indigenen Bevölkerung hätten aufgrund von Zwangsarbeit und Gefangenschaft zahlreiche Todesfälle zu verzeichnen:

---

430 Vgl. von Burgsdorff an Landeshauptmann Leutwein (26.06.1897), fol. 94 f.
431 Vgl. Kolonialabteilung des Auswärtigen Amtes (Hg.) (1900), S. 122.
432 Vgl. Kolonialabteilung des Auswärtigen Amtes (Hg.) (1901), S. 151: „Die neben den Lazarethen eingerichteten Polikliniken erfreuen sich eines von Jahr zu Jahr zunehmenden Besuches seitens der Eingeborenen, ein Beweis dafür, daß letztere zu der Heilkunst der Weißen allmählich Vertrauen gewinnen."
433 Vgl. Leutwein an Auswärtiges Amt Kolonialabteilung (23.08.1899), fol. 19.
434 Vgl. von Lindequist an Auswärtiges Amt Kolonialabteilung (25.05.1898), fol. 105.
435 Vgl. hierzu Kapitel 1.

„Die gesundheitlichen Verhältnisse haben sich im Allgemeinen gebessert. Erkrankungen an Malaria, eine Folge der starken Niederschläge und hohen Temperatur traten jedoch im Berichtsjahre besonders häufig auf. [...] Beträchtlich war die Sterblichkeit unter den am Bahnbau Lüderitzbucht-Aus arbeitenden Eingeborenen und den auf der Haifischinsel untergebrachten Hottentotten. Vorangegangene Entbehrungen und Strapazen, ungewohntes Klima und ungewohnte Lebensweise mögen die Ursache der Todesfälle gewesen sein."[436]

Ein direkter Zusammenhang der Todesfälle unter den Indigenen mit dem Auftreten der Malaria wurde hier nicht hergestellt.

Für das Berichtsjahr 1907/08 wurde über die „kranken freien Farbigen" berichtet. Welcher Teil der Bevölkerung hiermit gemeint ist, wird nicht explizit erläutert. Vermutlich handelte es sich hierbei um den nicht internierten Teil der indigenen Bevölkerung. Von diesen seien 130 an Malaria erkrankt, welche 785 Tage in Behandlung gewesen seien. Dies ergab lediglich 6,04 Tage pro Erkrankten und damit weniger als die Hälfte der Behandlungsdauer der weißen Vergleichsgruppen.[437] Im Verhältnis zum Gesamtdurchschnitt von 26,43 Tagen fiel dieser Wert innerhalb der betrachteten Gruppe ebenfalls sehr gering aus. Einen großen Anteil an den langwierigen Behandlungen hatten die venerischen Erkrankungen mit etwa 28 Behandlungstagen und der Skorbut mit etwa 42,9 Behandlungstagen pro Erkrankten. Verglichen mit 1903 stieg die durchschnittliche Behandlungsdauer von 17,74 auf 26,43 Tage.[438] Die Malariaerkrankungen verursachten also 7,05 % der Erkrankungsfälle, jedoch lediglich 1,61 % der Behandlungstage. Die Äußerungen des Militärarztes Hummel, welcher 1902 lobend hervorhob, dass ein an Malaria erkrankter Indigener nur drei Tage bräuchte um wieder arbeitsfähig zu werden, mag die niedrige Behandlungsdauer im Vergleich zur weißen Bevölkerung erklären. Es ging ausdrücklich nicht um die vollständige Genesung, sondern lediglich um die Sicherstellung der Arbeitskraft der Indigenen.[439]

Auch für das Folgejahr 1908/09 wurden entsprechende statistische Aufzeichnungen angefertigt.[440] Die Iststärke der indigenen Bevölkerung hätte 63.117 Köpfe ausgemacht. Da keine Einschränkung hinsichtlich der betrachteten Orte angegeben wurde, kann vermutet werden, dass dieser Wert für ganz

---

436 Ohne Verfasser (o.V.) [Anm. des Verf.: Näherungsweise um 1907], fol. 18. Im Aktenmaterial wurde die Spezifikation der betroffenen Indigenen nachträglich bearbeitet. „Hereros" wurde zugunsten von „Eingeborenen" gestrichen.
437 Vgl. Reichskolonialamt (Hg.) (1909), S. 314–322.
438 Vgl. Leutwein an Auswärtiges Amt Kolonialabteilung (16.07.1903), fol. 2.
439 Vgl. Hummel (30.08.1902), fol. 66.
440 Vgl. Reichskolonialamt (Hg.) (1910), S. 348–351.

Die Auswirkungen auf die indigene Bevölkerung 107

Deutsch-Südwestafrika galt. Im Vergleich zu der 1891 durch Hauptmann von Francois' angegebenen Bevölkerungszahl von etwa 116.100, zeigte sich ein dramatischer Bevölkerungsrückgang.[441] Dieser lässt sich zu einem Großteil auf den Völkermord an den Herero und Nama im Rahmen des Aufstandes in den Jahren 1904–1908 zurückführen.[442] In Anbetracht der Schilderungen Riechmanns, nach denen jährlich bis zu 19 % der Bevölkerung Franzfonteins an Krankheiten verstarben,[443] und denen Leutweins, nach denen die Todesfälle der Indigenen die Geburtenzahl überschritten hätten,[444] muss davon ausgegangen werden, dass Krankheiten ebenfalls einen großen Beitrag dazu leisten. Die Dezimierung der indigenen Bevölkerung wurde auch durch die Verschlechterung der Gesundheitsverhältnisse verursacht und ist somit als direkte Folge der Kolonialisierung zu bewerten.

Unter den übrig gebliebenen 63.117 Indigenen hätten 99 Fälle von Malaria mit 701 Behandlungstagen vorgelegen. Zwei dieser Fälle gingen mit weiteren komplizierenden Erkrankungen einher und verursachten allein 79 Behandlungstage. Die reinen Malariafälle waren verantwortlich für 622 Behandlungstage, also 6,41 Tage pro Kopf. Vier dieser Patienten seien verstorben. Der Durchschnitt der Behandlungsdauer lag bei 14,87 Tagen pro Kopf. Gemessen an der Gesamtheit war die Malaria verantwortlich für 6,3 % der 1.571 behandelten Erkrankungsfälle, 5,26 % der insgesamt 76 Todesfälle und 2,66 % der 23.358 Behandlungstage. Der Anteil der tödlich endenden Malariafälle lag bei 4,04 %. Auffällig ist die deutlich höhere Anzahl an Todesfällen unter den Indigenen im Vergleich zur weißen Zivilbevölkerung.[445] 76 Todesfällen in der indigenen Bevölkerung standen 33 Fälle in der weißen Zivilbevölkerung gegenüber, obwohl mit 1.571 gegen 2.561 deutlich weniger Patienten in Behandlung kamen. Ursachen könnten unter anderem die geschilderte Differenz der medizinischen Versorgung, ein späteres, oder nur notfallmäßiges Aufsuchen eines europäischen Arztes bedingt durch infrastrukturelle Hürden, aber auch die katastrophalen Gesundheitsverhältnisse in den Internierungslagern gewesen sein. Im Vergleich mit dem Vorjahr[446] sank die durchschnittliche Behandlungsdauer einer Erkrankung von 26,43 auf 14,87 Tage pro Kopf, die der Malaria stieg von 6,04 auf 6,41 Tage.

---

441 Vgl. von Francois an Auswärtiges Amt Kolonialabteilung (31.12.1891), fol. 3 f.
442 Vgl. Jorgensen und Markusen (2000), S. 288.
443 Vgl. Riechmann an Deputation (09.09.1898), fol. 227 f.
444 Vgl. Leutwein an Auswärtiges Amt Kolonialabteilung (23.08.1899), fol. 32 f.
445 Vgl. Reichskolonialamt (Hg.) (1910), S. 343–347.
446 Vgl. Reichskolonialamt (Hg.) (1909), S. 319–322.

Der Anteil an den Erkrankungen sank von 7,05 % auf 6,3 %, während der Anteil an den Erkrankungstagen hingegen von 1,61 % auf 2,66 % anstieg.

Im Berichtsjahr 1908 seien stärkere Regenfälle als in den zehn vorhergehenden Jahren aufgetreten. Die Malaria hätte sich infolgedessen über das ganze Land verbreitet und selbst im Süden seien die Menschen daran erkrankt. Die indigene Bevölkerung sei in großem Ausmaß betroffen gewesen, ganze Dorfgemeinschaften seien zeitgleich erkrankt.[447] Die gestiegenen Fallzahlen hätten einen Überhang in das nächste Berichtsjahr gezeigt. Die daraus resultierende Häufung hätte die Regierung dazu veranlasst, Chinin zu therapeutischen und prophylaktischen Zwecken an die Bevölkerung zu verteilen. Ausgehend von den positiven Resultaten hätte auch die indigene Zivilbevölkerung dieses Versorgungsangebot in Anspruch genommen. Im Norden hätte die Herausgabe der Medikamente durch die Missionare für einen Zustrom der Bevölkerung an deren Stationen gesorgt.

Aufgrund der verringerten Regenfälle sei die Gesamtsituation 1909 eine bessere als im Vorjahr gewesen.[448]

---

447 Vgl. ohne Verfasser (o.V.) [Anm. des Verf.: Näherungsweise um 1909], fol. 9 f: „In allen Teilen des Schutzgebietes trat in den letzten Monaten des Berichtsjahrs in Folge der außerordentlich starken Niederschläge die Malaria ziemlich häufig auf; auch sonst fieberfreie Gegenden des Südens blieben nicht verschont. Unter dem Fieber litten Weiße wie Eingeborene; oft lagen ganze Werften der letzteren krank darnieder. […] Das Berichtsjahr hat dem ganzen Lande außergewöhnlich reichen Regen gebracht. Schon in den Monaten September, Oktober und November wurden von den meisten Regenmeßstationen einzelne Regenfälle gemeldet, während im Dezember die eigentliche Regenzeit einsetzt und gleichmäßig bis Ende März 1909 anhielt. Die Jahresregenhöhe überstieg überall den Durchschnitt der letzten 10 Jahre, doch blieb das Land im allgemeinen von verheerenden wolkenbruchartigen Regen verschont."
448 Vgl. ohne Verfasser (o.V.) [Anm. des Verf.: Näherungsweise um 1910a], fol. 16 f: „Die ersten Monate des Berichtsjahres brachten noch bei Weißen wie Eingeborenen häufige Erkrankungen an Malaria die bereits am Ende vorigen Berichtsjahres in Folge der selten reichen Niederschläge mit ungewöhnlicher Stärke aufgetreten waren. Während der Regenzeit des Berichtsjahres selbst war dagegen der Gesundheitszustand ungleich günstiger und Malariaerkrankungen wurden in den meisten Bezirken viel seltener. Das heftige Auftreten der Malaria im Anfange des Berichtsjahres [Anm. des Verf.: April/Mai 1909] veranlaßte die Verwaltung, Chinin auch zu Zwecken der Prophylaxe unentgeltlich abzugeben. Damit wurden gute Erfolge erzielt, auch die Eingeborenen erkannten bald seine Wirksamkeit und überwanden schnell die anfängliche Scheu gegen diese Arznei. Auch im Ambolande, das schwer unter Malaria zu leiden hatte, kam Chinin unentgeltlich durch Vermittelung der Missionare zur Abgabe, und die Kunde seiner Wirksamkeit zog selbst Eingeborene aus entfernteren Gegenden des Landes an die Missionsstationen."

Der Missionar Heinrich Brockmann (1873–1951)[449] berichtete 1909, dass die Malariasituation in Outjo aufgrund der dortigen medizinischen Versorgung gut gewesen sei. In Franzfontein, welches vorrangig von Indigenen bewohnt wurde, sei dies jedoch nicht der Fall gewesen:

> „Die Gemeinde Outjo hatte in den Fiebermonaten nicht so schlimm unter dem Fieber zu leiden. Mit Hilfe des Stabsarztes Dr. Trommsdorff konnten wir demselben durch Chinin wirksam entgegen arbeiten. In Zesfontein sind mehrere Leute am Fieber gestorben. Besonders schlimm aber ist es in Franzfontein gewesen, wo 13 Leute, zumeist Kinder, gestorben sind, das sind 10 % der […] Einwohner."[450]

Anhand eines Fallbeispiels führte Brockmann, vergleichbar mit den Äußerungen Missionar Riechmanns, die Strafe Gottes als Krankheitserklärung aus.[451] Die Todeszahlen der Bevölkerung Franzfonteins wurden in einem fragmentarischen Akteneintrag auf 16 von 197 Gemeindemitgliedern beziffert.[452]

Im Hinblick auf Riechmanns Schilderungen aus den Jahren 1898 und 1899 zeigte sich eine vergleichbar hohe Zahl an Malariatodesfällen. Es scheint daher, als hätte die Expedition des Dr. von Vagedes zumindest keinen andauernden positiven Effekt auf die Gesundheit der indigenen Bevölkerung zur Folge gehabt.

---

449 Brockmann, Heinrich Johann. 12.07.1873–1951. Missionar der Rheinischen Missionsgesellschaft. Tätig in unter anderem in Franzfontein und Outjo. Vgl. Apelt (2016), S. 106.
450 Brockmann an Deputation (14.10.1909), fol. 126.
451 Vgl. ebd. fol. 126 f: „Einem Manne starben seine beiden Söhne, fast die einzigen Kinder männlichen Geschlechts unter den Naman Franzfonteins. Grade mit diesem Manne hat der Herr sehr ernst geredet. Er ist sehr geizig und forderte im vorigen Jahr, als ich ihn als Treiber für eine Reise nach Franzfontein sehr nötig hatte, ganz unverschämte Preise. Und als damals die Gemeindebeiträge festgesetzt wurden, war er der einzige, der sich beklagte, er könne das Geld nicht bezahlen, obgleich er von allen Franzfonteinern die größte Viehherde besitzt. Nun hat ihm der Herr seine beiden Erben genommen, und ein großer Teil seines Kleinviehs wurde vom Tiger geschlagen."
452 Vgl. Brockmann [Anm. des Verf.: Näherungsweise um 1909], fol. 135: „Die anhaltende Regenzeit im ersten Teil des Jahres hatte sehr viel Fieber im Gefolge. Besonders schlimm trat es in Franzfontein auf, wo von den 197 Gemeindemitgliedern 16 starben."
Der Akteneintrag liegt in Form eines gestrichenen Fragmentes vor und wurde nicht unterschrieben. Es ist jedoch, aufgrund der Anlehnung an den Vorbericht, davon auszugehen, dass Brockmann auch hier als Verfasser fungierte.

Zwischenfazit

Der Reisebericht des Botanikers Schinz hat gezeigt, dass die Malaria im ausgehenden 19. Jahrhundert sowohl in den religiösen als auch medizinischen Vorstellungen der indigenen Ethnien Namibias eine Rolle spielte. Ein andauernder Kontakt der Indigenen mit der Malaria in den nördlichen Endemiegebieten ist daher anzunehmen. Bei Eintreffen der Deutschen 1884 stellte die Malaria für diese Bevölkerungsgruppen also bereits einen relevanten Faktor dar, der sich auf ihre kulturellen Anschauungen auswirkte. Dass dies auch abseits des Volkes der Ovambo anzunehmen ist, wurde am Beispiel der Malariaheilung durch Suggestion gezeigt. Das anfängliche Desinteresse der deutschen Berichterstatter an der Gesundheitssituation der indigenen Bevölkerung steht im starken Kontrast zu den drastischen Auswirkungen der fortschreitenden Kolonisation auf die Malariaverbreitung in Deutsch-Südwestafrika. Es ist davon auszugehen, dass die hohen Todeszahlen der in diesem Kontext ausbrechenden Epidemien, an denen zumindest eine Beteiligung der Malaria sehr wahrscheinlich ist, eine Spur im kulturellen Gedächtnis der betroffenen Ethnien hinterließen. Unter der Annahme, dass das Ausbleiben der medizinischen Versorgung einen Teil der Motivation zu Hendrik Witboois Widerstand gegenüber der deutschen Kolonialherrschaft beitrug, zeigt dies die Auswirkungen der Malaria auf den Verlauf der deutschen Kolonisationsbestrebungen. Die noch heute spürbaren Folgen des Aufstandes, in Form der Schadensersatzforderungen von Nachfahren der Herero und Nama, zeigen somit, dass das Auftreten der Malaria und die koloniale Gesundheitspolitik Deutschlands bis heute nachwirken. Es kann vermutet werden, dass ein Eingestehen der gezeigten medizinischen Versorgungsdifferenzen der deutschen und indigenen Bevölkerung, diese negativen Auswirkungen möglicherweise abgemildert hätte.

Das epidemische Auftreten der Malaria nach dem Aufstand der Herero und Nama zeigte, dass die Krankheit weiterhin relevant war und zwischenzeitliche Erfolge der Medizin, wie am Beispiel Franzfonteins gezeigt wurde, unter anderem durch ein Stagnieren der Bekämpfungsmaßnahmen zunichtegemacht worden waren.

Die besprochene Übersicht des Arztes und Naturforschers von Koenen über die Flora Namibias zeigt, dass die traditionelle Nutzung pflanzlicher Mittel zur Malariabekämpfung bis heute fortgesetzt wird.

Eine Relevanz der Erkrankung für die indigene Bevölkerung ist also für den gesamten Zeitraum der deutschen Besatzung und bis weit über die Kolonialzeit hinaus anzunehmen. Die Ausblendung der indigenen Perspektive mag frühere Autoren zu der Annahme bewegt haben, dass diese Relevanz mit Einsetzen des Typhus abgenommen hätte. Anhand des bearbeiteten Materials kann dies jedoch nicht bestätigt werden.

4.3 Die Auswirkungen auf die weiße Zivilbevölkerung

Über die Gruppe der weißen Zivilbevölkerung liegen, im Vergleich zu der indigenen, deutlich detailliertere (Gesundheits-)Berichte vor. Vor allem die, wenn auch unregelmäßig, veröffentlichten Krankheits- und Todesstatistiken geben einen Überblick über die in dieser Gruppe herrschenden Gesundheitsverhältnisse. Dieses Missverhältnis der Berichtsdichte steigert sich bei Betrachtung der deutsch-südwestafrikanischen Schutztruppe, welche daher im nächsten Teilkapitel als Abschluss der gruppenweisen Quellenauswertung thematisiert wird. Es kann eine Abhängigkeit der Berichtsdichte von der Relevanz hinsichtlich der Kolonisation und der Sicherung des Machtanspruches vermutet werden. Die weißen Siedler schienen hierbei nicht die Spitze einzunehmen, auch wenn, im Vergleich zur indigenen Bevölkerung, die deutlich bessere medizinische Versorgung, unter anderem in Form von Infrastruktur und der Zugänglichkeit pharmakologischer Therapieoptionen, zeigt, dass durchaus Interesse von offizieller Seite am Wohlergehen dieser Gruppe bestand.

Regierungsassessor August Köhler (1858–1902)[453] berichtete 1893 an die Kolonialabteilung des Auswärtigen Amtes[454] über die Gesundheitsverhältnisse Deutsch-Südwestafrikas:

> „Die klimatischen Verhältnisse waren in wirthschaftlicher Beziehung in Folge der reichlichen Niederschläge günstiger als in früheren Jahren. Auch der gesundheitliche Zustand der Bevölkerung ließ nichts zu wünschen übrig. Epidemische Krankheiten sind nicht aufgetreten."[455]

---

453 Köhler, August. 30.09.1858–19.01.1902. Von der Kolonialabteilung 1891 als Richter und Regierungsassessor nach Deutsch-Südwestafrika gesandt. Später Landeshauptmann und Gouverneur der deutschen Kolonie Togo. Vgl. ohne Verfasser (o.V.) (1920b), S. 316.

454 1890 gegründete Abteilung im Auswärtigen Amt. Ab 1894 Übernahme der gesamten kolonialen Verwaltung abseits politischer Fragestellungen. 1907 ersetzt durch das Reichs-Kolonialamt. Vgl. von König (1920), S. 322.

455 Köhler an Auswärtiges Amt Kolonialabteilung (05.09.1893), fol. 21 f.

Dass abseits epidemischer Ausbrüche Krankheiten auftraten, ist jedoch anzunehmen, zumal das Auftreten der Malaria innerhalb der Schutztruppe explizit von Stabsarzt Richter beschrieben wurde.[456]

Gouverneur Leutwein gab 1897 einen tabellarischen Bericht[457] über die 1896 verstorbenen „Weißen"[458] des Schutzgebietes. Daraus geht hervor, dass von insgesamt 51 Todesfällen 20 durch mechanische Verletzungen[459] verursacht wurden. Von den 31 krankheitsbedingten Todesfällen seien 22 durch „Fieber" verursacht worden. Fieberhafte Erkrankungen verursachten also etwa 71 % der krankheitsbedingten und 43,1 % der gesamten Todesfälle unter den Weißen. Es seien drei Fälle auf Windhoek, je einer auf Swakopmund und Otjimbingue und 17 auf den Nordbezirk entfallen. Der Begriff „Fieber" wurde nicht weiter differenziert, aufgrund der typischen Verteilung der Todesfälle[460] ist jedoch davon auszugehen, dass die Malaria einen großen Teil davon ausmachte. Behauptungen des stellvertretenden Landeshauptmanns von Lindequist, dass die Fiebersituation 1896 gut gewesen sei,[461] erscheinen fraglich und können als Zugeständnis an eine seitens der Regierung vorgegebenen Linie gesehen werden,[462] wenngleich sich die Werte für den Bezirk Windhoek mit Vorberichten vergleichen lassen und dort die Fiebertodesfälle von fünf im Vorjahr[463] auf drei gesunken seien. In Zusammenschau mit Leutweins Angaben bezüglich der verstorbenen Weißen scheint es sich hierbei jedoch nur um eine punktuelle Verbesserung gehandelt zu haben, während fieberhafte Erkrankungen im Landesdurchschnitt durchaus eine Rolle spielten.

Ein Akteneintrag von 1898 zeigte, dass die Malaria sich im Jahr 1897 erheblich auf die Todesfälle unter den Weißen auswirkte. Von 51 Toten seien 21 an Malaria und zwei weitere an Schwarzwasserfieber verstorben. Das Schwarzwasserfieber

---

456 Vgl. Richter (25.05.1893), fol. 7: „Bei 6 Mann wurden leichte gutartige Malaria-Anfälle beobachtet; […]."
457 Vgl. Leutwein an Reichskanzler Hohenlohe-Schillingsfürst (13.07.1897), fol. 96 ff.
458 Ebd. fol. 96.
459 Angeführt wurden namentlich Krieg, Mord, Selbstmord und Unfälle.
460 Die für Malaria in Deutsch-Südwestafrika typische Verteilung der Malariafälle, würde sich hier exakt widerspiegeln. Der Norden stelle mit Abstand die größte Zahl, in der Mitte des Landes lägen einige Fälle vor und die Küstengebiete und der Süden des Landes seien beinahe frei von den genannten fieberbedingten Todesfällen.
461 Vgl. von Lindequist an Reichskanzler Hohenlohe-Schillingsfürst (20.10.1896), fol. 147.
462 Vgl. hierzu Kapitel 4.6.
463 Vgl. Leutwein an Auswärtiges Amt Kolonialabteilung (01.11.1895), fol. 122 f.

wurde in Bezug auf die deutsch-südwestafrikanische Kolonie hiermit das erste Mal erwähnt und als Malaria-assoziiert gewertet. Weitere 15 Patienten seien an „Fieber" verstorben, ein weiterer an „Typhus".[464] Da Malaria, Typhus und Fieber voneinander getrennt aufgeführt wurden, bleibt unklar, worum genau es sich bei diesen Fiebertoten handelte. Möglicherweise verbargen sich hierunter klinisch untypisch verlaufende Fälle, welche keine mikroskopische Diagnostik nach sich zogen. Ein Anteil von Malaria an diesen kann vermutet, allerdings nicht sicher angenommen werden. Da acht Personen an mechanischen Ursachen verstarben, bleiben 43 Tote, welche ihren Krankheiten erlagen. Die Malaria und das Schwarzwasserfieber hatten also einen Anteil von 53,4 % an der krankheitsbedingten Mortalität in der weißen Bevölkerung. In Anbetracht weiterer Fälle, welche sich möglicherweise hinter dem „Fieber"-Begriff verbargen, könnte diese Zahl größer ausfallen. Unter Bezugnahme auf die eindeutigen Malariafälle zeigt sich, dass diese 1897 anteilig weniger Todesfälle verursacht hätte als das „Fieber" im Jahr 1896.[465] Aufgrund des geschilderten epidemischen Ausbruchs der Malaria erscheint dies jedoch unwahrscheinlich und eine Überschneidung kann angenommen werden. Aufgrund der bleibenden Unsicherheit der Ursache werden diese Zahlen hier jedoch nicht berücksichtigt. Im Vergleich zum Vorjahr zeigte sich des Weiteren, dass Malaria und Schwarzwasserfieber 1897 absolut mehr Todesfälle verursachten als die gesammelten „Fieber"-Todesfälle 1896. Da dort Malaria und Fieber nicht differenziert worden sind, kann der Vergleich nur in der Tendenz erfolgen.

Auch die 1895 von Leutwein nach den Beobachtungen Richters angegeben Zahlen,[466] lassen sich leider nur schwer vergleichen, da sich diese nur auf die Bevölkerung und militärische Besatzung Windhoeks bezogen. Für die Tendenz der Malariaausbreitung mag ein grober Vergleich jedoch angestellt werden. Tendenziell zeigt sich eine Entwicklung des „Fieber"- beziehungsweise Malaria- und Schwarzwasserfieberanteils an den Todesfällen in Krankheitsfolge von 26,3 % 1895[467] auf 71 % 1896[468] und schließlich 1897 ein Anteil von 53,4 % reiner

---

464 Vgl. Mueller an Auswärtiges Amt Kolonialabteilung [Anm. des Verf.: Näherungsweise um 1898], fol. 117 f.
465 Vgl. Leutwein an Reichskanzler Hohenlohe-Schillingsfürst (13.07.1897), fol. 96 ff.
466 Vgl. Leutwein an Auswärtiges Amt Kolonialabteilung (01.11.1895), fol. 122 f.
467 Vgl. ebd. die Fiebertoten unter den Soldaten der Windhoeker Schutztruppe.
468 Vgl. Leutwein an Reichskanzler Hohenlohe-Schillingsfürst (13.07.1897), fol. 96 ff. Hier alle an Fieber verstorbenen Weißen in Deutsch-Südwestafrika.

Malaria und Schwarzwasserfieber.[469] Es kann vermutet werden, dass die Soldaten in Windhoek Zugang zu einer besseren medizinischen Versorgung hatten als die durchschnittliche Zivilbevölkerung. Ein etwaiger Vergleich ist also auch in dieser Hinsicht problematisch. Die Tendenz des Anstiegs der Malariaerkrankungen und damit auch der Relevanz der Erkrankung für das Schutzgebiet wird jedoch ersichtlich.

Dem Bericht eines Kriegsschiff-Kommandanten können Zahlen der von November 1897 bis August 1898 in Swakopmund verstorbenen entnommen werden.

> „In Swakopmund ist der Gesundheitszustand immer noch nicht ganz befriedigend: Die Malaria welche im November 1897 begonnen, ist noch nicht wieder erloschen. Während des Aufenthaltes S.M.S. ‚Wolf' waren noch mehrere Offiziere und Beamte an Land von dieser Krankheit heimgesucht. Es starben vom November 1897 bis zum Februar d. Js. 26, und von Februar bis August 4 von ungefähr 150 Weißen. Von den Eingeborenen sind 53 Todesfälle bekannt, doch wird die Zahl bedeutend größer sein, weil nicht alle Todesfälle zur offiziellen Kenntniß gelangen."[470]

Eine alleinige Verursachung der Todesfälle in Swakopmund durch die Malaria ist, in Zusammenschau mit dem retrospektiven Sanitätsbericht der die Toten als Opfer des Typhus abdominalis deklarierte,[471] und den in Kapitel 4.6 angestellten Überlegungen unwahrscheinlich.

Leutwein berichtete 1899, dass die gesundheitliche Situation der weißen Zivilisten eine befriedigende, eventuell sogar eine bessere als die der Schutztruppe gewesen sei. Eine höhere Sterblichkeit in der Schutztruppe sei bedingt durch die körperlichen Strapazen des Militärlebens und die ungesunde Unterbringung während der Feldeinsätze.[472] Diese Aussagen stehen nur scheinbar im Kontrast zu obigen Überlegungen, da hier Bezug auf die nicht fest stationierten Soldaten genommen wird.

In der weißen Bevölkerung seien 1899 insgesamt 61 Personen verstorben, von diesen 16 an „Malariafieber" und acht an „Schwarzwasserfieber".[473] Die Malaria und das assoziierte Schwarzwasserfieber hatten also einen Anteil von 39,3 % an

---

469 Vgl. Mueller an Auswärtiges Amt Kolonialabteilung [Anm. des Verf.: Näherungsweise um 1898], fol. 117 f. Hier ebenfalls Betrachtung aller verstorbenen Weißen, diesmal jedoch explizit Malaria als Todesursache.
470 Schröder an den kommandierenden Admiral in Berlin (18.10.1898), fol. 114.
471 Vgl. Kommando der Schutztruppen im Reichs-Kolonialamt (1920), S. 19.
472 Vgl. Leutwein an Auswärtiges Amt Kolonialabteilung (23.08.1899), fol. 31 f.
473 Vgl. ohne Verfasser (o.V.) [Anm. des Verf.: Näherungsweise um 1900], fol. 27–30.

den Todesfällen der Weißen. Gerechnet auf die von Kirchhoff auf 2.872 bezifferte Einwohnerzahl[474] ergibt sich eine malariabedingte Mortalität von etwa 0,84 % der weißen Bevölkerung. Ob sich diese Zahlen mit Kirchhoffs Aussage vereinbaren lassen, nach der die Gesundheitssituation der weißen Siedler immer besser werde,[475] scheint fraglich.

Chefarzt Lübbert berichtete 1900 ebenfalls über die Gesundheitsverhältnisse der Zivilbevölkerung. Aufgrund der besseren medizinischen Infrastruktur seien die Gesundheitsverhältnisse der weißen Zivilisten gut gewesen. Grund hierfür sei auch, dass hygienische Maßnahmen des Hausbaus durch die Siedler Beachtung fänden.[476] Es wurde also angedeutet, dass die von Robert Koch aufgestellten Grundsätze des hygienischen Wohnungsbaus[477] zum einen Umsetzung fänden und zum anderen eine direkte Auswirkung auf die Gesundheitsverhältnisse gezeigt hätten.

Neben dem Gesundheitszustand der Weißen, hätte sich auch derjenige der indigenen Bevölkerung verbessert. Dies läge an ihrem gesteigerten Vertrauen in die westliche Medizin und an den neu geschaffenen Kliniken.[478] Der schlechte Gesundheitszustand der Vorjahre wird indirekt damit begründet, dass die Indigenen der westlichen Medizin nicht getraut hätten. Augenzeugenberichte wie der des Bezirkshauptmannes von Burgsdorff[479] zeigen jedoch, dass die Mittel zur medikamentösen Versorgung der gesamten Bevölkerung schlicht gefehlt haben, beziehungsweise dieser nicht zur Verfügung gestellt wurden. In Anbetracht der drastischen Schilderungen des Missionars Riechmann der Franzfonteiner Gesundheitssituation im Jahr 1899 erscheinen die hier getätigten Aussagen frag-, oder zumindest ergänzungswürdig.

Die durchschnittliche pro Kopf benötigte Behandlungsdauer sei 1900 als Ausdruck der verbesserten Krankenversorgung von 15 auf 14 Tage gesunken.[480] Der Rückgang der Malariafälle wurde als unmittelbare Auswirkung der baulichen Maßnahmen und Entwässerungsarbeiten gewertet. Dies sei der Beweis gewesen, dass diese prophylaktischen Maßnahmen für das ganze Land anzuwenden seien.[481] Ob der Einbruch der Malariazahlen tatsächlich in den hygienischen

---

474 Vgl. Kirchhoff (1900), S. 23.
475 Vgl. ebd.
476 Vgl. Lübbert an Auswärtiges Amt Kolonialabteilung (10.07.1900), fol. 132.
477 Vgl. Kolonialabteilung des Auswärtiges Amtes an Gouverneur Leutwein (24.04.1899), fol. 138 f.
478 Vgl. Lübbert an Auswärtiges Amt Kolonialabteilung (10.07.1900), fol. 132.
479 Vgl. von Burgsdorff an Landeshauptmann Leutwein (26.06.1897), fol. 94 f.
480 Vgl. Lübbert an Auswärtiges Amt Kolonialabteilung (10.07.1900), fol. 132.
481 Vgl. ebd. fol. 133.

Maßnahmen, welche ja auch bereits in den Vorjahren durchgeführt wurden, begründet lag, erscheint zweifelhaft. Der Niederschlag des Jahres 1900,[482] der den Beginn einer niederschlagsarmen Periode markiert, legt die Vermutung nahe, dass auch klimatische Einflüsse eine große Rolle hierbei gespielt haben. Das zeitliche Zusammentreffen vom Rückgang der Malaria und der Anpassung hygienischer Maßnahmen, mag auf die Zeitgenossen den Anschein eines direkten Zusammenhangs gemacht haben, welcher in diesem Ausmaß jedoch zu hinterfragen ist.

Die Todesfälle des Berichtsjahres 1900 wurden von Leutwein auf zwölf beziffert. Er bezog diese Zahl im Gegensatz zu Lübbert[483] jedoch auf die Gesamtheit der weißen Bevölkerung.[484] Bedenkt man, dass die Krankenziffer innerhalb der Schutztruppe nur um absolut 18 % und die Mortalitätsrate in der Truppe um absolut 0,2 % abnahm, scheint es unwahrscheinlich, dass sich die Todeszahlen aller Weißen von 61[485] auf zwölf, verringerten haben soll. Es kann also weiterhin davon ausgegangen werden, dass mit dieser Ziffer die verstorbenen Angehörigen der Schutztruppe gemeint waren. Bedacht werden muss hier noch, dass die 61 Toten auf das gesamte Jahr 1899 gerechnet worden sind, während der Bericht Leutweins den Zeitraum vom 01.07.1899 bis 30.06.1900 betrachtete. Eine direkte Vergleichbarkeit der Zahlen ist daher nicht möglich, die Tendenz ist jedoch verwertbar. Der 1901 veröffentlichte Jahresbericht für die Jahre 1899/1900[486] scheint die Aussage Leutweins bezüglich der Gesamtzahl der verstorbenen Weißen zu bestätigen. Da dieser sich jedoch stark an der Vorlage Leutweins zu orientieren scheint, kann nicht ausgeschlossen werden, dass ein etwaiger Fehler übertragen wurde. Die Frage, ob sich die zwölf Toten nur auf die Schutztruppe, oder wirklich auf alle Weißen bezogen bleibt daher ungeklärt. Die Bezifferung der Gesamttoten des Jahres 1900[487] auf 46, macht die Angaben Leutweins unwahrscheinlich und bekräftigt die Aussage Lübberts, dass die Todesfälle sich nur auf die Schutztruppe bezogen hätten. In den Monaten Juli–Dezember 1900 hätten ansonsten weitere 34 Personen versterben müssen. Dies erscheint in Anbetracht der Malariaepidemiologie, deren größte Fallzahl im Schnitt Ende des ersten

---

482 Vgl. Leutwein (30.08.1900), fol. 157 f.
483 Vgl. Lübbert an Auswärtiges Amt Kolonialabteilung (10.07.1900), fol. 132.
484 Vgl. Leutwein (30.08.1900), fol. 165.
485 Vgl. Ohne Verfasser (o.V.) [Anm. des Verf.: Näherungsweise um 1900], fol. 27–30.
486 Vgl. Kolonialabteilung des Auswärtigen Amtes (Hg.) (1901), S. 148–151.
487 Vgl. ohne Verfasser (o.V.) [Anm. des Verf.: Näherungsweise um 1901], fol. 41–44.

Die Auswirkungen auf die weiße Zivilbevölkerung   117

Quartals auftrat und die in der Schutztruppe anteilig die meisten Todesfälle verursacht hätte,[488] unwahrscheinlich.

Die tabellarische Auflistung der 1900 eingetretenen Todesfälle unter der weißen Bevölkerung ermöglicht hingegen einen direkten Vergleich mit den Zahlen des Vorjahres.[489] Von insgesamt 46 Todesfällen seien sechs auf „Malaria" und einer auf „Schwarzwasserfieber" entfallen. Im Vergleich zu 1899 zeigt sich also in der Tat einen Rückgang von 61 auf 46 Todesfälle.[490] Die Todesfälle durch Malaria sanken von 16 auf sechs, die an Schwarzwasserfieber von acht auf einen ab. Der prozentuale Anteil der malariaassoziierten Todesfälle sank von 39,3 % auf 15,2 %. Der Rückgang der Malariaerkrankungen zeigt sich also sowohl in den absoluten als auch in den relativen Zahlen.

Gleichbehandlung oder „Zwei-Klassen-Medizin"?

Für die Monate April bis Dezember 1902 erstattete der Militärarzt Hummel quartalsweise Berichte über die Gesundheitsverhältnisse der Zivilbevölkerung an ausgewählten Orten. Dies ist bemerkenswert, da auch die Situation der indigenen Bevölkerung betrachtet wurde. Aufgrund der Beschränkung auf einige Ortschaften, kann jedoch höchstens eine Annäherung an die Gesamtsituation der indigenen Gesundheitsverhältnisse erzielt werden.

In Windhoek seien innerhalb der Monate April bis Juni zehn Malariafälle aufgetreten. Das Verhältnis von Tertiana zu Tropica hätte bei 8:2 gelegen, die Tropicafälle seien jedoch als aus dem Norden importiert identifiziert worden. Die Behandlung der Malariafälle hätte durchschnittlich zehn bis elf Tage in Anspruch genommen. Unter der indigenen Bevölkerung seien lediglich fünf Fälle aufgetreten, jedoch sei dieser Wert aufgrund der geringen Inanspruchnahme der deutschen Krankenversorgung nicht aussagekräftig und eine höhere Fallzahl anzunehmen.[491]

In Gobabis seien in der weißen Bevölkerung vier, in der indigenen Bevölkerung hingegen 44 Malariafälle aufgetreten. Die indigenen Patienten seien jedoch bereits nach drei Tagen bereits „wieder arbeitsfähig"[492] gewesen.[493] Hier zeigte sich ein deutlicher Unterschied der Behandlungsdauer der weißen

---

488 Vgl. Lübbert (1903b), S. 420.
489 Vgl. ohne Verfasser (o.V.) [Anm. des Verf.: Näherungsweise um 1900], fol. 27–30.
490 Vgl. ohne Verfasser (o.V.) [Anm. des Verf.: Näherungsweise um 1901], fol. 41–44.
491 Vgl. Hummel (30.08.1902), fol. 60 ff.
492 Ebd. fol. 66.
493 Vgl. ebd. fol. 65 f.

Zivilbevölkerung Windhoeks und der indigenen Zivilisten in Gobabis. Es kann angenommen werden, dass die Reduzierung der Behandlungsdauer, auf weniger als ein Drittel der Zeit, kaum im Rahmen einer suffizient durchgeführten Therapie erreicht wurde. Ob eine adäquate Behandlung der Malaria erfolgte, ist daher fraglich. Hinzu kommt, dass auch Koch an der erfolgreichen Malariabekämpfung durch den dort stationierten Militärarzt Bluemchen zu zweifeln schien.[494] Die Fokussierung auf die Arbeitsfähigkeit im Gegensatz zur Gesundheit, lässt erkennen, dass hier nicht im Sinne der indigenen Bevölkerung gehandelt wurde. Es drängt sich der Vergleich mit dem Jahr 1898 auf, in dem die katastrophalen Gesundheitsverhältnisse der indigenen Bevölkerung von manchem Autor lediglich in Hinsicht auf deren fehlende Arbeitskraft bedauert wurden.[495]

In Omaruru sei ausschließlich Malaria tertiana aufgetreten. Dort gemachte Beobachtungen hätten darauf schließen lassen, dass mit steigendem Alter eine Resistenz gegenüber der Malaria entwickelt werden würde:

„Als Auffallend wird erwähnt, daß auf dem rechten Ufer des Omaruru die Erkrankungen an Wechselfieber in bedeutend geringerer Anzahl als auf dem linken auftreten, und wird dies von Seite des dortigen Arztes dahin erklärt, daß auf der rechten Seite bedeutend ältere Afrikaner sitzen, die eine Art natürliche Seuchenfestigkeit erworben haben sollen. [...] Die Wechselfieberfälle waren alle tertiana und heilten unter Chinin rasch. Auffallend war, daß bei farbigen stets viel mehr Wechselfiebererreger im Blut gesehen wurden als bei Weißen, selbst wenn letztere schon lange außer Behandlung an dieser Krankheit gelitten hatten. Bei farbigen, die monatelang ohne Unterbrechung gearbeitet hatten und ganz frisch in Behandlung kamen, waren schon nach dem 1. beobachteten Anfall 50 bis 60 und noch mehr Wechselfiebererreger im Gesichtsfeld."[496]

Der abweichende Parasitenbefall könnte ein Ausdruck der durch den Militärarzt von Vagedes beobachteten latenten Parasitenträgerschaft in der indigenen Bevölkerung sein. Auch gesund erscheinende Menschen könnten demnach eine hohe Anzahl der Erreger im Blut beherbergen, ohne jedoch Krankheitssymptome aufzuweisen.[497]

---

494 Vgl. Koch an Oberkommando der Schutztruppe (17.10.1902): „Aus der ganzen Darlegung des Verfassers [Anm. des Verf.: Stabsarzt Bluemchen] scheint hervorzugehen, daß er gewißer widriger Umstände nicht so weit Herr zu werden vermochte, um die Bekämpfung der Malaria in der Ausdehnung durchzuführen, die einen durchschlagenden Erfolg gewährleisten könnte."
495 Vgl. Mueller an Auswärtiges Amt Kolonialabteilung (24.09.1898), fol. 360.
496 Hummel (30.08.1902), fol. 66 f.
497 Vgl. Kapitel 5.3.

Es könnte gefolgert werden, dass der Parasitenbefall im Blut eines Indigenen bei Ausbruch der Malaria bereits hoch war. Ein aus Deutschland eingereister Siedler hingegen, welcher bereits bei einem geringen Befall Symptome entwickelt hätte, zeigte weniger Parasiten im Blut. Dies würde auch die Aussage unterstützen, dass Personen, die sich bereits lange Zeit im Land aufhalten, eine ähnliche Resistenz entwickeln würden.[498] Diese Beobachtung ist demnach keine Frage der Ethnie, sondern bedingt durch die Dauer der Malariaexposition.

Im dritten Quartal seien in der Zivilbevölkerung kaum Malariaerkrankungen aufgetreten. Dies sei Teil der typischen jahreszeitlichen Verteilung der Neuerkrankungen. Auf die Regenzeit würde eine Häufung der Erkrankungen folgen und deren Zahl sich anschließend, in der durch sinkende Temperaturen gekennzeichneten Jahreszeit, deutlich verringern.[499]

Im letzten Quartal 1902 habe sich ein Anstieg der Malariafallzahlen gezeigt, welcher aber ebenfalls im Rahmen der klimatischen Schwankungen geblieben sei. Einhergehend mit den ersten Regenfällen wären die Moskitos aufgetreten.[500]

Auffällig sind die abweichenden Ergebnisse der medizinischen Behandlung von indigener und weißer Zivilbevölkerung. So verstarben 1902 auf Seiten der Indigenen im zweiten Quartal 18 von 426 Patienten (4,22 %),[501] im dritten Quartal 36 von 475 (7,58 %)[502] und im letzten Quartal 42 von 396 (10,61 %).[503] Im Gegensatz hierzu verstarben auf Seiten der weißen Zivilbevölkerung im dritten Quartal 4 von 155 (2,58 %)[504] und im vierten Quartal 0 von 196 Patienten.[505] Es zeigt sich eine gravierende Differenz der Sterblichkeit. Die „Zwei-Klassen-Medizin", welche in der abweichenden Dauer der Behandlung[506] bereits angedeutet wurde, zeigte sich also auch in diesem Aspekt.

Die Erwähnung einer poliklinischen Behandlung, welche laut Hummels Berichten für die weißen Zivilisten dokumentiert wurde, fällt ins Auge. In einer 1901 erschienenen Veröffentlichung der Kolonialabteilung hieß es, dass diese auch verstärkt von den Indigenen in Anspruch genommen werden würden und

---

498 Vgl. Hummel (30.08.1902), fol. 66.
499 Vgl. Hummel (24.11.1902), fol. 117 ff und vgl. Hummel (24.11.1902), fol. 120 ff.
500 Vgl. Hummel (15.03.1903), fol. 143.
501 Vgl. Hummel (24.11.1902), fol. 119.
502 Vgl. ebd.
503 Vgl. Hummel (15.03.1903), fol. 139.
504 Vgl. Hummel (24.11.1902), fol. 120.
505 Vgl. Hummel (15.03.1903), fol. 143.
506 Vgl. Hummel (30.08.1902), fol. 66.

dies ein Zeichen für deren wachsendes Zutrauen in die westliche Medizin sei.[507] Hummel scheint dies, falls es so gewesen sein sollte, jedoch nicht für erwähnenswert gehalten zu haben. Die Aussage der Kolonialabteilung hatte möglicherweise eher das Ziel einer guten Außendarstellung, als das einer präzisen Angabe und sollte daher kritisch betrachtet werden.

Hinsichtlich des Malariaanteils an den Erkrankungsfällen, unter Auslassung des ersten Quartals,[508] lässt sich die Krankenziffer wie folgt zusammenfassen.

In der weißen Zivilbevölkerung seien 519 Patienten, davon 38 mit Malaria behandelt worden. Es ergibt sich ein Anteil von etwa 7,32 % der Malaria an den Krankheitsfällen. Seitens der Indigenen seien 1.297 Patienten, davon 97 mit Malaria in Behandlung gewesen. Dies ergibt etwa einen Malariaanteil von etwa 7,48 %. Die Zahlen der indigenen Bevölkerung müssen vorsichtig betrachtet werden, da angenommen werden kann, dass nur ein geringer Teil der Kranken zur Behandlung gelangte. Auffällig ist jedoch, dass der Anteil der Malaria an den Gesamterkrankten in beiden Gruppen nahezu identisch war. Dies könnte dafürsprechen, dass die Malaria in allen Bevölkerungsschichten die gleiche Prävalenz aufwies.

Eine tabellarische Aufstellung über die verstorbenen Weißen 1902 wies zwei Tote durch Malaria und einen durch Schwarzwasserfieber, bei insgesamt 53 Todesfällen, nach.[509]

Dies entspricht einem Anteil der Malaria von etwa 5,66 % an allen Todesfällen. Trotz einer vergleichbaren Anzahl an Gesamttodesfällen, scheint die Beteiligung der Malaria an diesen, seit den Fieberjahren 1897/98, im Abnehmen begriffen gewesen zu sein. So verstarben 1897 23 von 51 Gesamttoten an Malaria und Schwarzwasserfieber (45,1 %).[510] Für 1898 lagen keine Zahlen vor. 1899 entfielen hierauf 24 von 61 Todesfällen (39,3 %),[511] 1900 sieben von 46 (15,2 %)[512] und 1901 zwei von 62 (3,23 %).[513] Von 1897 bis 1902 veränderte sich der Anteil von Malaria und Schwarzwasserfieber an den Todesfällen also wie

---

507 Vgl. Kolonialabteilung des Auswärtigen Amtes (Hg.) (1901), S. 151.
508 Beachtet werden muss, dass der Monat März, wie für die Vorjahre gezeigt wurde, durchschnittlich einer der Malariastärksten war. Diese Daten ermöglichen also nur eine tendenzielle Übersicht.
509 Ohne Verfasser (o.V.) [Anm. des Verf.: Näherungsweise um 1903], fol. 132–137.
510 Vgl. Mueller an Auswärtiges Amt Kolonialabteilung [Anm. des Verf.: Näherungsweise um 1898], fol. 117 f.
511 Vgl. ohne Verfasser (o.V.) [Anm. des Verf.: Näherungsweise um 1900], fol. 27–30.
512 Vgl. ohne Verfasser (o.V.) [Anm. des Verf.: Näherungsweise um 1901], fol. 41–44.
513 Vgl. ohne Verfasser (o.V.) [Anm. des Verf.: Näherungsweise um 1902], fol. 47–53.

folgt: 45,1 % – 39,3 % – 15,2 % – 3,23 % – 5,34 %. Beachtet werden muss hier erneut, dass diese Werte lediglich den Gesundheitszustand der weißen Bevölkerung widerspiegelten, der, wie oben gezeigt wurde, deutlich von dem der indigenen Bevölkerung abwich. In die Todesfälle der Weißen spielten auch solche der Schutztruppe hinein. Diese Zahlen dürfen also nicht unkritisch als Ausdruck der Gesundheitsverhältnisse der weißen Zivilbevölkerung betrachtet werden, da die Soldaten anderen hygienischen und therapeutischen Bedingungen, einhergehend mit einer höheren Malariaprävalenz, ausgesetzt waren.[514]

Für den Zeitraum von 1902 bis 1903 lagen mehrere ausführliche Gesundheitsberichte vor. Folgender, von Leutwein eingesandt und nach Hummel berichtet, wurde mehrfach veröffentlicht.[515] In der Zivilbevölkerung seien unter den Weißen 49 von 595 Erkrankungen und unter den Indigenen 99 von 1.291 Erkrankungsfällen auf die Malaria zurückzuführen gewesen.[516] Es sei eine regelmäßige Malariaprophylaxe „nach Koch'scher Methode" an ausgesuchten Standorten erprobt worden. Für Okahandja seien die Ergebnisse vielversprechend gewesen.[517] Die Arbeit der Vagedes'schen Expedition fand keinerlei Erwähnung.

Aufgrund des unterschiedlichen betrachteten Zeitraums lassen sich die Angaben aus diesem Bericht leider nicht direkt mit denen der quartalsweisen Berichte über 1902 vergleichen. Es werden jedoch vergleichbare Daten für die Situation von Zivilbevölkerung und Militär geliefert. So seien im Berichtsjahr 31,2 % der Schutztruppe an Malaria erkrankt. In der weißen Zivilbevölkerung erkrankten 49 Personen an der Malaria. Aufgrund fehlender Angaben lässt sich keine Aussage über die Iststärke dieser treffen. Ebenfalls wird hier nicht erläutert, welche Bezirke betrachtet werden. Unter Zuhilfenahme der durchschnittlichen Iststärke des Vorjahres von 4.393 Personen als Vergleichswert ergäbe sich ein Anteil der Malariaerkrankungen an der Iststärke von 1,12 %. Also nur etwa ein Dreißigstel des Wertes der Schutztruppe. Diese Diskrepanz war vermutlich durch die unterschiedliche häusliche Lebensweise begründet. Die Soldaten konnten sich beispielsweise auf den Patrouillen nicht optimal gegen Moskitos schützen. Bezogen

---

514 Vgl. Kapitel 4.4.
515 Vgl. Hummel (1904d), S. 391–396 und vgl. Hummel (1904a), S. 595–598.
516 Vgl. Leutwein an Auswärtiges Amt Kolonialabteilung (16.07.1903), fol. 1 f.
517 Vgl. ebd. fol. 6: „Zur Bekämpfung der Malaria wurde die ausgedehnte Anwendung der Chininprophylaxe bei allen Lazarethen in Anregung gebracht. Dieselbe wird besonders an 2 dafür geeigneten Orten in Okahandja und Gobabis, nach Möglichkeit durchgeführt. Ein abschließendes Urteil über ihre Resultate läßt sich noch nicht fällen, doch kann schon jetzt gesagt werden, daß die nach Koch'scher Methode durchgeführte Prophylaxe in Okahandja recht gute Erfolge gezeigt hat."

auf die Indigenen der betrachteten Bezirke seien etwa 0,26 % der Bevölkerung erkrankt.[518] Auffällig ist der Unterschied in der Behandlungsdauer der Erkrankten. Bei der Schutztruppe wurde ein Malariakranker etwa 12,23 Tage behandelt, die durchschnittliche Behandlungsdauer aller Krankheiten lag bei etwa 13,55 Tagen. Für die weiße Zivilbevölkerung ergaben sich im Gesamtdurchschnitt 14,43 Tage und für die Indigenen sogar 17,74 Tage. In diesen Durchschnittswert flossen jedoch zum Beispiel auch die Geschlechtskrankheiten ein. Ein direkter Vergleich mit den malariaspezifischen Behandlungstagen des Vorjahres lässt sich daher nicht anstellen. Dieser Anstieg der Behandlungsdauer von Schutztruppenangehörigen, über die weißen Zivilpersonen, bis hin zu den indigenen Zivilisten lässt sich auf mehrere Arten interpretieren. Eine Erklärung könnte ein Abfall der Therapiegüte sein, sodass das Militär aufgrund einer hohen Relevanz für die Regierung die beste medizinische Versorgung erhalten haben könnte. Bei der indigenen Bevölkerung wurde möglicherweise eher abgewartet, als therapiert. Diese Annahme könnte gegebenenfalls auch die Unterschiede in der Mortalität von erkrankten weißen und indigenen Zivilisten erklären.[519] Eine andere Möglichkeit wäre, dass die Soldaten früher wieder im Dienst benötigt wurden und deshalb nur verkürzt behandelt worden sein könnten. Es muss hierbei beachtet werden, dass die Malaria im Kollektiv der Schutztruppe, wie gezeigt wurde, deutlich häufiger auftrat als in den beiden Vergleichsgruppen. Dies könnte erklären, warum die durchschnittliche Behandlungsdauer eines Malariafalls in der Schutztruppe ungefähr dem Durchschnitt aller Erkrankungsfälle entsprach und den augenscheinlichen Widerspruch der Behandlungsdauer erkrankter Indigener auflösen. 1902 wurde berichtet, dass ein malariakranker Indigener lediglich drei Tage behandelt werden müsste,[520] ein erkrankter Indigener wurde zwischen 1902 und 1903 jedoch durchschnittlich für über 17 Tage behandelt. Da die Malaria in dieser Gruppe mit 0,26 % der Bevölkerung jedoch verhältnismäßig selten zur Behandlung kam, bekräftigt dies die Annahme, dass andere Erkrankungen maßgeblich für die verursachten Behandlungstagen verantwortlich waren. Ein weiterer Jahresbericht wich bezüglich des Berichtszeitraumes leicht ab. Da bei Hummels Bericht kein genauer Zeitraum angegeben wurde, ist hier ein leichter zeitlicher Versatz mit abweichend resultierenden Zahlen anzunehmen. Die indigene Bevölkerung hätte aufgrund mangelhafter Ernährung und schlechten Wohnverhältnissen weiterhin stark unter der Malaria zu leiden. Die Malaria sei

---

518 99 Fälle auf etwa 38.520 Personen.
519 Vgl. Hummel (15.03.1903), fol. 143 und vgl. Trommsdorff (08.09.1903), fol. 171.
520 Vgl. Hummel (30.08.1902), fol. 66.

Die Auswirkungen auf die weiße Zivilbevölkerung

weiterhin die wichtigste Erkrankung gewesen. Aufgrund eines Regierungserlasses wären daher Versuche angestellt worden, die Fenster und Türen der Wohnhäuser mit Gittern gegen die Moskitos zu schützen.

Die Berichterstattung weckt den Anschein, dass diese prophylaktischen Maßnahmen lediglich für die weiße Bevölkerung getroffen worden seien. Dies ist umso erstaunlicher, da immer wieder auf die schwerwiegenderen Auswirkungen der Malaria auf die Gesundheit der Indigenen hingewiesen wird. Gerade jene hätten also besonders von prophylaktischen Maßnahmen profitiert.

Zusammenfassend ergaben sich aus den Berichten folgende Angaben über die Malariafälle. Unter den insgesamt 3.563 weißen Zivilisten seien 669 Erkrankungsfälle aufgetreten. Hiervon seien 52 auf die Malaria entfallen. Dies ergibt einen Anteil der Malaria an den Krankheitsfällen von 7,78 % und einen Anteil von 1,46 % an der Bevölkerung.

Auf Seiten der 39.090 indigenen Zivilisten seien 1.461 Erkrankungsfälle behandelt worden. Die Malaria sei in 124 Fällen die Ursache gewesen. Ursächlich war diese also in 8,49 % der Krankheitsfälle. Sie hätte damit einen Anteil von 0,32 % an der Bevölkerung ausgemacht. Verstorben seien auf Seiten der Weißen acht, auf Seiten der Indigenen 119 Patienten. Dies ergibt einen Anteil von 1,2 % beziehungsweise 8,15 % der Erkrankten.[521] Eine Differenzierung in die malariabedingten Todesfälle erfolgte nicht, der Unterschied der Sterblichkeit scheint jedoch beträchtlich gewesen zu sein. Bedacht werden muss auch bei diesen Zahlen, dass diese sich nur auf einen Teil der Ortschaften[522] Deutsch-Südwestafrikas bezogen.

Die tabellarische Auflistung der einzelnen Erkrankungen gab Auskunft, dass für die Malaria auf Seiten der indigenen Bevölkerung 164 Tage Behandlung in den Krankenhäusern und 523 in den sogenannten Polikliniken stattgefunden hätten.[523] Im Gegensatz zu Hummels Bericht[524] schien eine Versorgung der Indigenen in dieser Klinikform also stattgefunden zu haben. Ob dieser Aspekt in seinen Berichten über die Gesundheit der Indigenen schlicht ausgelassen wurde, scheint bei der Kürze dieser Berichte, im Vergleich zu den Berichten über die Gesundheit der Weißen, nicht ausgeschlossen zu sein.

---

521 Vgl. Trommsdorff (08.09.1903), fol. 171–192.
522 Ebd. fol. 171: „[…] Windhuk, Karibib, Swakopmund, Omaruru, Outjo, Gobabis und Keetmanshoop […]."
523 Vgl. ebd. fol. 187.
524 Vgl. Hummel (15.03.1903), fol. 143.

Der zweite Quartalsbericht für das Jahr 1903 ist hervorzuheben. In diesem Zeitraum hätte die Malaria mit etwa 19 % den größten Anteil der Erkrankungen ausgemacht. Bemerkenswert ist, dass beinahe 85 % der Malariafälle auf Windhoek und Okahandja entfallen seien. Der Grund hierfür sei in beiden Fällen in der ablehnenden Haltung der Bevölkerung gegenüber der Chininprophylaxe zu suchen gewesen. In Okahandja kämen ungünstige sanitäre Verhältnisse hinzu. In Gobabis habe sich die Situation hingegen gebessert. Dort hätte neben sanitären Maßnahmen sowohl ein Teil der weißen als auch der indigenen Bevölkerung freiwillig an der Prophylaxe teilgenommen.[525] Im folgenden Quartal hätte sich die Malariasituation deutlich beruhigt. Hierfür seien vor allem die klimatischen Änderungen verantwortlich, eine Beteiligung der Chininprophylaxe sei jedoch ebenfalls möglich.[526]

Aus dem den Berichten beiliegendem statistischen Material[527] lässt sich ein Überblick über das gesamte Jahr 1903 erstellen.

Von den 4.055 Personen der weißen Zivilbevölkerung seien 766 erkrankt, davon 88 an Malaria. Dies ergibt einen Anteil der Malaria an den Krankheitsfällen von 11,49 % beziehungsweise einen Anteil von 2,17 % an der Bevölkerung. Von allen Erkrankten seien 15 verstorben, ergibt 1,96 % der Krankenziffer. Seitens der etwa 42.032 Personen zählenden indigenen Bevölkerung hätten 1.279 Erkrankungsfälle, davon 86 durch Malaria vorgelegen. Dies entspricht einem Anteil der Malaria an den Krankheitsfällen von 6,72 % und 0,21 % der Bevölkerung. Verstorben seien 75, was 5,86 % der kranken Indigenen ergibt.

Eine Übersicht über die verstorbenen weißen Zivilpersonen lieferte der erste, 1905 erschienene, Medizinal-Bericht. Es zeigte sich, dass 1903 61 Weiße im Schutzgebiet verstorben seien. Hiervon entfielen jedoch nur drei Todesfälle, also 4,92 %, auf die Malaria. Außer diesem tabellarischen Material fand Deutsch-Südwestafrika keine weitergehende Betrachtung. Dies sei aufgrund der politischen Unruhen im Rahmen des Aufstandes der Herero und Nama nicht möglich gewesen.[528]

Dass die Malaria, unter einfachen Lebensbedingungen, für die Zivilbevölkerung auch weiterhin eine Bedrohung darstellte, zeigte das Beispiel einiger an Malaria verstorbener Missionare:

---

525 Vgl. Berg (15.09.1903), fol. 198 f.
526 Vgl. Berg (09.01.1904), fol. 4.
527 Vgl. Berg (20.06.1903), vgl. Berg (15.09.1903), vgl. Berg (09.01.1904) und vgl. Berg (10.04.1904).
528 Vgl. Kolonialabteilung des Auswärtigen Amtes (Hg.) (1905), S. 175 ff.

„Nach einer Meldung der Weltkorrespondenz ist der Versuch, im Ambolande am Okawangofluß eine katholische Niederlassung zu gründen, vorläufig gescheitert. Der Ovambohäuptling Himarna bedrohte die entsandten Missionare mit Waffengewalt und verjagte sie. Zwei davon erlagen der Malaria. Himarna hat ferner einen den Missionaren freundlichen Buschmannhäuptling nebst fünf seiner Leute, die das Eigentum derselben bewachten, ermorden lassen und das Gut der Missionare geraubt."[529]

Leutwein berichtete über den Gesundheitszustand der Bevölkerung im Kontext des 1904 ausgebrochenen Aufstandes der Herero und Nama:

„Der Gesundheitszustand der Bevölkerung war während der ersten Hälfte des Berichtsjahres verhältnismässig gut. [...] Die vorherrschenden Krankheiten waren: Malaria, Skorbut, Krankheiten der Atmungsorgane, Darmkatarrhe, Geschlechtskrankheiten; dazu späterhin der Typhus. Die Malariaerkrankungen haben auch in diesem Jahre dank der fortgesetzten vorbeugenden Chininbehandlung an mehreren Orten, z. B. Gobabis und Outjo, eine weitere Abnahme gezeigt."[530]

Es ist anzunehmen, dass sich diese Aussagen auf die deutsche Bevölkerung der Kolonie bezogen.

Der Nachweis über die im Jahre 1904 verstorbenen Weißen legte Zeugnis über die gewandelte Situation im Schutzgebiet ab. Standen früher Krankheiten im Fokus, war es nun der Krieg. Von 152 Verstorbenen entfielen 95 auf kriegerische Auseinandersetzungen, Unfälle und Selbstmorde. Nur 57 erlagen einer Krankheit. Von diesen hatte nur in fünf Fällen, also 3,29 % der gesamten und 8,77 % der krankheitsbezogenen Mortalität, Malaria beziehungsweise Schwarzwasserfieber die Ursache inne. Einen erheblichen Anteil an den fatal endenden Erkrankungen hatte der Unterleibstyphus, welcher mit den schlechten hygienischen Bedingungen während des Feldzuges einherging. Ein schriftlicher Jahresbericht sei aufgrund der Unruhen nicht möglich gewesen.[531]

Die Übersicht der verstorbenen Weißen des Jahres 1905[532] ergab, dass nur ein einziger Malariatodesfall zu verzeichnen gewesen sei. Es gilt zu beachten, dass für 122 Verstorbenen der Bezirke Windhoek, Okahandja, Rehoboth und Karibib keine Todesursachen angegeben wurden. Da der Malariatodesfall in Grootfontein auftrat, welches in den Vorjahren reichlich von der Malaria betroffen war[533]

---

529 Mertens (1903), S. 426.
530 Leutwein an Auswärtiges Amt Kolonialabteilung (30.07.1904), fol. 24.
531 Vgl. Kolonialabteilung des Auswärtigen Amtes (1907), S. 136–140 und S. 8.
532 Vgl. ebd. 240–251.
533 Vgl. hierzu die retrospektiven Berichte über die Gesundheit der Schutztruppe. Es zeigen sich Erkrankungsraten von etwa 60–390 % der Iststärke der in Grootfontein

und dort auch keine weiteren Todesfälle mit unbekannter Ursache angegeben wurden, lässt sich als Tendenz festhalten, dass die Malaria 1905 wohl nur wenig zu den Todesfällen beitrug. Der Typhus mit 83 berichteten Fällen fiel stärker ins Gewicht. Diese Krankheitsverteilung mag Vorautoren dazu bewogen zu haben, den Typhus als größtes gesundheitliches Problem Deutsch-Südwestafrikas zu bezeichnen.[534] Dies mag für die Jahre des Aufstandes der Herero und Nama zutreffen, bezogen auf die vorhergehenden und anschließenden Jahre sollte dies jedoch kritisch hinterfragt werden.

Nach dem Aufstand der Herero und Nama wurde die Berichterstattung hinsichtlich gesundheitlicher Fragestellungen wiederaufgenommen. 1907 erging ein Bericht, der von „besonders häufig[en]"[535] Malariaerkrankungen infolge reichlicher Regenfälle im Berichtsjahr 1906/07 sprach. Diese Formulierung wurde bei ihrer Veröffentlichung 1908 als „verhältnismäßig häufig"[536] relativiert. Für die deutschen Kolonien wurde allgemein behauptet, dass die Malaria in den letzten Jahren, aufgrund der Chininprophylaxe und hygienischen Maßnahmen, vor allem hinsichtlich der verursachten Todesfälle stark zurückgegangen sei.[537]

---

stationierten Soldaten. Wie hoch die Mortalität dieser ausfiel, wurde nicht angegeben. Vgl. auch die Tabellen 1 bis 5 in Kapitel 4.4.
534 Vgl. Eckart (1997), S. 258. Es darf hier angemerkt werden, dass Eckart ein häufiges Auftreten der Malaria in „randtropischen" Gebieten Deutsch-Südwestafrikas für gegeben erachtet. Dass der indigenen Bevölkerung gegenüber dieser Erkrankung keine medizinische Hilfe zuteilwurde, wird anhand eines Berichtes von Lindequists über die Fieberzeit 1897/98 belegt. Im gleichen Gedankengang ordnet er die zugrunde liegende Epidemie jedoch definitiv als typhusbedingt ein, obwohl beide von ihm genutzten Quellen durch von Lindequist verfasst worden sind. Eine Differenzierung der möglichen Ursachen, und eine Problematisierung der Attribuierung der Erkrankung als Malaria durch von Lindequist, wird nicht vorgenommen.
Die durch Eckart genutzten Berichte von Lindequists wurden auch in dieser Arbeit verwendet: Vgl. von Lindequist an Auswärtiges Amt Kolonialabteilung (25.05.1898), fol. 105 f und vgl. von Lindequist an Auswärtiges Amt Kolonialabteilung (27.04.1898), fol. 100 f.
Eine ähnliche Aussage findet sich, ebenfalls ohne kritische Betrachtung, bei Krieger-Hinck. Vgl. Krieger-Hinck (1973), S. 56 und S. 59.
535 Ohne Verfasser (o.V.) [Anm. des Verf.: Näherungsweise um 1907], fol. 18.
536 Reichskolonialamt (Hg.) (1908), S. 7.
537 Vgl. ebd. S. 4: „Die Bekämpfung der Tropenkrankheiten durch örtliche Sanierungsarbeiten, Chininprophylaxe, Bekämpfung der gefährlichen Insekten, betrachtet die Kolonialverwaltung als eines der wichtigsten Gebiete ihrer Tätigkeit. Bezüglich der Malaria ist auch in diesem Jahre eine allmähliche Abnahme insbesondere der durch sie verursachten Todesfälle unverkennbar."

Die Auswirkungen auf die weiße Zivilbevölkerung

In Hinblick auf Deutsch-Südwestafrika lässt sich diese Aussage gerade für das Jahr 1906, im Vergleich mit 1904, nicht treffen. Die Malariatodesfälle in der deutschen Bevölkerung stiegen vielmehr an, auch wenn der Anteil an der krankheitsbezogenen Mortalität nahezu identisch blieb. Diese Zunahme der Malariatodesfälle zeigte sich in der Statistik der Todesursachen der weißen Bevölkerung für 1906.[538] Gegen einen Malariatoten 1905 standen nun 17. Gemessen an 263 Gesamttoten machte dies einen Anteil von 6,46 %, beziehungsweise 8,02 % der 212 an einer Krankheit verstorbenen Weißen. Verglichen mit den Vorjahren zeigten sich für 1904[539] beinahe identische Zahlen bezüglich der krankheitsbedingten Mortalität, auch wenn 1904 der Anteil an der Gesamtmortalität, aufgrund vieler im Krieg gefallener Soldaten, deutlich geringer ausfiel. Die niedrigen Werte für 1905[540] müssen, in Hinblick auf die Parallelität von 1904 und 1906 und die vielen als unbekannt bezeichneten Todesfälle, in Zweifel gezogen werden. Möglicherweise zeigte die tatsächliche Zahl der Malariatoten einen ähnlichen Wert.

Im folgenden Berichtsjahr 1907/08 seien die Erkrankungszahlen aufgrund geringerer Niederschläge und der Zerstörung des Lebensraums der Moskitolarven stark zurückgegangen.[541]

Der Medizinal-Bericht über das Berichtsjahr 1907/08[542] gab statistische Auskunft über Erkrankungen und Todesfälle für den Zeitraum vom 01.04.1907 bis 31.03.1908. Demnach erkrankten 570 Militärangehörige an Malaria und vier an Schwarzwasserfieber. Diese mussten für 7.640 beziehungsweise 98 Tage behandelt werden. Ein Fall von Schwarzwasserfieber musste mit 24,5 Tagen also deutlich länger behandelt werden als ein „normaler" Malariafall mit 13,4 Tagen. Insgesamt kamen 4.950 Erkrankungsfälle mit 68.629 Behandlungstagen vor. Eine Malariaerkrankung lag also in etwa im Durchschnitt von 13,86 Tagen der Behandlungstage pro Kopf. Die benötigte Behandlungsdauer der Malaria im Militär war im Vergleich zu 1903[543] etwa um einen Tag angestiegen. Die Malaria und das Schwarzwasserfieber verursachten 11,6 % der Erkrankungsfälle und 11,28 % der Behandlungstage. Ein Anteil an der Iststärke lässt sich aufgrund der stark schwankenden Personalsituation nicht feststellen. In der weißen

---

538 Vgl. ohne Verfasser (o.V.) [Anm. des Verf.: Näherungsweise um 1907], fol. 93.
539 Vgl. Kolonialabteilung des Auswärtigen Amtes (1907), S. 136–140.
540 Vgl. Reichskolonialamt (Hg.) (1907), S. 240–251.
541 Vgl. ohne Verfasser (o.V.) [Anm. des Verf.: Näherungsweise um 1908], fol. 8 f.
542 Vgl. Reichskolonialamt (Hg.) (1909), S. 301–404.
543 Vgl. Leutwein an Auswärtiges Amt Kolonialabteilung (16.07.1903), fol. 1.

Zivilbevölkerung trat Malaria in 101 Fällen und Schwarzwasserfieber einmal auf. Diese verursachten 1.259 beziehungsweise drei Behandlungstage. Es fielen also durchschnittlich 12,47 Behandlungstage pro Malariaerkrankten an. Eine Malariaerkrankung verursachte im Vergleich zur Durchschnittsdauer von 8,72 Tagen einen deutlich höheren Behandlungsaufwand. Der Anteil der malariaassoziierten an den Gesamterkrankungen lag bei 4,64 %, während die Behandlungstage 6,58 % ausmachten.[544] Die durchschnittliche Behandlungsdauer in der Zivilbevölkerung sank im Vergleich zu 1903 mit 8,72 gegen 14,43 Tagen[545] deutlich.

Verstorben seien von Angehörigen der Schutztruppe drei von 50 an Malaria oder Schwarzwasserfieber, was 6 % der Gesamtmortalität, beziehungsweise einem Drittel der krankheitsbedingten Todesfälle entspricht. Für die weiße Zivilbevölkerung wurde dieser Wert auf zwei von 123 beziffert, von denen in 46 Fällen jedoch keine Ursache bekannt sei. Der Wert könnte also falsch niedrig sein. Anteilig an den bekannten Todesursachen ergeben sich 2,6 % der Gesamtmortalität, beziehungsweise 2,86 % der krankheitsbedingten Mortalität.[546]

Im Berichtsjahr 1908/09 sei es zu einem bereits thematisierten Malariaausbruch gekommen, der auch den Süden des Landes und die weiße Bevölkerung betroffen hätte.[547] Aus dem statistischen Material des Medizinal-Berichtes geht hervor, dass 162 Weiße im Laufe des Jahres 1908 verstorben seien. Von diesen verstarben 105 in Folge einer Erkrankung. Fünf von diesen erlagen der Malaria, also 3,09 % der Gesamt- beziehungsweise 4,76 % der krankheitsbedingten Mortalität. Für den Berichtszeitraum 01.04.1908 bis 31.03.1909 wurde über die Erkrankungen der „Europäer", exklusive der Schutztruppe berichtet. Diese Gruppe hätte eine Iststärke von 11.791 Köpfen. Es seien 126 Patienten mit Malaria und einer mit Schwarzwasserfieber zur Behandlung gelangt. Die Behandlungsdauer betrug 1.075, beziehungsweise 20 Tage. Dies entspricht 8,53 beziehungsweise 20 Tagen pro Erkrankten. Elf dieser Erkrankten seien an ihrer Krankheit verstorben, was 8,66 % der Malariaerkrankten entspricht und ein Drittel aller an einer Krankheit verstorbenen ausmacht. Die anderen Erkrankungen führten also nur in 0,9 % der Fälle zum Tod. Der Unterschied zwischen einem Anteil von 4,96 % an den Erkrankungen, jedoch 33 % aller krankheitsbedingten Todesfälle sticht ins Auge.[548] Im Vergleich zum Vorjahr[549] sank die Behandlungsdauer

---

544 Vgl. Reichskolonialamt (Hg.) (1909), S. 309–318.
545 Vgl. Leutwein an Auswärtiges Amt Kolonialabteilung (16.07.1903), fol. 2.
546 Vgl. Reichskolonialamt (Hg.) (1909), S. 323–328.
547 Vgl. Ohne Verfasser (o.V.) [Anm. des Verf.: Näherungsweise um 1909], fol. 9.
548 Vgl. Reichskolonialamt (Hg.) (1910), S. 337–347.
549 Vgl. Reichskolonialamt (Hg.) (1909), S. 314–318.

pro Malariakranken von 12,47 Tagen auf 8,53 Tage. Dies entspricht etwa dem Durchschnitt von 8,7 Tagen.

Von 151 verstorbenen Weißen im Jahr 1911 verstarben drei an der Malaria, macht 1,99 % der Gesamtmortalität. Von diesen starben jedoch 42 auf mechanische Weise, sodass sich der Anteil der Malariatoten an den krankheitsbedingten Todesfällen auf 2,75 % belief.[550]

Zwischenfazit

Hinsichtlich der Gesundheitsverhältnisse der weißen Zivilbevölkerung ließ sich, im Gegensatz zur Situation der indigenen Bevölkerung, tatsächlich eine Besserung beobachten. Der Anteil der Malaria sowohl an den Krankheitsfällen als auch an den Verstorbenen sank im Laufe der Jahre. Dies mag sowohl auf die Verbesserung der medizinischen Infrastruktur als auch auf die ergriffenen hygienischen und sanitären Maßnahmen zurückzuführen sein. Dass die Malaria dennoch ein wichtiges Problem der Gesundheitsversorgung darstellte, zeigt der auch in späteren Jahren hohe Malaria-Anteil an allen Todesfällen in Krankheitsfolge.

Die Häufung des Berichtsmaterials ab 1897 zeigt eine Sensibilisierung der Berichterstatter hinsichtlich der Malariasituation auf. Dies steht den eingangs genannten Tendenzen anderer Autoren[551] entgegen, dass das Auftreten des Typhus die Relevanz der Malaria gemindert hätte.

4.4 Die Auswirkungen auf die Kaiserliche Schutztruppe

Die Kaiserliche Schutztruppe für Deutsch-Südwestafrika wurde am 09.06.1895 als Teil der Kaiserlichen Marine gegründet und ab 1896 als eigenständiger Teil der Armee behandelt. Seit 1888 befand sich jedoch bereits ein kleines militärisches Kontingent von zwischenzeitlich etwa 50 Mann unter der Leitung Hauptmann v. Francois' in Deutsch-Südwestafrika. Der Deutsche Kaiser fungierte als oberster Kriegsherr. Die Organisation erfolgte durch die Kolonialabteilung des Auswärtigen Amtes und das Oberkommando der Schutztruppen. Diese wurden 1907 in das, unter Leitung des Reichskanzlers stehende, Reichskolonialamt überführt. Der Gouverneur von Deutsch-Südwestafrika verfügte über die lokale Befehlsgewalt, die Umsetzung erfolgte durch den Kommandanten der Schutztruppe. Die Soldaten setzten sich aus Freiwilligen der anderen Heereskontingente

---

550 Vgl. Reichskolonialamt (Hg.) (1915), S. 473–479.
551 Vgl. Krieger-Hinck (1973), S. 56 und vgl. Eckart (1997), S. 258.

zusammen, die sich für mindestens drei Jahren zum Dienst in Deutsch-Südwestafrika verpflichten konnten. Der Dienst in den Kolonien ging mit finanziellen Vorteilen und Aufstiegsmöglichkeiten einher.[552] Die Kaiserliche Schutztruppe für Deutsch-Südwestafrika bestand, im Gegensatz zur Situation in Deutsch-Ostafrika, vor allem aus weißen Soldaten. Zwar wurden indigene Kräfte neben Hilfstätigkeiten, wie beispielsweise der Führung im Gelände oder der Arbeit im Transportwesen, auch für den Militärdienst eingesetzt, jedoch blieb die Zahl dieser weit hinter der Gesamtstärke der Schutztruppe zurück.[553] Die Mannschaftsstärke der deutsch-südwestafrikanischen Schutztruppe fluktuierte je nach politischer Lage stark. So bestand sie 1903 im Vorfeld des Aufstandes der Herero und Nama lediglich aus 775 Mann, erreichte im April 1906 mit 16.115 Mann das Maximum ihrer Stärke und wurde bis 1911 wieder auf 2.020 Mann reduziert.[554] Die Schutztruppe nimmt eine besondere Position ein, da sie sich wie die in Kapitel 4.3 betrachtete weiße Zivilbevölkerung ebenfalls zu großen Teilen aus Europäern zusammensetzte, ihr hinsichtlich der Sicherung des kolonialen Machtanspruchs jedoch eine vorrangige Rolle zukam. Es gilt daher zu prüfen, ob den Mitgliedern der Schutztruppe eine bessere medizinische Versorgung zu Teil wurde. Anhand von Berichtsdichte und -güte können im Umkehrschluss Einblicke in die gesellschaftspolitischen Strukturen Deutsch-Südwestafrikas gewonnen werden. Die Soldaten waren bedingt durch die Erfordernisse des Militärdienstes jedoch auch besonderen (Umwelt-)Faktoren ausgesetzt. Diese äußerten sich, wie im Folgenden gezeigt wird, beispielsweise in den körperlichen Anstrengungen langer Märsche, einer schlechten baulichen Unterbringung und mangelnder Versorgung im Felde sowie dem Aufenthalt in den malariareichen Nordbezirken des Landes. Es wird untersucht, welche Konsequenzen diese Faktoren für den Gesundheitszustand der Schutztruppe hatten und ob diese den Benefit durch eine gegebenenfalls bevorzugte Gesundheitsversorgung aufhoben.

---

552 Vgl. Kuß (2010), S. 127–132.
553 Vgl. ebd. S. 159 ff.
554 Vgl. Kommando der Schutztruppen im Reichs-Kolonialamt (1920), S. 31. Vgl. auch Abbildung 9. Zu beachten gilt, dass das Truppenmaximum im April 1906 nicht dem in der Abbildung dargestellten Jahresdurchschnitt entspricht.

Die Auswirkungen auf die Kaiserliche Schutztruppe   131

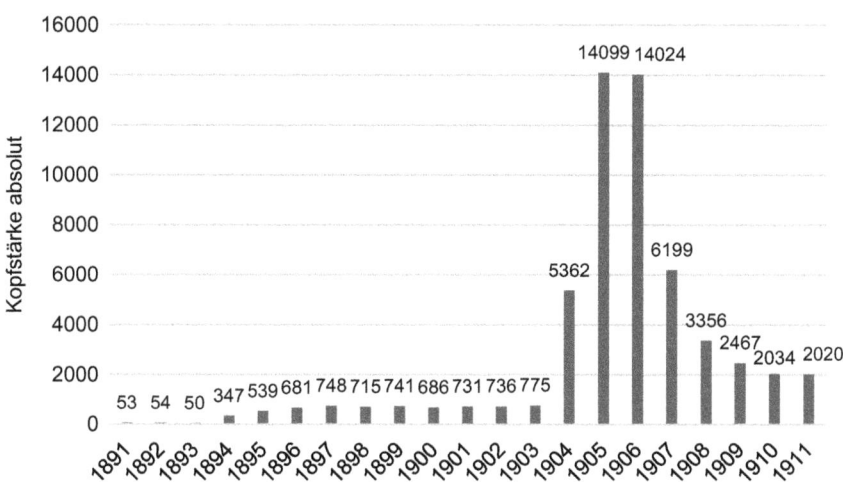

Abbildung 9. Durchschnittliche Kopfstärke der Kaiserlichen Schutztruppe für Deutsch-Südwestafrika von 1891 bis 1911. Eigene Darstellung.

Da die deutsch-südwestafrikanische Schutztruppe ebenfalls auf indigene Hilfskräfte zurückgriff, muss die Frage gestellt werden, ob die dargestellten Faktoren für diese Untergruppe gleichermaßen galten und ob diese hierdurch eine Aufwertung ihrer Position in der (kolonialen) Gesellschaft erfuhren.

Die Rapportpflicht – Beginn einer systematischen Berichterstattung

Die Berichterstattung über die Gesundheitsverhältnisse in der „Schutztruppe", wobei es sich hierbei, wie bereits geschildert, noch um einen inoffiziellen Truppenkörper der Deutschen Kolonialgesellschaft unter der Leitung v. Francois' handelte, begann mit der Feststellung, dass diese 1890 „ausgezeichnet"[555] gewesen seien. Eine weitergehende Differenzierung erfolgte nicht. Bemerkenswert ist, dass im selben Jahr von außergewöhnlich starken Regenfällen in der Region von Rietfontein[556] berichtet wurde.[557] Über eine etwaige Häufung von Malariafällen, wie sie aus späterer Perspektive zu erwarten gewesen wäre, wurde nicht berichtet. Möglicherweise trat der starke Regen nur punktuell auf, ohne flächendeckend

---

555 Ohne Verfasser (o.V.) (1890), S. 99.
556 Ort an der südöstlichen Grenze zu Südafrika.
557 Vgl. ohne Verfasser (o.V.) (1890), S. 52.

wirksam zu werden. Andererseits kann vermutet werden, dass die Malaria in der südlich gelegenen Region nicht endemisch auftrat und deshalb auch nicht durch die Regenfälle verstärkt werden konnte. Wie bereits geschildert wurde, beruhte der verstärkende Effekt nicht auf dem Regen an sich, sondern auf der Häufung von Wasseransammlungen, welche die Brutstätten der Moskitos darstellen. Deren so geförderte Vermehrung ermöglichte eine stärkere Übertragung und Verbreitung der Malaria. Diese Wirkung konnte sich jedoch nur entfalten, wenn die Moskitos auch auf bereits mit Parasiten infizierte Menschen trafen, an denen diese sich wiederum infizierten und die Erreger bei nachfolgenden Stichen auf den nächsten Menschen übertrugen. Ohne bereits infizierte Personen konnte dieser Teufelskreis also nicht in Gang gesetzt werden, auch wenn starke Regenfälle auftraten.[558]

Stabsarzt Richters Bericht über die Gesundheitsverhältnisse der 1893 in Windhoek befindlichen Schutztruppe ist zu entnehmen, dass zwischen April und Mai 56 Soldaten erkrankten. Sechs davon hätten an leichter Malaria gelitten.[559] Dies ergibt einen Anteil von 10,7 % der Erkrankungen. Für den Zeitraum von Mai bis November berichtete Richter, dass auf die Neuerkrankungen, 103 an der Zahl, 13 Fälle von Malaria entfallen seien. Der Anteil der Malaria lag für diesen Zeitraum also sogar bei 12,6 %.[560] Richter erläuterte die Anschauungen der Indigenen und der lange im Land ansässigen Europäer hinsichtlich der saisonalen Verteilung der Malariafälle und deren Erklärungskonzept:

„In dem Uebergang von der kalten zur warmen Jahreszeit, namentlich durch die mitunter auftretenden Gewitterniederschläge hat sich in dieser Richtung ein klimatischer Einfluß geltend gemacht. Der Ansicht der eingeborenen Bevölkerung, namentlich auch der lange schon im Lande weilenden Händler, welche als eigentliche Fieberzeit die sich unmittelbar an die Regenzeit anschließenden Monate, also etwa die Zeit von April bis Juli bezeichnen, in der durch die aus S.O. kommenden Winde die Fiebermiasmen eingeschleppt werden sollen, kann ich mich nach den bis jetzt gemachten Beobachtungen nicht anschließen. Wiewohl auch in diesem Zeitabschnitt ab und zu einzelne Malariafälle zur Behandlung kamen, haben sich die letzteren seit Beginn der heißen Jahreszeit und der Niederschläge gemehrt und zeigen, wenn auch alle bisherigen Fieberanfälle einen durchaus gutartigen und leichten Charakter aufweisen, doch ab und zu schon länger anhaltende und höhere Temperatursteigerungen."[561]

---

558 Vgl. Kapitel 5.2.
559 Vgl. Richter (25.05.1893), fol. 6 f.
560 Vgl. Richter (01.11.1893), fol. 14 f.
561 Ebd. fol. 14.

Er bezog sich hierbei mutmaßlich auf eine zweite, kleinere Regenzeit gegen Ende des Jahres.[562]

In der Zusammenschau beider Berichte, lässt sich die Zahl der Malariaerkrankungen in Windhoek von April bis November 1893 also auf 19 von 159 Erkrankungsfällen beziffern. Der Anteil betrug somit 11,9 %. Die explizite und ausführliche Beschäftigung des Stabsarztes Richter mit der Malaria und die Aussage, dass im zweiten Jahresteil durchaus auch „länger anhaltende und höhere Temperatursteigerungen"[563] aufgetreten seien, lässt vermuten, dass die Malaria langsam in den Fokus der Aufmerksamkeit geriet.

Im Folgejahr erging durch den Staatssekretär des Reichs-Marine-Amtes von Hollmann der bereits in Kapitel 4.1 erwähnte Erlass, dass von nun an verpflichtend Berichte über den Gesundheitszustand der Schutztruppe einzureichen seien. Er nahm Bezug auf die Gesundheitsberichte Richters und bemängelt diese hinsichtlich der Erstellung einer umfassenderen Übersicht und Statistik über die gesundheitlichen Verhältnisse des Militärs als ungenügend. Für Ostafrika angewandte Erlässe sollten daher nun auch für Deutsch-Südwestafrika gelten. Das Dokument wurde mit einer Notiz versehen, welche die aus Indigenen rekrutierten Hilfstruppen von der Berichtspflicht ausschloss. Ein Grund hierfür wurde nicht genannt.[564] Die Folgejahre zeigten, dass über diese Truppenkörper

---

562 Vgl. Kommando der Schutztruppen im Reichs-Kolonialamt (1920), S. 16: „[…] daß der Malaria im Schutzgebiet ein ausgesprochener Saisoncharakter zukommt, und daß die höchsten Zugangsziffern in die an die große Regenzeit sich anschließenden Monate März, April oder Mai zu fallen pflegen. Der Anstieg der Zugangskurve ist steil, der Abfall geht […] allmählich vor sich hin und zieht sich bis gegen den Oktober hin; ein erneuter, aber geringer und vorübergehender Anstieg pflegt der kleinen Regenzeit in der Zeit von Oktober bis Dezember zu folgen."
563 Richter (01.11.1893), fol. 14.
564 Vgl. von Hollmann an Auswärtiges Amt Kolonialabteilung (13.06.1894), fol. 38: „Dem Auswärtigen Amt beehre ich mich anliegend die unter dem 30. Mai d. Js. K 6712/26482 übermittelten Krankenberichte des Regierungsarztes Dr. Richter in Windhoek nach Kenntnißnahme ganz ergebenst zurückzusenden. Gleichzeitig gestatte ich mir unter Bezugnahme auf mein Schreiben vom 28. Januar v. Js. A. 418 – zu bemerken, daß der Nutzen von Krankenrapporten in der vorliegenden Form für die Gewinnung einer Uebersicht über den Gesundheitszustand und für die Sanitätsstatistik nur gering ist. Es wird sich daher, zumal mit Rücksicht auf die jetzt erfolgende Vermehrung der südwestafrikanischen Schutztruppe empfehlen, die unter dem 19. Februar v. Js. von mir erlassene Anweisung zur ärztlichen Rapport- und Berichterstattung für die Schutztruppe in Ostafrika, soweit sie zutrifft (unter Wegfall der Berichterstattung über Farbige pp.), auch für die erstgenannte Schutztruppe einzuführen, und zwar würde als Zeitpunkt der Einführung der 1. Oktober d. Js. in Aussicht zu nehmen sein."

in der Tat verschwindend wenig Material vorliegt, während die Berichte über die deutschen Mannschaften stark an Fülle zunahmen. Die hiermit geschaffene systematische Erfassung der Gesundheitsverhältnisse war neu für Deutsch-Südwestafrika. Der administrative Aufwand scheint in Hinblick auf die geplanten Vergrößerungen der Truppenstärke als notwendig erachtet worden zu sein. Dies ist insofern beachtenswert, als dass das Schutzgebiet in den Vorjahren durchweg als sehr gesund bezeichnet worden ist. Es liegt die Vermutung nahe, dass es sich hierbei um eine vorbeugende Maßnahme handelte. In Erwägung gezogen werden muss ebenfalls, dass die Veröffentlichungen hinsichtlich des Gesundheitszustandes, von offizieller Seite hinterfragt worden sein könnten.[565]

Von Richter lagen im Jahr 1894, mutmaßlich in Reaktion auf den Erlass und die Rüge Hollmanns, erstmals tabellarische Berichte hinsichtlich der Erkrankungen innerhalb der Schutztruppe vor. Diese ergaben für die Monate Januar bis April je einen Zugang an Malaria.[566] Einer Zunahme in Form von vier Neuerkrankungen im Mai,[567] folgte eine Abnahme auf je zwei im Juni[568] und Juli[569] und einer im August.[570] Es ist anzunehmen, dass das regelmäßige Auftreten der Malaria einhergehend mit langen Krankheitsverläufen ihn zur Aussage veranlasste, dass die Malaria „hartnäckig"[571] gewesen sei. Die Verteilung der Malariafälle scheint, im Gegensatz zu Richters eigenen Bemerkungen aus dem Vorjahr,[572] die Theorie des stärksten Auftretens der Malaria im Anschluss an die Regenzeit zu stützen.

1895 seien fünf malariaassoziierte Todesfälle in der Schutztruppe aufgetreten.[573] Diese Todesfälle stünden in Zusammenhang mit „[dem] Malariafieber hinzugetretener Lungenentzündung und Herzschwäche".[574] An der Gesamtsumme von 35 verstorbenen Soldaten hatte die Malaria also etwa einen Anteil von 14,2 %. Berücksichtigt man, dass 16 der Verstorbenen im Kampf fielen, bleiben 19 in Krankheitsfolge verstorbene Soldaten. Der Anteil der Malaria an diesen stieg also auf 26,3 %. Im Verhältnis zur Erkrankungszahl[575] ergibt sich eine

---

565 Vgl. Kapitel 4.6.
566 Vgl. Richter [Anm. des Verf.: Näherungsweise um 1894], fol. 39.
567 Vgl. Richter (04.06.1894), fol. 48 f.
568 Vgl. Richter [Anm. des Verf.: Näherungsweise um 07.1894], fol. 57.
569 Vgl. Richter (05.08.1894), fol. 61–67.
570 Vgl. Richter an Reichskanzler von Caprivi (31.08.1894), fol. 69–76.
571 Ebd. fol. 69.
572 Vgl. Richter (01.11.1893), fol. 14.
573 Vgl. Leutwein an Auswärtiges Amt Kolonialabteilung (01.11.1895). fol. 122 f.
574 Ebd. fol. 123.
575 Fünf Tote bei 29 Erkrankungsfällen.

Mortalität der Malaria von 17,2 %. Die Mortalität der übrigen Erkrankungen lag durchschnittlich bei nur 5,6 %.[576] Auch wenn die Begleiterkrankungen einen Beitrag zur Mortalität geleistet haben werden, muss davon ausgegangen werden, dass die Malaria entweder selbst für die Todesfälle verantwortlich war oder eine starke Prädisposition für lebensbedrohliche Begleiterkrankungen darstellte. Eine Relativierung der Malariagefahr erscheint in beiden Fällen fraglich.

Wo der stellvertretende Landeshauptmann von Lindequist 1898 den Fokus auf die Gesundheitsverhältnisse der indigenen Bevölkerung legte,[577] betrachtete der Militärarzt Bluemchen speziell die Gesundheit der Weißen. Er berichtet, dass Swakopmund und Windhoek im Vorjahr weitestgehend von Malariafällen verschont geblieben seien und „Malariakranke dort-wie hierhin geradezu als nach klimatischen Kurorten gesandt" worden seien.[578] Dies könnte in Zusammenhang mit den Äußerungen des Bezirkshauptmannes von Burgsdorff stehen, dass es das Beste wäre, die Erkrankten vom Ort des Geschehens wegzuschicken.[579] In Anbetracht der angestellten Überlegungen hinsichtlich der Malariaverbreitung durch die Mobilität erkrankter Personen, werden die nachfolgenden Schilderungen über den Windhoeker Gesundheitszustand nicht verwundern. Bluemchen berichtete, dass der Ausbruch der Malaria unter den indigenen Zivilisten begonnen hätte. Nachfolgend sei beinahe die gesamte Bevölkerung Windhoeks, einschließlich der neu aus Deutschland eingetroffenen Personen, erkrankt.[580] Die von Gouverneur Leutwein 1897[581] und dem Geographen und Klimatologen Karl Wilhelm Dove (1863–1922)[582] 1898[583] geäußerte Annahme, dass die Malaria nur vorübergehend ausgebrochen sei und durch einfache hygienische Maßnahmen verschwinden würde, scheint sich nicht bewahrheitet zu haben. Ob die angekündigten hygienischen Maßnahmen umgesetzt wurden, oder versagt haben, lässt sich den bearbeiteten Materialien[584] nicht entnehmen.

---

576 14 Tote bei den 248 verbleibenden Erkrankungsfällen.
577 Vgl. von Lindequist an Auswärtiges Amt Kolonialabteilung (27.04.1898), fol. 100 f.
578 Bluemchen an von Lindequist (27.04.1898), fol. 102.
579 Vgl. von Burgsdorff an Landeshauptmann Leutwein (26.06.1897), fol. 95.
580 Vgl. Bluemchen an von Lindequist (27.04.1898), fol. 102.
581 Vgl. Leutwein an Reichskanzler Hohenlohe-Schillingsfürst (10.07.1897), fol. 92 f.
582 Dove, Karl Wilhelm. 12.11.1863–30.07.1922. Geograph und Klimatologe. 1892 bis 1894 Reise im Auftrag der Deutschen Kolonialgesellschaft durch Deutsch-Südwestafrika und Südafrika. 1903 Veröffentlichung einer Monographie zur Landeskunde Deutsch-Südwestafrikas. Vgl. ohne Verfasser (o.V.) (1920a), S. 474, vgl. Maull (1959), S. 93 und vgl. Dove (1903).
583 Vgl. Dove (1898), S. 35.
584 Vgl. hierzu die Einleitung.

Die Diagnosestellung der Malaria sei laut Bluemchen mikroskopisch erfolgt. Der Vorschlag einer „prophylaktischen" Blutuntersuchung der Zivilbevölkerung hätte jedoch keinen Zuspruch gefunden. Im Gegensatz hierzu wäre unter dem deutschen Regierungspersonal und den Angehörigen des Militärs eine Untersuchung erfolgt. Untersuchte Soldaten mit Aufenthalt in den nördlichen Regionen seien ohne Ausnahme mit Malariaparasiten infiziert gewesen.[585] Dies ist die erste explizite Erwähnung einer systematischen Untersuchung mittels einer objektivierbaren Methode. Dass sich nicht mehr allein auf die subjektive klinische Diagnostik gestützt wurde, zeigt einen Wandel im wissenschaftlichen Denken auf.

Die hochgradige Durchseuchung der aus den nördlichen Gebieten kommenden Soldaten lässt vermuten, dass diese auch in den Vorjahren bereits als asymptomatische Überträger fungierten. Die Mobilität infizierter Personen als (Teil-)Ursache der 1897 ausgebrochenen Epidemie anzunehmen, erscheint daher plausibel.

Den Verlauf der Erkrankungen in Windhoek beschrieb Bluemchen folgendermaßen:

> „Während so die Allgemeinerkrankung in der Zivilbevölkerung, den Beamten, dem Militär eine sehr ausgebreitete ist, war doch der bisherige Verlauf unter den Weißen nur bei Soldaten im Felde, nur bei vereinzelt wohnenden Ansiedlern teilweise tötlich zu ungefähr 2 %. Auch von den hiesigen Eingeborenen ist eine höhere Sterblichkeit nicht zu verzeichnen; sie stehen alle in Staats- oder Privatdienst, haben regelmäßige Verpflegung und größtenteils ärztliche Behandlung. Wo es aber an diesem fehlt und noch schlechte Wohnungsverhältnisse dazu kommen, muß man die Sterblichkeit nach den Berichten von Augenzeugen (Beamten, Offizieren, gebildeten Weißen) auf 40 bis 50 % schätzen."[586]

Dies ist der erste Bericht, dass Teile der indigenen Bevölkerung von der medizinischen Versorgung der Deutschen profitierten und diese in Anspruch genommen hätten. Dass diese Bevölkerungsgruppe eine den Deutschen vergleichbare Mortalität aufwies, spricht dafür, dass die Malaria in diesem Gebiet Deutsch-Südwestafrikas nicht endemisch auftrat und eine etwaige Resistenzbildung nicht stattgefunden hatte. Bluemchen beschrieb des Weiteren eine Reihe von Krankheitsfällen in Swakopmund:

> „In Swakopmund habe ich während meines sechswöchentlichen Aufenthaltes Gelegenheit eine sowohl klinisch wie pathologisch-anatomisch (zwei Sektionen) an Typhus abdominalis erinnernde Krankheit, der auch viele Weiße erlagen, zu beobachten.

---

585 Vgl. Bluemchen an von Lindequist (27.04.1898), fol. 102.
586 Ebd. fol. 102 f.

Wenngleich bei der im Schutzgebiet pandemisch vorkommenden Malaria die Vermutung nahe liegt, es handle sich um die ‚Malariatyphoid' bezeichnete, durch besonders heftige Darmerscheinungen charakterisierte Form der Malaria, muß doch die Frage, ob nicht auch Typhus vorlag erwogen, wenn auch zunächst unentschieden bleiben. Eigentümliche Erscheinungen des Entstehens, der Verbreitung, des Verlaufs verlangen ein bakteriologisches Studium, ehe die Berechtigung zur Diagnose vorliegt. In Swakopmund war damals keine Gelegenheit zu mikroskop. od. baktag. [sic!] Beobachtungen; der Hafenplatz hatte bis lang keinen Arzt."[587]

Bluemchens Ausführungen verdeutlichen das Problem der Datenlage zu diesem Zeitpunkt. Ob es sich bei etwaigen Fiebererkrankungen um Malaria oder Typhus handelte, lässt sich zwar anhand der Rahmenbedingungen, namentlich der Situation im Land, der Jahreszeit, den Niederschlagsverhältnissen und dem Ort der Erkrankung, erahnen, aber nicht mit letzter Sicherheit sagen.

Da Bluemchen negative Folgen für die Gesundheit der Schutztruppe erwartete, schlug er die Errichtung eines Sanatoriums vor.[588] In diesen Ansichten lassen sich Analogien zu den von Missionar Merensky[589] vorgeschlagenen baulichen Maßnahmen einer Gesundheitsstation in den Tropen erkennen.

Anschließend erstattete Bluemchen einen zweiten Bericht im Folgemonat. Aufgrund der außergewöhnlich detaillierten Schilderungen von Symptomen und Krankheitsverläufen werden größere Abschnitte wiedergegeben. Der Berichtszeitpunkt lag am Ende der Regenzeit und damit zu Zeiten des stärksten Malariaaufkommens.[590]

Die Malaria in Windhoek – Eine Herzensangelegenheit?

Bluemchen berichtete über das Voranschreiten der Malaria in Windhoek und schilderte die dramatischen gesundheitlichen Folgen:

„In den letzten vier Wochen ist ein ständiges weiteres Umsichgreifen der Malaria erfolgt; nicht allein aber so, daß die wenigen im April noch Gesunden ausnahmslos erkrankten, vor allem wurde der Charakter des Fiebers ernst nur oft gefährlich. Von der Civilbevölkerung sei kurz gesagt, daß jede Familie, Kaufleute, Handwerker, die Missionare, Boern [Anm. des Verf.: Afrikaans für Bauer], alle – und vielfach wiederholt – erkrankten, und daß namentlich die Frauen und Kinder sehr gefährdet waren. Von der Familie des Boer Lukas starben in 4 Wochen die Frau und sechs Kinder. Die Eingeborenen sterben in einzelnen Ortschaften ganz aus; Todesfälle bis zu zehn in 24 Stunden sind in Windhoek

---

587 Ebd. fol. 103.
588 Vgl. ebd.
589 Vgl. Merensky (07.03.1896), fol. 4 ff.
590 Vgl. Kommando der Schutztruppen im Reichs-Kolonialamt (1920), S. 16.

mehrfach eingetreten. Von den Beamten ist hier jeder an Malaria erkrankt und behandelt bis auf den Materialien-Verwalter; dieser mag, wie ältere Landeseingesessene es in leichteren Fällen häufig thun, bei der Kenntnis der Krankheit und der Wirkung des Chinins auf ärztliches Eingreifen verzichtet haben. Ich muß Euer Hochwohlgeboren mitteilen, daß ich bei zweien der Herren Beamten solche Schädigungen durch die Malaria feststellen konnte, daß ich in Rücksicht auf die großen Anforderungen an die Arbeitsfähigkeit im Schutzgebiet sowie die klimatischen Einflüsse einen baldigen Heimatsurlaub für diese Herren notwendig halte."[591]

Aufgrund zu geringer Bettenzahlen hätten die Soldaten nach Abklingen des Fiebers maximal sechs Tage im Lazarett verweilen können. Bluemchen beschrieb die Form der Malaria als „exquisit tropische", welche sich als „tägliches oder kontinuierliches Fieber" äußern würde.[592] Die Fieberkurve würde hohe Werte erreichen und von zahlreichen Symptomen begleitet, von denen eine Schwellung der Milz als malariatypisch gilt.[593] Bluemchen hob hervor, dass Fälle von Schwarzwasserfieber aufgetreten seien, an welchem „einige Wochen nach dem zweiten Anfall auch Herr Leutnant Schulz" verstorben sei.[594] Die Malaria ginge mit starker Hämolyse einher, welche sich negativ auf den Herzmuskel auswirken würde. So hätte ein Großteil der Soldaten einen pathologischen Herzbefund aufgewiesen:

„Die Malaria bedingt eine auffällige Zerstörung des Blutes; Klumpen gelben bis dunkelbraunen Farbstoffes bedecken oft die Hälfte des Gesichtsfeldes im Mikroskop. Zu dieser für die Ernährung der Gewebe verhängnisvollen Wirkung kommt die besondere Schädigung häufiger täglicher Anfälle auf das Herz, und es resultiert eine außerordentliche

---

591 Bluemchen an von Lindequist (25.05.1898), fol. 107.
592 Vgl. ebd. fol. 107 ff.
593 Vgl. ebd. fol. 107 f: „Anfälle von 36 Stunden ununterbrochener Dauer sind nicht selten; komatöse und furibunde [Anm. des Verf.: rasend, tobsüchtig] Fieber mit Temperaturen bis 41,3° C habe ich gerade bei Soldaten beobachtet. Und auch wieder bei diesen wie ehemaligen Schutztrupplern, jetzigen Ansiedlern, waren die mit großer Milzschwellung, hartnäckiger Gelbsucht und Herzstörungen einhergehenden Fieber zu finden."
594 Vgl. ebd. fol. 108: „Schließlich ist auch Schwarzwasserfieber, d. h. Malaria mit starker, akuter Gelbsucht, heftiger Verfallenheit, Harnverhaltung, später pechschwarzem Urin bei zwei Soldaten, die im Norden waren, und einem Ansiedler hier beobachtet. Den Folgen des Schwarzwasserfiebers erlag einige Wochen nach dem zweiten Anfall auch Herr Leutnant Schulz; und gerade diese Thatsache, daß jemand, der einmal perniciöse Malaria hatte, leicht wieder verderblich erkrankt, ist dadurch von neuem warnend gelehrt."

Erkrankung gerade dieses nie ruhenden Muskels. Es sind jetzt alle hier stationierten Truppen untersucht, nur fünf von 190 hatten einen regelrechten Herzbefund."[595]

Ein Vergleich mit einer malariafreien Bevölkerungsgruppe liegt nicht vor. Möglicherweise wurden die Herzpathologien aufgrund anderweitiger Faktoren verursacht und auch nicht Malaria exponierte Personen hätten entsprechende Befunde aufgewiesen. Bluemchen gab eine Fallbeschreibung eines Erkrankten wieder, welcher in Folge einer Herzschädigung gestorben sei. Er stellte diesen Fall als Beweis für seine Theorie einer exklusiv malariabedingten Schädigung des Herzens dar:

> „Daß es sich gerade um die specifische Wirkung der Malaria auf den Herzmuskel handelt, lehrt der Fall eines Unteroffiziers. Ich hatte ihn mit anderen untersucht, Veränderungen charakteristischer Art am Herzmuskel gefunden, jedoch nicht besonders auffällig. Er wurde bei der Überfüllung des Lazareths in das Revier aufgenommen. Am nächsten Abend trat ein heftiger Anfall komatösen Charakters ein, Morgens darauf im Lazareth der Tod. Die Sektion ergab, daß bei völliger Intaktheit der Klappen die Muskulatur des Herzens trübe, blaß und brüchig war, beide Kammern erweitert, nicht hypertrophiert. Das rechte Herz war stärker afficiert [Anm. des Verf.: befallen] wie das linke, und dies ist auch an den Lebenden überwiegend festzustellen gewesen. Der Sektionsbefund ist bedeutsam für die Auffassung der Herzerscheinungen nach Malaria."[596]

Falls es sich hierbei tatsächlich um die Folge einer Malariaerkrankung handelte, und nicht wie von anderen Autoren[597] angenommen die Folge einer falsch diagnostizierten Typhus abdominalis Erkrankung, so würde dies die Ergebnisse neuerer Studien stützen. Diese zeigen, dass Malariaerkrankungen mit einem erhöhten Lebenszeitrisiko für Herzinsuffizienz einhergehen.[598]

Bluemchen regte eine Verkaufserlaubnis notwendiger Medikamente für private Ladenbesitzer an, um so die medizinische Versorgung der Bevölkerung sicherzustellen. Diese sei 1898 insbesondere für die indigene Bevölkerung mangelhaft gewesen. Eine Kontrolle seitens der Regierung müsse jedoch weiterhin bestehen bleiben. Eine Randnotiz am Quellentext hinterfragt, ob dies nicht schon angeordnet sei.[599]

---

595 Ebd. fol. 108.
596 Ebd.
597 Vgl. Kommando der Schutztruppen im Reichs-Kolonialamt (1920), S. 18 f.
598 Vgl. Brainin et al. (2019).
599 Vgl. Bluemchen an von Lindequist (25.05.1898), fol. 109.

Malaria – „[D]ie wichtigste Krankheit in der Schutztruppe"[600]

1903 und 1904 erschien der „General-Sanitätsbericht für die Kaiserliche Schutztruppe in Deutsch-Südwestafrika" in den „Arbeiten aus dem Kaiserlichen Gesundheitsamte". Dort wurden retrospektiv detaillierte Berichte über die Gesundheit der Schutztruppe für die Berichtsjahre 1898/99 bis 1901/02 veröffentlicht. Dieser retrospektive Ansatz muss, in Hinblick auf fortschrittlich erscheinende Erklärungskonzepte, im Folgenden berücksichtigt werden. Der Chefarzt der Schutztruppe Lübbert berichtete für den Zeitraum vom 01.04.1898 bis zum 31.03.1899, dass mit der Diagnose „Wechselfieber"[601] 843 Schutztruppenangehörige behandelt worden seien. Tabelle 1 verdeutlicht die geographische Verteilung der Fälle auf die einzelnen Militärstationen. Auffällig ist hier die Häufung der Malariafälle in Franzfontein. Jeder dort stationierte Soldat sei innerhalb des Berichtsjahres im Schnitt dreimal an der Malaria erkrankt. Die von Missionar Riechmann geschilderte Gesundheitssituation der indigenen Bevölkerung[602] scheint die Soldaten also gleichfalls betroffen zu haben. Die drastische Rate an Todesfällen unter den Indigenen hingegen, schien sich bei den deutschen Soldaten nicht wiederzufinden.[603]

Tabelle 1. Aufstellung bezüglich der Malariafälle in der Kaiserlichen Schutztruppe für Deutsch-Südwestafrika vom 01.04.1898 bis zum 31.03.1899. Die Zahl in Klammer beziffert die Mannschaftsstärke an allen Stationen zusammen, inklusive der nicht aufgeführten. Lübbert (1903a), S. 412.

Station	Iststärke	Absolute Zahl der Zugänge	[Promille] der Iststärke
Aminuis	7	15	2 142,9
Bethanien	1	–	–
Epukiro	12	–	–
Franzfontein	16	49	3 062,5
Gibeon	17	2	117,6

---

600 Lübbert (1903a), S. 411.
601 Also mit der Diagnose einer Malaria.
602 Vgl. Riechmann an Deputation (09.07.1899), fol. 227 f.
603 Vgl. Lübbert (1903a), S. 413.

Die Auswirkungen auf die Kaiserliche Schutztruppe

Station	Iststärke	Absolute Zahl der Zugänge	[Promille] der Iststärke
Gobabis	26	36	1 384,6
Grootfontein	21	82	3 904,8
Keetmanshoop	57	3	52,6
Naidans	3	23	7 666,6
Okahandya	17	27	1 588,2
Omaruru	24	47	1 958,3
Otjimbingwe	22	79	3 590,9
Outjo	54	146	2 703,7
Swakopmund	50	32	640
Warmbad	9	–	–
Windhoek	252	302	1 198,4
Summe	588	843	1 433,7
[Gesamtiststärke der Schutztruppe	707	–	1 192,4]

Bezogen auf den Gesamtkrankenzugang von 1.403 Patienten, sei die Malaria für mehr als die Hälfte der Fälle verantwortlich gewesen. Sie hätte hierbei 9.452 von 19.762 Behandlungstagen verursacht.[604] Die Malaria verursachte also anteilig viele Fälle, zog aber verhältnismäßig wenige Behandlungstage nach sich. Dies könnte unter anderem durch die geschilderten Entlassungen aufgrund der Überbelegung des Windhoeker Lazaretts erklärt werden.[605] Das Wechselfieber sei laut Lübbert „die wichtigste Krankheit in der Schutztruppe" gewesen.[606]

Neuere Veröffentlichungen Robert Kochs hinsichtlich der Malariaübertragung durch die Moskitos hätten laut Lübbert im Norden die flächendeckende Ausstattung mit Moskitonetzen zur Folge gehabt.[607] Hier zeigt sich eine deutliche

---

604 Vgl. ebd. S. 411.
605 Vgl. Bluemchen an von Lindequist (25.05.1898), fol. 109.
606 Lübbert (1903a), S. 411.
607 Vgl. ebd.

Parallele zu Oberarzt Dempwolffs Bericht,[608] in welchem Koch als Urheber dieser neuen Erkenntnisse betitelt wird. Diese Ansicht gilt, wie bereits besprochen wurde,[609] im Hinblick auf die Errungenschaften des Militärarztes Ross kritisch zu betrachten. Die Entschuldigung, dass lediglich deutsche Berichte zur Kenntnis des Kolonialpersonals gelangt sein könnten, kann 1903 für Lübbert nicht mehr angenommen werden. Ein ideologischer Hintergrund dieser Aussagen ist also sehr wahrscheinlich.

Lübbert berichtete über die Diagnostik der Malaria und die Verteilung der verschiedenen Malariaformen:

> „Für die Erkennung und theilweise auch für den Zeitpunkt der Chininbehandlung wird von Aerzten allgemein der mikroskopische Befund als ausschlaggebend anerkannt. Dabei fand sich die tropische Malaria, deren Wesen durch Geheimrath Koch zum ersten Mal in Ostafrika klar gelegt war, auch in unserem Schutzgebiet, jedoch gegenüber der Malaria tertiana communis nur im Verhältnis von etwa 3:97. Für diese 3 % war mit Sicherheit nachzuweisen, dass die Ansteckung nur im Nordbezirk stattgefunden haben konnte. Malaria quartana wurde bisher nicht beobachtet, auch die Dauerformen (Halbmonde) der tropica noch nicht gefunden."[610]

Dies ist insofern beachtlich, als dass das Verhältnis sich in den späteren Jahren deutlich zu Gunsten der Tropica verschob.[611] Zu diesem Zeitpunkt standen Lübberts Aussagen in der Linie seiner Vorgänger, nach der die Malaria kaum als Tropica und wenn doch, dann lediglich im Norden vorkommen würde. Klinisch hätten die Malariafälle vor allem durch Anämien und Herzbeschwerden imponiert.[612] Diese Komplikationen, welche auch von Bluemchen als schwerwiegend bewertet wurden, hätten häufig einen Heimaturlaub nötig gemacht.[613]

Lübbert beschrieb ausführlich die Methodik der Chininbehandlung. Das Medikament würde in der Nacht vor einem erwarteten Fieberanstieg verabreicht. So könnten etwaige Nebenwirkungen besser vertragen werden. Die Verabreichung würde oral erfolgen. Die beste Form seien Tabletten, welche sich

---

608 Vgl. Dempwolff (30.12.1898), fol. 126.
609 Vgl. Kapitel 4.1.
610 Lübbert (1903a), S. 411 f.
611 Vgl. Kuhn (1907), S. 138: „In der jüngsten Zeit sind die tropischen Fieber in Südwestafrika vorherrschend, während es früher die Tertianfieber waren."
612 Vgl. Lübbert (1903a), S. 412: „Unter den klinischen Erscheinungen ragen als besonders häufig Blutarmuth und nervöse Herzschwäche hervor. Beide erhielten sich auch oft nach Ausheilung der eigentlichen Fieberanfälle als selbständige Leiden, oder traten bei Rückfällen als Nebenkrankheiten auf."
613 Vgl. Bluemchen an von Lindequist (25.05.1898), fol. 108 f.

schnell im Magen lösen würden, da andernfalls keine Wirkung eintrete. Eine Chininprophylaxe würde nicht länger durchgeführt werden. Lediglich sicher diagnostizierte Fälle würden das Medikament alle vier bis sechs Tage über einen längeren Zeitraum verabreicht bekommen.[614] Hiermit lagen die ersten ausführlichen Beschreibungen einer systematischen Chinintherapie in Deutsch-Südwestafrika vor. Vorherige Erwähnungen verzichteten auf genauere Angaben zu Darreichungsform, Dauer und Problemen der Therapie. Diese ausführliche Beschreibung der medikamentösen Therapie stand möglicherweise im Zeichen des Zeitgeistes von 1903. Der therapeutische Aspekt schien mit den Jahren gegenüber vorbeugenden Maßnahmen an Gewicht zugenommen zu haben. Dies mochte auch in Kochs Theorien zur Malariatherapie und Prophylaxe begründet liegen. Interessant ist, dass diese Aspekte hier von Lübbert hervorgehoben wurden, obwohl dieser in den Jahren vor 1903 eher auf die hygienischen und sanitären Maßnahmen zur Malariabekämpfung und weniger auf die Koch'schen Theorien setzte.[615] Obwohl die Malaria hohe Fallzahlen verursachte, hätten sich die Todesfälle in Grenzen gehalten. So seien lediglich fünf der 843 Malariapatienten verstorben.[616] Die Einleitung Lübberts zu seinen Ausführungen bezüglich des Schwarzwasserfiebers, der gefürchteten Begleiterscheinung der Malaria, spiegelte den damaligen Diskurs wider. Dieses sei nämlich keinesfalls eine Komplikation der Erkrankung, sondern vielmehr eine „Vergiftung" durch Chinin. Belegt wurde diese Aussage an einigen Fallbeispielen, von denen ein Patient jedoch kein Chinin genommen hätte. Die Therapie bestünde im Absetzen der mutmaßlich auslösenden Medikation.[617]

---

614 Vgl. Lübbert (1903a), S. 412 f.
615 Vgl. die Betrachtungen hinsichtlich Lübberts Veröffentlichungen in Kapitel 4.6. Bezüglich der Koch'schen Theorien vgl. Kapitel 5.2.
616 Vgl. Lübbert (1903a), S. 413.
617 Vgl. ebd.: „Obwohl gesondert vom Wechselfieber unter der Bezeichnung Vergiftung zu besprechen, steht das Schwarzwasserfieber doch in engerem Zusammenhang mit jenem. Denn in allen beobachteten Fällen betraf diese Blutzersetzung Leute, die höchstens einige Wochen vorher Wechselfieber überstanden hatten. Von den drei mikroskopisch genau untersuchten Fällen waren zweimal im Blut die Parasiten – einmal der Malaria tropica, einmal der tertiana, übrigens in beiden Anfällen bei demselben Mann [...] gefunden worden. Jedoch war in den berichteten 4 Fällen (zwei Neuerkrankungen und zwei Komplikationen) sowie in den ausser militärärztlichen Behandlung gestorbenen zwei Fälle von Schwarzwasserfieber jedesmal kurz vorher erfolgter Chiningenuss sicher nachzuweisen. Nur einmal – die betreffende Komplikation betraf zwei Anfälle bei demselben Mann – wurde Chiningenuss in Abrede

Im selben Zuge berichtete Lübbert über die hygienisch-sanitären Maßnahmen, welche im Berichtsjahr 1898/99 getroffen worden seien. Hier zeigte sich die in seinen folgenden Veröffentlichungen sichtbare Tendenz, dass er in der Bekämpfung der Malaria vor allem den verbeugenden sanitären Maßnahmen einen herausragenden Stellenwert einräumte. Durch diese wäre es möglich, die Malaria auch im Norden Deutsch-Südwestafrikas zu besiegen. Er belegte diese Behauptung mit dem Beispiel Grootfonteins und Otavis, wobei er sich stark an den Schilderungen seiner Reise in den Norden orientierte.[618] Dort hätten Entwässerungsarbeiten die Mücken vertrieben und einhergehend sei die Malaria ausgeblieben. Bei den in Tabelle 1 ersichtlichen Fallzahlen handle es sich an diesen Orten ausnahmslos um importierte Fälle.[619]

Leutwein berichtete über das Jahr 1899, dass sich der Niederschlag im Vergleich zu den Vorjahren weiter erhöht hätte. Im Süden des Landes seien die höchsten Niederschläge seit 19 Jahren gemessen worden.[620] Er ging auf die geographische Verteilung der Malariafälle ein und zeigte anhand der Rate der „Tropendienstuntauglichkeit" die Folgen für die personelle Situation der Schutztruppe auf:

„Danach [...] mußten als tropendienstunfähig 9,4 % aller Militärpersonen in die Heimath befördert werden. [...] Die meisten Krankheiten hier [Anm. des Verf.: Im Text gestrichen: „54 % der Zugänge"] sind der Malaria zuzuschreiben, wovon etwa die Hälfte als Rückfälle erkennbar sind. Für die Tropendienstuntauglichkeit war bei 5/6 aller Heimgesandten Malaria die Ursache. Ebenso ist ihr die Hälfte der durch Krankheit verursachten Sterbefälle zuzuschreiben. Auch bei dieser Krankheit tritt der bessere Gesundheitszustand des Südens, dem übrigen Theile des Schutzgebietes gegenüber, deutlich hervor. Die Rapporte des Namalandes berichten nur von 2 Erkrankungen an Wechselfieber [Anm. des Verf.: Im Text gestrichen: „4,4 % aller Zugänge"], während aus dem mittleren Theile des Schutzgebietes 286 solcher Erkrankungen [Anm. des Verf.: Im Text gestrichen: „43 % der Zugänge"] und aus dem nördlichen Theile 308 [Anm. des Verf.: Im Text gestrichen: „72 % der Zugänge"] gemeldet worden sind."[621]

Aufgrund des typischen Verteilungsmusters der Erkrankungsfälle und der regelhaften mikroskopischen Diagnostik[622] kann für dieses Jahr mit höherer

---

gestellt. Die Behandlung der vier genesenen Fälle bestand in arzneiloser Diät und sorgfältigster Pflege."
618 Vgl. Lübbert (07.03.1900), S. 13–24.
619 Vgl. Lübbert (1903a), S. 409 f.
620 Vgl. Leutwein an Auswärtiges Amt Kolonialabteilung (23.08.1899), fol. 24 f.
621 Ebd. fol. 28 ff.
622 Vgl. Lübbert (1903a), S. 411 f.

Wahrscheinlichkeit angenommen werden, dass es sich tatsächlich um Malariafälle handelte. Die hohe Zahl an Rückfällen würde die Aussage stützen, dass vorrangig Erreger der Malaria tertiana gefunden worden seien,[623] denn die Malaria tropica löst nach adäquater Therapie keinen Rückfall aus.[624]

Ob die höhere Sicherheit der Diagnostik auch für die Fälle der Dienstunfähigkeit zutrifft, erscheint fraglich. Der außergewöhnlich hohe Wert mag zu einem großen Teil auf die schlechte gesundheitliche Situation der Vorjahre zurückgehen. Wie gezeigt wurde, ist für die Jahre 1897 und 1898 die Trennung zwischen Typhus und Malaria selbst bei eindeutig erscheinenden Diagnosen keinesfalls als sicher anzunehmen. Der Malariaanteil von 5/6 an den Heimsendungen sollte also kritisch hinterfragt werden.

Aussagen, dass die Malaria mit dem Auftreten des Typhus 1897 als relevanteste Erkrankung abgelöst wurde,[625] erscheinen in Hinblick auf die Erkrankungszahlen des Jahres 1899, in Verbindung mit der eindeutigeren Situation bezüglich der Krankheitsursache, zweifelhaft.

Im Berichtsjahr vom 01.04.1899 bis 31.03.1900 habe sich im Vergleich zum Vorjahr, trotz einer Zunahme der Truppenstärke, ein deutlicher Rückgang der Malariafallzahlen gezeigt. Mit 488 gegen 843 Fälle im Vorjahr betrüge dieser Rückgang 42 %. Die Malaria sei mit 488 von 1.267 Zugängen dennoch für mehr als ein Drittel aller Behandlungsfälle verantwortlich gewesen.[626]

Tabelle 2. *Aufstellung bezüglich der Malariafälle in der Kaiserlichen Schutztruppe für Deutsch-Südwestafrika vom 01.04.1899 bis zum 31.03.1900. Auffällig ist die beinahe Halbierung der Malariafallzahlen im Vergleich zum Vorjahr. Diese Entwicklung schien in Franzfontein jedoch in bedeutend langsamerem Maße abzulaufen.* Lübbert (1903b), S. 421.

Station	Iststärke	Wirkliche Zahl der Zugänge	[Promille] der Iststärke
Aminuis	12,25	4	326,5
Bethanien	7,5	2	266,6
Epukiro	5,16	7	1 356,6

---

623 Vgl. ebd. S. 412.
624 Vgl. Kapitel 2.
625 Vgl. Kapitel 1.
626 Vgl. Lübbert (1903b), S. 420.

Station	Ist-stärke	Wirkliche Zahl der Zugänge	[Promille] der Iststärke
Franzfontein	8,58	21	2 447,5
Gibeon	16,16	1	61,9
Gobabis	33,16	61	1 839,5
Grootfontein	15,58	59	3 786,9
Keetmanshoop	55,16	2	36,3
Okahandya	9,00	9	1 000,0
Omaruru	64.91	13	200,3
Otjimbingwe	16,08	20	1 243,7
Otavi	11,08	27	2 436,8
Outjo	78,41	187	2 384,9
Rehoboth	7,20	1	138,8
Swakopmund	57,58	15	260,5
Warmbad	14,00	2	142,9
Windhoek	215,25	57	264,8
Summe	627,06	488	778,2
[Gesamtiststärke der Schutztruppe	728, 75	–	669,6]

Die Malaria sei daher weiterhin „die wichtigste Krankheit in der Schutztruppe"[627] gewesen. Der starke Rückgang der Fallzahlen war zwar auch in Franzfontein zu beobachten, dort jedoch zu einem großen Teil auf die Reduzierung der Truppenstärke zurückzuführen. Gemessen an der Iststärke betrug die relative Reduktion der Fallzahlen etwa 20 %.[628]

In einem ausführlicheren Bericht über das Jahr 1900 führte Lübbert aus, dass die Gesundheitssituation der Schutztruppe besser geworden sei. Neben

627 Ebd.
628 Vgl. Tabelle 2.

der Reduktion des relativen Krankenzugangs von 192 % der Iststärke auf etwa 174 %, sei ebenfalls die Sterblichkeit von 1,8 % auf 1,6 % gesunken.[629] Es ergeben sich somit im Vorjahr pro 1 % Krankenzugang eine Sterblichkeit von 9,3 ‰ und im aktuellen Berichtsjahr von etwa 9,2 ‰. Das Verhältnis von Erkrankten zu Gestorbenen blieb also beinahe gleich. Es könnte hieraus abgeleitet werden, dass eventuelle Vorsorgemaßnahmen gegriffen haben und so die Gesamtzahl der Erkrankten verringert wurde,[630] eine Verbesserung der Behandlung jedoch nicht erreicht wurde, da jeder Erkrankte das gleiche Risiko hatte zu versterben. Dies könnte ein Beleg für die These sein, dass vor allem die Malariaprävention und weniger ihre Behandlung im Fokus des Interesses und der Forschung stand.

Unter den zwölf aufgetretenen Todesfällen sei Malaria sieben Mal als Ursache identifiziert worden.[631] Die Malaria machte also mit 58,3 % der Todesfälle den größten Anteil der Mortalität innerhalb der Schutztruppe aus. Lübberts Aussage, dass die Malaria die relevanteste Erkrankung gewesen sei,[632] erscheint somit gerechtfertigt.

Militärarzt Hummel berichtete über den Zeitraum vom 01.04. bis 30.09.1900 und schloss damit direkt an den Bericht Lübberts[633] an. Bei den angegebenen Zahlen muss beachtet werden, dass Hummel hier nur einen Halbjahreszeitraum betrachtete. Innerhalb dieses Zeitraums seien 189 Fälle an Malaria zur Behandlung gekommen. Die Malaria stelle mit 35,8 % aller Krankheitsfälle die relevanteste Erkrankung dar.[634] In diesen Berichten über die Schutztruppengesundheit zeigt sich ein interessanter Kontrast gegenüber den von Lübbert in seinem Reisebericht getätigten Aussagen, dass die Malaria nicht mehr zu fürchten sei.[635] Auffällig ist, dass jener in seinem Bericht über das Jahr 1899/1900 dennoch zu dem Schluss kam, dass die Malaria die wichtigste Rolle für die Gesundheit der Schutztruppe spiele.[636] Eine mögliche Erklärung könnte das Zielpublikum der Veröffentlichungen sein. Die für ein medizinisch gebildetes Publikum interessanten Berichte über die Gesundheit der Schutztruppe erforderten mutmaßlich

---

629 Vgl. Lübbert an Auswärtiges Amt Kolonialabteilung (10.07.1900), fol. 132.
630 Sofern nicht meteorologische Einflüsse für den Rückgang der Malariafallzahlen verantwortlich gemacht werden können.
631 Vgl. Lübbert an Auswärtiges Amt Kolonialabteilung (10.07.1900), fol. 132.
632 Vgl. Lübbert (1903b), S. 420.
633 Vgl. Lübbert (1903b).
634 Vgl. Hummel (1903b), S. 428.
635 Vgl. Lübbert (1900), S. 542.
636 Vgl. Lübbert (1903b), S. 420.

ein höheres Maß an Objektivität als ein Reisebericht für das Deutsche Kolonialblatt, welches einer breiteren Leserschaft offenstand.

Tabelle 3. Aufstellung bezüglich der Malariafälle in der Kaiserlichen Schutztruppe für Deutsch-Südwestafrika vom 01.04.1900 bis zum 30.09.1900. Hummel (1903b), S. 428.

Station	Iststärke	Wirkliche Zahl der Zugänge	[Promille] der Iststärke
Aminuis	5,67	7	1 234,6
Bethanien	8,17	–	–
Epukiro	3,33	4	1 201,2
Franzfontein	4,00	3	750,0
Gibeon	15,83	3	189,5
Gobabis	20,17	49	2 429,4
Grootfontein	16,17	17	1 051,3
Keetmanshoop	61,00	1	16,4
Okahandya	9,17	–	–
Omaruru	77,33	10	129,3
Otjimbingwe	12,50	–	–
Otavi	8,17	19	2 325,7
Outjo	73,66	44	597,3
Rehoboth	9,83	1	101,7
Swakopmund	60,17	3	49,9
Warmbad	9,33	–	–
Windhoek	239,00	28	117,2
Summe	633,50	189	298,3
[Gesamtiststärke der Schutztruppe	708,50	–	266,8]

Aus der beiliegenden Tabelle[637] sei ersichtlich, dass im Norden und Osten weiterhin viele Malariafälle auftreten würden. Die Anzahl dieser hätte sich im Vergleich zu den Vorjahren aufgrund der sanitären Maßnahmen jedoch deutlich reduziert.

Therapeutisch würde neben unterstützenden Maßnahmen hauptsächlich Chinin oral verabreicht. Falls dies aufgrund starker Übelkeit nicht möglich sei, könnte das Medikament ebenfalls subkutan appliziert werden.

Trotz der ergriffenen Maßnahmen seien acht von 193 behandelten Fällen in der Dienstunfähigkeit geendet und ein Patient verstorben.[638] Die Rate der Dienstunfähigen entspricht einem Anteil von 4,1 %, beziehungsweise einem Anteil von 1,15 % an der Iststärke im September 1900. Es ist also neben dem Rückgang der Erkrankungszahlen ebenfalls ein Rückgang der malariaassoziierten Invaliditätsquote zu erkennen. Im Vergleich zu 1899 sank diese von 6,76 %[639] auf 4,1 %. Mögliche Ursachen für diesen Rückgang könnten eine Verbesserung der medikamentösen Versorgung oder die Entlastung des Gesundheitssystems aufgrund geringerer Fallzahlen und in Folge eine suffizientere medizinische Versorgung sein.

Der aufgetretene Todesfall sei klinisch so auffällig gewesen, dass Hummel ihn ausführlich schilderte:

„Dieser Fall von tropischem Wechselfieber betrifft einen Mann, der vom Dezember 1899 bis Mai 1900 auf dem Pferdeposten Soris-Soris und Kaukausis gewesen war. Während dieser Zeit soll er an wiederholten Fieberanfällen gelitten haben. Am 26. Mai, sofort nach seiner Rückkehr nach Outjo, wurde er in das Lazareth Outjo aufgenommen. Es bestanden hochgradige Abmagerung und Körperschwäche, ausserdem Zeichen von Herzschwäche, Verbreiterung der Herzdämpfung und bei ziemlich hochgradiger Milzschwellung remittierendes Fieber; im Blute fanden sich die Erreger der tropischen Malaria. Unter Behandlung mit Chinin, Methylenblau und hydrotherapeutischen Massnahmen verschwand das Fieber Ende Juni vorübergehend, so dass der Kranke das Bett wieder täglich für einige Zeit verlassen konnte. Anfang Juli kehrte jedoch das Fieber wieder, wurde, ohne auf Chinin, Methylenblau und hydrotherapeutische Applikationen zu reagieren, kontinuirlich; es stellte sich ein rapider Kräfteverfall ein, und am 17. Juli trat unter den Zeichen von Herzlähmung der Tod ein. Die Sektion ergab Erweiterung des Herzens, hochgradigen Muskelschwund am Herzen in Folge fettigen Zerfalls der Muskelsubstanz, Atrophie des Leberparenchyms mit bindegewebiger Schrumpfung, ausgedehnte Blutfarbstoffablagerungen in der Leber, Milzschwellung."[640]

---

637 Vgl. Tabelle 3.
638 Vgl. Hummel (1903b), S. 428 f.
639 Vgl. Leutwein an Auswärtiges Amt Kolonialabteilung (23.08.1899), fol. 28 f.
640 Hummel (1903b), S. 429.

Vor allem die beschriebene Herzpathologie zeigt deutliche Parallelen zu dem 1898 von Bluemchen geschilderten Fall.[641] Aufgrund der ausführlichen klinischen Angaben und dem Nachweis der Tropica-Erreger, ist die Situation hinsichtlich der auslösenden Erkrankung hier klarer. Ein Zusammenhang mit der Malaria ist daher anzunehmen.

Im Berichtsjahr 1900/1901 sei der Gesamtkrankenzugang im Vergleich zu 1898/99 um 45 % auf 147 % der Iststärke zurückgegangen. Einen großen Anteil an diesem Rückgang hätten die baulich hygienischen Maßnahmen zur Malariaprophylaxe gehabt. Die Rate der Malariaerkrankungen sei hierdurch von 38 % auf 29 % der Truppenstärke gesunken.[642] Da sich die Werte für das Jahr 1898/99 auf die Gesundheit der Schutztruppe beziehen,[643] muss dies auch für Jahr 1900/01 angenommen werden.

Militärarzt von Vagedes schien im Rahmen seiner Expedition also auf vergleichsweise gesunde Verhältnisse, mit einer geringeren Malariainzidenz zu treffen.

Die Schutztruppe wies 1899/00 488 Malariaerkrankungen bei 728 Mann Iststärke auf. Dies entspricht 67,03 %.[644] Für das Jahr 1900/01 wurden von Hummel 252 Malariafälle bei 713 Mann Iststärke berichtet, was 35,34 % entspricht.[645] Der absolute Rückgang der Malariaerkrankungen wäre mit 31,69 % der Iststärke somit noch weitaus deutlicher ausgefallen. Ein Grund mag ein verschobener Berichtszeitraum sein. So berichtete Hummel über den Zeitraum vom „01.10.1900 bis 30.09.1901",[646] während Lübberts Bericht auf den 07.08.1901 datiert ist.

Die 1901 aufgetretenen Malariainfektionen hätten sich Lübbert zufolge hauptsächlich unter hygienisch ungünstigeren Verhältnissen während der Bewegung im Land ereignet. Diesem Umstand würde nun mit portablen Moskitonetzen begegnet werden. In der Folge sei in Zukunft ein Malariazugang von kaum mehr als 10 % zu erwarten.[647]

Man werde die von Koch beschriebene Malariabekämpfung anwenden, nach der flächendeckend die „Malariaherde"[648] mittels Chinin beseitigt werden

---

641 Vgl. Bluemchen an von Lindequist (25.05.1898), fol. 108.
642 Vgl. Lübbert (07.08.1901), fol. 52.
643 Vgl. Leutwein an Auswärtiges Amt Kolonialabteilung (23.08.1899), fol. 28.
644 Vgl. Lübbert (1903b), S. 421.
645 Vgl. Hummel (1904b), S. 91 f.
646 Ebd. S. 87.
647 Vgl. Lübbert (07.08.1901), fol. 52.
648 Ebd. fol. 52 f. Gemeint sind hier nicht etwa sumpfige Gebiete, wie zu Beginn der Kolonialzeit, sondern Ansammlungen asymptomatisch malariainfizierter Personen.

würden. Dies müsse, vergleichbar mit der Heuschreckenbekämpfung, gleichzeitig im ganzen Land und in der ganzen Bevölkerung geschehen. Die großen Entfernungen und die hohe Mobilität der Indigenen würden dies jedoch erschweren. Ein Erfolg sei daher fraglich.[649] Eine Umsetzung des flächendeckenden Chinineinsatzes lässt sich nicht nachweisen. Es scheinen diesbezüglich keine umfassenden Maßnahmen eingeleitet worden zu sein, obwohl die Ergebnisse der Vagedes'schen Expedition den Nutzen und die Durchführbarkeit eines derartigen Vorgehens in Deutsch-Südwestafrika belegen.[650]

Die Theorien Kochs, dass vor allem Kinder chronisch durch die Malariaparasiten befallen wären und die Trägerrate mit dem Alter abnehmen würde, seien laut Lübbert auch für Deutsch-Südwestafrika anzunehmen. Es resultiere eine „volle Immunität" des Erwachsenen.[651] Die von Riechmann berichteten Todeszahlen der erwachsenen Gemeindemitglieder Franzfonteins in den Jahren 1897/98[652] widerlegen diese These deutlich. Von einer „volle[n] Immunität" aller Erwachsenen konnte keinesfalls die Rede sein.

Die Effekte der hygienischen Maßnahmen hätten sich laut Lübbert nicht nur positiv auf eine Abnahme der Fallzahlen, sondern in Kombination mit der verbesserten medizinischen Infrastruktur auch auf eine Abnahme der Behandlungsdauer ausgewirkt. Gegen 18.541 Behandlungstage im Vorjahr stünden nun lediglich 15.430.[653] Die absolute Zahl der Erkrankungstage nahm offensichtlich ab. Die Anzahl der Behandlungstage, die pro 1 % Erkrankter[654] aufgewandt wurde, sank jedoch nur geringfügig. 1900 fielen auf ein Prozent Erkrankte[655] durchschnittlich 106,6 Behandlungstage, 1901 verringerte sich diese Zahl auf 105 Tage pro Prozent. Zusätzlich zur Abnahme um etwa 2.835 Behandlungstage, welche an die absolute Abnahme der Krankenziffer um 27 % gekoppelt war,

---

649 Vgl. ebd. fol. 53.
650 Vgl. hierzu das Kapitel 5.
651 Vgl. Lübbert (07.08.1901), fol. 53.: „Daß im Uebrigen die Ansichten des Herrn Geheimrat Koch bezgl. der Immunisierung der Eingeborenen gegen Malaria auch für unsere Kolonie Gehalt haben, dürfte feststehen. In erster Linie beherbergen die Kinder die Parasiten und mit zunehmendem Alter verschwinden dieselben mehr und mehr aus dem menschlichen Organismus bis der Erwachsene volle Immunität zeigt."
652 Vgl. Riechmann an Deputation (09.07.1899), fol. 104 f und Riechmann an Deputation (09.09.1898), fol. 227 f.
653 Vgl. Lübbert (07.08.1901), fol. 53.
654 Gemessen an der Iststärke des Militärs.
655 Von 174 % Erkrankten der Iststärke. Vgl. Lübbert an Auswärtiges Amt Kolonialabteilung (10.07.1900), fol. 132.

wurden also nur etwa 1,6 Tage pro übrigem Prozent der Erkrankten gewonnen. In Summe hätte die gelobte Verbesserung also lediglich etwa 235 zusätzliche Behandlungstage ausgemacht. Lübberts Aussage, dass die sanitären Maßnahmen neben der Abnahme der Krankenziffer eine zusätzliche Abnahme der Behandlungstage verursacht hätten, traf zwar zu, jedoch scheint dieser Effekt, gemessen an den gesamten Behandlungstagen, gering auszufallen. Das überschwängliche Lob der sanitären Maßnahmen in diesem Berichtsjahr ist daher kritisch zu betrachten. Hinsichtlich der Anzahl der Verstorbenen bezogen auf die Krankenzahl zeigte sich ein ähnliches Bild wie im Vorjahr.[656] Dies legt nahe, dass sich zwar die Krankenziffern, nicht jedoch die Güte der Therapie änderte. Hier zeigt sich die Tendenz Lübberts die hygienisch sanitären Maßnahmen in den Fokus zu stellen. Ein Nutzen auf die absoluten Krankenzahlen mag bestanden haben,[657] auf die relativen Zahlen der Mortalität, oder der pro-Kopf-Behandlungsdauer scheinen sie jedoch entgegen seiner Behauptung lediglich einen geringen Einfluss gehabt zu haben.

Der Bericht über die Gesundheit der Schutztruppe vom 01.10.1900 bis 30.09.1901 thematisierte die medizinische Berichterstattung über die indigenen Hilfstruppen:

> „Über die eingebornen Soldaten der Truppe, die zu ganz verschiedenen Zeiten eintreten und verhältnismäßig häufig wechseln, eine brauchbare Krankenstatistik aufzustellen, erscheint nahezu unmöglich, da dieselben bei ihrer Verteilung meist in kleiner Kopfzahl über zahlreiche auswärtige Stationen, und bei der Art ihrer hauptsächlichsten Verwendung nicht ständig unter gesundheitlicher Überwachung gehalten werden können. Eine dieselbe betreffende Krankenstatistik würde erst dann wirkliches Interesse besitzen und überhaupt brauchbar sein, wenn es sich um geschlossene Truppenkörper von grösserer Kopfstärke handeln würde."[658]

Durch diese Abgrenzung der einzelnen Truppenverbände wird deutlich, dass die indigenen Soldaten nicht als Bestandteil der Schutztruppe wahrgenommen wurden. Dass auch einzelne indigene Verbände innerhalb der weißen Truppen eine Rolle in den Fragen der Infektionsepidemiologie spielen könnten, wurde durch den Berichterstatter nicht in Betracht gezogen.

Die militärische Besetzung der Station Franzfontein sei Ende Dezember des Jahres 1900 beendet worden.[659] Hiermit ist erklärt, warum von Vagedes bei

---

656 Vgl. ebd.
657 Sofern nicht auch hier klimatische Faktoren hinsichtlich der Malaria eine große Rolle spielten.
658 Hummel (1904b), S. 88.
659 Vgl. ebd.

seinem Eintreffen nicht auf eine Militärstation und vor allem nicht auf das von Riechmann angekündigte Sanatorium[660] stieß.

In Outjo seien die baulichen Vorschläge Kochs hinsichtlich der Malariaprävention umgesetzt worden. Das Auftreten der Malaria habe sich dennoch bemerkbar gemacht, da die medizinische Infrastruktur nicht ausreichend ausgebaut sei:

> „In Outjo wurde ein Teil der Mannschaftsgebäude mit Veranden versehen, so daß es den Leuten ermöglicht ist, auch bei Tag ihre freie Zeit im Freien zu verbringen. Leider bestand während des Berichtsjahres noch immer der an einem Ort, an dem anerkannt viel Malaria vorkommt, doppelt bedenkliche Zustand, daß die vorhandene Bettenzahl nicht für sämtliche Mannschaften ausreiche, so daß das Lazarett immer mit seiner Einrichtung helfen mußte."[661]

Die angebliche Verbesserung der medizinischen Infrastruktur[662] schien für das Militär also nicht an allen Orten umgesetzt worden zu sein.

Was die Schutztruppe betrifft stünde die Malaria weiterhin im Vordergrund der Infektionserkrankungen. Sie würde hauptsächlich in Form der Malaria tertiana beobachtet werden. Sie habe mit 252 von 1.019 Behandlungsfällen 24,7 % der Erkrankungen ausgemacht. Von diesen sei mit 111 Fällen jedoch beinahe die Hälfte auf Rückfälle zurückzuführen.[663] In Anbetracht der großen Anzahl an Rückfällen, scheint das Überwiegen der Malaria tertiana plausibel zu sein.

Die Behandlung sei weitestgehend gleichgeblieben, lediglich von der Verabreichung von Methylenblau würde nun abgesehen werden.[664] Im Widerspruch zu dieser Aussage behandelte von Vagedes während seiner Expedition einige Fälle von Schwarzwasserfieber auf diese Art.[665]

Während des betrachteten Zeitraums hätte kein Malariafall zum Tod geführt. Für fünf Soldaten seien die Erkrankungen jedoch in der Dienstunfähigkeit geendet.[666]

Im Vergleich mit dem Vorberichtsjahr zeigte sich, unter Vernachlässigung des verschobenen Berichtszeitraums,[667] dass sich die Zahl der Malariaerkrankungen

---

660 Vgl. Riechmann an Deputation (25.05.1898), fol. 220.
661 Hummel (1904b), S. 89 f.
662 Vgl. Kolonialabteilung des Auswärtigen Amtes (Hg.) (1901), S. 150 f.
663 Vgl. Hummel (1904b), S. 91.
664 Vgl. ebd.
665 Vgl. von Vagedes an Koch (28.06.1901).
666 Vgl. Hummel (1904b), S. 92.
667 April 1899 bis März 1900 gegen Oktober 1900 bis September 1901.

deutlich verringerte. Kamen im Berichtsjahr 1899/1900[668] noch 488 Fälle zur Behandlung, so sind es 1900/01 nur noch 252 Fälle. Dies entspricht 38,52 % aller Zugänge gegen 24,7 %, oder 67,03 % der Iststärke gegen 35,34 %. Auch die Invaliditätsrate verringerte sich von 6,67 % 1898/99[669], auf 4,1 % 1900[670] und schließlich auf 1,95 % 1900/01[671]. Entgegen den Betrachtungen hinsichtlich Lübberts Bericht,[672] scheint sich in der Invaliditätsrate durchaus ein positiver Effekt der Krankenversorgung zu zeigen.[673]

Der Gesundheitszustand der Schutztruppe im Zeitraum vom 01.10.1901 bis 30.09.1902 sei abermals vorrangig durch die Malaria geprägt gewesen. Diese herausragende Position würde sie einnehmen, obwohl die Fallzahlen seit 1898/99 stetig gesunken seien.[674] So seien 1898/99 843 Fälle = 60,1 % der Krankheitsfälle,[675] 1899/00 488 = 38,52 %,[676] 1900 189 = 35,8 %,[677] 1900/01 252 = 24,7 %[678] und 1901/1902 272 = 22,6 %[679] aufgetreten.

Eine außergewöhnliche Häufung von Malariafällen sei aus Omaruru berichtet worden. Der dortige Arzt hätte dies auf reichlichen Niederschlag zurückgeführt.[680] Aus dem retrospektiven Sanitätsbericht geht hervor, dass das Verhältnis der dortigen Malariaerkrankungen gemessen an der Mannschaftsstärke, im Vergleich zum Vorjahr um etwa den Faktor 6,5 angestiegen sei.[681]

---

668 Vgl. Lübbert (1903b), S. 421.
669 Vgl. Leutwein an Auswärtiges Amt Kolonialabteilung (23.08.1899), fol. 28.
670 Vgl. Hummel (1903b), S. 429.
671 Vgl. Hummel (1904b), S. 92.
672 Vgl. Lübbert (07.08.1901).
673 Auch in Anbetracht eines möglichen Anteils verwechselter Diagnosen im Jahr 1898.
674 Vgl. Hummel (1904c), S. 101.
675 Vgl. Lübbert (1903a), S. 412.
676 Vgl. Lübbert (1903b), S. 421.
677 Vgl. Hummel (1903b), S. 428.
678 Vgl. Hummel (1904b), S. 91.
679 Vgl. Hummel (1904c), S. 102.
680 Vgl. ebd. S. 101.
681 Vgl. Tabelle 4 und Tabelle 5.

Tabelle 4. *Aufstellung bezüglich der Malariafälle in der Kaiserlichen Schutztruppe für Deutsch-Südwestafrika vom 01.10.1900 bis zum 30.09.1901. Hummel (1904b), S. 91.*

Station	Iststärke	Absolute Zahl der Zugänge	[Promille] der Iststärke
Aminuis	5,00	14	2 800,0
Bethanien	10,00	1	100,0
Epukiro	3,00	5	1 666,7
Franzfontein	4,00	1	250,0
Gibeon	16,17	1	61,8
Gobabis	22,17	45	2 029,8
Grootfontein	18,33	19	1 036,6
Keetmanshoop	80,08	1	12,5
Okahandya	10,92	5	499,0
Omaruru	82,17	11	133,9
Otjimbingwe	16,67	1	59,9
Otavi	4,33	12	2 771,4
Outjo	71,17	77	1 081,9
Rehoboth	8,17	4	489,6
Swakopmund	52,17	2	38,3
Warmbad	10,83	–	–
Okaukwejo	7,78	19	2 442,1
Zeßfontein	7,43	20	2 691,8
Windhoek	227,00	14	61,7
Summe	657,39	252	383,3
[Gesamtiststärke der Schutztruppe	713,75	–	353,1]

Es sei zum Großteil Malaria tertiana, in Outjo und Zesfontein jedoch auch viel Malaria tropica aufgetreten.[682] Dies ist der erste Nachweis des zahlreichen Auftretens der Malaria tropica. Im Bericht für 1898/99 gab Lübbert noch eine Verteilung von Tertiana zu Tropica von 97 zu 3, sprich ein dreiprozentiges Auftreten der Tropica an. Diese Fälle seien im Norden des Landes, in welchem auch Outjo und Zesfontein liegen, aufgetreten.[683] Die Zahl der Malariaerkrankungen Outjo war 1898/99 mit 270,97 % der Iststärke deutlich höher als 1901/02.[684] Es sei zahlreich Tropica aufgetreten, während die Erkrankungsrate auf 75,87 % der Mannschaftsstärke sank.[685] Es kann vermutet werden, dass die Tropica an den genannten Orten auch in früheren Jahren bereits den Großteil der Fälle gestellt haben mag, ohne dass dies adäquat diagnostiziert wurde. Die laut Riechmann 1898 zahlreich in Zesfontein aufgetretenen Fiebertodesfälle lassen dies, in Anbetracht der hohen Komplikationsrate einer unbehandelten Malaria tropica, plausibel erscheinen.[686] Die hier durch Hummel geschilderte Beobachtung deckt sich mit den Ausführungen von Vagedes' hinsichtlich der Verteilung der einzelnen Malaria-Erreger. Ein verstärkter personeller Austausch mit dem Owamboland könnte ebenfalls zu einer Verbreitung der dort endemischen Malaria tropica geführt haben. Dieser könnte sowohl in Form militärischer Operationen als auch als Ausdruck einer Arbeitsmigration in Richtung Süden aufgetreten sein.[687]

An sanitären Maßnahmen sei die komplette Vergitterung von Türen und Fenstern in den nördlichen Orten in Erwägung gezogen worden.

Die 1901/02 aufgetretenen Malariafälle hätten in drei Fällen zur Dienstunfähigkeit und in einem Fall zum Tod geführt.[688] Die Invaliditätsrate scheint also weiter gesunken zu sein. Die Quote läge nach den hier gegebenen Zahlen bei 1,1 % der Erkrankungen, im Vergleich zu 1,95 % im Vorberichtsjahr.[689] Die für das Vorjahr aufgestellte Theorie der sinkenden Invaliditätsrate als Ausdruck einer verbesserten Behandlung kann hierdurch bekräftigt werden.

---

682 Vgl. Hummel (1904c), S. 102.
683 Vgl. Lübbert (1903a), S. 412.
684 Vgl. Tabelle 1.
685 Vgl. Tabelle 5.
686 Vgl. Riechmann an Deputation (09.09.1898), fol. 228 und vgl. die Betrachtungen in Kapitel 2.
687 Vgl. Vagedes (1903b), S. 130 und Kapitel 5.3.
688 Vgl. Hummel (1904c), S. 102.
689 Vgl. Hummel (1904b), S. 92.

Tabelle 5. Aufstellung bezüglich der Malariafälle in der Kaiserlichen Schutztruppe für Deutsch-Südwestafrika vom 01.10.1901 bis zum 30.09.1902. Hummel (1904c), S. 102.

Station	Iststärke	Absolute Zahl der Zugänge	[Promille] der Iststärke
Amatoni	2,00	6	3 000,00
Aminuis	4,50	2	444,44
Bethanien	9,50	1	105,26
Epukiro	3,00	4	1 333,33
Gibeon	18,50	4	216,22
Gobabis	25,33	27	1 066,32
Grootfontein	21,75	15	689,66
Keetmanshoop	108,25	–	–
Karibib	8,42	1	118,76
Lüderitzbucht	0,33	–	–
Maltahöhe	5,00	–	–
Okahandya	9,33	13	1 393,35
Omaruru	93,50	82	877,01
Outjo	79,08	60	758,73
Otjimbingwe	0,92	–	–
Okaukwejo	6,92	11	1 589,57
Rehoboth	7,92	2	252,53
Swakopmund	36,58	4	109,35
Warmbad	15,58	–	–
Zeßfontein	11,33	15	1 323,92
Windhoek	222,42	25	112,40
Summe	690,16	272	394,11
[Gesamtiststärke der Schutztruppe	731,50	–	371,84]

Hummel schilderte abschließend zwei Fälle von Schwarzwasserfieber mit Todesfolge, welche in Zusammenhang mit einer Chiningabe aufgetreten seien. Aufgrund der eindrücklichen und ausführlichen Schilderung sollen diese Fallberichte hier wortgetreu wiedergegeben werden.[690] Auffällig ist, dass diese Todesfälle anscheinend nicht als malariabedingt gewertet und bei entsprechenden Zahlen nicht aufgeführt wurden.[691]

In den betrachteten retrospektiven Gesundheitsberichten über die Schutztruppe in den Jahren 1898 bis 1902 wurde ausführlich über den Wandel der Malariatherapie berichtet.[692] Dies steht im Gegensatz zu den hygienisch-sanitär beherrschten Diskussionen der Vorjahre. Wie gezeigt wurde hatten die angestellten sanitären Maßnahmen zwar einen prophylaktischen Nutzen bezüglich

---

690 Vgl. Hummel (1904c), S. 102 f: „Mit Schwarzwasserfieber kamen 2 Mann in Gobabis in Zugang; beide starben nach 10- bezw. 2 tägiger Behandlung. Der erstere, ein Reiter vom Transport 1901, war bereits im Januar 1902 an heftigem Tropenfieber erkrankt. Solange er die 8 u. 9 tägigen periodischen Chiningaben von je 1,0 zur Verhütung von Rückfällen nahm, blieb er von weiterem Fieber verschont, nach etwa vierwöchentlichem Aussetzen trat es erneut sehr schwer auf. Im Anschluß an eine zweite Gabe von 1 g Chinin stellte sich Schüttelfrost und starkes Erbrechen ein. Dies führte in 2 Tagen zu bedrohlicher Erschöpfung, und da inzwischen auch nicht ein Tropen Urin entleert wurde nach einer anfänglichen Ausscheidung von etwa 150 ccm dickflüssiger schwarzer Masse, wurde dem eigentümlich widerspenstigen Kranken eine intravenöse und später eine subkutane Infusion von etwa 600 ccm physiologische Kochsalzlösung gemacht. Das Erbrechen hörte alsbald auf, kehrte dann jedoch sehr gemäßigt wieder, die Harnabsonderung betrug 200 bis 400 ccm pro Tag. Am 5. Behandlungstage genoss der Kranke 1 ¼ L Milch und Boullion mit Ei ohne zu erbrechen, die Gelbfärbung verschwand sichtlich. Allein der Mann verweigerte trotz der selbst empfundenen Besserung jede Nahrungsaufnahme und starb am 10. Krankheitstage ohne wieder Fieber gehabt zu haben, völlig abgeblaßt, mit Urinabsonderung von etwa 600,0 täglich, an Nahrungsmangel. Der zweite Kranke an Schwarzwasserfieber war ein bereits 6 Jahre im Lande befindlicher, kürzlich von Urlaub zurückgekehrter Sergeant. Er hatte ‚kleine Fieber' gehabt, deren Herannahen er genügend vorher spürte und fast stets mit 0,5 Chinin unterdrückte. Nach einer solchen Gabe trat Schüttelfrost, Erbrechen, Gelbfärbung, dunkle Beschaffenheit des Urins auf. Obgleich alle Erscheinungen viel gelinder als im ersten Fall auftraten und bereits am Ende des zweiten Krankheitstages beträchtlich nachliessen, starb er doch nach 10 Stunden ganz unvermutet am Herzschlage. Er hatte infolge seiner chronischen Malaria bereits längere Zeit ein degeneriertes Herz gehabt."
691 Vgl. ebd. S. 102.
692 In dem Bericht für den Zeitraum von 1901 bis 1902 wurde allerdings lediglich angemerkt, dass therapeutisch keine Änderungen stattgefunden hätten. Vgl. ebd.

der Krankenzahlen, hinsichtlich der Folgen einer Malariaerkrankung[693] schienen diese jedoch keine bemerkenswerten Besserungen zu bewirken. Die sinkende Invaliditätsrate und die vermehrte Berichterstattung über therapeutische Fragestellungen, kann als Ausdruck dieses Fokuswechsels gesehen werden. Die sich wandelnde wissenschaftliche Praxis schien sich nun[694] auch in Deutsch-Südwestafrika bemerkbar zu machen.

Hummel gab im „Jahresbericht über die Entwicklung der Schutzgebiete in Afrika und der Südsee" Auskunft über die Gesundheitsverhältnisse für den verschobenen Berichtszeitraum vom 01.04.1901 bis 31.03.1902. Die Erkrankungszahlen hätten ein dem Vorjahr vergleichbares Bild gezeigt.[695] Anhand der Zahlen von Zugängen und Iststärke wird deutlich, dass auch hier die Gesundheitssituation der Schutztruppe und keinesfalls die der gesamten Bevölkerung betrachtet wurde. Mutmaßlich aufgrund des verschobenen Berichtsraums wichen diese Werte geringfügig von denen des Schutztruppenberichtes[696] ab. Ausgehend von der Annahme, dass Lübbert[697] sich mit seinen Aussagen bezüglich der Gesamtbehandlungstage ebenfalls auf Zahlen der Schutztruppe bezog,[698] kann hier ein Vergleich angestellt werden. Für den von Lübbert betrachteten Zeitraum 1900/01 betrug die durchschnittliche Behandlungsdauer pro Prozent der Iststärke 104 Tage und die pro Erkrankten im Schnitt 14,09 Tage. Für den von Hummel betrachteten Zeitraum ergeben sich pro Prozent der Iststärke etwa 93,08 Tage, beziehungsweise etwa 13,59 Tage pro Erkrankten. Es konnte also etwa ein halber Tag Behandlungsdauer pro Erkrankten eingespart werden. Die Zahlen für die Malariaerkrankten fielen deutlich niedriger aus. Pro Kopf mussten etwa 10,07 Tage, beziehungsweise etwa 68,7 Tage pro Prozent der Iststärke an Behandlung aufgewandt werden. Es liegen keine Vergleichswerte vor, da die malariaspezifischen Behandlungstage in Lübberts Bericht nicht angegeben wurden.

Die Malaria sei 1901/02 im Norden und Osten des Landes weiterhin anzutreffen gewesen, jedoch würden sowohl Schwere als auch Dauer der Erkrankungen

---

693 Namentlich Invalidität, Tropendienstuntauglichkeit und Tod.
694 Spätestens 1903 mit Veröffentlichung dieser Berichte. Vgl. bezüglich des Wissenschaftswandels Kapitel 2.
695 Vgl. Hummel (1903a), S. 327: „Es kamen zur Behandlung 1166 Zugänge mit 15 842 Behandlungstagen, gleich 170,2 % der Iststärke, eine ähnliche Zahl wie im Vorjahre. Wegen Malaria kamen 236 Mann mit 2 377 Behandlungstagen in Zugang, gleich 34,6 %."
696 Vgl. Hummel (1904c).
697 Vgl. Lübbert (07.08.1901), fol. 52 ff.
698 Was aufgrund der dort genannten Iststärke ebenfalls als gegeben erachtet werden kann.

abnehmen. Dies sei vor allem auf sanitäre Maßnahmen zurückzuführen.[699] In Gobabis sei „durch ausgedehnte Verabreichung von Chinin an die Eingeborenen unter ärztlicher Kontrole [sic!] eine allgemeine Malariabekämpfung in's Werk gesetzt" worden.[700] Hummel erachtete den Erfolg dieser Maßnahmen jedoch als fraglich, da die Gegebenheiten des Landes eine umfassende Untersuchung und Behandlung der Einheimischen nicht ermöglichen würden.[701] Es ist davon auszugehen, dass hier Bezug auf die Arbeit von Bluemchen genommen wurde. Dieser sei von September 1901 bis Juni 1902 in Gobabis stationiert gewesen und hätte Untersuchungen bezüglich der Malaria angestellt.[702]

Für den Zeitraum von 1902 bis 1903 berichtete Leutwein, orientierend an Berichten Hummels, dass die Malaria verantwortlich für 228 Erkrankungsfälle in der Schutztruppe sei, was 31,2 % der Iststärke entspräche. Die Behandlung hätte insgesamt 2.789 Tage in Anspruch genommen. Die Fallzahlen hätten sich an einigen sonst stark betroffenen Orten, wie zum Beispiel Omaruru stark verringert. Lediglich das neu militärisch besetzte Okahandja sei in dieser Hinsicht kein guter Ort. Es seien bereits einige Malariatodesfälle vorgekommen.[703]

Aufgrund des Aufstandes der Herero und Nama brach die Berichterstattung im Anschluss an diesen Bericht beinahe gänzlich ab und wurde von offizieller Seite erst 1913 erneut aufgenommen.

Missionar Brockmann berichtete 1906 über die Station Outjo, dass dort mehr als drei Viertel der Soldaten an Malaria erkrankt seien.[704]

Die Deutsche Kolonialzeitung berichtete im selben Jahr über den Gesundheitszustand der Schutztruppe. Demnach hätte die Malaria zum Zeitpunkt des höchsten Krankenstandes lediglich 67 von 1.388 Krankheitsfällen verursacht. Diese Zahl habe sich im Jahresverlauf auf 18 von 889 verringert.[705]

Die Reduktion der Malariafallzahlen im Laufe eines Jahres nahm im Zeitraum der retrospektiven Sanitätsberichte kontinuierlich zu.[706] So sanken diese,

---

699 Vgl. Hummel (1903a), S. 327.
700 Ebd.
701 Vgl. ebd.
702 Vgl. Koch an Oberkommando der Schutztruppe (17.10.1902).
703 Vgl. Leutwein an Auswärtiges Amt Kolonialabteilung (16.07.1903), fol. 1 f.
704 Vgl. Brockmann an Deputation (06.04.1906), fol. 210: „Outjo scheint überhaupt ein Fieberplatz zu sein. Vom hiesigen Militär lagen kürzlich über 75 % an der Malaria im Lazarett."
705 Vgl. Deutsche Kolonialgesellschaft (Hg.) (1906), S. 325.
706 Vgl. hierzu die 1903 und 1904 erschienenen retrospektiven Berichte über die Gesundheit der Schutztruppe.

jeweils von Mai bis August, 1898 von 139 auf 82 beziehungsweise um 41,01 %, 1899 von 67 auf 38 oder 43,28 %, 1900 von 42 auf 23 oder 45,24 %, 1901 von 29 auf 11 oder 62,07 % und 1902 von 58 auf 18, also 68,97 %. Laut diesem Artikel zeigte das Jahr 1906 eine Abnahme von 67 auf 18 Fälle also 73,13 %. Dies kann als Hinweis für eine gebesserte medizinische Versorgung gewertet werden. Es muss jedoch ebenfalls in Betracht gezogen werden, dass diese Entwicklung möglicherweise mit einer Verschiebung der Malariaerreger zusammenhing. Ein sinkender Anteil von Malaria tertiana Fällen würde mit einer sinkenden Anzahl von Rekrudeszenzen und somit mit einer Verringerung von symptomatischen Malariafällen im Jahresverlauf einhergehen.

Einem Bericht über das Jahr 1910/11 ist zu entnehmen, dass ausreichende Regenfälle im Berichtsjahr allenfalls im Süden gefallen seien, was einen bedeutenden Rückgang der Malaria-Fälle zur Folge gehabt hätte. Eine Häufung der Krankheitsfälle im Mai 1910 erkläre sich durch einen Überhang aus dem regenreichen Berichtsjahr 1909/10, was sich durch zahlreiche Rückfälle bemerkbar gemacht hätte. Infolge reicher Niederschläge 1908/09, hätte sich die Malaria im ganzen südlichen Landesteil ausgebreitet und sich dort festgesetzt. Die Krankheit sei daher beinahe an jedem Ort Deutsch-Südwestafrikas anzutreffen. Die Erfahrung zeige, dass eine erneute regenreiche Periode genüge, um die Malaria aufleben zu lassen. Einen Höhenvorteil gegen die Malaria gebe es nicht, da beispielsweise auch in Windhoek Ersterkrankungen auftreten würden.[707]

In Namutoni, wo sich die Malaria zu einem Problem entwickelt hätte,[708] sei der „Riedsumpf" erfolgreich trockengelegt worden, um den Moskitos die Brutstätten zu entziehen. Aufgrund personeller Verschiebungen hätte das Projekt jedoch nicht vollendet werden können. Die Soldaten der Schutztruppe würden regelmäßig Fortbildungen in medizinischen Fragestellungen, unter anderem auch in Fragen der Malariaprophylaxe, erhalten. Zu ihrer medizinischen Grundausstattung gehöre unter anderem auch Chinin. Es seien 249 Malariafälle aufgetreten, von denen nur neun der Tropica zuzurechnen gewesen wären. Den größten Anteil hätte die Tertiana ausgemacht.

Begleitende Herzstörungen seien häufig aufgetreten, diese seien jedoch selten schwerwiegend gewesen. Eine Proteinurie in einigen Fällen wurde auf eine Reizung durch Chinin zurückgeführt.

Die Chiningabe sei in Form einer abgeänderten „Nochtsche[n] Darreichung" durchgeführt worden. Diese beruhe auf einer Aufteilung der Chinindosis auf

---

707 Vgl. Graf (1913), S. 775–796.
708 Vgl. Schelle (1908), S. 170.

mehrere kleine Gaben, was zu einer Verringerung der Nebenwirkungen führen würde. In zwei Fällen konnte das Verfahren nicht erfolgreich angewandt werden, mittels der traditionellen, hochdosierten Einmalgabe habe sich die Erkrankung jedoch therapieren lassen. Es seien keine intravenösen Injektionen vorgenommen worden, diese hätten jedoch 1908/09 in Namutoni gute Erfolge ohne große Nebenwirkungen erzielt. Nach Behandlungsbeginn würden durchschnittlich noch ein bis zwei leichte Fieberanfälle auftreten. Nach der im Durchschnitt 13,5 Tage dauernden Behandlung würde eine langsame Eingliederung in den Dienst erfolgen.[709] Im Anschluss der Behandlung sei eine „Nachkur"[710] erfolgt, welche nach demselben Schema der Behandlung abliefe. Wer im Außendienst sei habe einen „Chininkalender" erstellt bekommen. Dieser würde regelmäßige Chinindosen vorsehen, bis der Patient in den normalen Rhythmus eingegliedert werden würde.[711] Die Prophylaxe sei zweimal wöchentlich erfolgt, jedoch sei ein kürzerer Abstand der Darreichungen erstrebenswert. Die Malaria könne so nicht völlig beseitigt werden, die Schwere der Erkrankungen nehme jedoch ab.[712]

Das Berichtsjahr 1911/12 stellte das letzte Jahr der deutschen Kolonialherrschaft dar, für welches ausführlicheres Material über die Gesundheitssituation der Schutztruppe vorliegt. Das Erscheinungsdatum des Medizinal-Berichts für diesen Zeitraum fiel mit dem Jahr 1915 auf das Ende der deutschen Kolonialherrschaft.

Die dünne Berichtslage für die Jahre nach dem Aufstand der Herero und Nama zeigt, dass es der Kolonialverwaltung in den letzten Jahren anscheinend nicht gelang, die durch von Lindequist angeprangerten Missstände[713] auszuräumen und ein Berichtswesen wie in den Jahren vor dem Aufstand zu gewährleisten.

Zwischenfazit

Eine zusammenfassende Übersicht über die Gesundheitsverhältnisse der deutsch-südwestafrikanischen Schutztruppe in den Jahren 1895 bis 1912

---

709 Vgl. Graf (1913), S. 785–790.
710 Ebd. S. 790
711 Vgl. ebd.: „Ließ sich Verwendung auf Außenposten nicht umgehen, so wurde ein Chininkalender und die erforderliche Chininmenge mitgegeben. Der Kalender enthielt genaue Angaben der Chinintage, -stunden und -mengen. In der Regel wurde die Nachkur in folgender Weise durchgeführt: 7 Tage lang täglich 1,0 Chinin, 1 Tag Pause, 6 Tage Chinin, 2 Tage Pause, 5 Tage Chinin, 3 Tage Pause usf., bis die Termine der Stationsprophylaxe erreicht waren."
712 Vgl. ebd. S. 790 f.
713 Vgl. Kapitel 4.6.

hinsichtlich der aufgetretenen Malariafälle, kann den folgenden Abbildungen entnommen werden. Es wird ersichtlich, dass die absoluten Malariafallzahlen nach dem Ausbruchsgeschehen 1897 vorerst absanken.[714] Gemessen an der Mannschaftsstärke dauerte es jedoch bis 1905, bis ein vergleichbar niedriger Wert erzielt wurde.[715] Der Tiefpunkt der anteiligen Malariaerkrankungen im Jahr 1905 wurde im General-Sanitätsbericht auf die konsequente Durchführung der Chininprophylaxe zurückgeführt. Der Erfolg dieser sei jedoch aufgrund mangelnder Vergleichsgruppen und weiterer begleitenden Präventivmaßnahmen nicht einwandfrei festzustellen.[716]

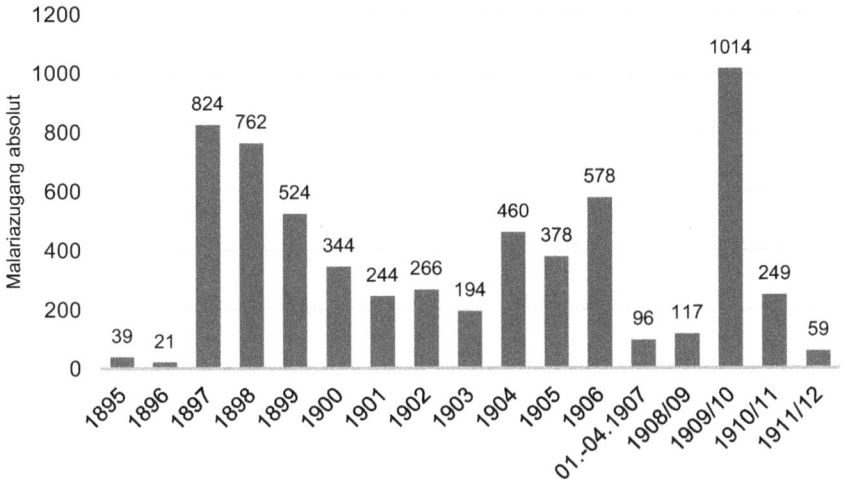

Abbildung 10. Absoluter Malariazugang der Kaiserlichen Schutztruppe für Deutsch-Südwestafrika in den Jahren 1895 bis 1912. Zu beachten gilt, dass für das Jahr 1907 nur Werte für das erste Quartal vorliegen und der tatsächliche Wert der Malariafallzahlen in diesem Jahr wahrscheinlich höher lag. Eigene Darstellung.

---

714 Vgl. Abbildung 10.
715 Vgl. Abbildung 11.
716 Vgl. Kommando der Schutztruppen im Reichs-Kolonialamt (1920), S. 222 f.

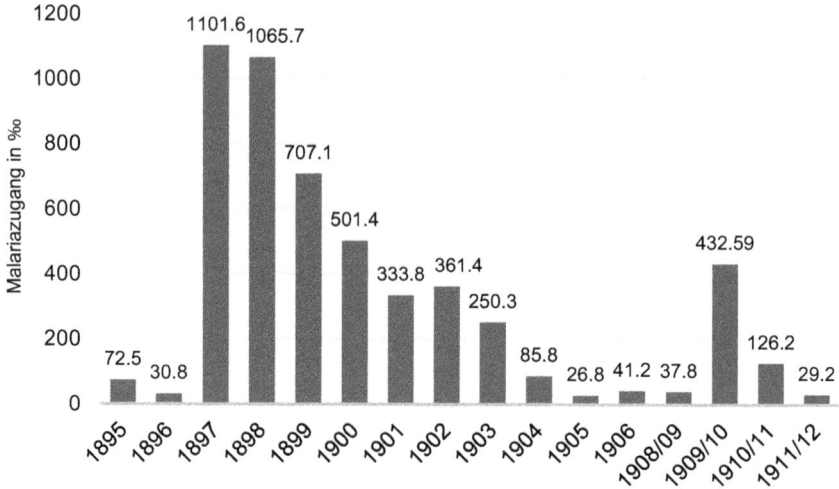

Abbildung 11. Malariazugang der Kaiserlichen Schutztruppe für Deutsch-Südwestafrika in ‰ der Mannschaftsstärke in den Jahren 1895 bis 1912. 1000‰ entsprechen der durchschnittlichen Mannschaftsstärke im Berichtsjahr. Ein höherer Wert bedeutet, dass einige Soldaten mehrmals an der Malaria erkrankten. Eigene Darstellung.

Im Vergleich mit dem relativen Niederschlag im nördlichen Damaraland zeigen sich bis zum Jahr 1904 tendenziell vergleichbar verlaufende Kurven.[717] Die könnte als Ausdruck einer direkten Abhängigkeit des Malariauftretens von der Niederschlagsmenge gesehen werden, wie von Vagedes es beschrieb[718] und auch Riechmann aus seinen Erfahrungen berichtete.[719] Die Entkopplung der beiden Kurven im Jahr 1904 könnte in Verbindung mit der Einführung einer allgemeinen Chininprophylaxe in der Schutztruppe[720] gebracht und als Erfolg dieser gewertet werden.

---

717 Vgl. Abbildung 12.
718 Vgl. Vagedes (1903b), S. 109: „Der Menge des gefallenen Regens entspricht hier bei den sonst immer ziemlich gleichbleibenden übrigen äusseren Bedingungen die relative Zahl der Moskitos, welche an einem Ort zur Entwicklung kommen. Dadurch […] erklärt es sich, dass ein Mal die Heftigkeit des Fiebers im Allgemeinen der Menge des gefallenen Regens entspricht […]."
719 Vgl. Riechmann an Inspektor (06.03.1899), fol. 241: „Nach diesem vielen Regen wird es wohl wieder eine grausame Fieberzeit geben, wie das gewöhnlich so der Fall ist."
720 Vgl. Morgenroth (1906), S. 133.

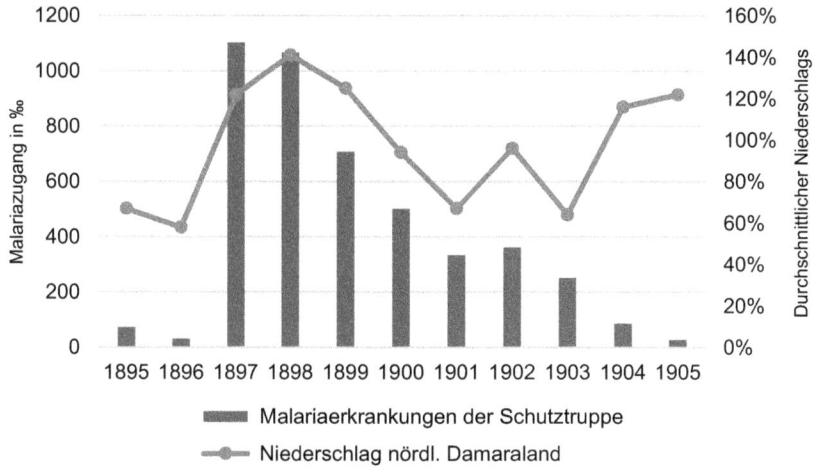

Abbildung 12. Malariaerkrankungen in der Kaiserlichen Schutztruppe für Deutsch-Südwestafrika im Verhältnis zum relativen Niederschlag im nördlichen Damaraland. Die Niederschlagswerte beziehen sich auf einen Beobachtungszeitraum von Juli bis Juni. Zur besseren Vergleichbarkeit sind diese Werte hier im zweiten Berichtshalbjahr angegeben. Die Vergleichbarkeit der Kurven bleibt bestehen, da in Abbildung 1 für Franzfontein gezeigt wurde, dass beinahe 90 % des durchschnittlichen Jahresniederschlags in der Periode von Januar bis Juni, also im zweiten Berichtshalbjahr, fallen. Ein Vergleich des durchschnittlichen Niederschlags des ganzen Landes ist aufgrund des lückenhaften Berichtsmaterials nicht möglich. Da ein Großteil der Malariainfektionen in der Schutztruppe auf die nördlichen Landesteile entfiel, erscheint ein Vergleich mit der Niederschlagskurve des nördlichen Damaralandes jedoch als Annäherung an die Gesamtsituation geeignet. Eigene Darstellung.

Eine umfassende Betrachtung der Wirksamkeit der Chininprophylaxe wurde im retrospektiven Sanitätsbericht für den Zeitraum des Aufstandes der Herero und Nama angestellt. Es wird deutlich, dass es schwierig scheint, eine definitive Aussage über Erfolg oder Misserfolg der Maßnahme anzustellen, da häufig keine festen Versuchsbedingungen mit Untersuchung einer Kontrollgruppe und eine stark fluktuierende Mannschaftsstärke im Rahmen des Kriegsgeschehens vorlagen.[721]

---

721 Vgl. Kommando der Schutztruppen im Reichs-Kolonialamt (1920), S. 222–231.

Selbst wenn 1897/98 ein Teil der berichteten Malariaerkrankungen eigentlich einen parallelen Typhus abdominalis-Ausbruch darstellten, zeigt die über sechs Jahre stark erhöhte Malariafallzahl, dass ebendiese einen maßgeblichen Anteil an den Geschehnissen hatte. Die schlechte Gesundheitssituation im Rahmen des Aufstandes der Herero und Nama spiegelte sich zwar nicht in der relativen Malariafallzahl, sehr wohl jedoch in dem erörterten Anstieg der benötigten Behandlungsdauer und der steigenden Rate der malariabedingten Heimsendungen wider.[722]

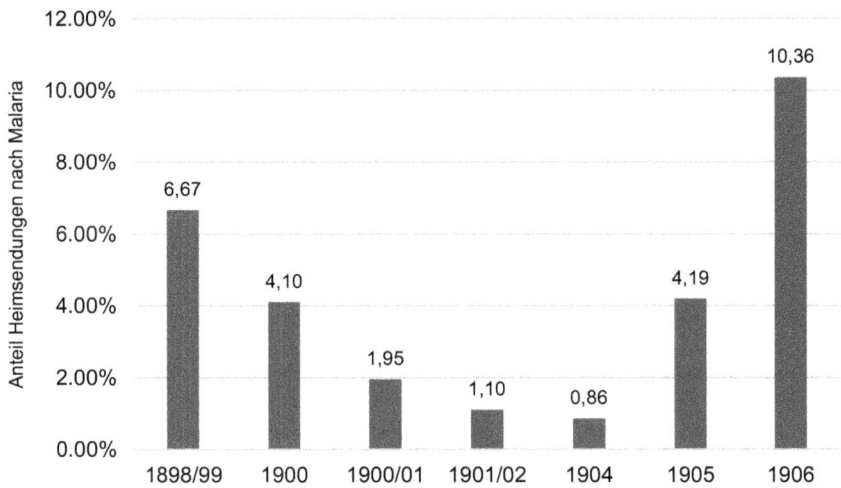

Abbildung 13. Ausmaß der gesundheitsbedingten Heimsendungen in Folge einer Malariaerkrankung in der Kaiserlichen Schutztruppe für Deutsch-Südwestafrika in den Jahren 1898 bis 1906. Ein Wert von 10 % bedeutet, dass jede zehnte Malariaerkrankung langfristige Gesundheitsprobleme hervorrief, die den Soldaten ungeeignet für den Militäreinsatz in Deutsch-Südwestafrika machte. Dies wurde auch als Tropendienstuntauglichkeit bezeichnet. Eigene Darstellung.

Der Durchschnitt der Gesamterkrankungen in diesem Zeitraum zeigt jedoch, dass die Auswirkungen der Malaria in dieser Hinsicht tatsächlich hinter anderen Erkrankungen zurückblieben.[723] Dass die Malaria nach dem Aufstand erneut in den Fokus der Gesundheitsverhältnisse rückte, zeigt der Ausbruch im Berichtsjahr 1909/1910, wenn dieser auch hinter den Fallzahlen der Jahre 1897 und 1898 zurückblieb und

---

722 Vgl. Abbildung 13.
723 Vgl. Abbildung 14.

eine Normalisierung der Fallzahlen bedeutend schneller eintrat. Es kann eine Wirkung der verbesserten Präventionsmaßnahmen und der Chininprophylaxe vermutet werden.

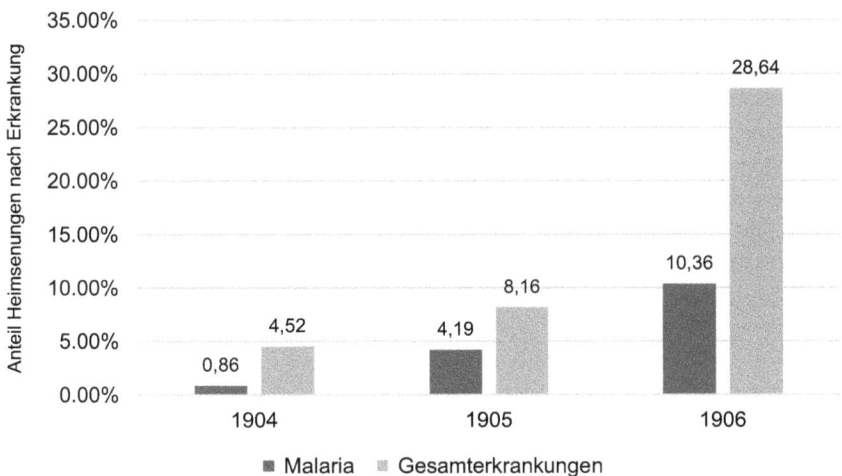

Abbildung 14. Vergleich der Malaria und der Gesamterkrankungen als Ursache von krankheitsbedingten Heimsendungen in der Kaiserlichen Schutztruppe für Deutsch-Südwestafrika in den Jahren 1904 bis 1906. Es wird deutlich, dass die Rate der Heimsendungen aufgrund der Malaria langsamer anstieg als die der Gesamterkrankungen. So musste 1906 jeder zehnte Malariakranke zurückgeschickt werden, während dies im Durchschnitt beinahe für jeden dritten Erkrankten der Fall war. Eigene Darstellung.

Die Gesundheitsberichte über die Schutztruppe zeichneten sich spätestens seit dem 1894 ergangenen Erlass Hollmanns durch eine deutlich höhere Dichte als die bezüglich der Gesundheit der Zivilbevölkerung aus. Die ausführlichen Berichte hinsichtlich der Malaria, wie zum Beispiel Bluemchens detaillierte Beschreibungen der Herzkomplikationen, lassen vermuten, dass diesen ein besonderer Wert beigemessen wurde. In Anbetracht der Rate der malariabedingten Tropendienstuntauglichkeit, die zeitweise bis zu 9 % der Mannschaftsstärke betrug, verwundert dies nicht. Auch in Erwägung eines möglichen Typhusanteils hieran, scheint die Situation ab 1900 hinsichtlich der Unterscheidung beider Krankheiten klarer gewesen zu sein, sodass die Malaria als Hauptverursacher dieser Fälle gesehen werden kann.

Die retrospektiven Sanitätsberichte führten die Malaria bis 1902 als wichtigste Infektionskrankheit an, da diese trotz sinkender Fallzahlen einen Großteil der Erkrankung und Todesfälle verursachte. Aus dem tabellarischen Material einiger

Berichte wird deutlich, dass die Malaria vor allem in den Nordbezirken von 1898 bis 1902 teils erhebliche Fallzahlen verursachte. Die Untersuchungen von Bluemchen belegen, dass die dort stationierten Soldaten im hohen Maße mit den Parasiten der Malaria infiziert waren. Die thematisierte Verbreitung der Malaria im Rahmen militärischer Operationen verleiht der deutschen Schutztruppe in der Betrachtung der deutsch-südwestafrikanischen Malariasituation eine herausragende Stellung. In Zusammenschau dieser Punkte ist die Malaria sowohl aus Sicht der Berichterstatter als auch aus heutiger Betrachtung des Quellenmaterials, bis zum Aufstand der Herero und Nama 1904 als eine der relevantesten Erkrankungen zu werten. Die These, dass diese mit Auftreten des Typhus 1897 von dieser Position abgelöst wurde, kann daher nicht unterstützt werden. Im Rahmen des Aufstandes der Herero und Nama von 1904 bis 1907 mag dies aufgrund der verhältnismäßig sehr geringen Malariafallzahlen, jedoch zutreffen.[724]

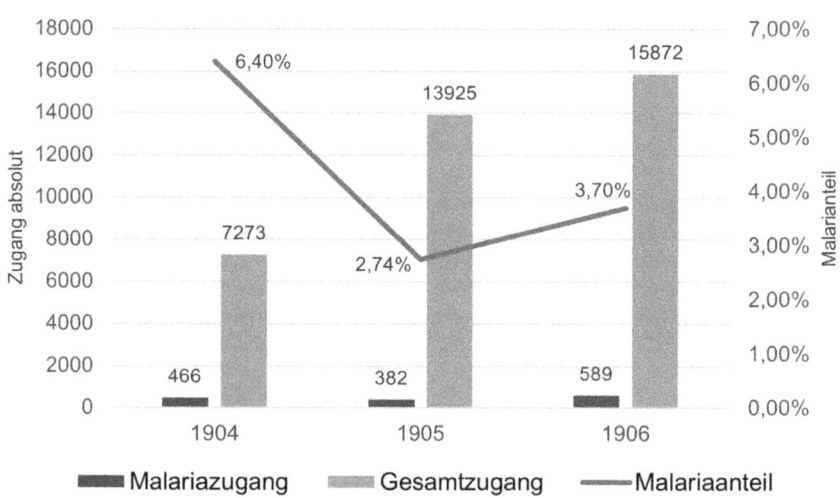

Abbildung 15. Relation der Malariafallzahlen in der Kaiserlichen Schutztruppe für Deutsch-Südwestafrika in den Jahren 1904 bis 1906. Es zeigt sich, dass die Malariafallzahlen, im Vergleich zu der Zeit vor dem Aufstand der Herero und Nama, zwar absolut stiegen, diese gemessen an dem Gesamtkrankenzugang jedoch nur einen kleinen Anteil ausmachten. Eigene Darstellung.

---

724 Vgl. Abbildung 15.

Der Malariaausbruch im Berichtsjahr 1909/10 belegt jedoch, dass die Malaria ihre führende Rolle unter den Infektionskrankheiten in Deutsch-Südwestafrika anschließend zurückforderte.

Um definitive Abwägungen der Relevanz anzustellen, wäre eine detaillierte Betrachtung der Typhussituation in Deutsch-Südwestafrika von Nöten, welche in dieser Form in der Literatur noch nicht vorliegt. Es lässt sich daher nicht mit Sicherheit feststellen, welche der Erkrankungen die relevanteste darstellte.

Der Anteil der Malaria an den aufgetretenen Infektionskrankheiten verdeutlicht, dass die Malaria im gesamten Berichtszeitraum eine Bedrohung für die Gesundheit der Kaiserlichen Schutztruppe für Deutsch-Südwestafrika darstellte.[725]

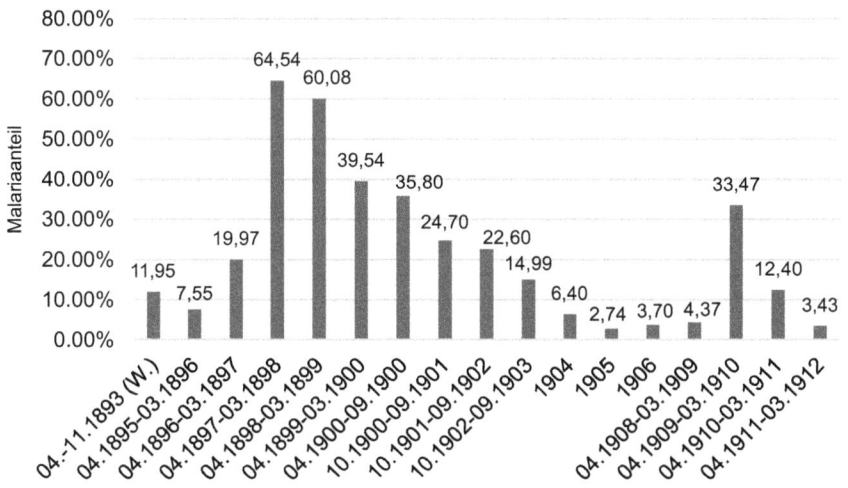

Abbildung 16. *Anteil der Malaria an den aufgetretenen Erkrankungen in der Kaiserlichen Schutztruppe für Deutsch-Südwestafrika in den Jahren 1893 bis 1912. Ein Wert von beispielsweise 33 % bedeutet, dass ein Drittel der beobachteten Erkrankungsfälle in der Schutztruppe durch die Malaria verursacht wurde. Die angegebenen Monatszeiträume verstehen sich als Monatsbeginn bis Monatsende. Zu beachten gilt, dass der Zeitraum 04.–11.1893 sich nur auf die Situation in Windhoek bezieht und, wie der Zeitraum 01.04.1900–30.09.1900, nur ein halbes Jahr betrachtet. Da dieser Zeitraum in der Hauptmalariazeit lag, ist anzunehmen, dass dieser Wert falsch hoch ist, da ausgleichende Erkrankungszahlen im zweiten Berichtshalbjahr nicht erfasst wurden. Eigene Darstellung.*

---

725 Vgl. Abbildung 16.

4.5 Die Malaria und die Kolonisation Südwestafrikas

Nachdem die Auswirkungen der Malaria, beziehungsweise der gegen sie gerichteten Maßnahmen, auf die relevanten Bevölkerungsgruppen betrachtet wurden, untersucht dieses Teilkapitel die Wechselwirkungen zwischen der Malaria und der fortschreitenden Kolonisation. Dies umfasst zum einen die Frage, inwiefern das Auftreten der Malaria die Kolonisationsbestrebungen, zum Beispiel in Form von Restriktionen der Siedlungspolitik und Agrarwirtschaft, beeinflusst hat und ob von deutscher Seite versucht wurde, dieser Entwicklung durch Nutzung des in Kapitel 4.1 gezeigten Wandels der Bekämpfungs- und Präventionsmaßnahmen entgegenzuwirken. Des Weiteren wird, vor allem auch in Hinblick auf die in den Kapiteln 4.2 bis 4.4 erarbeiteten Folgen der Malaria für die Bewohner des Landes, untersucht, ob die Kolonisation einen Einfluss auf das Auftreten und die Dynamik der Malariafälle in Deutsch-Südwestafrika hatte. Insbesondere gilt die Aufmerksamkeit der zunehmenden Vernetzung des Landes durch moderne Infrastrukturen wie der Eisenbahn, der erhöhten Mobilität der Bevölkerung im Rahmen von Arbeitsmigration und Truppenbewegungen und der Entwicklung der Bevölkerungszahl mit einhergehenden Veränderungen der sanitären Verhältnisse. Es wird hinterfragt, ob die relevanten Faktoren erkannt worden sind und wie mit diesen Erkenntnissen umgegangen wurde.

Im Jahr 1886 veröffentlichte die Deutsche Kolonialzeitung einen ersten Hinweis auf das Auftreten fieberhafter Erkrankungen in Deutsch-Südwestafrika. Interessanterweise stammte dieses Zeugnis nicht aus Regierungskreisen und auch nicht von medizinischem Fachpersonal. Es handelte sich vielmehr um einen Beitrag über die landwirtschaftliche Nutzung des Schutzgebietes, verfasst vom Chemiker und Archäologen Waldemar Belck (1862–1932).[726] Dieser berichtete, dass das Schutzgebiet „zum größten Teile als völlig fieberfrei"[727] zu bezeichnen sei und vor allem der regenreiche Norden somit gute Bedingungen zur landwirtschaftlichen Nutzung biete. Belck stellte den Zusammenhang mit anderen deutschen Kolonien her, indem er Deutsch-Südwestafrika explizit von Ländern wie „Ost- und Westafrika"[728] abgrenzte. Dort gäbe es „sumpfige […] Fluß- und Küstenniederungen und […] Flußmündungen, deren

---

726 Belck, Waldemar. 25.02.1862–06.09.1932. Chemiker und Archäologe. Die hier geschilderten Eindrücke hat dieser vermutlich auf seiner Reise nach Deutsch-Südwestafrika im Jahr 1884, welche Lüderitz zur Beurteilung des wirtschaftlichen Wertes des Landes aussandte, gewonnen. Vgl. ohne Verfasser (o.V.) (1903a), S. 583.
727 Belck (1886), S. 456.
728 Ebd. S. 457.

dunstgeschwängerte Atmosphäre mit Fiebermiasmen erfüllt ist; [...]."⁷²⁹ Eine hundertprozentige Sicherheit, dass hiermit die Malaria gemeint war, besteht nicht. Die vom Autor gezogene Verbindungslinie zwischen Fieberfreiheit und Fehlen der genannten Risikofaktoren legt diese Vermutung jedoch nahe. Der Zusammenhang mit sumpfigem Gelände, welches durch Fieberluft Erkrankungen hervorrufen würde, ist typisch für das damalige Erklärungskonzept der Malaria.⁷³⁰ Diese insgesamt eher positive Beurteilung der gesundheitlichen Situation in Deutsch-Südwestafrika stieß bereits bei Zeitgenossen auf Kritik. So erwiderte der Missionar Carl Gotthilf Büttner (1848–1893),⁷³¹ dass die Beobachtungen bezüglich der landwirtschaftlichen Vorzüge des reichlichen Regenfalls zwar angebracht seien, die einhergehende Häufung von Malaria diesen Vorteil jedoch zunichtemachen würde.⁷³² Eine mögliche Besiedlung müsse daher kritisch gesehen werden. Als Exempel führte er einen vor 1886 malariabedingt fehlgeschlagenen Siedlungsversuch an. Eine Möglichkeit der Problembewältigung würden jedoch die im Nordbezirk tätigen finnischen Missionare zeigen. Diese würden regelmäßig gesundheitsfördernde Erholungsreisen nach Otjimbingue durchführen.⁷³³ Anhand dieses Diskurses lässt sich ein erstes Zusammenspiel von deutschen Kolonisationsbestrebungen und dem landestypischen Infektionsgeschehen erkennen. Die Malaria verhinderte die Ausweitung der Siedlungsgebiete in die Regionen tropischeren Klimas und erschwerte so die wirtschaftliche Ausnutzung des Landes. Die von Belck gelobten Ackerbauregionen konnten nicht erschlossen werden, auch wenn in Reaktion auf die Erkrankung erste Bewältigungsstrategien entstanden zu sein schienen. Es wird deutlich, dass die Malaria in Deutsch-Südwestafrika zu Beginn der Kolonialzeit vorrangig einen wirtschaftlichen Bremsfaktor darstellte. Ein genuin medizinisches Interesse zeigte sich hier noch nicht. Der Botaniker Schinz nahm ebenfalls Stellung zu den landwirtschaftlichen Plänen Belcks, indem er einen Zusammenhang zwischen niedrigen Malariazahlen und der ortstypischen Bewaldung herstellte:

---

729 Ebd. S. 456 f.
730 Vgl. Kapitel 2.
731 Büttner, Carl Gotthilf. 24.12.1848–14.12.1893. Missionar und Sprachforscher. 1872–1880 Missionstätigkeit in Otjimbingue. 1885 Verhandlung über Schutzverträge mit Nama und Herero. Vgl. Westermann (1957), S. 7.
732 Vgl. Büttner (1886), S. 253: „Es regnet dort allerdings mehr als in Damaraland, aber darum ist die Malaria dort auch bedeutend stärker, und im allgemeinen müßte sich doch jeder Europäer, der sich im Ovamboland niederlassen will, darauf gefasst machen, alljährlich ein paar Monate fieberkrank zu sein."
733 Vgl. ebd.

„Eine totale Ausrottung der Wälder, resp. Verdrängung derselben durch Ackerfelder dürfte sich aus hygienischen Gründen kaum empfehlen, denn es ist nicht unwahrscheinlich, daß das Auftreten oder Fehlen der Malariafieber in gewissen Beziehungen zu den dortigen Bauhiniawaldungen steht."[734]

Dies kann möglicherweise auf einen drainierenden Effekt zurückgeführt werden, wie er auch für den Eukalyptus beschrieben wurde.[735] Auch wenn sich nicht nachvollziehen lässt, inwieweit diese Vorhaben umgesetzt worden sind, zeigten sich auch hier die Beschränkungen, die der landwirtschaftlichen Nutzung Deutsch-Südwestafrikas durch die Malaria auferlegt wurden. Ein Beleg, dass derartige Zusammenhänge auch in Deutschland galten, liefert eine 1889 eingereichte Dissertation aus Erlangen. In dieser wurde die großflächige Rodung sumpfnaher Waldabschnitte in den 1820er Jahren als ursächlich für einen Ausbruch und in Folge eine Etablierung der Malaria in und um Erlangen beschrieben:

„Was die Geschichte der Malaria in der Stadt Erlangen angeht, so muss ich mich betreffs derselben auf einige Notizen beschränken, die ich in einer Arbeit des früheren Bezirksarztes Dr. Dorsch vom Jahre 1874 über die Aetiologie der Krankheit in Erlangen gefunden habe. Darnach wäre erst gegen Ende der zwanziger Jahre dieses Jahrhunderts das Wechselfieber in Erlangen häufiger aufgetreten, gleichzeitig mit der Abholzung grosser Waldstrecken, welche zwischen Erlangen selbst und den nördlich gelegenen Weihern bestanden hätten. Diese letzteren Weiher und Sümpfe bezeichnet Dorsch hauptsächlich als die Entwicklungsstätten des Malariakeims. Seit diesem ersten Vorkommen des Wechselfiebers konstatiert auch er ein fortwährendes Bestehen bis zum Jahre 1874 mit grösseren und geringeren Schwankungen."[736]

Ein durch Hauptmann von Francois über das Jahr 1891 erstatteter Bericht gibt Auskunft über die Bevölkerungszahl des Landes. Dieser Wert kann als Ausgangspunkt für spätere Betrachtungen genutzt werden. Demnach hätten 1891 etwa 622 „Weiße" und 116.100 „Farbige" in Deutsch-Südwestafrika gelebt.[737]

Vermutlich waren es auch Fälle starken Fiebers unter Händlern in Gobabis, die den bereits erwähnten Geographen und Klimatologen Dove 1894 zu der Aussage veranlasst haben, dass von einer direkten Besiedlung dieses Ortes durch neu eingereiste Deutsche abgesehen werden sollte:

„Schwer und nicht selten mit tödlichem Ausgange tritt dagegen die Malaria in der Gegend Gobabis im Kalaharigebirge auf. Indessen betreffen diese Fälle die Angehörigen

---

734 Schinz (1887), S. 94.
735 Vgl. Kapitel 4.1.
736 Mayr (1889), S. 8 f.
737 Vgl. von Francois an Auswärtiges Amt Kolonialabteilung (31.12.1891), fol. 3 f.

Die Malaria und die Kolonisation Südwestafrikas 173

eines der verkommensten Stämme der ohnedies sehr wenig widerstandsfähigen hottentottischen Rasse. Ob das Fieber in gleich gefährlicher Weise unter einer kräftigen weißen Bevölkerung auftreten würde, ist zweifelhaft; immerhin sind aber einige schwere Anfälle zu meiner Kenntniß gelangt, welche sich europäische Händler daselbst zugezogen hatten. Eine Besiedlung dieses Gebietes mit frisch aus Europa gesandten Deutschen ist deshalb ohne weiteres nicht anzurathen."[738]

Dove führte die Betrachtung der Gesundheitsverhältnisse weiter aus und gab am Ende seines Aufsatzes einen Bericht aus dem Norden des Landes wieder. Dieser verdeutlicht die Relevanz und die Gefahr der Malariaerkrankungen für die europäischen Siedler:

„1. Malaria tritt alljährlich mehr oder weniger stark bei den Europäern auf. In der weitern [sic!] Umgebung von Olukonda ist in den letzten 25 Jahren kein dort lebender Weißer je davon frei geblieben. Die meisten erkranken schon im ersten oder zweiten Jahre; nur ausnahmsweise wird jemand erst später von der Krankheit befallen. Verschiedene Weiße starben an der Malaria, niemals aber solche, welche in jedem Jahre von derselben befallen wurden. Februar und März sind die gefährlichsten Monate; im allgemeinen tritt die Krankheit in der Zeit von Dezember bis Ende April auf. Die Symptome sind die der gewöhnlichen tropischen Fiebererkrankungen."[739]

Es ist zwar nicht belegt, ob sich an den Rat Doves gehalten wurde, anhand dieses Beispiels zeigt sich jedoch, dass die Verbreitung der Malaria die Besiedlung des Landes lenkte und der kolonialen Verwaltung ihre Maßgaben auferlegte. Die in den Vorjahren eher positiv geschilderten Gesundheitsverhältnisse Deutsch-Südwestafrikas[740] begannen sich 1897 zu ändern. Es lässt sich folgendes Geschehen konstruieren: Der Süden des Landes, welcher im ersten Jahrzehnt der Kolonialisierung als fieberfrei galt, erfuhr 1895 eine erste Häufung von Malariafällen, welche vermutlich aus den nördlichen Bezirken importiert wurden. Dies wurde durch die gesteigerte Mobilität im Kontext der Erschließung des Landes und militärischer Operationen ermöglicht. Im Rahmen von Personalverschiebungen und Patrouillenritten legten Angehörige der Schutztruppe teils beträchtliche Strecken zurück und waren in allen Regionen des Landes tätig. Bauprojekte wie Wegebau, oder die Erschließung der Eisenbahnstrecke, brachten viele Menschen unter teils schlechten hygienischen Bedingungen zusammen.[741] Einen Teil der Arbeiter stellte die Volksgruppe der Ovambo, welche im

---

738 Dove (1894), S. 172.
739 Ebd. S. 175.
740 Vgl. Kapitel 4.6.
741 Vgl. Leutwein an Auswärtiges Amt Kolonialabteilung (01.11.1895), fol. 79.

Norden des Landes ansässig waren und dort mit der endemischen Malaria in Kontakt kamen. Die Verbreitung der Malaria durch Arbeitsmigration belegte später der Militärarzt von Vagedes durch seine Beobachtungen in Swakopmund:

> „Es trugen also rund 13 Procent der Ovamboarbeiter in Swakopmund Malariaparasiten in sich [...]. Da die Arbeiter wegen des rauhen Küstenklimas und der kalten Meeresströmung aus Gesundheitsrücksichten häufig wechseln müssen – von den Untersuchten 110 waren nur 15 über 1 Jahr in Swakopmund –, so geht daraus hervor, dass Infectionsstoff auf diesem Wege vom Norden herunter gebracht wird, und es so möglich ist, dass die Malaria plötzlich an Orten auftritt, die bisher als gesund galten, wie das im Jahr 1902 in Omaruru der Fall war, das von den nach Swakopmund gehenden Ovambos regelmässig durchzogen wird."[742]

Da sich somit potenziell latent malariainfizierte Personen in sonst malariafreien Regionen aufhielten, war die Möglichkeit einer Ausbreitung gegeben. Die Trockenheit der südlichen Landesteile stellte in den Vorjahren einen Schutz gegen eine etwaige Ausbreitung dar, indem sie die Vermehrung der Moskitos, aufgrund fehlender Brutmöglichkeiten, beschränkte. Ab dem Berichtsjahr 1896/97 setzte jedoch eine Periode starker Regenfälle ein,[743] welche diesen Schutzfaktor außer Kraft setzte. Die sich vermehrenden Moskitos trafen nun auf malariabehaftete Personen und der durch von Vagedes als „circulus vitiosus"[744] bezeichnete Kreislauf der Malariaverbreitung, „Mensch-Moskito-Mensch", wurde in Gang gesetzt. Das Zusammentreffen mehrerer Risikofaktoren[745] öffneten der Malaria das Tor in den südlichen Teil des Landes.

Der Arzt und Ethnologe Otto Schellong (1858–1945)[746] veröffentlichte 1897 Umfragen bezüglich ärztlicher Erfahrungen mit der Malaria. Er kam zu dem Schluss, dass „[...] Malaria, Ruhr und Gelbfieber [...] die eigentlichen Feinde des Europäers [...]" seien.[747] Diese Aussage wurde durch Dr. von Vagedes aufgegriffen der die Malaria als „Damm" bezeichnete, welcher der Zivilisation im Wege stünde.[748] Zumindest der fortschreitenden Kolonisation stellte die Malaria

---

742 Vagedes (1903b), S. 130 f.
743 Vgl. Abbildung 2.
744 Vagedes (1903c), S. 179.
745 Namentlich ein engeres Zusammenleben, die hohe Mobilität infizierter Träger und ein reichlicher Regenfall.
746 Schellong, Otto. 13.05.1858–13.02.1945. Arzt und Ethnologe. Studienaufenthalt am Institut für Infektionskrankheiten. 1885 Teilnahme an Expedition nach Neuguinea. Vgl. Fischer (1962), S. 1380.
747 Schellong (1897), S. 65.
748 Vgl. Vagedes (1903a), S. 845.

in Deutsch-Südwestafrika ab dem Jahr 1897 ein größer werdendes Hindernis entgegen.

1898 hätte sich die Malaria laut Mueller[749] im Land ausgebreitet. Diese hätte zwar alle Bevölkerungsgruppen betroffen, allerdings hätte die indigene Bevölkerung in größerem Ausmaß an den Folgen zu leiden gehabt:

> „Während die Weißen jener Gebiete zum bei weitem größten Theile von der Epidemie erfaßt wurden, jedoch meist wieder genasen, starb von den Eingeborenen ein erschreckend großer Procentsatz, die übrigen waren monatelang krank und arbeitsunfähig, sodaß eine derartige Noth an eingeborenen Arbeitern entstand, daß der Bahnbau, die vielen angefangenen Häuserbauten, Wege-, Acker- und Gartenbauten stockten, ja häufig nicht einmal genügend Personal für die auf dem Wege befindlichen Transport-Wagen beschafft werden konnte."[750]

Die Situation der Indigenen schien für den Verfasser also vor allem in Hinsicht der mangelnden Arbeitskraft bedenklich. Auf die menschliche Tragödie der einzelnen Betroffenen wird nicht eingegangen.

Durch baulich hygienische Maßnahmen und Entwässerungsarbeiten seien sonst fieberreiche Gebiete im Norden und Osten weniger stark betroffen gewesen. Dies lasse auf bessere zukünftige Jahre hoffen und beweise die Effektivität der ergriffenen Maßnahmen.[751] Die dramatischen Schilderungen Missionar Riechmanns aus dem gleichen Zeitraum über den Gesundheitszustand der indigenen Bevölkerung im Norden des Landes lassen diese Aussagen fragwürdig erscheinen. Es kann davon ausgegangen werden, dass hier nur das Wohlergehen der deutschen Bevölkerung betrachtet worden ist.

In Verbindung mit einer vergrößerten Zahl an Ärzten, Lazaretten und der erteilten Erlaubnis des Medikamentenverkaufs durch private Händler könne eine erneute Epidemie verhindert werden, so Mueller.[752] Die medizinische

---

749 Eine eindeutige Zuordnung Muellers ist hier mangels Informationen im Quellenmaterial leider nicht möglich. Aufgrund des zeitlichen Zusammenhangs und der zur Abfassung eines Jahresberichtes notwendigen Stellung in der Kolonialhierarchie, handelte es sich vermutlich um den Major der Schutztruppe Franz Ludwig Wilhelm Mueller (1850–1921). Dieser wurde 1895 der Schutztruppe für Deutsch-Südwestafrika zugeteilt und später zum Generalmajor und Kommandeur der Schutztruppe für Kamerun befördert. Vgl. ohne Verfasser (o.V.) (1920c), S. 598.
750 Mueller an Auswärtiges Amt Kolonialabteilung (24.09.1898), fol. 360.
751 Vgl. ebd. fol. 376 ff.
752 Vgl. Mueller an Auswärtiges Amt Kolonialabteilung (24.09.1898), fol. 376 ff.

Infrastruktur solle explizit für die Zivilbevölkerung ausgebaut werden.[753] Dies würde eine Neuansiedlung im Land fördern:

> „Die Errichtung von Lazarethen in den verschiedenen Bezirke wird wesentlich zum Wohlbefinden der Bevölkerung beitragen und auch dem weitab wohnenden Farmer das sichere Gefühl geben, daß er im Falle ernster Erkrankung nicht hülflos ist, wodurch wiederum die schnellere Besetzung der Farmen mit Ansiedlern und Familien ungemein gefördert werden wird."[754]

In diesem Bericht wurde die Instrumentalisierung der Medizin zum Nutzen der Kolonisation erstmals offen kommuniziert. Ähnliche Tendenzen ließen sich vorher lediglich zwischen den Zeilen lesen. Der Bezug auf die Neusiedler macht deutlich, dass auch diese Form der medizinischen Versorgung wohl für die europäischen Ansiedler und nicht etwa indigenen Kleinbauern gedacht war.

Mitte April 1901 wurde der Bericht eines nach Deutsch-Südwestafrika ausgewanderten Buren veröffentlicht. Dieser berichtete, dass Ansiedlungen in den fruchtbaren Gegenden Deutsch-Südwestafrikas aufgrund dort herrschender Fiebererkrankungen fehlgeschlagen seien.[755] Da der Ort des Geschehens im Norden des Landes lag, kann vermutet werden, dass es sich hierbei um die Malaria handelte. Dies stand im Gegensatz zu den Aussagen Chefarzt Lübberts, dass die Malaria aufgrund der hygienischen Errungenschaften kein Hindernis mehr darstellen würde.[756] Auch der 1902 erschienene Bericht über die Gesundheitsverhältnisse Deutsch-Südwestafrikas vertrat diese Sichtweise, eine Anlehnung an Lübberts Bericht ist jedoch erkennbar.[757] Es mag angemerkt werden, dass die in Ansiedlung befindlichen Buren möglicherweise nicht über geeignete Mittel zur Assanierung der neu erschlossenen Wohngebiete verfügten und daher nicht von den hoch gepriesenen sanitären Maßnahmen profitierten. Als weitere Ursachen der Fiebererkrankungen kommen jedoch auch die Influenza, welche Mitte 1900 in Swakopmund ausbrach, oder der Typhus, welcher sich dort wahrscheinlich seit

---

753 Vgl. ebd. fol. 378: „Um eine Fieber- oder sonstige Epidemie schnell und mit Erfolg niederzukämpfen, ist die Errichtung geräumiger Militärlazarethe, die auch gleichzeitig zur Aufnahme erkrankter Civilpersonen zu dienen hätten, erforderlich [...]."
754 Ebd. fol. 379.
755 Vgl. ohne Verfasser (o.V.) (1901), S. 178: „Der für Landbau geeignete Landstrich liegt in der Umgegend von Gobabes [sic!] und Grootfontein. Dort findet man nicht nur fruchtbaren Boden und viele artesische Brunnen, sondern es regnet auch häufig und regelmäßig. Leider grassiert dort das Fieber so stark, daß die meisten Buren anderswohin verzogen sind."
756 Vgl. Lübbert (07.08.1901), fol. 52.
757 Vgl. Auswärtiges Amt Kolonial Abteilung (1902), S. 62.

1897, spätestens jedoch seit den Berichten des Militärarztes Bluemchen 1898[758] etabliert hatte, in Betracht.[759] Es lässt sich daher nicht mit Sicherheit sagen, ob die Malaria allein für die gescheiterten Siedlungsbemühungen verantwortlich gemacht werden kann. Das Verzeichnis der 1901 verstorbenen Weißen[760] kann allerdings einen Teil zur Aufklärung beitragen. Im gesamten Land sei nur ein Weißer an Malaria verstorben, dieser jedoch im genannten Distrikt Gobabis. Die Malaria schien dort also zu Zeiten der burischen Ansiedlung aufzutreten. Einen Beleg hierfür liefert ebenfalls der Bericht des Stabsarztes Dr. Hummel. Im Berichtsjahr 1900/01 seien in Gobabis 202,9 % und in Grootfontein 103,7 % der militärischen Besatzung an Malaria erkrankt.[761] Da in den beiden genannten Bezirken keine Todesfälle an Typhus oder Influenza aufgetreten seien,[762] scheint die Malaria die wahrscheinlichste Verursacherin der genannten Fiebererkrankungen zu sein. Auffällig ist, dass dieser Erkrankungsausbruch bei Lübbert nicht erwähnt wurde. Möglicherweise betraf dieser Ausbruch vor allem die indigene Bevölkerung. Dies könnte die Relevanz für die offiziellen Berichterstatter verringert haben und belegen, dass die gesundheitliche Situation der Indigenen von offizieller Seite weiterhin nur wenig Beachtung zu finden schien. Die Relevanz dieser Bevölkerungsteile scheint nicht nur hinsichtlich der Malariaverbreitung, sondern einhergehend auch hinsichtlich wirtschaftlicher Auswirkungen verkannt worden zu sein.

Gemessen an den Todesfällen zeigte sich, dass die Malaria 1901, zumindest für die betrachtete weiße Bevölkerung, tatsächlich keine große Bedrohung gewesen zu sein scheint. Auf 62 Verstorbene sei ein Fall von Malaria und einer von Wechselfieber gekommen.[763] Es darf davon ausgegangen werden, dass diese beiden Begriffe hier synonym gebraucht wurden.

Auch hinsichtlich des für die Betrachtung der Wechselwirkungen zwischen der Malaria und der voranschreitenden Kolonisation relevanten Quellenmaterials machte sich die, durch den Aufstand der Herero und Nama verursachte, Berichtslücke bemerkbar. Für die Jahre 1904 bis 1906 konnten demnach in den ausgewerteten Materialien keine relevanten Belege ausgemacht werden. Militärarzt Kuhn thematisierte jedoch 1907 die Etablierung der Malaria in Karibib

---

758 Vgl. Bluemchen an von Lindequist (27.04.1898), fol. 103.
759 Vgl. Auswärtiges Amt Kolonial Abteilung (1902), S. 62.
760 Vgl. ohne Verfasser (o.V.) [Anm. des Verf.: Näherungsweise um 1902], fol. 47–53.
761 Vgl. Tabelle 4.
762 Vgl. ohne Verfasser (o.V.) [Anm. des Verf.: Näherungsweise um 1902], fol. 47–53.
763 Vgl. ebd.

und brachte dies in Zusammenhang mit dem Beginn des Aufstandes. In diesem vormals malariafreien Ort, seien seit 1904 stetig einige Fälle aufgetreten.[764] Die Ursache hierfür läge in den Lehmgruben, welche beim Hausbau entstünden. Diese würden im Anschluss an die Regenfälle einen vortrefflichen Malariabrutplatz darstellen, da in diesem unnatürlichen Wasserreservoir keinerlei Fressfeinde der Moskitolarven leben würden. Dasselbe würde für den Bau der Bahndämme gelten. Es müssten daher hygienische Grundsätze beachten werden und die Gruben im Gefälle ausgehoben, oder in Form von Gräben, mit anschließender Planierung, angelegt werden. Nur so könne der im Rahmen der Besiedlung selbst geschaffenen Malariaverbreitung entgegengewirkt werden.[765] Die früheren Annahmen, dass die Moskitos mit dem Wind verteilt würden, hätten sich nicht bestätigt.[766] Sie würden jedoch in „Rindviehherden, ferner in Wagen, Eisenbahnabteilen weithin verschleppt" werden.[767] Diese Aussage untermauert die Annahme von Vagedes', dass der Ausbau der Infrastruktur, insbesondere der Eisenbahn von Nord nach Süd, die Malariaausbreitung verstärken würde.[768] Dieses Konzept der Malariaverbreitung im Rahmen moderner Infrastrukturen besitzt auch heute noch Gültigkeit. So konnten 2019 zwei Fälle von Malaria tropica bei Mitarbeitern des Flughafens Frankfurt am Main diagnostiziert werden. Beide Patienten verneinten einen Auslandsaufenthalt und die gefundenen Plasmodien wiesen identische genetische Merkmale auf. Es wird daher angenommen, dass ein infizierter Moskito per Flugzeug aus einem Endemiegebiet importiert wurde, dieser die beiden Mitarbeiter stach und mit der Malaria infizierte.[769]

Schinz ging in seinem Beitrag über die Flora der Kolonie, im 1908 erschienenen „Taschenbuch für Südwestafrika", unter anderem auf die Gesundheitsverhältnisse im Norden des Landes ein:

> „Zwei Dinge sind es aber, die der Kolonisation des Ambolandes durch Kleinbauern allermindestens heute noch hinderlich im Wege stehen und die miteinander in ursächlichem Zusammenhange stehen, das sind die Moskitosscharen und das Malariafieber. Ich glaube daher auch, dass dieser nördliche Teil Deutsch-Südwestafrikas dem Plantagenbau vorbehalten bleiben wird […]!"[770]

---

764 Vgl. Kuhn (1907), S. 136.
765 Vgl. ebd. S. 152 f.
766 Vgl. ebd. S. 130.
767 Ebd.
768 Vgl. Vagedes (1903b), S. 131 f.
769 Vgl. Wieters et al. (2019).
770 Schinz (1908), S. 247.

Es zeigte sich erneut die Limitierung der landwirtschaftlichen Nutzung des Landes durch die Malaria. 1908 schien sich die gelobte medizinische Infrastruktur zu verschlechtern. Es sei, „[v]om 1.10.1908 ab [...] kein einziger Arzt für die vier Lazarette vorhanden. Im ganzen Norden wird nur ein Sanitätsoffizier stationiert sein können. Die ganze Besatzung von Namutoni wird ohne ärztlichen Schutz der Malaria ausgesetzt sein."[771] Grund hierfür war vermutlich die drastische Reduzierung des militärärztlichen Personals nach Ende des Aufstandes der Herero und Nama. Die Zahl der in Deutsch-Südwestafrika stationierten Militärärzte sank zwischen 1908 und 1912 von 41 auf 22.[772] Die 1908 geäußerte Kritik an der medizinischen Versorgung der nördlichen Stationen, scheint nicht zu einer Reaktion geführt zu haben, denn Namutoni sei auch 1912 noch immer ohne Arzt geblieben.[773]

Für das Berichtsjahr 1906/07 wurde über erste erfolgreiche Chininernten in Afrika berichtet, Deutsch-Südwestafrika fand dort jedoch keine Erwähnung.[774] Dass auch in Deutsch-Südwestafrika der Versuch der landwirtschaftlichen Chiningewinnung angestellt wurde, wurde erst für das Jahr 1910 belegt.[775] Bei diesen Anpflanzungen handelte es sich wahrscheinlich um eine Art der Chinarindenbäume, aus deren Rinde das Chinin gewonnen wird. Die Malaria wirkte sich also auch auf die Auswahl der kultivierten Pflanzen aus.

Zwischenfazit

Die Einschränkungen, die den deutschen Kolonisationsbestrebungen in landwirtschaftlicher Hinsicht durch die Malaria auferlegt wurden, zeigen sich in der limitierten Auswahl neuer Siedlungsorte, was anhand fehlgeschlagener Siedlungsversuche in den nördlichen Landesteilen gezeigt wurde. Die Malaria wurde also zu einem wichtigen Faktor, der die Erschließung des Landes prägte. Die fruchtbarsten Regionen Deutsch-Südwestafrikas konnten aufgrund der Malaria nur eingeschränkt landwirtschaftlich genutzt werden. Dass diese Einschränkung während der deutschen Kolonialherrschaft bestehen blieb, zeigt 1908 ein Beitrag von Schinz im „Taschenbuch für Südwestafrika". Auch die erwähnte Diskussion

---

771 Külz (12.08.1908), fol. 54.
772 Vgl. Reichskolonialamt (Hg.) (1909), S. 302 f und vgl. Mayer (1913), S. 522 f.
773 Vgl. Mayer (1913), S. 523.
774 Vgl. ohne Verfasser (o.V.) (1908), S. 37 f.
775 Vgl. Badermann (1910), S. 262: „Deutsch-Südwestafrika. Im Forstgarten von Grootfontein sind die großen Saaten von Rizinus durch gewaltige Regengüsse vernichtet worden. Chininanpflanzungen sind im Versuch."

um die Abholzung der Bauhiniawälder zur Gewinnung neuen Ackerlandes belegt, dass die Malaria einen limitierenden Faktor in der landwirtschaftlichen Nutzung des Landes darstellte. Die starke Beeinträchtigung der indigenen Bevölkerung durch die Malaria führte zu einem Mangel an Arbeitskräften, sodass Bauprojekte und Landwirtschaft der Deutschen nicht wie geplant vonstattengehen konnten. Eine negative Beeinflussung der Wirtschaft ist daher anzunehmen. Die Wechselwirkung der Malaria mit der fortschreitenden Kolonisation des Landes zeigt sich in der Verbreitung der Erkrankung durch Arbeitsmigration. Die Malaria legte der Kolonisation Deutsch-Südwestafrikas also im gesamten Zeitraum der deutschen Fremdherrschaft in unmittelbarer Weise ihre Limitationen auf.

Eine konstante Relevanz der Erkrankung ist daher, neben den Auswirkungen auf die verschiedenen Bevölkerungsgruppen, auch in dieser Hinsicht anzunehmen.

4.6 Die Darstellung in der allgemeinen Publizistik

Durch die Auswertung des umfangreichen Quellenmaterials konnte in den Kapiteln 4.1 bis 4.5 ein Eindruck über die Malariageschehnisse in Deutsch-Südwestafrika gewonnen werden. Es wurde erarbeitet, dass die ergriffenen Maßnahmen gegen die Malaria im Großen und Ganzen dem internationalen Wissenswandel folgten und alle drei Dimensionen der Malariatherapie, die Vernichtung der Brutplätze durch Drainage, der Stichprophylaxe durch Moskitonetze und die medikamentöse Therapie und Prophylaxe, umgesetzt worden sind. Die indigene Perspektive von Heilungs- und Krankheitskonzepten fand von deutscher Seite hingegen kaum Beachtung. Es konnte gezeigt werden, dass von den angestellten Bekämpfungs- und Präventionsmaßnahmen vor allem die weißen Bevölkerungsteile profitierten und dass es auch innerhalb dieser Gruppe eine Hierarchie der Gesundheitsversorgung gab, an deren Spitze die Schutztruppe stand. Dies deutet auf eine unterschiedliche Verteilung der medizinischen Versorgung in Abhängigkeit von der Relevanz hinsichtlich der Sicherung des kolonialen Machtanspruches hin. Schließlich konnte gezeigt werden, dass die ausgeprägte Wechselwirkung zwischen der Malaria und der Kolonisation sich trotz der angestellten Maßnahmen nicht nur in negativen Konsequenzen für Wirtschaft und Siedlungspolitik, sondern auch in einer Verschleppung und Verbreitung der Erkrankung äußerte. Nachfolgend wird untersucht, ob die erarbeiteten Zusammenhänge in Deutschland erkannt wurden, wie die Bewertung dieser ausfiel und ob diese Erkenntnisse auch der Öffentlichkeit kommuniziert wurden. Besonderes Augenmerk wird auf eine etwaige Instrumentalisierung dieser Kommunikation der Malariasituation, unter anderem im Zeichen der Siedlungspolitik, gelegt. Das hierbei genutzte Werkzeug der Zensur, wird anhand der Unterschiede zwischen Archivalien und veröffentlichten Berichten untersucht.

Die allgemeine Publizistik im Dienst der Kolonisation?

Die Deutsche Kolonialgesellschaft knüpfte 1886 in der Deutschen Kolonialzeitung an die Aussagen des Chemikers Belck[776] an. Reiseberichte, Veröffentlichungen und das augenscheinliche Wohlbefinden der Missionare und ihrer Familien würden beweisen, dass das Klima Deutsch-Südwestafrikas „dem Europäer zuträglich" und „frei von verderblichen Fiebern" sei.[777] Im Gebiet um den Kunene[778] gäbe es allenfalls „leichte Fieber".[779] Kritische Aussagen, wie die des Missionars Büttner,[780] scheinen nicht beachtet worden zu sein. Es zeigt sich eine unreflektierte Darstellung der Gesundheitssituation, welche positive Effekte auf die Gesundheit etwaiger Kolonisten propagierte. Es darf davon ausgegangen werden, dass dieser Veröffentlichung ideologische Überlegungen zu Grunde lagen. Den Lesern der Deutschen Kolonialzeitung, welche als an den Kolonien interessiert und somit als potenzielle Kolonisten gesehen werden können, wurde so die Angst vor den unbekannten Gesundheitsverhältnissen Afrikas genommen. Die Deutsche Kolonialzeitung trat somit in den direkten Dienst der deutschen Kolonisationsbestrebungen.

Eine grundsätzliche Unbedarftheit hinsichtlich der Malariasituation, muss neben den ideologischen Überlegungen ebenfalls in Betracht gezogen werden. Möglicherweise fiel der Anfang der Kolonialisierung in einen Zeitraum, der relativ arm an Malariaerkrankungen war. Dies mag im Kontrast zu den anderen deutschen Kolonien, welche hinsichtlich der Malaria ein bedrohlicheres Bild lieferten,[781] zu einer Euphorie und Verdrängung potenzieller Gefahren für die Gesundheit geführt haben.

Der Geologe und Paläontologe Georg Gürich (1859–1938)[782] schilderte 1891 die Erfahrungen eines zweijährigen Aufenthaltes in Deutsch-Südwestafrika und nahm ebenfalls Stellung zur gesundheitlichen Situation:

---

776 Vgl. Belck (1886), S. 456 f.
777 Ohne Verfasser (o.V.) (1886), S. 665.
778 An der heutigen nordwestlichen Grenze von Namibia und Angola gelegener Fluss.
779 Ohne Verfasser (o.V.) (1886), S. 665.
780 Vgl. Büttner (1886), S. 253 f.
781 Vgl. Belck (1886), S. 456 f.
782 Gürich, Georg Julius Ernst. 25.09.1859–16.08.1938. Geologe und Paläontologe. 1888–1889 auf geologischer Expedition zur Beurteilung der Rohstoffvorkommen in Deutsch-Südwestafrika. Vgl. Dehm (1966), S. 281.

„So viel ist indess sicher, dass der grösste Theil des Landes und besonders der mittlere Theil fieberfrei ist, und dass in jenen nördlichen Gegenden auch nur einzelne besonders ungünstig gelegene Orte als fiebergefährlich zu gelten haben, überdies auch nur in der heissen Jahreszeit. Es ist also die Fiebergefahr jener Gegenden für jeden, der mit genügender Ausrüstung versehen ist, sich die nöthige Pflege angedeihen lassen und eine allzu aufregende Thätigkeit ersparen kann, keineswegs hoch anzuschlagen, wenn sie auch wenigstens für den nördlichen Theil des Landes nicht gänzlich wegzuleugnen ist."[783]

Dass diese Veröffentlichung ursprünglich in den „Mittheilungen der Geographischen Gesellschaft in Hamburg" erschienen war, belegt, dass sich Veröffentlichungen bezüglich der geringen Malariagefahr Deutsch-südwestafrikas an ein breites, durchaus unterschiedliches Zielpublikum richteten.

Laut einem im Deutschen Kolonialblatt veröffentlichten Bericht über das Jahr 1891 traten „in den Uebergangsmonaten von der trockenen zur regnerischen Jahreszeit [...] in den tiefer liegenden Gegenden Malaria auf. Am häufigsten sind diese Erscheinungen in dem nördlichen von Otjitambi gelegenen Theile des Schutzgebietes und in den an die Kalahari grenzenden Flußthälern [...]."[784] Die deutschen Kolonisten hätten jedoch generell weniger als die indigene Bevölkerung unter Erkrankungen zu leiden.[785] Der Vergleich der Gesundheitsverhältnisse der verschiedenen Bevölkerungsgruppen zeichnete dem deutschen Leser ein positives Bild, das angebliche gesundheitliche Vorzüge für den Ansiedler hervorhob. Diese Darstellung setzte sich auch im Folgejahr fort. Von Francois berichtete: „Die Gesundheitsverhältnisse waren in diesem Jahre besonders gute. Epidemische Krankheiten sind gar nicht vorgekommen."[786] Inwiefern diese Aussage zutrifft, lässt sich mangels Vergleichsmaterial nicht festlegen. Von einer völligen Malariafreiheit sollte jedoch nicht ausgegangen werden, da die bearbeiteten Berichte der Vorjahre zeigen, dass die Malariafälle in den nördlichen Bezirken nicht als epidemisches Auftreten gewertet wurden.

Das Deutsche Kolonialblatt fasste 1894 einen Bericht des Geologen und Klimaforschers Dove zusammen. Dieser berichtete, dass schwere Formen der Malaria in Deutsch-Südwestafrika kaum anzutreffen seien. In Otjimbingue trete die Malaria am häufigsten auf und selbst von dort würden keinerlei Todesfälle berichtet werden. Ursächlich für die Erkrankungen seien Winde aus dem

---

783 Gürich (1891), S. 72.
784 Ohne Verfasser (o.V.) (1892), S. 148.
785 Vgl. ebd.
786 Von Francois an Auswärtiges Amt Kolonialabteilung (14.08.1892), fol. 13.

Norden. In Windhoek hingegen würden lediglich leichte Fälle auftreten und das auch nur, weil der vormals ungenutzte Boden verstärkt kultiviert würde.[787]

Dieser Bericht sticht in vielerlei Hinsicht hervor. Zum einen wurde Otjimbingue als Ort der häufigsten Malariafälle bezeichnet. Möglicherweise stellten die 1891 berichteten Fieberfälle,[788] im Kontrast zu Büttners Bericht über die Nutzung als Erholungsort aufgrund geringer Fallzahlen von Fiebererkrankungen,[789] die Anfänge einer Etablierung der Malaria dar. Voraussetzung hierfür ist natürlich, dass es sich bei den Fiebererkrankungen tatsächlich um Malariafälle handelte. Es zeigt sich im Vergleich zu den Ausführungen Stabsarzt Richters eine Diskrepanz der angenommen Malariaursache.[790] Während die schlechten Winde in Otjimbingue aus dem Norden kommen sollten, wurde dies in Windhoek für die aus dem Süd-Osten stammenden angenommen. Dieser Gegensatz ist interessant, da die beiden Orte etwa auf derselben geographischen Breite liegen und hinsichtlich der Umwelteinflüsse ähnliche Beobachtungen zu erwarten wären. Übereinstimmungen zeigen sich in der Attribuierung eines feuchten Bodens als gesundheitsschädlich.

Gouverneur Leutwein gab in einem umfänglichen Jahresbericht eine Übersicht über die Gesundheitsverhältnisse Deutsch-Südwestafrikas 1894. Es seien nur wenige Erkrankungen endemisch aufgetreten und diese würden im Vergleich zu tropischeren Regionen einen weitaus milderen Verlauf aufweisen. Die Malaria käme in den nördlicheren Regionen zwar häufiger vor als in den südlichen Landesteilen, jedoch träten keinerlei schwerwiegende Komplikationen auf.[791] Sie wäre „weder von blutigen Ausscheidungen noch schwereren Symptomen begleitet".[792] Allerdings seien die Krankheitsverläufe langwierig.[793] Insgesamt seien in der Schutztruppe 296 Personen in Behandlung gewesen, davon

---

787 Vgl. Dove (1894) nach: ohne Verfasser (o.V.) (1894), S. 454 und vgl. Dove (1894), S. 172.
788 Vgl. ohne Verfasser (o.V.) (1891), S. 122: „Die von einer vom 19. bis 28. April in Walfischbay abgehaltenen Konferenz der Hereroland-Missionare nach Otjimbingue zurückgekehrten Mitglieder berichten, daß dort, sowie auch sonst im Lande eine Fieberkrankheit (Influenza?) [sic!] mit ziemlicher Heftigkeit ausgebrochen sei, der auch, nach der ‚Südafr. Ztg.' ein finnischer Missionar erlegen ist."
789 Vgl. Büttner (1886), S. 253.
790 Vgl. Richter (01.11.1893), fol. 14.
791 Vgl. Leutwein an Auswärtiges Amt Kolonialabteilung (09.10.1894), fol. 38.
792 Ebd.
793 Ebd.: „Fälle, welche sich trotz einer von Anfang an energischen Behandlung über 4 bis 8 Wochen ausdehnen, sind gar nicht selten."

28 aufgrund der Malaria. Das Verhältnis unter „anderen Patienten"[794] fällt mit 15 Malariafällen auf 140 Gesamterkrankungen ähnlich aus.[795] Trotz gestiegener Fallzahlen bewegte sich der Anteil der Malariaerkrankungen mit 9,46 % beziehungsweise 10,7 % im Rahmen der Vorjahre. Dies ist der erste Nachweis, dass die Malaria als relevant eingeschätzt wurde. Es zeigt sich eine Abweichung zwischen den in den Vorjahren veröffentlichten Aussagen und diesen, welche lediglich unveröffentlicht in Aktenform vorliegen. Es ist anzunehmen, dass sich bewusst dagegen entschieden wurde, diese realistische Einschätzung der Malariasituation der Öffentlichkeit zu kommunizieren.

Für das Folgejahr berichtete Leutwein, dass die Regenzeit sehr kurz gewesen sei. 1895 begann die Regenzeit spät im März, auch wenn der dort reichlich gefallene Regen die Weideverhältnisse stabilisiert hätte.[796] Größere Epidemien seien nicht aufgetreten, jedoch seien „Fiebererkrankungen" vorgekommen. Dies sei häufig der Fall, wenn die Regenzeit spät einsetzte.[797] Es folgte ein Abschnitt des Berichts, der im Aktenmaterial gestrichen wurde. Die detaillierte Schilderung dieser Erkrankungen könnte als ungeeignet für die Veröffentlichung erschienen sein. Da in den vorigen Jahren durchweg Berichte über harmlose Gesundheitsverhältnisse in den Zeitschriften zu finden waren, sollten potenzielle Siedler hier womöglich nicht verschreckt werden. Hierfür würde ebenfalls sprechen, dass die genaue Nennung der Ortsnamen gestrichen wurde.[798] Leutwein berichtete über eine Häufung von Fiebererkrankungen im Rahmen großer Bauprojekte.[799] Wie bereits thematisiert wurde, gestaltet sich die genaue Identifizierung der Verursacher hinter den Fiebererkrankungen als schwierig. Die von Leutwein hergestellte Verbindung mit der Regenzeit, nach der die Fälle gehäuft aufträten, legt jedoch nahe, dass Leutwein hier die Malaria meinte.

---

794 Ebd. Es bleibt offen, wie sich diese Gruppe zusammensetzte. Aufgrund der geringen Anzahl der Erkrankten könnte davon ausgegangen werden, dass es sich lediglich um die weiße, nicht jedoch die indigene Zivilbevölkerung handelte.
795 Vgl. ebd. fol. 39.
796 Vgl. Leutwein an Auswärtiges Amt Kolonialabteilung (01.11.1895), fol. 77 f.
797 Ebd. fol. 78.
798 Ebd.: „[…] namentlich in den Ortschaften Rehoboth, Aais, und Salem, sowie in Otjimbingwe und Tsoakhaub […]".
799 Vgl. ebd. fol. 78 f: „Besonders schwere Fälle waren bei den mit Wegearbeiten beschäftigten d. Compagnie in Salem und in Chuisib-Thale vor. Dem Fieber erlagen 3 Reiter."

Im Süden, der bis dato als frei von Malaria angesehen wurde, seien Malariafälle unter Europäern und Indigenen aufgetreten.[800] In diesen Erkrankungsfällen, ob es sich hierbei nun um Typhus oder tatsächlich Malaria handelte, können die Vorboten der Fieberepidemien der Jahre 1897 und 1898 gesehen werden.

Nach den gestrichenen Beschreibungen, welche durchaus eine Malariaproblematik im Lande vermuten lassen könnten, knüpfte der Bericht an die Tradition der Relativierung der Erkrankungsschwere an.[801] Aus der ebenfalls gestrichenen Krankenübersicht für Windhoek[802] geht hervor, dass die Malaria für etwa 10,5 % der Erkrankungsfälle in der Schutztruppe und etwa 8,7 % der Erkrankungen in der Zivilbevölkerung verantwortlich war.[803] Die Zahlen lagen hiermit etwa im Rahmen des Vorjahres. Die Beschreibung Doves,[804] dass Malaria in der Gegend um Windhoek nur spärlich auftrete, erscheint bei einem bereits zwei Jahre hintereinander beschriebenen Krankheitsanteil von etwa 10 % fraglich. In diesem Zusammenhang muss auch die von mehreren Autoren getätigte Aussage, dass die Mitte und der Süden des Landes weitgehend malariafrei seien, hinterfragt werden. Die subjektive Wahrnehmung der auftretenden Fallzahlen, eventuell in Zusammenhang mit einer gering empfundenen Bedrohung,[805] könnte die Berichterstatter neben den diskutierten propagandistischen Beweggründen, beeinflusst haben.

1896 erfolgte die Veröffentlichung von Leutweins Bericht im „Jahresbericht über die Schutzgebiete in Afrika und der Südsee". Diese folgte den in Leutweins Bericht vorgenommenen Streichungen. Genaue Zahlen und Ortsangaben wurden in der Druckfassung zugunsten einer allgemeinen und unkritischen Version ausgelassen:

> „Was die Gesundheitsverhältnisse betrifft, so ist das Land von ansteckenden Epidemien verschont gewesen. Dagegen sind, wie dies bei späten Regenzeiten dort oft der Fall sein soll, Fiebererkrankungen vorgekommen. Das Malariafieber tritt jedoch selten mit der Bösartigkeit der Tropengegend auf."*806*

---

800 Vgl. ebd. fol. 79; „Auch im Süden erkrankten eine Anzahl von Weißen und Eingeborenen an Malaria-Fieber, [...]."
801 Vgl. ebd. fol. 79: „Das Malaria-Fieber tritt jedoch nur selten in der Bösartigkeit der Tropengegend auf."
802 Ebd. fol. 122 f.
803 29 von 277 Krankheitsfällen in der Schutztruppe, bzw. 11 von 126 Krankheitsfällen in der Zivilbevölkerung.
804 Vgl. Dove (1894), S. 172.
805 Möglicherweise durch das Fehlen von (berichteten) Malariatodesfällen.
806 Kolonialabteilung des Auswärtigen Amtes (Hg.) (1896), S. 119.

Für den Laien, der sich über die Gesundheitsverhältnisse in Deutsch-Südwestafrika zu informieren versuchte, schien die Malariasituation somit unbedenklich zu sein. Dies ist besonders vor dem Hintergrund des starken Malariaauftretens in anderen afrikanischen Ländern hervorzuheben, denn beispielsweise Monrovia[807] sei „für Weiße [...] fast unbewohnbar" gewesen.[808] Derartige Sorgen bestünden für die deutsche Kolonie also nicht und würden den Leser nicht von einer Ansiedlung abhalten. Siedlungspolitische Beweggründe der Zensur des Originalberichtes können vermutet werden.

Der stellvertretende Landeshauptmann von Lindequist berichtete, dass das Berichtsjahr 1896[809] durch geringen Niederschlag gekennzeichnet gewesen sei. Lediglich in Otjimbingue seien stärkere Regenfälle aufgetreten. Dies sei außergewöhnlich, da dieser Ort als trocken anzusehen sei. Die allgemeine Trockenheit hätte sich positiv auf den Gesundheitszustand ausgewirkt und fieberhafte Erkrankungen seien noch seltener als sonst aufgetreten.[810] Von Lindequist knüpfte hierbei an die Vorstellung einer gesunden Kolonie an, in welcher Malaria kaum zu fürchten sei. Es ist davon auszugehen, dass diese Ansichten von Regierungsseite, wie am Beispiel des Jahres 1895 gezeigt wurde, sowohl gefördert als auch gefordert wurden. Trotz der unverfänglichen Formulierung hat es auch dieser Bericht nicht ohne Bearbeitung zur Veröffentlichung gebracht. Zwar wird die Erwähnung eines strengen Winters übernommen, die negativen Konsequenzen für Garten- und Landwirtschaft jedoch ausgelassen.[811] Festzuhalten bleibt somit, dass die in verschiedenen Medien[812] veröffentlichten Berichte aus dem Schutzgebiet also keineswegs als Tatsachenberichte anzusehen sind und stets kritisch hinterfragt werden sollten. Dass sich die Verfasser an die gewünschte Linie anzupassen schienen, zeigt das Beispiel von Lindequists.

1897 erschien die dreizehnte Ausgabe der „Arbeiten aus dem Kaiserlichen Gesundheitsamte". Diese enthielt auf Anregung der Kolonialabteilung des Auswärtigen Amtes erstmals den Abschnitt „Mittheilungen aus Deutschen

---

807 Monrovia ist die Hauptstadt Liberias, welches an der Westküste Afrikas liegt.
808 Vagedes (1903b), S. 85.
809 Im Originalbericht wird der betrachtete Zeitraum definiert als 01.07.1895 bis 01.07.1896. Es wird also jeweils die Hälfte von 1895 und 1896 betrachtet. Vgl. von Lindequist an Reichskanzler Hohenlohe-Schillingsfürst (20.10.1896), fol. 140.
810 Vgl. ebd. fol. 146 f.
811 Vgl. ebd. fol. 147 und vgl. Kolonialabteilung des Auswärtigen Amtes (Hg.) (1897), S. 119.
812 Insbesondere das Deutsche Kolonialblatt, die Deutsche Kolonialzeitung, die Mitteilungen aus den Schutzgebieten und die Arbeiten aus dem Kaiserlichen Gesundheitsamte.

Schutzgebieten". Die beim Kolonialamt eingehenden Berichte aus den Kolonien sollten der Öffentlichkeit so in geordneter Form zugänglich gemacht werden und die Veröffentlichungen im Deutschen Kolonialblatt ablösen.[813] Dies verdeutlichte das wachsende Interesse an den Kolonien und das Bedürfnis die gewonnenen Erkenntnisse geordnet, und sicherlich auch kontrolliert, zu veröffentlichen.

Koloniale Selbstdarstellung in den Fieberjahren 1897/98

Leutwein leitete 1897 den bereits thematisierten Bericht von Burgsdorffs über die Fieberepidemie im Südosten[814] weiter und nahm dazu Stellung, da er für das „vielleicht etwas in Miskredit geratene Schutzgebiet" eintreten wolle:[815]

> „Es ist ja nicht zu leugnen, daß in diesem Jahre die sonst so überaus günstig lautenden Schilderungen über die hiesigen gesundheitlichen Verhältnisse nicht als zutreffend erschienen sind. Wir scheinen lediglich vor die Wahl gestellt, in dem Schutzgebiet ein trockenes, nur gesundes, oder aber ein wasserreiches, blühendes, dafür aber ungesundes Land zu besitzen. Wo in Afrika viel Wasser, da tritt als augenblicklich und unvermeidbares Gefolge auch die Malaria hinzu."[816]

Die hier gewählte Erklärung legt nahe, dass Leutwein als Auslöser des Ausbruches lediglich die starken Regenfälle in Betracht zog. Anderweitige Ursachen wie beispielsweise eine Verschleppung der Erkrankung durch militärische Operationen, schien er nicht in Erwägung zu ziehen, obwohl er eine besondere Krankheitsexposition der Schutztruppe hervorhob. Er führte dies auf Truppenverschiebungen zurück, welche auf Grund der Rinderpest rasch hätten geschehen müssen. Zeit für hygienische Maßnahmen hinsichtlich Bau- und Drainagevorhaben sei daher nicht gewesen und die Versorgung der Truppen hätte mit diesem Tempo ebenfalls nicht Schritt halten können. Unter solchen Umständen seien normale Gesundheitsverhältnisse nicht zu erwarten.[817] Aufgrund der Kolonisation des Landes würden sich derartige Verhältnisse jedoch nicht wiederholen:

> „Indessen werden derartige annormale Zustände nicht mehr zu erwarten sein. Gerade wie in Europa mit fortschreitender Kultur epidemische Krankheiten, wie Cholera u[nd] Pest, in Amerika das sogenannte ‚gelbe Fieber' verschwunden sind, so wird dies auch in Afrika in Bezug auf die Malaria der Fall sein. Für jetzt aber wird die trockene Jahreszeit benutzt

---

813 Vgl. Kaiserliches Gesundheitsamt (Hg.) (1897), S. 1.
814 Vgl. von Burgsdorff an Landeshauptmann Leutwein (26.06.1897), fol. 94 f und vgl Kapitel 4.2.
815 Leutwein an Reichskanzler Hohenlohe-Schillingsfürst (10.07.1897), fol. 90.
816 Ebd. fol. 91.
817 Vgl. ebd. fol. 91 f.

werden, um die Gesundheitsverhältnisse der permanenten Station durch Entsumpfung der Wasserstellen, sowie durch Ausbau der Stationshäuser zu heben. Es darf dann wohl bestimmt erwartet werden, daß Zustände, wie die oben geschilderten, sich nicht wiederholen werden, auch wenn die kommende Regenperiode, was im Interesse der Entwicklung des Landes zu wünschen sein würde, ebenso reichlich einsetzt, wie die verflossene."[818]

Leutweins Rechtfertigungen bezogen sich auffälliger Weise lediglich auf die Gesundheitsverhältnisse der Schutztruppe. Vermutlich ließ der schlechte Zustand derselben seine eigene Vorgehensweise in einem kritischen Licht erscheinen. Ein rasches und zielstrebiges Handeln, um der Rinderpest zu begegnen, wäre bei etwaigen Lesern wohl eher positiv attribuiert worden, auch wenn es dadurch möglicherweise zu einer Verschlechterung des allgemeinen Gesundheitszustandes kam. Er trat also vor allem für seine eigene Person und nicht das Ansehen der Kolonie ein. Diese Erklärungsversuche zeigen, dass Leutwein die Gesamtsituation entweder nicht überblickte oder dass diese seiner Rechtfertigung eventuell nicht als dienlich erachtet wurden. Die Aussage, dass die Malaria aus Afrika verschwinden würde, fiel anscheinend bereits damals ins Auge. Die entsprechenden Absätze wurden im Aktenmaterial mit „?!"[819] markiert.

Die desolate Situation der Indigenen, denen in ihrer Not aufgrund mangelnder Medikamentenvorräte nicht geholfen werden konnte, schien Leutwein nicht als Problem zu erachten, welches einer Erklärung bedürfe. Dies spiegelte eine mögliche Reaktion in Deutschland wider, wo das Leid der Indigenen als weniger relevant als das der deutschen Siedler und Soldaten erachtet worden sein könnte. Es zeigte sich ein Bild, welches die katastrophalen Gesundheitszustände zu relativieren versucht. Dies zeigte sich bereits in der Eingangsformulieren des „vielleicht etwas in Miskredit gerathene[n] Schutzgebiet[s]",[820] welche im starken Kontrast zu den berichteten Gesundheitsverhältnissen, sowohl in der Schutztruppe als auch in der Zivilbevölkerung, steht.

Auch von Lindequist sah sich zu einer Stellungnahme bezüglich der Gesundheitsverhältnisse des Jahres 1897 veranlasst. Die Abschnitte, welche sich mit der Fieberepidemie beziehungsweise ihrer Umstände und Schwere beschäftigen, wurden im Aktenmaterial ebenfalls gestrichen.[821]

---

818 Ebd. fol. 92 f.
819 Ebd. fol. 92.
820 Ebd. fol. 90.
821 Vgl. bezüglich der Streichungen im Aktenmaterial auch das Faksimile in Abbildung 17.

Die Darstellung in der allgemeinen Publizistik 189

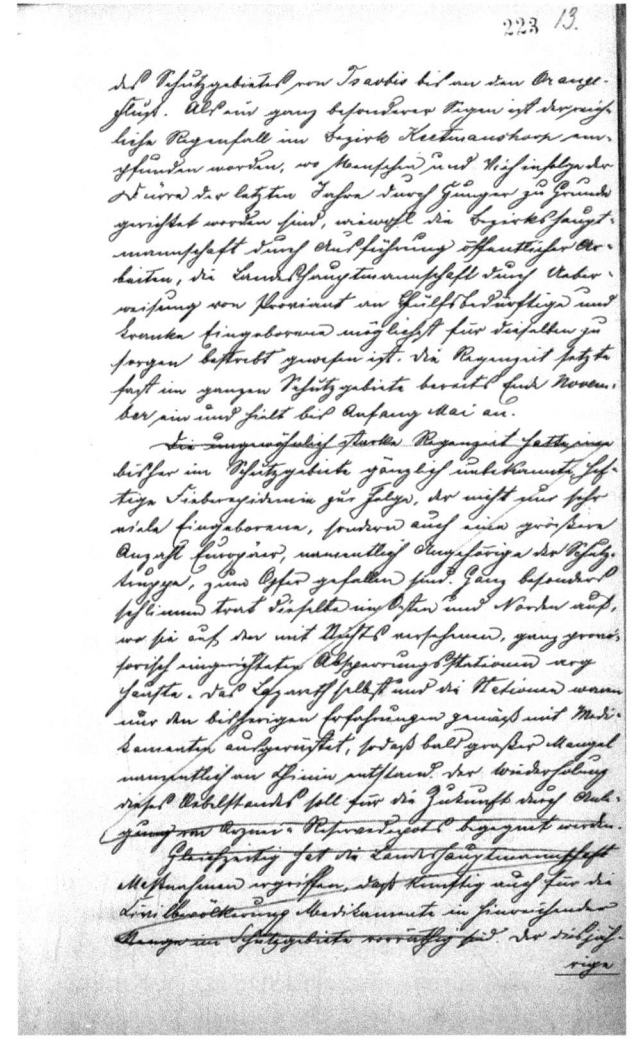

Abbildung 17. Nachweis der Streichung eines detaillierten Berichts über die Fiebererkrankungen im Jahr 1897. Von Lindequist an Reichskanzler Hohenlohe-Schillingsfürst (18.10.1897), fol. 223.

Von Lindequist hob die Niederschläge hervor, welche im Norden, Osten und selbst im südlichen Keetmanshoop[822] sehr reichlich gefallen seien. Im Zusammenhang mit Keetmanshoop und den dort vorhergehenden Dürrejahren betonte er die Verteilung von Nahrungsmitteln „an Hülfsbedürftige und kranke Eingeborene".[823] Infolge der reichlichen Regenfälle sei eine „heftige Fieberepidemie" ausgebrochen, „der nicht nur sehr viele Eingeborene, sondern auch eine größere Anzahl Europäer, namentlich Angehörige der Schutztruppe, zum Opfer gefallen sind".[824] Auch wenn im Gegensatz zu Leutweins Bericht[825] die Situation der indigenen Zivilisten zumindest erwähnt wurde, macht die hier gewählte Formulierung deutlich, welchen Todesfällen mehr Bedeutung beigemessen wurde. Parallel zu Leutwein wurde die Erklärung für die Erkrankungen innerhalb der Schutztruppe in schlechten Unterkunftsmöglichkeiten und mangelnder medizinischer Versorgung gesucht. An diesen Punkten sei, unter Einbeziehung der zivilen Gesundheitssituation, angesetzt worden:

> „Ganz besonders schlimm trat dieselbe [Anm. des Verf.: Die Malaria] im Osten und Norden auf, wo sie auf den mit Nichts versehenen, ganz provisorisch eingerichteten Absperrungsstationen arg hauste. Das Lazareth selbst und die Stationen waren nur den bisherigen Erfahrungen gemäß mit Medikamenten ausgerüstet, sodaß bald großer Mangel namentlich an Chinin entstand. Der Wiederholung dieses Uebelstandes soll für die Zukunft durch Anlegung von Arznei-Reservedepots begegnet werden. Gleichzeitig hat die Landeshauptmannschaft Maßnahmen ergriffen, daß künftig auch für die Civilbevölkerung Medikamente in hinreichender Menge im Schutzgebiet vorräthig sind."[826]

Die Hervorhebung der Humanität der Besatzer in Hinblick auf die Verteilung von Nahrungsmitteln an die indigene Bevölkerung stand in starkem Kontrast zur Vorenthaltung medizinischer Hilfe, welche von Lindequist nicht thematisierte. Die Relativierung der Todesfälle in der indigenen Bevölkerung anhand derer in der Schutztruppe, lässt den Eindruck entstehen, dass dieses wohlwollende Verhalten gegenüber der Bevölkerung nicht als Regel anzusehen war. Die Streichungen zeigen, dass weder explizite Berichte über die Schwere der Epidemie noch indirekte Hinweise auf die medizinische Lage in Deutsch-Südwestafrika an die Öffentlichkeit gelangen sollten. Die ebenfalls gestrichene Aussage, dass künftig auch genügend Medikamente für die Zivilbevölkerung vorliegen sollen,

---

822 Zentral im Süden Namibias gelegene Stadt.
823 Vgl. von Lindequist an Reichskanzler Hohenlohe-Schillingsfürst (18.10.1897), fol. 222 f.
824 Ebd. fol. 223.
825 Vgl. Leutwein an Reichskanzler Hohenlohe-Schillingsfürst (10.07.1897), fol. 90–93.
826 Von Lindequist an Reichskanzler Hohenlohe-Schillingsfürst (18.10.1897), fol. 223.

hätte selbst für Leser ohne Kenntnisse der genauen Geschehnisse erkennen lassen, dass dies 1897 keinesfalls der Fall war. Ein potenzieller Ansiedler hätte sich durch Berichte über eine mangelhafte medizinische Versorgung der Zivilbevölkerung möglicherweise von seinem Vorhaben abschrecken lassen.

Dove berichtete Anfang 1898 über Windhoek und thematisiert die dortige gesundheitliche Situation. Hinsichtlich des Auftretens der Malaria in Deutsch-Südwestafrika setzte er dabei auf eine „Beruhigungsstrategie". Vermutlich hatten Briefe oder Augenzeugenberichte über die Geschehnisse im Jahr 1897 den Mythos des gesundheitsfördernden Schutzgebietes zuvor ins Wanken gebracht. Dove führte aus, dass die Malaria in Deutsch-Südwestafrika nie in den anderen afrikanischen Ländern vergleichbarer Schwere auftrete. Er räumte jedoch ein, dass Malariafälle nach starken Regenzeiten gehäuft vorkommen würden. Die Schwere der Erkrankung sei vielmehr mit den auch in Deutschland vorkommenden leichten Formen vergleichbar und von „einzelnen Todesfällen im südlichen Damaralande" könne nicht auf das Vorliegen einer gefährlichen gesundheitlichen Situation geschlossen werden.[827] Es muss beachtet werden, dass dieser Zeitschriftenartikel im Januar 1898 erschien. Von den dramatischen Entwicklungen im Laufe des Jahres wusste der Verfasser daher noch nichts. Im Vergleich mit einem späteren Bericht von Chefarzt Lübbert zeigt sich eine Parallele im Vergleich der Situation mit Deutschland. Dort würde zu hygienischen Vorkehrungen gegriffen werden, welche die Malaria auch bei ungesundem Verhalten verhindern können.[828] Die Relativierung der Todeszahlen mochte mehrere Gründe haben. Erstens kann vermutet werden, dass drastische Berichte wie die von Burgsdorffs[829] nicht jedem zugänglich waren. Zweitens schien Dove sich vor allem auf die Situation der deutschen Siedler zu beziehen, nicht jedoch auf die der Indigenen. Es kann davon ausgegangen werden, dass diese Schwerpunktsetzung das bevorzugte Interesse der Leserschaft der Deutschen Kolonialzeitung reflektiert.

Dove schlug den Bogen zur deutschen Situation und führte aus, dass die für Deutschland von anderen Autoren als protektiv hervorgehobenen Faktoren, durch mangelhafte Ernährung, schlechte Unterbringung und die Umarbeitung des Bodens außer Kraft gesetzt werden würden. Fiebererkrankungen könnten so zwar verstärkt auftreten, seien jedoch keinesfalls mit denen im Norden Deutsch-Südwestafrikas vorkommenden Formen vergleichbar. Die Malaria würde „mit

---

827 Vgl. Dove (1898), S. 35.
828 Vgl. Lübbert an kaiserliches Gouvernement Deutsch-Südwestafrika (03.08.1898), fol. 112.
829 Vgl. von Burgsdorff an Landeshauptmann Leutwein (26.06.1897), fol. 94 f.

der steigenden Kultivation des Bodens und der Hebung aller Lebensbedingungen von selbst zurückgehen, wo nicht ganz verschwinden [...]".[830] Windhoek würde aufgrund seiner Höhenlage schon jetzt eine bevorzugte Stellung einnehmen, da die gesundheitliche Situation hier deutlich besser sei als beispielsweise in Otjimbingue.[831]

Dove vereinfachte die Problematik der Malariabekämpfung. Die Aussagen legten dem damaligen Leser nahe, dass die Situation völlig ungefährlich sei und er selbst zur weiteren Besserung der Situation eigentlich nichts beitragen müsse. Beispielsweise wurde die notwendige, langwierige medikamentöse Therapie mit den begleitenden Nebenwirkungen, sofern denn überhaupt genügend Chinin vorhanden war, nicht thematisiert.

Lübbert gab im Verlauf des Jahres 1898 ebenfalls einen Bericht über den Gesundheitszustand ab, welcher es zur Veröffentlichung brachte.[832] Die Gesundheitsverhältnisse hätten sich deutlich gebessert. Ein maßgeblicher Grund hierfür sei das erstarkte hygienische Bewusstsein der Bevölkerung. Mit der Zunahme der Bevölkerung müssten hygienische Grundsätze konsequent beachtet werden, denn im Gegensatz zu Deutschland würde ein gegenteiliges Verhalten in Afrika bestraft werden.[833] Die Ursache für die Schwere der Malariaerkrankungen sei zum größten Teil im Fehlverhalten der Siedler zu suchen. Würde dieser Umstand behoben werden, so ginge von der Erkrankung eine geringere Gefahr aus. Nach Deutschland gelangte Berichte über die Schwere der Erkrankung seien damit widerlegt.[834] Einige leicht zu realisierende Grundsätze und die verbesserte Abdeckung des Landes mit Ärzten und Lazaretten würden ausreichen, um die Kolonie trotz eventueller klimatischer Einflüsse wieder gesund zu machen:

„Wird aber nach den Intentionen des Kaiserlichen Gouvernements durch Anlage von Lazarethen eine geregelte Krankenpflege ermöglicht und durch allgemeine sanitäre Maßnahmen sowie Belehrung der Ansiedler krankmachende Einflüsse wirksam entgegen getreten, so wird es dem Sanitätsdienst mit Sicherheit gelingen, die Ansiedlung gegen ihren gefährlichen Feind, die Malaria, wirksam zu schützen, auch wenn zeitweilig

---

830 Dove (1898), S. 35.
831 Vgl. ebd.
832 Vgl. ohne Verfasser (o.V.) (1898), S. 653.
833 Vgl. Lübbert an kaiserliches Gouvernement Deutsch-Südwestafrika (03.08.1898), fol. 112.
834 Vgl. ebd.: „Es dürfte nicht unangebracht erscheinen, um die in Deutschland umherlaufenden Gerüchte in die gehörigen Schranken zu weisen, erneut darauf aufmerksam zu machen, daß die Sorglosigkeit der Weißen wesentlich dazu beigetragen hat, die Krankheitserscheinungen zu verschärfen."

ungünstige klimatologische Verhältnisse dem Auftreten schwerer Krankheitsformen günstig sind."⁸³⁵

Selbst etablierte prophylaktische Maßnahmen wie Geländearbeiten und spezieller Wohnungsbau, welche gegebenenfalls der Neusiedler selbst erledigen müsste, wurden nicht erwähnt. Auch die Möglichkeit der medikamentösen Therapie, welche aufgrund der bereits thematisierten Nebenwirkungen mit negativen Konnotationen einhergehen könnte, blieb erneut unberücksichtigt. Ein Hinweis auf die mangelnde medizinische Infrastruktur, welche durch das starke Auftreten der Malaria offengelegt worden sei, hat es dennoch in den Bericht geschafft.⁸³⁶ Da die Verbesserung der Infrastruktur Aufgabe der Regierung und nicht des Siedlers war, passt dies dennoch gut in das Gesamtbild. Es wurde eine vereinfachte Sicht auf die Ursachen und Bekämpfungsmaßnahmen der Malaria vermittelt. Ein ideologischer Ansporn zur Beruhigung der Bevölkerung und etwaiger Siedler liegt nahe und könnte erklären, warum dieser Bericht im Vergleich zu den anderen veröffentlicht wurde.

1898 wurde die Erklärung für das Ausmaß der Malariaerkrankung in einer „Reihe eigenartiger Faktoren" gesucht.⁸³⁷ Diese seien der starke Regenfall, das Tiersterben im Rahmen der Rinderpest mit einhergehender Wasserverunreinigung und Mangelernährung. Eine medizinische Versorgung der indigenen Bevölkerung sei mangels ausreichender Medikamente und Personals nicht möglich gewesen. Ein Aufstand der „Zwartbooi-Hottentotten" im Norden sei niedergeschlagen und ein Teil des Stammes nach Windhoek in Gefangenschaft gebracht worden.⁸³⁸

Dies ist die erstmalige Erwähnung der politischen Unruhen im Norden. Es ist davon auszugehen, dass die in Windhoek internierten Personen, analog zu den durch den Militärarzt Bluemchen untersuchten im Norden stationierten Soldaten⁸³⁹ und zu den durch den Militärarzt von Vagedes untersuchten Anwohnern Franzfonteins,⁸⁴⁰ in hohem Maße mit den Erregern der Malaria infiziert waren. Dass dies ein verstärktes Auftreten der Erkrankung in Windhoek zur Folge hatte, kann vermutet werden. Eine kritische Betrachtung der Gefangennahme in gesundheitlicher Hinsicht erfolgte nicht.

---

835 Ebd.
836 Vgl. ebd.
837 Mueller an Auswärtiges Amt Kolonialabteilung (24.09.1898), fol. 361.
838 Vgl. ebd. fol. 361 f.
839 Vgl. Bluemchen an von Lindequist (27.04.1898), fol. 102.
840 Vgl. Kapitel 5.3.

Die Ursache der Malariaepidemie sollte laut Mueller in dem bereits erwähnten Ausbruchsgeschehen in Swakopmund 1897 begründet liegen. Dort seien fieberhafte Erkrankungen aufgetreten, welche von der Klinik an Typhus abdominalis erinnert hätten. Es seien jedoch keine Typhuserreger gefunden worden. Dass hingegen Erreger der Malaria im Blut nachgewiesen worden seien, hätte in Zusammenschau mit einer der Malaria tertiana ähnelnden Fieberkurve die Diagnose gesichert.[841] Es scheint beinahe, als hätten die deutschen Ärzte sich von den modernen „sicheren" Diagnostikmitteln in die Irre führen lassen. Ihren wahrscheinlich zutreffenden klinischen Beobachtungen, schienen sie weniger Wert beigemessen zu haben und verwarfen daher etwaige Überlegungen bezüglich des Typhus als Verursacher der Erkrankungen.

Ausgehend von Swakopmund hätte sich die Erkrankung verbreitet, wobei der nördliche und östliche Teil Deutsch-Südwestafrikas weniger als im Vorjahr betroffen gewesen sei. Dies sei eine Errungenschaft der durchgeführten baulich hygienischen Maßnahmen und der Entwässerungsarbeiten.[842] Dieser Bericht wurde im Jahr 1899 wortwörtlich in den Arbeiten aus dem Kaiserlichen Gesundheitsamte veröffentlicht.[843] Dass dieser Bericht es als einer der wenigen der Jahre 1897 und 1898 unverändert zur Veröffentlichung gebracht hat, verwundert nicht. Zwar wurden die Missstände geschildert, die Dramatik der Malariaepidemie, von Anderen anhand konkreter Zahlen und Fallbeispielen verdeutlicht,[844] wurde jedoch zugunsten einer hoffnungsvollen Sicht auf die Zukunft ausgeklammert. Diese Veröffentlichung ist gemeinsam mit dem Bericht Lübberts[845] ein Hinweis, dass die schlechte Gesundheitssituation nicht mehr verschwiegen werden konnte. Eine positive Schilderung dieser schien jedoch weiterhin erwünscht gewesen zu sein und stieß auf Wohlwollen von offizieller Seite.

An dieser Stelle muss erneut die mögliche Verwechslung von Malaria und Typhus thematisiert werden. Die klinischen Unklarheiten im Rahmen des Swakopmunder Ausbruchsgeschehens lassen zumindest ein Nebeneinander beider Erkrankungen vermuten. In Anbetracht der später in Swakopmund herrschenden Typhusepidemie ist davon auszugehen, dass der Typhus zumindest dort auch früher bereits vorlag. Eine Ausbreitung im Land ist anzunehmen und eine

---

841 Vgl. Mueller an Auswärtiges Amt Kolonialabteilung (24.09.1898), fol. 376.
842 Vgl. ebd. fol. 376 ff.
843 Vgl. Kolonialabteilung des Auswärtigen Amtes (Hg.) (1899), S. 122–129.
844 Vgl. hierzu die Berichte Bluemchens und von Lindequists.
845 Vgl. Lübbert an kaiserliches Gouvernement Deutsch-Südwestafrika (03.08.1898), fol. 112.

Mitverantwortung an der Situation der Jahre 1897 und 1898 sehr wahrscheinlich. Im „Sanitäts-Bericht über die Kaiserliche Schutztruppe für Südwestafrika während des Herero- und Hottentottenaufstandes für die Zeit vom 1. Januar 1904 bis 31. März 1907" wurden diese Umstände in ähnlicher Weise interpretiert. Die Klinik der Fälle in Windhoek und Swakopmund hätte eher an Typhus erinnert. Des Weiteren seien die Verteilung der Erkrankung im Land und die Höhe der Fallzahlen untypisch für die Malaria in Deutsch-Südwestafrika. Die hygienischen Auswirkungen der Rinderpest würden ebenfalls eine verstärkende Auswirkung auf die Verbreitung etwaiger Typhusfälle vermuten lassen. Auf die Malaria hätten diese hingegen keine Auswirkung. Als Beweis für das Auftreten von Typhusfällen, vor deren sicherer Diagnose, wird das Fallbeispiel eines Siedlers gegeben. Dieser hätte 1898 an einer fieberhaften Erkrankung gelitten und in späteren Jahren auf eine Typhusimpfung reagiert, wie es für einen Patienten mit früherem Kontakt zur Erkrankung typisch wäre. Trotz dieser Beobachtungen wurde angenommen, dass die Malaria einen großen Anteil an den Erkrankungen hatte. Faktoren wie die Einschleppung in vormals freie Gebiete und die Auswirkungen von Mangelernährung auf die Schwere der Erkrankung seien nämlich nicht von der Hand zu weisen. Es wurde daher ein Nebeneinander beider Erkrankungen vermutet, welche kombiniert die Schwere der Fieberepidemie in den Jahren 1897 und 1898 bedingt hätten.[846]

In der „Deutschen Kolonialzeitung" wurde über den Gesundheitszustand Deutsch-Südwestafrikas im Jahr 1899 berichtet. Dieser Bericht beruhte auf dem „Amtlichen Jahresbericht über die Entwicklung der Schutzgebiete in der Zeit von Mitte 1898 bis Mitte 1899".[847] Der Text erinnert stark an den Bericht Leutweins über denselben Zeitraum.[848] Es handelt sich daher vermutlich um dessen bearbeiteten Jahresbericht. Die fragwürdigen Aussagen bezüglich der Krankheitsursachen in der indigenen Bevölkerung liegen auch in diesem Beitrag vor und haben es somit sogar mehrfach zur Veröffentlichung gebracht.[849] Insgesamt bietet dieser Beitrag wenig Neues und ergänzt Leutweins Bericht lediglich um die Aussage, dass die europäische Zivilbevölkerung sich einer immer besseren Gesundheit erfreuen würde. In Anbetracht des Gesundheitszustands in den Jahren 1897 und 1898 erscheint diese Aussage kaum tragbar. So werfen beispielsweise die Schilderungen von Lindequists in der Mitte des Jahres 1898 ein

---

846 Vgl. Kommando der Schutztruppen im Reichs-Kolonialamt (1920), S. 18–20.
847 Vgl. Kirchhoff (1900), S. 23 f.
848 Vgl. Leutwein an Auswärtiges Amt Kolonialabteilung (23.08.1899), fol. 18–39.
849 Vgl. Kirchhoff (1900), S. 23.

anderes Licht auf diese Gegebenheit. Laut dessen Aussage seien beinahe 100 % der ansässigen Europäer an Malaria erkrankt gewesen, was im Vergleich zu den ersten Jahren der Kolonialherrschaft eine Verschlechterung darstellte.[850]

Ein weiterer veröffentlichter Jahresbericht über die Gesundheitsverhältnisse 1898/99 zeigt, dass das öffentliche Interesse an den Geschehnissen in Deutsch-Südwestafrika nach den Jahren 1897 und 1898 scheinbar zugenommen hatte. Auch diese Veröffentlichung ähnelt in der Themenwahl dem bereits besprochenen Bericht Leutweins,[851] jedoch wurden etwaige rassistische Mutmaßungen zu Gunsten objektiver Beschreibungen des Gesundheitssystems ausgelassen. Die medizinische Versorgung der Zivilisten würde demnach zum größten Teil durch die Militärärzte übernommen, da lediglich ein Zivilarzt im Land tätig sei. Eine Initiative der Anwohner weitere Zivilärzte durch Gehaltszahlungen zu locken, sei bislang ergebnislos verlaufen. Es habe eine Dezentralisation der medizinischen Versorgung stattgefunden, indem mehrere größere Orte mit der nötigen Infrastruktur ausgestattet worden seien. Eine früher durchgeführte Verlagerung der Erkrankten nach Windhoek sei nun nicht mehr nötig.[852] Ausgehend von dieser Aussage, dass ein großer Teil der erkrankten Personen nach Windhoek gebracht worden waren, verwundert es nicht, dass es dort zu Ausbrüchen der Malaria kommen konnte.

Dass die Errungenschaften ausländischer Wissenschaftler, wie zum Beispiel der Militärärzte Ross und Laveran, in der deutschen öffentlichen Darstellung zugunsten der Tätigkeit Robert Kochs in den Hintergrund zu treten schienen, zeigt sich auch in einer Besprechung des Werks „Medizinische Geographie".[853] Demnach sei vor allem die Rolle deutscher Forscher für die neuesten Erkenntnisse bezüglich der Malaria hervorzuheben. Ausgehend von Kochs Behauptungen, dass Moskitos die Malaria übertragen würden, würde vor allem die Prävention dieser Erkrankung stärker im Fokus stehen. Falls auf diesem Gebiet durchschlagende Erfolge erzielt werden könnten, so würde sich dies positiv auf das Vorantreiben der Kolonisation auswirken.[854] Die Instrumentalisierung der deutschen Malariabekämpfung als politisches Werkzeug wird hier einmal mehr ersichtlich. Weiterhin seien die Betrachtungen hinsichtlich der Malaria relevant für jeden, der sich für die deutschen Kolonien interessiere. Dort gewonnene

---

850 Vgl. von Lindequist an Auswärtiges Amt Kolonialabteilung (25.05.1898), fol. 105 f.
851 Vgl. Leutwein an Auswärtiges Amt Kolonialabteilung (23.08.1899).
852 Vgl. Kolonialabteilung des Auswärtigen Amtes (Hg.) (1900), S. 122.
853 Vgl. Schellong (1899).
854 Vgl. Frankenhäuser (1899), S. 342.

Erkenntnisse würden wertvoll „für alle tropischen Kolonien sein".[855] Die Malaria wurde somit als Krankheit definiert, welche nicht nur die Experten, sondern auch Privatpersonen, etwas angehe. Die Malariaforschung rückte hiermit in den Fokus des öffentlichen Interesses.

Aufgrund der geringen Dichte der Berichterstattung und der bereits gezeigten Zensur relevanter Materialien, dürfte der Wert der Malariaforschung in Deutsch-Südwestafrika für andere Kolonien eher gering ausgefallen sein. Die Bestrebungen des Oberarztes Dempwolff und des Auswärtigen Amtes zeigen jedoch, dass zumindest diese bemüht schienen, entsprechende Änderungen herbeizuführen.[856]

Eine Reise in den Norden Deutsch-Südwestafrikas

Wie bereits besprochen wurde, seien auf Anregung Lübberts systematisch Reisen zur Erfassung des Gesundheitszustandes durchgeführt worden.[857] Über eine derartige, vom 15.11.1899 bis 15.02.1900 in den Norden des Landes durchgeführte Reise berichtete Lübbert.[858] Dieser Reisebericht wurde im Deutschen Kolonialblatt veröffentlicht.[859] Der Gesundheitszustand des Nordens sei laut Lübbert aufgrund der Malaria ein schlechter. Diese hätte zahlreiche Siedlungsbestrebungen zunichtegemacht und sei der einzige Feind, der den Kolonisationsbestrebungen noch im Wege stehe. Es könne diesem Umstand jedoch begegnet werden, da eine Übertragung nur da geschehen könne, wo sich die Moskitos vermehren würden. Dies sei im Norden sowohl durch die Regenzeit als auch aufsteigendes Grundwasser gegeben, was ganzjährig zur Bildung sumpfigen Geländes führen würde. Dass die Übertragung durch die Moskitos geschehe, belege der Fall des Militärarztes Dr. Kuhns. Dieser sei nach langer Fieberfreiheit an einem Ort mit Malariakranken gestochen worden. Einige Tage später entwickelte er in einer trockenen Gegend Symptome. Da die Übertragung ohne Moskitos nicht möglich sei, müsse der Vermehrung dieser mit sanitären Maßnahmen und deren Stich durch eine geeignete Expositionsprophylaxe begegnet werden. Ein Beispiel dieser Prophylaxe sei das Auftragen von Nelkenöl auf die Haut, was vor Stichen

---

855 Ebd.
856 Vgl. Dempwolff (25.04.1899) und vgl. Kolonialabteilung des Auswärtigen Amtes an Gouverneur Leutwein (24.04.1899).
857 Vgl. Kolonialabteilung des Auswärtigen Amtes an Gouverneur Leutwein (24.04.1899), fol. 137.
858 Vgl. Lübbert (07.03.1900), fol. 13–24.
859 Lübbert (1900), S. 541 ff.

schützen würde. An Orten an denen entsprechende Maßnahmen ergriffen worden seien, trete die Malaria nicht mehr auf. Beispiele hierfür seien Otavi und Grootfontein.[860]

Das Beispiel Grootfonteins würde zeigen, wie die sanitären Maßnahmen zusätzlich den Ackerbau fördern würden und somit wirtschaftlichen Zwecken dienen könnten. Dies sei daher beachtlich, da die Versorgung mit frischem Gemüse wichtig für die Gesundheit der Soldaten sei und so ein Teil zur Reduktion von Herzbeschwerden beigetragen würde.[861] Bezüglich dieser Herzbeschwerden könnte Lübbert möglicherweise einen positiven Nebeneffekt der verringerten Malariafälle, welche oft mit solchen Beschwerden einhergehen sollten,[862] beobachtet haben.

Lübbert schilderte die Rekrutierung Indigener für das Gesundheitssystem. Dies hätte sich als Erfolg herausgestellt:

> „Bewährt hat sich in Grootfontein die Einstellung von Eingeborenen als Krankenwärter. Durch diese Mittelpersonen werden die Eingeborenen am besten dazu gebracht, sich in die Behandlung des Sanitätsdienstes zu begeben und Vertrauen zu demselben zu fassen. Was diese Thatsache bedeutet, ergiebt sich deutlich, wenn man überlegt, was für unendliche Schwierigkeiten bisher die Bekämpfung der Geschlechtskrankheiten gemacht hat. Sprachliche Schwierigkeiten und das mangelnde Vertrauen zur Heilkunst des Weißen lassen sich mit Hülfe der eingeborenen Krankenwärtern am besten überwinden, deren Nutzeffekt sich schon dadurch herausstellt, da die bisher unzugänglichen Infektionsquellen sich selbst der Behandlung stellen. Es liegt in meiner Absicht, bei jeder Kompagnie vier derartige Leute auszubilden, welche auch im Felde die sachgemäße erste Hülfe bei Verwundungen leisten können."[863]

In der Zusammenfassung des Berichtes in der Deutschen Kolonialzeitung[864] wurden die Aussagen Lübberts hinsichtlich der Entwässerungsarbeiten aufgegriffen, die Einbindung der Indigenen in das Gesundheitssystem, der eigentlich bemerkenswerte Punkt des Berichtes, wurde jedoch ausgelassen. Möglicherweise geschah dies in Anpassung an die Erwartungshaltung der Leserschaft. Für potenzielle Siedler mögen Aussagen bezüglich der Wasser- und Gesundheitssituation interessanter als der Umgang mit der indigenen Bevölkerung gewesen sein.

---

860 Vgl. ebd. S. 541 f.
861 Vgl. ebd. S. 542.
862 Vgl. Bluemchen an von Lindequist (25.05.1898), fol. 108 f.
863 Lübbert (1900), S. 542.
864 Vgl. Seidel (1900), S. 378.

Lübbert hob Aussagen Kuhns hervor, nach denen ein Zusammenhang zwischen der Pferdesterbe und der Malaria bestünde. Diese Gegebenheit würde in einer Veröffentlichung aufgearbeitet und biete großen wissenschaftlichen Nutzen.[865]

Ein Aufsatz für das „Spanische Rothe Kreuz", welcher leider nur in Fragmenten überliefert ist, gibt einen Einblick in die Außendarstellung des deutsch-südwestafrikanischen Gesundheitsdienstes:

> „Blutarmuth findet sich eigentlich nur nach Malaria, welche als tertiana und tropica vorkommt. Der Verlauf ist im Allgemeinen ein günstiger. Hierzu giebt [sic!] es eine Reihe von Orten, an welchen Malaria überhaupt noch nicht beobachtet worden ist. Es gilt dies fast von dem ganzen Süden. […] Wäre Malaria nicht im Lande, so müsste unsere Kolonie als eine hervorragend gesunde bezeichnet werden."[866]

Dass diese Behauptung zumindest in Bezug auf die Situation der indigenen Bevölkerung keinesfalls zutraf, kann den Berichten des Missionars Riechmann entnommen werden.[867]

Lübberts Aussage, dass Deutsch-Südwestafrika ein gesundes Land sei, präsentiert sich ganz im Stil der ersten Jahre der Kolonisation, auch wenn die Malaria nun als relativierender Faktor der Gesundheitssituation aufgeführt wurde. Dadurch, dass diese in den Vorjahren beinahe im ganzen Land auftrat und unter den Indigenen teils verheerende Todeszahlen zur Folge hatte, konnte von einer „hervorragend gesunden" Kolonie allerdings nicht die Rede sein. Vermutlich standen seine Äußerungen im Sinne der guten Selbstdarstellung gegenüber den europäischen Wissenschaftskollegen.

Ein weiterer Bericht Lübberts[868] fand 1902 abschnittsweise Veröffentlichung.[869] Die dort getätigten Ausführungen bezüglich der neuen und modernen sanitären Anlagen spiegelten das Interesse Lübberts wider. Er ging insbesondere auf die Abwehr per Schiff importierter Infektionskrankheiten ein. Zu diesem Zweck sei die technische Ausrüstung verbessert worden.[870] Diese Hervorhebung geschah möglicherweise in Hinblick auf einen Pestausbruch in Südafrika.[871] Es

---

865 Vgl. Lübbert (1900), S. 542 f. Vgl. hierzu auch die Betrachtungen hinsichtlich der Kuhn'schen Impfversuche in Kapitel 4.1 und vgl. Kuhn (1902).
866 Lübbert [Anm. des Verf.: Näherungsweise um 1900], fol. 182 f.
867 Vgl. hierzu unter anderem Riechmann an Deputation (09.07.1899), fol. 104 f und vgl. Riechmann an Deputation (09.09.1898), fol. 227 f.
868 Vgl. Lübbert (07.08.1901), fol. 52 ff.
869 Vgl. Lübbert (1902), S. 198 f.
870 Vgl. ebd.
871 Vgl. Auswärtiges Amt Kolonial Abteilung (1902), S. 62.

entsteht der Eindruck, dass Lübbert einer bakteriologischen Gefahr von außen mehr Gewicht beimaß als der Bedrohung durch die endemische Malaria. Es lässt sich aus der Zusammenschau von Lübberts Berichten folgern, dass dieser die hygienischen Maßnahmen als ausreichend erachtete, um die Malaria zu besiegen. Der Umsetzung der Koch'schen Methode stand er hingegen kritisch gegenüber.[872]

Von Leutwein liegen aus dem Jahr 1901 zwei Berichte in abweichenden Bearbeitungsstufen vor.[873] Beide sind in Bezug auf die Gesundheitsschilderungen zu großen Teilen identisch mit Lübberts Berichten. Eine der beiden Versionen weicht jedoch geringfügig ab. Hiernach sei ein Soldat in Outjo einer schweren Malariaerkrankung erlegen.[874] Diese Ergänzung, welche die vorhergehenden Aussagen der abnehmenden Malariaschwere relativieren würde, findet sich nur in dieser unveröffentlichten Version. Explizit gestrichen wurde ein Absatz, nach dem Kuhn in Outjo die von ihm entwickelte Malariaimpfung an einigen Personen durchgeführt hätte.[875] Möglicherweise wurde versucht, seine Versuche an den Einwohnern Deutsch-Südwestafrikas zu vertuschen, nachdem die Wiederholung seiner Versuche in Deutschland nicht erfolgreich war und diese von seinen Fachkollegen im Rahmen des Deutschen Kolonialkongresses 1902 als unzureichend bewertet worden sind.[876]

1902 sei in Keetmanshoop, infolge auffallend geringer Niederschläge, die niedrigste Malariafallzahl innerhalb der letzten sieben Jahre aufgetreten.[877]

Die deutsch-südwestafrikanischen Gesundheitsberichte der letzten Jahre wurden 1904 für die Deutsche Kolonialzeitung zusammengefasst. Die Gesundheitsverhältnisse von 1900 bis 1902 in der Bevölkerung und der Schutztruppe seien gut gewesen und die Malaria überall zurückgegangen.[878] Dass diese Zusammenfassung nicht generell zutraf, zeigt das Beispiel Omarurus, wo 1902 der von Militärarzt Hummel belegte Malariaausbruch in Militär und Zivilbevölkerung stattfand.[879]

---

872 Vgl. Lübbert (07.08.1901), fol. 53.
873 Vgl. Leutwein an Auswärtiges Amt Kolonialabteilung (16.08.1901), fol. 13 f und vgl. Leutwein [Anm. des Verf.: Näherungsweise um 16.08.1901], fol. 80–84.
874 Vgl. Leutwein [Anm. des Verf.: Näherungsweise um 16.08.1901], fol. 80 f.
875 Vgl. ebd. fol. 82.
876 Vgl. Kuhn (1903), S. 268–281 und die in Kapitel 4.1 angestellten Betrachtungen.
877 Vgl. Schöpwinkel (1903), S. 329.
878 Vgl. Bassenge (1904b), S. 187.
879 Vgl. Hummel (1904c), S. 100 f.

Die Darstellung in der allgemeinen Publizistik 201

Die durchaus kritische Darstellung der Gesundheitsverhältnisse im Norden Deutsch-Südwestafrikas zeigte, dass diese Fragestellung auch 1904 weiterhin für Konflikte sorgte:

> „Die Sandfelder sind zwar für afrikanische Verhältnisse relativ gesund, allein während der Regenzeit herrscht hier, wie auch in den trockenen Teilen der Kalahari, recht viel Malaria. Daß verschiedene Reisende das Okawangotal innerhalb des deutschen Schutzgebietes für gesund gehalten haben, ist wohl richtig, ob aber solche, nur auf flüchtiger Durchreise gewonnene Anschauungen den Tatsachen entsprechen, ist mindestens fraglich. Die Ueberschwemmungsgebiete des Kwando und Sambesi, die die gleichen Verhältnisse aufweisen, wie der Okawango, gehören sicherlich zu den schlimmsten Fiebergegenden Afrikas überhaupt, das Tauche-Gebiet des Okawangosumpflandes ist gleichfalls sehr ungesund. Sollte da das Okawangotal mit seinem periodischen Ueberschwemmungsgebiet sich so ganz abweichend verhalten? Das wäre für Afrika unerhört. Auf der Höhe des Sandfeldes aber zu wohnen, ohne Malaria aus dem Tal zu bekommen, ist zwar theoretisch denkbar, und bei großem Komfort in der Wohn- und Lebensweise mit einiger Wahrscheinlichkeit auf Erfolg durchführbar, bei primitivem Farmerleben aber kaum. Jedenfalls gehörten denn doch ganz andere Erfahrungen dazu, als wir sie besitzen, um die Besiedlung mit deutschen Bauern empfehlen zu können."[880]

Im Kontrast zu dieser skeptischen Beurteilung der Besiedlungsmöglichkeiten wurde berichtet, dass „der Distriktchef von Grootfontein, Oberstleutnant Volkmann"[881] die Besiedlung dieser Gebiete sehr wohl für durchführbar hielte. Zwar ginge die Fruchtbarkeit des Landes mit Fiebererkrankungen einher, sofern die Siedler jedoch in höheren Lagen bauen würden, sei dies kein Problem.[882] Die Annahme, dass die Höhenlage einen protektiven Faktor gegenüber der Malaria in Deutsch-Südwestafrika darstellte, kann am Beispiel Windhoeks als widerlegt angesehen werden. Der regelmäßige Nachweis von Anopheleslarven durch Berg zeigte, dass die Überträger der Krankheit regelhaft in über 1.600 m Höhe auftraten.[883] Möglicherweise gelangte dieser unveröffentlichte Vierteljahresbericht jedoch nicht zur Kenntnis Volkmanns. Aufgrund seiner Position innerhalb des

---

880 Vassarge (1904), S. 435.
881 Ohne Verfasser (o.V.) (1904), S. 60.
882 Vgl. ebd.
883 Vgl. Berg (15.09.1903), fol. 198 f: „Auch in Windhuk ist die Bevölkerung schwer zu bewegen, prophylaktisch Chinin zu nehmen. Bezüglich der Assanierung des Bodens ist in Windhuk schon viel geschehen. Eine Anzahl Quellen sind gefaßt und Röhrenleitungen sind angelegt, aber immer giebt es noch zahlreiche Quellen am Ort, die nicht gefaßt sind, in ihrer Umgebung reichlich kleine Tümpel und Pfützen bilden, in denen bei wiederholten Untersuchungen stets Anopheleslarven in größerer Anzahl gefunden wurden."

Landes, könnte jedoch seinerseits eine realistische Einschätzung der Situation erwartet werden. Seine Aussagen können daher in der, die Gesundheitsverhältnisse beschönigenden, Linie der Vorjahre gesehen werden.

Im Bericht über das Jahr 1905 findet sich bezüglich der Malaria nur die kurze Notiz, dass diese im Norden häufig aufgetreten und der Gesundheitszustand daher kein günstiger gewesen sei.[884] In der Zeit von 1904 bis 1907 wurde in den Medizinal-Berichten kein Beitrag zu Deutsch-Südwestafrika veröffentlicht. Dies wurde mit den Unruhen begründet, gleichzeitig jedoch auf die in Arbeit befindliche Sanitätsstatistik über die Gesundheit der Schutztruppe während der Aufstände verwiesen.[885]

„Ursachen", Prävention und Therapie der Malaria

In dem 1910 erschienenen Werk „Praktische Erfahrungen aus Deutsch-Südwest" wird eine ursächliche Wechselwirkung von Alkoholkonsum und Malariaerkrankungen behauptet und ein Verzicht auf Alkohol propagiert:

> „Die Schutzmaßregeln gegen Malaria sind genügend bekannt. Hier sei nur empfohlen, daß man nachts die Orte, wo Moskitos sind (Flußtäler), möglichst meide, daß man sich während des Schlafens durch Moskitonetze schütze, daß man, wenn durchnäßt, die Kleider wechsle, und daß man sich prophylaktisch durch Chinin sichere. In der Regenzeit darf dieses bei keiner Truppe fehlen. Im allgemeinen tritt die Malaria verhältnismäßig unschuldig auf. Erst weiter im Norden (Amboland) wird sie gefährlicher und ist dann auch von Schwarzwasserfieber begleitet. Es ist ein Vorteil, sich als Schutz gegen Malaria des Alkohols zu entwöhnen. Der Fehler des Alkohols liegt in Südwestafrika nicht in dem dauernden mäßigen Genuß, sondern darin, daß man wochen- oder monatelang keinen Alkohol zur Verfügung hat und dann plötzlich, wenn die Frachten kommen, einer unmäßigen Trinkerei huldigt. Es entsteht hierdurch ein Wechsel zwischen unfreiwilliger Enthaltsamkeit und unmäßiger Trinkerei, durch den in den Trinkperioden der Körper geschwächt und für Krankheitskeime besonders empfänglich gemacht wird. In vielen Fällen ist nicht die Malaria, sondern der Alkohol die Ursache der Erkrankung. Wer ohne Alkohol auskommt, wird das Klima und die Malaria am besten bestehen."[886]

Da das Werk in der „Reichsdruckerei"[887] gedruckt wurde, scheint ein staatlicher Einfluss auf den Inhalt wahrscheinlich zu sein. Möglicherweise war diese

---

884 Vgl. von Lindequist (17.10.1906), fol. 11.
885 Vgl. Reichskolonialamt (Hg.) (1907), S. 240.
886 Ohne Verfasser (o.V.) [Anm. des Verf.: Näherungsweise um 1910c], S. 15 f. Datierung laut https://brema.suub.uni-bremen.de/dsdk_hebis/content/structure/2167 624 aufgerufen am 01.01.2022.
887 Vorgängerinstitution der heutigen Bundesdruckerei. Vgl. https://www.bundesdrucke rei.de/de/Historie aufgerufen am 01.01.2022.

fragwürdige Theorie der Malariaentstehung einer Intention der Verfasser geschuldet, den Alkoholkonsum in der Kolonie zu senken. Das Werk richtete sich demnach an medizinische Laien, welche an dem Schutzgebiet interessiert waren.

Der 1913 erschienene Medizinal-Bericht für das Berichtsjahr 1910/11 thematisierte die entfallenen Berichte der Vorjahre. Es sei versucht worden einen Bogen von 1908 bis 1911 zu schlagen, wobei nur die Gesundheitsverhältnisse der Zivilbevölkerung betrachtet werden würden.[888] Die Krankenversorgung der indigenen Bevölkerung würde in Behelfsbauten durchgeführt werden, welche den Einrichtungen für die deutsche Bevölkerung angegliederten seien. Diese seien aus ausgemusterten Materialien in Art der traditionellen indigenen Wohnungen erbaut. Es zeigte sich also ein deutlicher Unterschied der medizinischen Infrastruktur für die indigene und die deutsche Zivilbevölkerung. Die in den Vorjahren lobend hervorgehobenen Polikliniken seien nicht errichtet worden. Eine ambulante Behandlung sei jedoch an den Orten der stationären Versorgung möglich. Diese Versorgung sei jedoch dringend auszubauen, da in der indigenen Bevölkerung nur so Vertrauen in die westliche Medizin entstehen könne. Eine Versorgung der indigenen Bevölkerung in den Privatkrankenhäusern, beispielsweise im „Katholische[n] Antonius-Hospital" in Swakopmund, sei möglich und würde sogar zu einem geringeren Tagessatz als für die weiße Bevölkerung erfolgen. Sofern die Indigenen im Dienst der deutschen Regierung stünden, sei die Behandlung dort sogar kostenlos.

Hinsichtlich der baulichen Hygiene würden die deutschen Siedler Fortschritte machen. Grundlegende Präventionsmaßnahmen zur Malariaverhütung fänden jedoch wenig Beachtung. So gäbe es beispielsweise einen Moskitoschutz an den Fenstern, die Türen würden jedoch freigelassen werden.[889]

Die indigene Bevölkerung hingegen mache deutliche Rückschritte bei der Umsetzung baulicher Hygienemaßnahmen. Die althergebrachten Hütten aus „einem Holzgerüst mit dazwischen geflochtenen Zweigen und bedeckt mit einem Gemisch von Kuhmist und Lehm",[890] hätte den Wohnraum gut temperiert und einen Schutz vor Erkrankungen geboten, da ein gewisser Hygienestandard möglich gewesen wäre. An den Ballungsräumen mangle es an Baumaterialien und daher sei diese Baupraktik zugunsten schlechterer Alternativen aufgegeben worden. Vor allem Erkältungskrankheiten seien die Folge.[891] Die von Lübbert

---

888 Vgl. Reichskolonialamt (Hg.) (1913), S. 521.
889 Vgl. ebd. S. 526–530.
890 Ebd. S. 530.
891 Vgl. ebd. S. 530 f.

hervorgehobenen hygienischen Errungenschaften, scheinen also in der deutschen Zivilbevölkerung nicht im vollen Umfang umgesetzt worden zu sein. Dies könnte ein Zeichen sein, dass die Malaria nicht als relevante Gefahr eingeschätzt wurde. Auf Seiten der indigenen Bevölkerung scheint die Kolonialisierung die Wohnungsverhältnisse sogar verschlechtert zu haben. Ein Profit durch die neuen Erkenntnisse hinsichtlich der baulichen Hygiene scheint nicht vorgelegen zu haben. Es zeigt sich erneut, dass die Situation der Indigenen sich im Zuge der Kolonisation verschlechterte und die Deutschen als alleiniger Profiteur der expandierenden Kolonisationsbestrebungen gesehen werden können.

In Swakopmund hätte sich die Anzahl der Mücken vermehrt. Anopheles sei bislang noch nicht beobachtet worden und Malariaerstinfektionen seien bislang nicht aufgetreten. Malaria tropica sei aufgrund der klimatischen Bedingungen nicht zu erwarten.[892] Die Malaria nehme sowohl in ihrer Fallzahl als auch ihrer Schwere nach von Süd nach Nord und von West nach Ost mit den ansteigenden Regenmengen zu. Die Schwere der Erkrankung werde durch den steigenden Anteil der Malaria tropica und dem Auftreten des Schwarzwasserfiebers im Norden definiert. Dass der Süden gänzlich frei sei, könne nicht mehr behauptet werden, da infolge des regenreichen Jahrs 1908/09 eine Malariaepidemie mit belegten Neuinfektionen an jedem Ort des Südens ausgebrochen wäre. Selbst Orte wie Bethanien,[893] welche in der Vergangenheit als malariafrei gegolten hätten, seien hiervon nicht ausgenommen gewesen. Regionen in der Nähe größerer

---

892 Vgl. ebd. S. 546: „Eines Übelstandes ist für Swakopmund noch zu bedenken, das ist die in den letzten Jahren beobachtete Zunahme von Stechmücken. Während früher Swakopmund von denselben ganz verschont war, treten dieselben jetzt zeitweise so erheblich auf, daß von einer Mückenplage gesprochen werden kann. Zwar soll es sich meist um Culex handeln, jedoch wäre es auffallend, wenn nicht auch Anopheles erscheinen würde. Daß am Platze selbst Malariafälle entstanden wären, ist bis jetzt noch nicht beobachtet worden; vielleicht bildet die niedrige Temperatur ein günstiges Moment in dieser Hinsicht, jedenfalls dürfte man theoretisch nach unseren bisherigen Erfahrungen über die Temperaturbedingungen zur Entwicklung der Malariaerreger hoffen, daß sich dort nur Tertiana, vielleicht auch Quartana, obwohl diese im ganzen Schutzgebiet bis jetzt sehr selten einwandfrei festgestellt ist (Namutoni, Gobabis), einnisten werde, nicht aber Tropica. Eine Mückenbekämpfung ist von der Gemeinde ins Auge gefaßt. Bei richtiger und konsequenter Durchführung der auf dieses Ziel gerichteten Maßnahmen kann der Erfolg nicht ausbleiben, erscheint doch kein Platz des ganzen Schutzgebietes so wenig zur Gelegenheit von Moskitobrutstellen von Natur geeignet wie Swakopmund, das außer der See so gut wie kein natürliches Oberflächenwasser hat."
893 Heute Bethanie. Im Süden Namibias, westlich von Keetmanshoop, gelegenes Dorf.

Flüsse seien auch im Süden schon immer mit Malaria bedacht gewesen. Die Jahre 1909/10 und 1910/11 seien regenarm gewesen und die Malariafälle daher zurückgegangen. Todesfälle unter den deutschen Siedlern seien dennoch aufgetreten.[894] Die Malaria hätte sich beispielsweise in Grootfontein auch auf die Sterblichkeit der Kinder ausgewirkt, da eine chronische Erkrankung den Müttern das Stillen erschwere. Im Berichtsjahr 1910/11 seien 11 Kinder unter 5 Jahren gestorben, während 30 Kinder geboren wurden. Die Säuglingssterblichkeit würde normalerweise anhand des Verhältnisses der Todesfälle der unter Einjährigen und den Neugeborenen berechnet werden. Für Grootfontein hätten jedoch keine speziellen Angaben der unter Einjährigen vorgelegen. Ein Wert über 30 % gelte in Deutschland als außergewöhnlich hoch.[895]

In den einzelnen Krankenhäusern habe die Malaria folgende Anteile ausgemacht: Auf Seiten der Deutschen im Garnisonlazarett Windhoek 10 von 93 Behandlungsfällen, im Garnisonlazarett Keetmanshoop 3 von 61, im Privatkrankenhaus Karibib 9 von 88, im Bezirkskrankenhaus Lüderitzbucht 27 von 594. Auf Seiten der Indigenen im „Eingeborenenlazarett" Windhoek 8 von 447, im „Eingeborenenlazarett" Lüderitzbucht 0 von 1.269, im „Eingeborenenlazarett" Keetmanshoop 3 von 341.[896]

Nach einem Malariaausbruch 1908/09 mit Ausläufern bis 1909/10, sei das Jahr 1910/11 relativ regenarm und somit auch malariaarm gewesen. Es seien 233 erkrankte Deutsche und 60 Indigene behandelt worden. Sieben Weiße seien der Krankheit zum Opfer gefallen. Orte mit stehenden, warmen Gewässern, wie beispielsweise in Otavi, würden nicht dem saisonalen Charakter der Malaria folgen. Die Malariaprophylaxe werde von der gesamten Bevölkerung eher vernachlässigt. Etwaige Präventionsmaßnahmen wie beispielsweise die Moskitonetze würden erst dann genutzt, wenn die Erkrankung bereits ausgebrochen ist. Die Chininprophylaxe sei nur mäßig wirksam und verstärke zusätzlich die Nachlässigkeit der Bevölkerung hinsichtlich der hygienischen Maßnahmen.[897] Die steigende Bevölkerungszahl und die Kultivierung des Landes würden sich negativ auf die Erkrankungsraten auswirken:

> „Andererseits mehrt sich durch die lebhafte Besiedlung die Zahl der empfänglichen Individuen, es wird mehr Wasser erschlossen, Gärten mit Berieselung angelegt usw., die Gelegenheit zur Entwicklung von Moskiten in der Nähe der Wohnungen werden damit

---

894 Vgl. Reichskolonialamt (Hg.) (1913), S. 546 ff.
895 Vgl. ebd. S. 557.
896 Vgl. ebd. S. 559–563.
897 Vgl. ebd. S. 567 ff.

günstiger. Dabei bietet die hiesige Malaria mit ihrem ausgesprochenen Charakter einer Saisonmalaria die besten Chancen zu einer wirksamen Bekämpfung, jedenfalls weit bessere als in einer tropischen Kolonie mit dauernder Gelegenheit zu Neuinfektionen. Man braucht kein Schwarzseher zu sein und kommt doch zu dem Schluß, daß die fortschreitende Besiedlung trotz der höheren Kultur nicht zu einer Eindämmung, sondern zu einer weiteren Ausbreitung der Malaria führt, wenn die längst erprobten Grundsätze der Malariabekämpfung nicht besser in die Wirklichkeit umgesetzt werden."*898*

Beachtlicherweise finden sich die in Kapitel 4.5 gewonnenen Erkenntnisse in veröffentlichter Form wieder. Es verwundert, dass eine derart kritische Beurteilung der Malaria-Kolonisations-Wechselwirkungen nicht der gezeigten Zensur zum Opfer gefallen ist.

Es wird weiter ausgeführt, dass die Chininprophylaxe kein anzustrebendes Mittel der Prävention, sondern eine Notlösung sei. Aufgrund schwerer Nebenwirkungen sei die indigene Bevölkerung unterdessen kaum zu einer regelmäßigen Durchführung zu bewegen. Des Weiteren würde die Prophylaxe bereits vorhandene Erreger nicht abtöten. Eine Infektion der Mücken und eine resultierende Ausbreitung könne somit nicht verhindert werden. Weiterhin hätte eine nichtmedikamentöse Prophylaxe auf Dauer den Vorteil geringerer Kosten. Es sei daher anzustreben, allgemeine Präventivmaßnahmen, wie den Schutz vor Stichen durch die Sicherung des Hauses und der Personen mittels Moskitonetzen und die Verringerung der Brutplätze mittels Geländearbeiten, vorrangig durchzuführen. In der fieberfreien Zeit müssten die Erkrankten und parasitenbehafteten Personen therapiert werden, um eine Ausbreitung zu verhindern. Schwierigkeiten würden hierbei die latent infizierten Personen machen.[899] Dieser multifaktorielle Ansatz der Malariabekämpfung, bestehend aus allen drei damals angewandten Methoden, also der Zerstörung der Brutplätze, dem Schutz durch Moskitonetze und der konsequenten Therapie der infizierten Personen, sticht aus den anderen Quellenmaterialien hervor, da diese zumeist nur einzelne Aspekte der Malariabekämpfung hervorhoben.

Ein Vergleich des statistischen Materials mit 1909/10 sei aufgrund fehlender Berichte nicht möglich gewesen. Es wurde daher ein Vergleich des Krankenzugangs mit 1908/09 angestellt. Die Bevölkerungszahl der „Europäer" an den betrachteten Orten[900] sei, mitbedingt durch den Truppenabzug, von 11.791 auf

---

898 Ebd. S. 569.
899 Vgl. ebd. S. 569 f.
900 Vgl. ebd. S. 609. Es wurde nicht über die Bezirke Outjo, Rehoboth, Gobabis und Hasuur berichtet, da dort kein Arzt ansässig gewesen sei.

10.456 Personen gesunken. Die der „Farbigen" von 63.177 auf 33.344 Personen. Bei den Europäern sei der Krankenzugang trotz der Abnahme der Bevölkerungszahlen von 2.568 auf 4.317 Zugänge gestiegen. Anteilig an der Gesamtzahl hätte sich dieser Wert mit 21,7 % gegen 41,29 % beinahe verdoppelt. Von diesen seien 33, beziehungsweise 41 verstorben. Die Mortalität, gemessen an den Zugängen, sei somit trotz der hohen Krankenzahlen von 1,45 % auf 0,95 % gesunken. Für die indigene Bevölkerung zeigte sich eine ähnliche Tendenz: 1.571 Zugänge gegen 3.142 1908/09, gemessen an der Bevölkerungszahl also 2,49 % gegen 9,42 %. Von diesen seien 76, beziehungsweise 100 verstorben. Die Mortalität, gemessen an den Zugängen, sei somit trotz der hohen Krankenzahlen von 4,84 % auf 3,18 % gesunken.[901]

Die Krankenstatistik gab genauere Auskunft über die beteiligten Krankheiten.[902] Malaria mit 233 und Schwarzwasserfieber mit einem Fall hätten zusammen 5,42 % der Erkrankungsfälle und 2,44 % der verstorbenen Europäer verursacht. Auf Seiten der Indigenen verursachten diese nur 60, beziehungsweise 1,91 % der Erkrankungs- und keinerlei berichtete Todesfälle.

Vor allem die Malariazahlen sind aufgrund nicht betrachteter Ortschaften kritisch zu sehen. Outjo und Gobabis wiesen in der Vergangenheit hohe Krankenzahlen auf.[903]

Im Gegensatz hierzu liefert die Statistik der 1910/11 verstorbenen Europäer validere Zahlen, da hier über alle Bezirke berichtet worden sei. Von insgesamt 137 Verstorbenen erlagen sieben der Malaria, zwei dem Schwarzwasserfieber und ein Patient einer „Chininvergiftung". Der Anteil der Todesfälle, welche im Zusammenhang mit der Malaria standen, betrug laut dieser Statistik also 7,3 %, gegen 2,44 % der verstorbenen Europäer laut der oben betrachteten Statistik. Da hier auch die malariareichen Bezirke berücksichtigt worden seien, erscheint dieses Verhältnis glaubhafter.[904]

Die lückenhaften Berichte über die Gesundheitsverhältnisse Deutsch-Südwestafrikas sorgten auf Seiten der deutschen Regierung für Unmut. Ein exemplarischer Briefwechsel zwischen von Lindequist und dem damaligen deutsch-südwestafrikanischen Gouverneur Seitz ist im Anhang beigefügt.[905] Eine Vermehrung des Berichtsmaterials hatte diese Auseinandersetzung jedoch

---

901 Vgl. ebd. S. 558.
902 Vgl. ebd. S. 601–609.
903 Vgl. Tabelle 1 bis 5.
904 Vgl. Reichskolonialamt (Hg.) (1913), S. 610–621.
905 Vgl. Anhang 2.

nicht zur Folge. Mit dem Bericht des Oberstabsarztes Eugen Mayer (1868–?)[906] über das Jahr 1910/11 endete die offizielle Berichterstattung bezüglich der Gesundheitsverhältnisse in Deutsch-Südwestafrika. Abseits dieses Berichtes finden sich einige wenige Fragmente, welche auf die Malariasituation schließen lassen. So wurde beispielsweise 1911 über die Erkrankung des Gouverneurs Seitz berichtet, dass dieser „[…] bereits früher schon einmal an der Malaria erkrankt war, diese aber glücklich überstanden hatte, jetzt einen neuen nicht unerheblichen Rückfall erlitten haben soll."[907]

Zwischenfazit

Dass die Malaria in der Rezeption der deutsch-südwestafrikanischen Gesundheitssituation eine herausragende Rolle spielte, zeigt sich im Diskurs der ersten Kolonialjahre. Die Propagierung eines fieberfreien Landes nahm einen großen Teil der frühen Berichte ein. Dass dies von offizieller Seite gefordert und gefördert wurde, kann anhand des nachträglich zensierten Berichtsmaterials belegt werden. Ein ideologischer Ansporn dieser Darstellung mit dem Zweck die Ansiedlung deutscher Kolonisten zu fördern, kann vermutet werden. Da die Malaria den Kern dieser Propaganda ausmachte, ist ihr eine Schlüsselrolle in der Außendarstellung der Kolonie in gesundheitlicher Hinsicht zuzuschreiben. Dass dies nicht nur für die Darstellung in der deutschen Zivilbevölkerung, sondern auch im Kreis der europäischen Länder gilt, zeigt Lübberts Aufsatz für das „Spanische Rothe Kreuz". Die Instrumentalisierung der Malaria für politische Zwecke zeigte sich bis in das Jahr 1910 im Kontext der von den Siedlern geforderten Alkoholabstinenz.

Der im Laufe der Kolonisation stattfindende Wechsel des Fokus von wirtschaftlichen und militärischen zu zivilen Auswirkungen der Malaria zeigt die Ausweitung der Relevanz auf alle Bevölkerungsschichten und verdeutlicht somit den Stellenwert der Malaria in der Berichterstattung. Die Relativierung der Krankheitsauswirkungen und die vereinfachte Darstellung der Bekämpfungsmaßnahmen im Jahr 1904 machen deutlich, dass dies weit über das Auftreten des Typhus hinaus der Fall war.

---

906 Mayer, Eugen. 29.03.1868–?. Von 1904 bis 1908 in der Kaiserlichen Schutztruppe für Deutsch-Südwestafrika eingesetzt und 1909 als Oberstabsarzt zum Kommando der Schutztruppe am Reichskolonialamt, der herausgebenden Institution der Medizinal-Berichte über die Deutschen Schutzgebiete, kommandiert. Vgl. Wätzold (1910), S. 354.
907 Deutsche Kolonialgesellschaft (Hg.) (1911), S. 182.

Die Ausführungen des im Jahr 1913 erschienenen Medizinal-Berichts lassen vermuten, dass die Malaria für die zivilen Kolonisten jedoch nicht die gleiche subjektive Relevanz besaß, die sich in der Berichterstattung und ihrer Instrumentalisierung von offizieller Seite zeigte.

5. Die Malariaexpedition des Dr. von Vagedes

5.1 Dr. Karl Ferdinand von Vagedes

Karl Ferdinand von Vagedes wurde am 11.06.1868 in Berlin geboren.[908] Er besuchte dort das Joachimsthalsche Gymnasium und schloss seine Schulzeit 1887 mit dem Abitur ab.[909] Im Anschluss studierte er vom 30.03.1887 bis 30.09.1891 Medizin an der Kaiser-Wilhelms-Akademie, der militärärztlichen Ausbildungsstätte Berlins[910] und promovierte am 04.04.1891 zum Thema „Über Paroxysmales Erbrechen".[911] Es folgte seine Beförderung zum Assistenzarzt zweiter Klasse am 30.04.1893,[912] zum Assistenzarzt erster Klasse am 21.01.1896[913] und zum „Stabs- und Bataillonsarzt" am 03.04.1897.[914] Eine Kommandierung an das Institut für Infektionskrankheiten erstreckte sich vom 15.09.1894 bis 03.04.1897. Hier forschte er „über die experimentelle Prüfung der Virulenz von Tuberkelbazillen" unter der Leitung Robert Kochs.[915] Vom 22.12.1899 bis 15.04.1900 absolvierte von Vagedes einen Forschungsaufenthalt in Portugal zur Beobachtung der Pest.[916] Am 12.05.1900 heiratete er Anna Therese Valeska Franken (25.08.1877–23.03.1903), welche ihn während seiner Expedition begleitete.[917] Vom 12.03.1901 bis 18.09.1902 führte er die Malariaexpedition in Deutsch-Südwestafrika durch. Am 23.03.1902 wurde seine Tochter Berta Elisabeth-Charlotte in Franzfontein geboren.[918] Am 15.12.1903 folgte die Auszeichnung mit dem „Roten Adler-Orden 4. Klasse".[919] Vor 1908 wurde er zum Oberstabs- und Regimentsarzt befördert[920] und am 29.07.1908 in den preußischen Adelsstand erhoben.[921]

---

908 Vgl. ohne Verfasser (o.V.) (1910b), S. 854. Der Stammlinie von Karl Ferdinand von Vagedes zeigt ein Verwandtschaftsverhältnis mit dem westfälischen Architekten Adolph Anton von Vagedes. Dieser war ein Urgroßonkel väterlicherseits. Vgl. Abbildung 18.
909 Vgl. Bahn (1905), S. 11.
910 Vgl. Wätzold (1910), S. 348.
911 Vgl. Vagedes (1891).
912 Vgl. Wätzold (1910), S. 348.
913 Vgl. von Bonin an Königliches Institut für Infektionskrankheiten (01.02.1896), fol. 36.
914 Vgl. von Bonin an Königliches Institut für Infektionskrankheiten (09.04.1897), fol. 42.
915 Möllers (1950), S. 398.
916 Vgl. Vagedes (1900), S. 181–214.
917 Vgl. ohne Verfasser (o.V.) (1910b), S. 854.
918 Vgl. ebd.
919 Ohne Verfasser (o.V.) (1903f), S. 670.
920 Vgl. ohne Verfasser (o.V.) (1910b), S. 854.
921 Vgl. ebd. S. 854. Beschreibung des von Vagedes'schen Wappens: „In Blau ein goldener Adlerflügel. Auf dem gekrönten Helme mit blau-goldenen Decken der Adlerflügel."

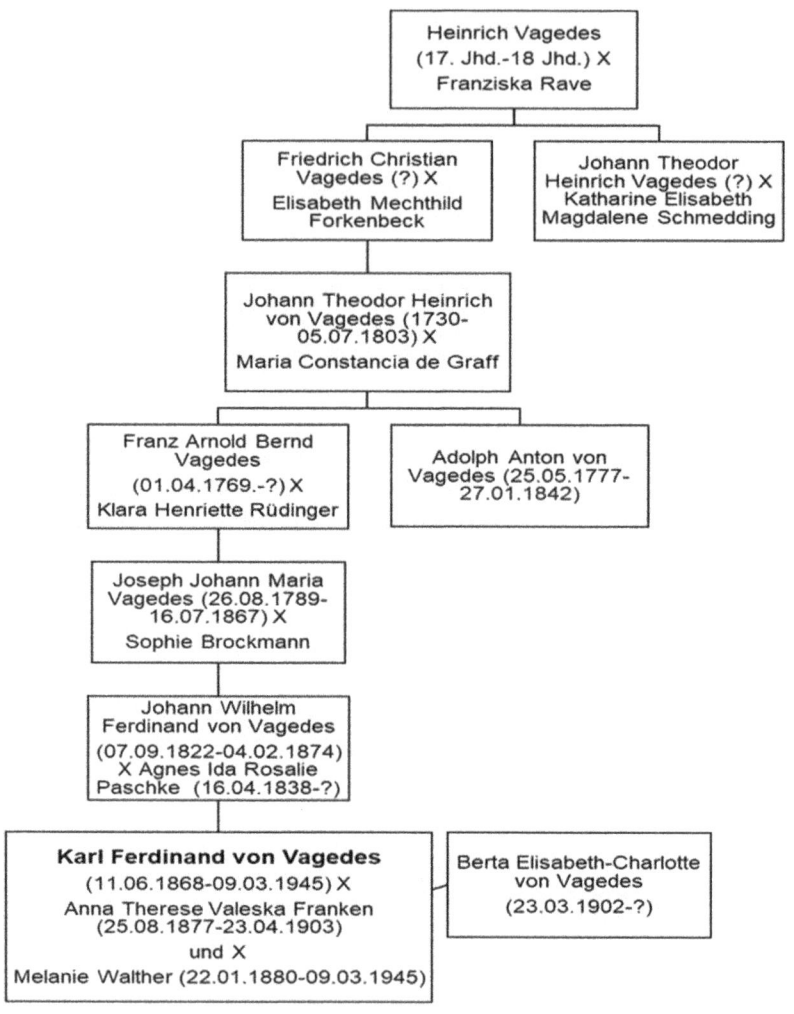

Abbildung 18. Stammlinie von Karl Ferdinand von Vagedes. Eigene Darstellung in Anlehnung an ohne Verfasser (o.V.) (1910b).[922]

---

922 Vgl. ohne Verfasser (o.V.) (1910b), S. 853 f, vgl. Kordt (1961), S. 13 ff und S. 104 und vgl. Abbildung 19. Im Gegensatz zu den Angaben in „Gothaisches Genealogisches Taschenbuch der Briefadeligen Häuser" von 1910 gibt Kordt (1961) an einer Stelle ein abweichendes Verwandtschaftsverhältnis an. Demnach wäre Johann Theodor Heinrich von Vagedes der Sohn eines „Friedrich Christian Vagedes" und damit der Neffe und nicht der Sohn des gleichnamigen Johann Theodor Heinrich Vagedes. Vgl. Kordt (1961), S. 14. Der weitere Verlauf der Stammlinie lässt sich anhand

Seit 1908 war von Vagedes Mitglied der Danziger Naturforschenden Gesellschaft.[923] Zwischen 1910 und 1913 wurde er zum Professor berufen.[924] Im ersten Weltkrieg war er als „Beratender Hygieniker" der 9. Armee von Mackensen auf dem Gebiet der Cholerabekämpfung tätig.[925] Im Anschluss ließ er sich von „1919 bis 1929 [als] Stadtarzt in Berlin-Spandau"[926] nieder. Die letzten Jahre seiner Berufstätigkeit absolvierte er von „1929 bis 1935 [als] wissenschaftlicher Hilfsarbeiter und Bibliothekar der Landesanstalt für Wasser-, Boden und Lufthygiene in Berlin".[927] Vor 1929 wurde er zum Generaloberarzt befördert.[928] Belege für seine Aktivität in der Berliner Mikrobiologischen Gesellschaft finden sich für die Zeit vom 15.12.1930 bis zum 18.03.1935. Ab dem 07.12.1931 hatte er den zweiten Vorsitz und ab dem 07.11.1932 den ersten Vorsitz inne.[929] Am 16.10.1933 änderte sich die „Zusammensetzung des Vorstandes nach der durch nationale Revolution notwendig gewordenen Umstellung der Berliner Mikrobiologischen Gesellschaft"[930] und von Vagedes hatte bis spätestens zum 17.01.1938 den stellvertretenden Vorsitz inne.[931] 1933 und 1937 bekleidete von Vagedes die Position des Vorsitzenden der Deutschen Militärärztlichen Gesellschaft.[932] Bis 1943 findet sich in den Adressbüchern Berlins ein Nachweis über

---

genealogischer Forschungen im Internet prüfen und ist mit den 1910 gemachten Angaben zu Ehepartnern und Kindern vereinbar. So kann eine direkte Verwandtschaft von „Franz Christian Vogedes" (https://gedbas.genealogy.net/person/show/1214350068 aufgerufen am 01.01.2022), „Johann Theodor Vagedes" (https://gedbas.genealogy.net/person/show/1214349807 aufgerufen am 01.01.2022), Franz Arnold Bernd Vagedes (https://gedbas.genealogy.net/person/show/1214349869 aufgerufen am 01.01.2022) und „Josef Vagedes" (https://gedbas.genealogy.net/person/show/1214349948 aufgerufen am 01.01.2022) nachvollzogen werden. Den Ursprung der Stammlinie von Karl Ferdinand von Vagedes in Friedrich Christian Vagedes zu sehen, ist demnach trotz kleinerer Namensunklarheiten plausibel.

923 Vgl. Danziger Naturforschende Gesellschaft (1918), S. 31–36.
924 Vgl. ohne Verfasser (o.V.) (1910b), S. 854 und vgl. ohne Verfasser (o.V.) (1913), S. 819.
925 Vgl. Möllers (1950), S. 398.
926 Ebd. Ein Stadtarzt erfüllte amtsärztliche Tätigkeiten mit Aufgaben im Bereich der städtischen Hygiene, gerichtsmedizinische Tätigkeiten und der Überwachung von Apotheken und Berufen mit medizinischem Bezug, wie zum Beispiel der Hebammen. Vgl. Vasold (2005), S. 1352.
927 Möllers (1950), S. 398.
928 Vgl. ohne Verfasser (o.V.) (1929), S. 3750.
929 Vgl. Berliner Mikrobiologische Gesellschaft (Hg.) (2013), S. 60–65.
930 Ebd. S. 66.
931 Vgl. ebd. S. 66 ff.
932 Vgl. Müllerschön und Vollmuth (2014), S. 35.

seinen Wohnort.[933] Im Februar 1944 lässt sich die wissenschaftliche Tätigkeit von Vagedes', in Form seiner Besprechung einer infektiologischen Veröffentlichung, letztmals belegen.[934] Karl Ferdinand von Vagedes und seine zweite Ehefrau, Melanie von Vagedes (geborene Walther am 22.01.1880), fielen kurz vor Ende des Zweiten Weltkrieges am 09.03.1945 gemeinsam einem Luftangriff auf Berlin zum Opfer.[935]

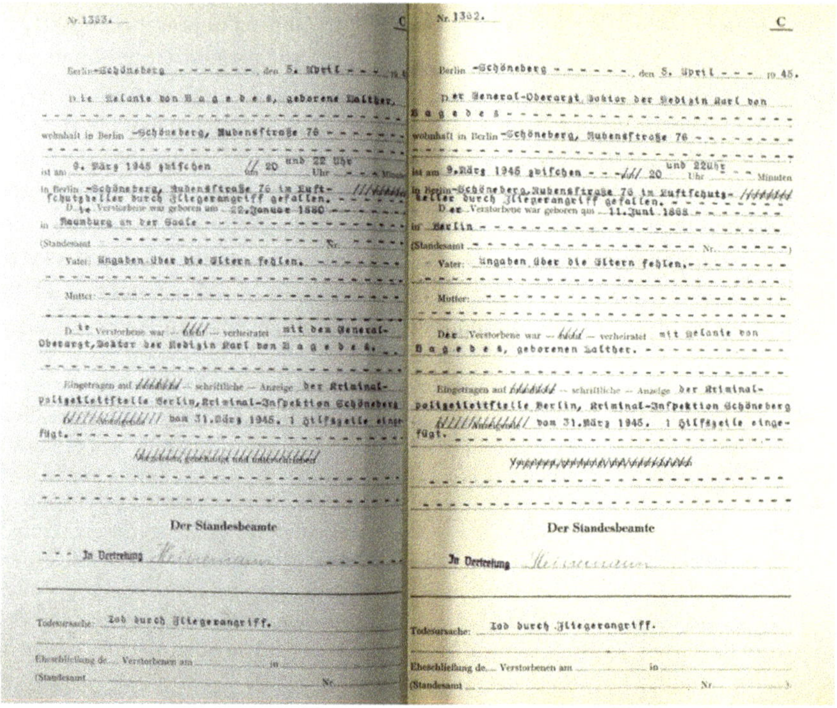

Nr. 1383. C

Berlin-Schöneberg, den 5. April 1945.

Die Melanie von Vagedes, geborene Walther,

wohnhaft in Berlin-Schöneberg, Rubensstraße 76

ist am 9. März 1945 zwischen 20 und 22 Uhr

in Berlin-Schöneberg, Rubensstraße 76 im Luftschutzkeller durch Fliegerangriff gefallen.

Die Verstorbene war geboren am 22. Januar 1880

in Naumburg an der Saale

(Standesamt Nr.)

Vater: Angaben über die Eltern fehlen.

Mutter:

Die Verstorbene war verheiratet mit dem Generaloberarzt, Doktor der Medizin Karl von Vagedes.

Eingetragen auf schriftliche Anzeige der Kriminalpolizeileitstelle Berlin, Kriminal-Inspektion Schöneberg vom 31. März 1945. 1 Hilfszeile eingefügt.

Der Standesbeamte

In Vertretung Heinemann

Todesursache: Tod durch Fliegerangriff.

Eheschließung der Verstorbenen am in

(Standesamt Nr.)

Nr. 1382. C

Berlin-Schöneberg, den 5. April 1945.

Der Generaloberarzt, Doktor der Medizin Karl von Vagedes

wohnhaft in Berlin-Schöneberg, Rubensstraße 76

ist am 9. März 1945 zwischen 20 und 22 Uhr Minuten

in Berlin-Schöneberg, Rubensstraße 76 im Luftschutzkeller durch Fliegerangriff gefallen.

Der Verstorbene war geboren am 11. Juni 1868

in Berlin

(Standesamt Nr.)

Vater: Angaben über die Eltern fehlen.

Mutter:

Der Verstorbene war verheiratet mit Melanie von Vagedes, geborenen Walther.

Eingetragen auf schriftliche Anzeige der Kriminalpolizeileitstelle Berlin, Kriminal-Inspektion Schöneberg vom 31. März 1945. 1 Hilfszeile eingefügt.

Der Standesbeamte

In Vertretung Heinemann

Todesursache: Tod durch Fliegerangriff.

Eheschließung des Verstorbenen am in

(Standesamt Nr.)

Abbildung 19. Sterbeurkunden des Ehepaars von Vagedes 1945. Ancestry.com. Berlin, Deutschland, Sterberegister, 1874–1955 [Datenbank online]. Provo, UT, USA: Ancestry.com Operations, Inc., 2014. Ursprüngliche Daten: Sterberegister der Berliner Standesämter 1874–1955. Digital images. Landesarchiv, Berlin, Deutschland.

933 Vgl. ohne Verfasser (o.V.) (1943), S. 3129: „v. Vagedes Karl Dr med Prof Gen Ob Arzt a D Friedenau Rubensstr 76".

934 Vgl. Vagedes (1944), S. 53.

935 Vgl. Abbildung 19.

5.2 Das Koch'sche Prinzip der Malariabekämpfung

Von Vagedes arbeitete bereits während seiner Assistenzarztzeit von 1894 bis 1897 am Institut für Infektionskrankheiten in Berlin für Robert Koch. Aus diesem Kontakt am Beginn seiner Laufbahn entwickelte sich eine langjährige wissenschaftliche Verbindung. Dies führte dazu, dass sich von Vagedes 1903 als einer von 44 „dankbaren Schülern" an einer Festschrift zum sechzigsten Geburtstag Robert Kochs beteiligte.[936] In seinem Aufsatz berichtete er über seine von 1901 bis 1902 durchgeführte Expedition nach Deutsch-Südwestafrika und führte den Leser in die Koch'sche Methode der Malariabekämpfung ein. Koch habe erkannt, dass sich der Infektionskreislauf der Malaria, bestehend aus „Mensch-Mücke-Mensch", im Menschen durch eine gezielte Chinintherapie unterbrechen lasse. Eine begleitende Anwendung präventiver Maßnahmen, wie der Anwendung von Moskitonetzen und der Vernichtung der Mücken sei zwar sinnvoll, die Methode Kochs sei jedoch die einzige, welche die Malaria selbstständig besiegen könne. Die anderen Methoden würden hierin versagen, da bereits infizierte Personen ein ständiges Risiko darstellen würden, diesen Teufelskreis erneut anzutreiben. Der Beweis, dass Malariainfektionen häufig latent, sprich symptomfrei, verlaufen könnten, sei bereits mehrfach erbracht worden. Die latent malariainfizierten Indigenen würden in den Kolonien daher „die Hauptgefahr für die mit ihnen zusammenwohnenden Weißen"[937] darstellen. Die Malaria würde noch immer die optimale wirtschaftliche Nutzung der Kolonien verhindern und ihre Bekämpfung sei daher von hoher Priorität. Sein angestellter Versuch, die Theorien Kochs in Deutsch-Südwestafrika zu beweisen, hätte daher nicht nur wissenschaftlichen, sondern auch „deutschnationalen"[938] Nutzen, so von Vagedes.[939]

5.3 Die Expedition im Überblick

Die Expedition zur Erforschung der Malaria in Deutsch-Südwestafrika wurde von Robert Koch persönlich angeregt. Er plante diese als Erweiterung seiner im Vorfeld in Neuguinea durchgeführten Expedition, um die gewonnenen Erkenntnisse in einem kontrollierten Rahmen zu bestätigen und die Ergebnisse über eine lange Zeit nachverfolgen zu können. Da Koch Deutschland zu diesem Zweck als ungeeignet erachtete, brachte er die Durchführung in den deutschen Kolonien

---

936 Vgl. ohne Verfasser (o.V.) (1903c).
937 Vagedes (1903c), S. 180.
938 Ebd. S. 181.
939 Vgl. ebd. S. 179 ff.

ins Spiel. Die deutsch-südwestafrikanische Expedition war Teil dreier parallel laufenden Forschungsreisen, die alle zum selben Zweck unter der Aufsicht Kochs durchgeführt werden sollten.[940] Für die Expeditionen waren geplant: „Stabsarzt Dr. Wendland für Neu-Guinea, Stabsarzt Dr. Vagedes für Südwest-Afrika, und für die Insel Brioni das bisherige Mietglied [sic!] der Expedition Professor Dr. Frosch.",[941] wobei die Neu-Guinea Expedition schließlich von Oberarzt Dr. Dempwolff durchgeführt wurde.[942] Die Finanzierung der Expeditionen könnte laut Koch aus den übrigen Mitteln seiner früheren Expedition nach Neu-Guinea bewältigt werden, da die drei Teilexpeditionen eine direkte Fortsetzung der bereits bewilligten Forschungen darstellen würden.[943] Dieser Brief Kochs ist als Ursprung der deutsch-südwestafrikanischen Malariaexpedition anzusehen und das Transkript ist daher in Anhang 7 wörtlich wiedergegeben.

Im Rahmen einer ausführlichen Expeditionsvorbereitung wurde von Vagedes in der Bestimmung der verschiedenen Mückenarten unterwiesen. Er erprobte die gewonnenen Erkenntnisse im Vorfeld und sammelte verschiedene Exemplare. Seine Ergebnisse sandte er zur Kontrolle an Koch:

> „Beifolgend beehre ich mich einige Mücken, die ich nach der mir zu Teil gewordenen Unterweisung als zur Anopheles-Art gehörig ansehe, zu übersenden; ich habe sie in verschiedenen Kellern neben 540 Stück Culex gefangen, von denen ich einige zur Probe in dem mit II bezeichneten Fläschchen mitsende; [...]."[944]

Von Vagedes beteiligte sich bereits früher, im Anschluss an seine Zeit am Institut für Infektionskrankheiten, an Mückensammlungen für Koch.[945] Es kann vermutet werden, dass in dieser Beteiligung an Kochs wissenschaftlichen Arbeiten einer der Gründe für die Betrauung mit der Expeditionsdurchführung lag.

Die Expeditionsvorbereitung beinhaltete ebenfalls ein Studium der Fachliteratur, welche von Vagedes durch Koch zur Verfügung gestellt wurde.[946]

---

940 Vgl. Koch an den Direktor der Kolonialabteilung Stuebel (24.11.1900), fol. 94 f.
941 Ebd. fol. 95.
942 Vgl. Dempwolff (1904), S. 81–132.
943 Vgl. Koch an den Direktor der Kolonialabteilung Stuebel (24.11.1900), fol. 95 f.
944 Von Vagedes an Koch (29.11.1900).
945 Vgl. Möllers (1950), S. 659: „Inzwischen ließ sich Koch aus verschiedenen Gegenden Deutschlands Mücken zur Untersuchung schicken. Am 19. November 1898 bedankt er sich bei Stabsarzt v. Vagedes ‚für die so schnell erfolgte Sendung von Culices', die die gleichen Arten waren, wie Koch sie in Berlin gefunden hatte."
946 Vgl. von Vagedes an Koch (29.11.1900): „Gern würde ich die Zeit nach Kräften ausnutzen, mich mit der einschlägigen Litteratur vertraut zu machen; dürfte ich daher

Des Weiteren erhielt von Vagedes ab seiner Ankunft in Berlin im Dezember 1900[947] die Gelegenheit, seine Studien bis zu seiner Abreise am Institut für Infektionskrankheiten Berlin und am Tropenhygienischen Institut Hamburg zu vertiefen.[948]

Die Besoldung von Vagedes' allein zum Zweck der Expeditionsdurchführung hob diese von den anderen, durch Chefarzt Lübbert[949] und Dempwolff[950] neben ihrer ärztlichen Tätigkeit in Deutsch-Südwestafrika durchgeführten Forschungsreisen deutlich ab:

> „Er [Anm. des Verf.: Von Vagedes] wird für seine Ausrüstung eintausend Mark erhalten; die Kosten, welche für seine und seines Gepäckes Beförderung entstehen, werden ihm zurückerstattet; ebenso werde ihm alle Auslagen für Laboratoriumszwecke erstattet; an Tagesgeldern erhält er vierzig Mark ohne Abzug für die Verpflegung während der Seereise. Auch habe ich ihm eine Entschädigung für die Ausgaben der Wohnung in Höhe von 262 M. 50 Pf. zugebilligt. [...] Ich habe Herrn Dr. Vagedes jetzt drei tausend Mark zu seiner persönlichen Ausrüstung und Beschaffung des Schiffsplatzes vorschußweise gegeben. Eine gleiche Summe wird er bei seiner Abreise erhalten. Zur Bestreitung der in Südwestafrika entstehenden Kosten bitte ich E. H. für Herrn Dr. Vagedes einen Kredit von vierzehntausend Mark bei der Kaiserlichen Regierung in Windhoek gefälligst anweisen lassen zu wollen. Herr Dr. Vagedes ist angewiesen über diese Summe auch unter Einrechnung der für die Heimreise erwachsenden Kosten unter keinen Umständen hinauszugehen."[951]

Die Arbeitsanweisung für von Vagedes umfasste unter anderem den klar definierten Ablauf der Berichterstattung an Koch inklusive Übersendung von Blutpräparaten, der Auswahl des Einsatzortes, die Untersuchung der indigenen Bevölkerung und die explizite Anordnung, sich unter den Zivilisten, wie beispielsweise den Missionaren, Hilfe bei den Untersuchungen

---

wohl bitten, Herr Geheimrath, mir, vielleicht durch Stitz, die beiden ersten Berichte über die Thätigkeit der Malaria-Expedition (3–5 besitze ich selbst) sowie die Reiseberichte von 1898, und die ‚Ärztl. Beobachtungen in den Tropen' leihweise übersenden zu lassen?"
Vgl. auch von Vagedes an Koch (02.12.1900): „Für das gütige Schreiben vom 30. November sowie für die liebenswürdige Übersendung der für mich so wichtigen Malarialitteratur sage ich meinen ganz gehorsamen Dank."
947 Vgl. von Vagedes an Koch (25.12.1900).
948 Vgl. Koch an den Direktor der Kolonialabteilung Stuebel (29.01.1901).
949 Vgl. Lübbert (1900), S. 541 ff.
950 Vgl. Dempwolff (30.12.1898), fol. 125–132.
951 Koch an den Direktor der Kolonialabteilung Stuebel (29.01.1901).

zu organisieren. Zu diesem Zweck sei von Vagedes ein zusätzliches Mikroskop mitgegeben worden. Neben meteorologischen Beobachtungen sei auch über andere Krankheiten und veterinärmedizinische Fragestellungen zu berichten. Hierbei sei besonderes Augenmerk auf die Zusammenhänge zwischen der Pferdesterbe und der Malaria zu legen. Dies geschehe in Hinblick auf die von Militärarzt Kuhn aufgestellte Theorie, dass es sich um dieselbe Krankheit handle und eine Malariaimpfung mit dem Serum infizierter Pferde möglich sei.[952] Der Rahmen der Vagedes'schen Expedition wurde im Vorfeld also klar abgesteckt. Diese präzisen Anordnungen und die regelmäßige Berichterstattung stellten einen weiteren Unterschied zu den genannten Forschungsreisen dar.

Das Gouvernement Deutsch-Südwestafrikas wurde bereits im Januar 1901 über die bevorstehende Ankunft von Vagedes' informiert und ersucht, ihn nach Möglichkeit zu unterstützen.[953]

Am 12.03.1901 gingen von Vagedes und seine Ehefrau in Swakopmund an Land.[954]

Von Vagedes veröffentlichte seinen Bericht über den Ablauf der Expedition in drei Varianten.[955] Auf eine detaillierte Wiedergabe der einzelnen Fassungen wird zugunsten einer Zusammenfassung des Ablaufs und der Ergebnisse verzichtet. Diese Zusammenfassung basiert zum großen Teil auf Grundlage der Veröffentlichung in der „Zeitschrift für Hygiene" von 1903. Dieser Aufsatz ist umfangreicher, detaillierter und weniger ideologisch geprägt als beispielsweise die Veröffentlichung anlässlich Robert Kochs sechzigstem Geburtstag und sein Inhalt ist für den heutigen Leser im Vergleich zu den Archivalien einfacher nachzuvollziehen.

Nach seiner Ankunft in Swakopmund reiste von Vagedes nach Windhoek, um die nötigen Vorbereitungen für seinen Einsatz im Norden Deutsch-Südwestafrikas zu treffen. Unter anderem sah er sich veranlasst, einen Ochsenwagen zu erwerben, um die wissenschaftliche Ausrüstung zu transportieren und über eine gewisse Mobilität vor Ort zu verfügen. Dieser Ankauf verbrauchte bereits etwa ein Drittel seiner finanziellen Mittel und stellte einen

---

952 Vgl. Anhang 8 und vgl. Kuhn (1902).
953 Vgl. Hellwig an Koch (12.01.1901).
954 Vgl. von Vagedes an Koch (30.03.1901).
955 Vgl. Vagedes (1903a), S. 821–845, vgl. Vagedes (1903b), S. 83–132 und vgl. Vagedes (1903c), S. 177–203.

Konfliktpunkt mit der deutsch-südwestafrikanischen Regierung dar, welche ihm nicht die gewünschte Unterstützung gewährt hätte.[956] Die Expedition hätte so seit dem Beginn einen „mehr privaten Charakter"[957] aufgewiesen und ein möglicher Zusatznutzen für die Schutztruppe sei nicht möglich gewesen. Im Gegensatz zur Empfehlung Dempwolffs sei Franzfontein vor Ort als ungeeignet für die Expedition bezeichnet worden. Da Franzfontein jedoch auf dem Weg ins regen- und malariareiche Ovamboland lag, wählte von Vagedes Franzfontein dennoch als primäres Ziel aus. Hätte der Ort sich tatsächlich als ungeeignet erwiesen, wäre eine Weiterreise in den Norden unproblematisch gewesen. Am 28.04.1901 erreichte er Franzfontein.[958]

---

956 Vgl. Vagedes (1903b), S. 83–86.
957 Ebd. S. 86.
958 Bezüglich des historischen Ortsbildes vgl. die Skizze in Abbildung 20.

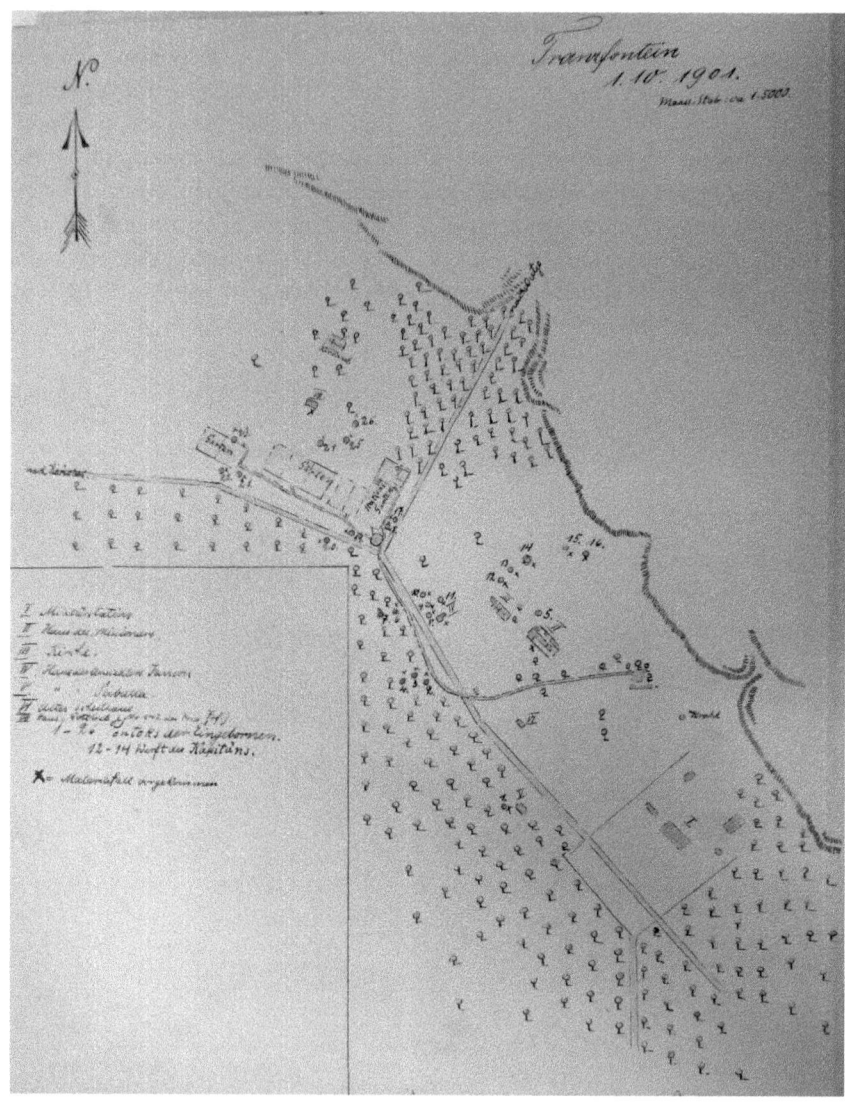

Abbildung 20. Skizze Franzfonteins aus Aktenmaterial. Die Legende lautet: „I Militärstation II Haus des Missionars. III. Kirche. IV. Haus des Ansiedlers Janson. V. [Anm. des Verf.: Haus des Ansiedlers] Sabatta. VI Altes Schulhaus. VII Haus von Gottlieb […] 1–26 Pontoks der Eingebornen. 12–14 Werft des Kapitäns. X = Malariafall vorgekommen". Von Vagedes an Koch (01.10.1901).

Bei seiner Ankunft sei er zu einem schwerkranken Jungen gerufen worden, der an Malaria tropica gelitten hätte. Die Heilung des Kindes durch eine subkutane Chiningabe, hätte ihm das Vertrauen der Bevölkerung eingebracht und somit die Durchführung der Expedition ermöglicht.[959]

Der Ort Franzfontein sei wenigen klimatischen Schwankungen unterworfen und daher „als ein klimatischer Erholungsort für Soldaten der Schutztruppe"[960] vorgeschlagen worden. Aufgrund des starken Auftretens der Malaria sei hiervon jedoch abgesehen worden.[961] Unter Berücksichtigung der bereits besprochenen Malariafallzahlen in Franzfontein zwischen 1898 und von Vagedes' Eintreffen im Jahr 1901 verwundert dieser Sinneswandel nicht. Dort erkrankte 1898/99 jeder Soldat durchschnittlich dreimal innerhalb eines Jahres an Malaria. Die genaue Infektionszahl entsprach also 306 % der Mannschaftsstärke. Dieser Wert reduzierte sich im Verlauf auf 244,8 % im Berichtsjahr 1899/1900, 75 % im Berichtsjahr 1900 und 25 % im Berichtsjahr 1900/01. Im selben Zeitraum wurde die Mannschaftsstärke jedoch, nach der Niederschlagung des Zwartbooi-Aufstandes und vermutlich auch in Reaktion auf die gesundheitliche Situation, von 16 Mann bis hin zur vollständigen Auflösung der Station 1901/02 reduziert.[962]

Von Vagedes schrieb den „Hottentott[en]"[963] ein hygienisches Grundverständnis zu, welches sich in ihrem Umgang mit den Verstorbenen zeigen würde. Sobald ein Todesfall eintritt, würden diese den Standort ihres „Pontok[s]"[964] verlagern, um nicht ebenfalls zu erkranken.[965]

Das Auftreten der Malaria in Franzfontein führte von Vagedes auf den Aufstand der Zwartboois und indirekt auf das Auftreten der Rinderpest zurück. Zum einen sei das Zusammentreffen mit den Bewohnern Zesfonteins, wo die Malaria bereits länger etabliert sei, als ursächlich für den Fieberausbruch im Feldlager anzusehen. Zum anderen hätte die Rinderpest die Franzfonteiner genötigt, ihre Nahrung im Umland zu suchen. Die hygienisch ungünstigen Umstände und das Aufsuchen der Wasserstellen hätten der Malaria die Möglichkeit zur Ausbreitung gegeben. Die Auswirkungen hiervon hätten sich besonders in den Jahren 1898 und 1899 gezeigt, was von Vagedes an den Todeszahlen der Franzfonteiner Gemeinde festmachte.

---

959 Vgl. Vagedes (1903b), S. 86–88.
960 Ebd. S. 91.
961 Vgl. ebd.
962 Vgl. die Tabellen 1 bis 4.
963 Vagedes (1903b), S. 92.
964 Ebd. S. 93.
965 Vgl. ebd. S. 92 f.

Aus diesen Annahmen zog von Vagedes zwei Schlüsse für die Durchführung seiner Expedition. Erstens müsse die Nahrungsmittelversorgung der Bevölkerung sichergestellt werden, um ein Umherziehen zur Nahrungssuche zu verhindern und zweitens müsse die Koch'sche Methode auch auf die Orte in der näheren Umgebung ausgeweitet werden, um einer Ansteckung von dort vorzubeugen.[966]

Die Ausweitung des Einsatzgebietes erfolgte anhand der Verkehrswege der Indigenen, durch die vor allem die Orte Franzfontein, Tsumamas (40 km südöstlich), Tutara (50 km östlich) und Cauas (70 km östlich) miteinander verbunden seien. Zwischen diesen Orten würde ein reger personeller Austausch und Handelsverkehr herrschen. Von Vagedes schloss die Bewohner der Orte, zum Zweck der Malariabekämpfung in Franzfontein, daher in seine regelmäßigen Blutuntersuchungen und eine gegebenenfalls notwendige Chinintherapie ein. Das so definierte Gebiet sei durch Bergzüge im Norden und Süden und das Kaokofeld im Westen relativ strikt von anderen bewohnten Gebieten abgegrenzt, auch wenn ein für die Expedition vernachlässigbarer geringfügiger Handelsverkehr über diese Grenzen stattfinden würde. Lediglich die östliche Grenze nach Outjo sei offen, was bedenklich sei, da dieser Ort an der Hauptstrecke der Arbeitsmigration von Nord nach Süd läge. Die daher notwendige Überwachung der Malariasituation in Outjo, hätte aufgrund mangelnden Personals jedoch nicht konsequent durchgeführt werden können. Innerhalb des für die Expedition relevanten Gebietes führte von Vagedes im Verlauf an zwölf weiteren kleineren Ortschaften[967] Untersuchungen durch. Die Ausdehnung des untersuchten Gebietes bezifferte von Vagedes auf insgesamt 6.000 Quadratkilometer.[968]

Das Auftreten der Malaria stehe in Deutsch-Südwestafrika in direktem Zusammenhang mit der Regenzeit. Aufgrund der stabilen klimatischen Bedingungen in Franzfontein, folge die Anzahl der Moskitos direkt der relativ gefallenen Regenmenge. Einhergehend hiermit setze die Malaria am Ende der Regenzeit gegen März oder April ein, wenn die Moskitos ihre Entwicklung abgeschlossen haben. Von Vagedes berichtete, lediglich den Malariaüberträger „Anopheles merus"[969] gefunden zu haben. Diese würden in den europäischen Bauten und den Spalten großer Granitfelsen überwintern. Die Pontoks der Indigenen wären aufgrund offener Feuerstellen moskitofrei. Laut von Vagedes wäre dies jedoch nur ein Nebeneffekt der Beheizung und nicht dessen Intention. Die ersten Larven hätte er am 27. Februar 1902 in einer Verbreiterung des Flusslaufes in Franzfontein finden können.

---

966 Vgl. ebd. S. 93–95.
967 Namentlich „Kakora", „Otjikondo", „Chuzaub", „Zunegab", „Namatanga", „Orubob", „Chaudamss", „Nubis", „Nochobeis", „Goreis", „Outjo" und „Aimab". Ebd. S. 106.
968 Vgl. ebd. S. 95–106. Vgl. bezügliches des Einsatzgebietes ebenfalls Abbildung 21.
969 Vgl. Vagedes (1903b), S. 109.

Der Wasserlauf würde dort an den Rändern stagnieren und sei teilweise durch Vegetation bewachsen. Anschließend hätte er auch in der Quelle selbst Larven ausfindig machen können. Bis zum 10. März hätten diese ihre Entwicklung abgeschlossen und begannen einige Tage später zu stechen. Aufgrund des vergleichbar starken Regenfalls hätten sich auch in den Gartenanlagen Wasseransammlungen befunden. Diese hätten ebenfalls Anopheleslarven beherbergt.[970]

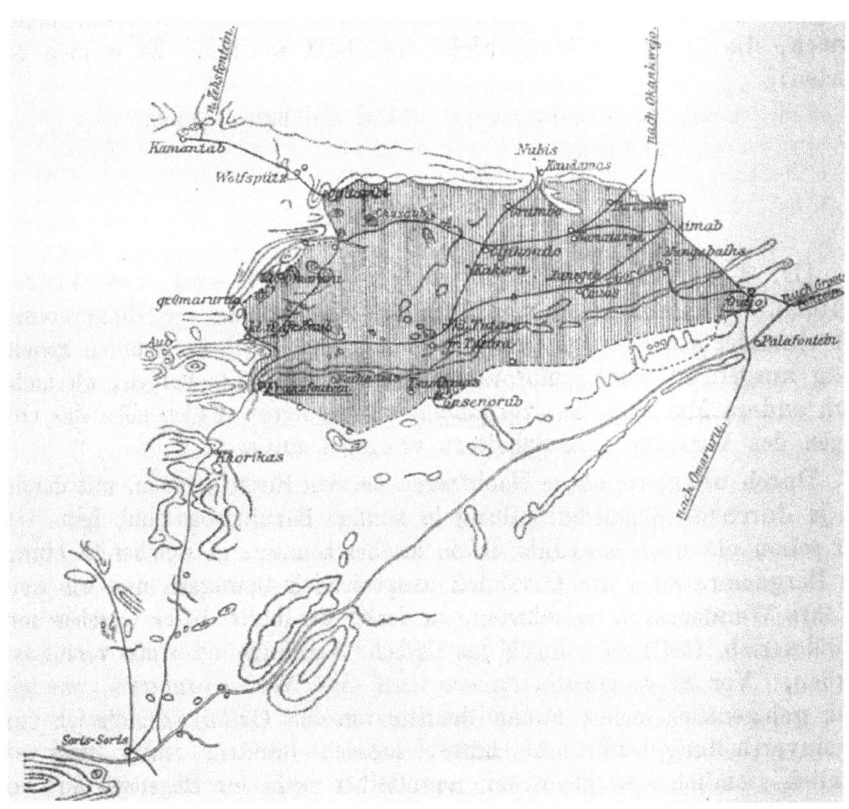

Abbildung 21. Einsatzgebiet von Vagedes' in Deutsch-Südwestafrika. Vagedes (1903b), S. 104.

---

970 Vgl. ebd. S. 110 f. Vgl. hierzu auch die detailliertere Besprechung des Flussbeckens in Kapitel 5.4 im Kontext der Beziehung zwischen von Vagedes und den örtlichen Missionaren.

Um einen „reinen Versuch"[971] zu gewährleisten, hätte von Vagedes auf ergänzende Präventionsmaßnahmen verzichtet und die Wasseransammlungen nicht beseitigt. Aufgrund dieser unkontrollierbar entstehenden Wasserflächen sei eine Malariabekämpfung durch alleinige Zerstörung der Brutmöglichkeiten in Deutsch-Südwestafrika nicht umsetzbar. Dies würde die Wichtigkeit der Koch'schen Methode betonen.[972]

Bezüglich der Untersuchungsmethode hätte von Vagedes jeder greifbaren Person Blut entnommen und Präparate zur Mikroskopie angefertigt:

> „Die Untersuchung der Blutpräparate geschah ausschliesslich in mit der Manson'schen Methylenblau gefärbten Trockenpräparaten, die zur Besichtigung in Cedernöl eingebettet wurden. Die Fixierung der Präparate wurde durch 20 Minuten langen Aufenthalt in absolutem Alkohol erreicht. Als Mikroskop diente ein Zeiss'sches Reisemikroskop […]."[973]

Sofern diese Untersuchung positiv ausfiel, wurde ein Präparat zur Kontrolle nach Berlin gesandt. Alle Untersuchten seien in einer Liste erfasst worden. Die positiv Befundenen hätten Aufnahme in eine weitere Liste gefunden, in der ihr Therapieschema dokumentiert wurde.[974] Von den positiv Befundenen hätten einige einen starken Befall der Erythrozyten gezeigt, ohne dass jedoch Krankheitssymptome beobachtet worden wären. Es hätten insgesamt lediglich 12,4 % der positiven befundenen Symptome aufgewiesen. 87,6 % seien demnach latent mit Malaria infiziert gewesen. Von Vagedes hob dies in Anbetracht der Infektions- und Verbreitungsgefahr im Rahmen großer Menschenansammlungen, wie zum Beispiel bei Bauprojekten hervor. Bei diesen latenten Fällen sei bei näherer Kontrolle jedoch häufig eine malariatypische Temperaturschwankung im subfebrilen Bereich zu beobachten gewesen.[975] Die positiv Befundenen hätten spätestens jeden achten und neunten Tag ein Gramm Chinin erhalten. Um die „Compliance" der Patienten zu fördern, hätte von Vagedes 1902 von der Darreichungsform in salzsaurer Lösung abgesehen und das Chinin in Pulverform in Oblaten verabreicht. Falls fieberhafte Symptome bestünden, hätte er die ersten drei Tage jeweils ein Gramm Chinin gegeben. Nach einer etwa dreitägigen Pause sei erneut eine Dosis an zwei aufeinanderfolgenden Tagen nötig gewesen. Im Anschluss hieran sei in das normale Verfahren übergegangen worden. Dies sei

---

971 Vagedes (1903b), S. 111.
972 Vgl. ebd. S. 108–111.
973 Ebd. S. 114.
974 Vgl. ebd. S. 111–114.
975 Vgl. ebd. S. 115 ff.

für zwei bis drei Monate beibehalten worden. Von Vagedes und seine Frau hätten 1901 in den Monaten Mai und Juni eine Chininprophylaxe entsprechend seines Standardverfahrens eingenommen und seien nicht an der Malaria erkrankt.[976]

In den ersten Monaten nach von Vagedes' Ankunft seien positive Befunde vor allem an den vier Hauptorten zu beobachten gewesen. Die weiteren, abseits der Verkehrswege liegenden Orte, hätten bei 582 Untersuchten lediglich sechs positive Befunde erbracht.[977] Eine Nachuntersuchung fand an diesen Orten daher nicht statt. 1901 hätten in Franzfontein 127 von 170 Anwohnern einen positiven Blutbefund aufgewiesen, dies entspricht 75 % der Bevölkerung. In Tsumamas wiesen 92 von 161 Anwohnern einen positiven Blutbefund auf, was 57 % entspricht. In Tutara traf dies für 93 von 131, also 71 % der Anwohner, zu. In Cauas wiesen immerhin 48 von 161 Anwohnern, also 29,6 %, Malariaparasiten im Blut auf.[978] Den niedrigeren Wert in Cauas führte von Vagedes auf den im Verhältnis zur Regenzeit späten Untersuchungszeitpunkt zurück. Die dort positiv getesteten seien jedoch als Überträger für die nächste Regenzeit anzusehen.[979] Bei der Nachuntersuchung 1902 hätten sich die Anteile der positiv Befundenen deutlich reduziert. In Franzfontein hätten 9 %, in Tsumamas 0 %, in Tutara 7,5 % und in Cauas ebenfalls 0 % der Untersuchten einen positiven Blutbefund aufgewiesen.[980]

Aufgrund der zahlreichen latent infizierten Personen stellte von Vagedes die These auf, dass die Malaria schon eine gewisse Zeit in der Gegend um Franzfontein auftrat. Da jedoch nur wenige spezielle, als „Halbmondformen"[981] bezeichnete, Entwicklungsstadien der Plasmodien gefunden wurden und Erwachsene und Kinder in gleichem Maße betroffen wären, sei davon auszugehen, dass die Einschleppung noch nicht allzu weit zurückliegen könne. Er vermutete, dass dies mit der Kolonisation einherging, da ein Zusammenhang mit den Ovambo naheliege. Diese zögen seit der kolonialen Erschließung des Landes regelmäßig aus dem malariareichen Nord nach Süden, um für die Deutschen zu arbeiten. Von Vagedes belegte dies anhand von Blutuntersuchungen in Swakopmund. An diesem eigentlich malariafreien Ort hätten 14 von 110 Arbeitern der Ovambo einen positiven Blutbefund aufgewiesen. Einen weiteren Beleg sah von Vagedes

---

976 Vgl. ebd. S. 123 f.
977 Vgl. ebd. S. 106.
978 Vgl. ebd. S. 130.
979 Vgl. ebd. S. 102.
980 Vgl. ebd. S. 130.
981 Ebd. S. 129.

in dem Malariaausbruch in Omaruru 1902, da auch dieser Ort an der Hauptroute der Arbeitsmigration liege. Ein jährlicher Austausch der Arbeitskräfte aufgrund des rauen Küstenklimas würde diese Prozesse beschleunigen.[982]

Von Vagedes sah die Koch'sche Methode der Malariabekämpfung durch seine Ergebnisse bestätigt und hielt das Verfahren in Deutsch-Südwestafrika für durchführbar. Um die erzielten Erfolge dauerhaft zu bewahren, müsste die engmaschige Malariakontrolle weitergeführt werden, da es sonst erneut zu einer Etablierung der Erkrankung kommen würde. Dies sei umso wichtiger, da davon auszugehen sei, dass die Malaria mit der fortschreitenden Erschließung der fruchtbaren Nordregionen verstärkt auftreten werde. Neue Verkehrswege wie beispielsweise Bahnverbindungen würden dies beschleunigen. Die systematische Malariabekämpfung läge daher im Interesse der Kolonisation.[983]

In seinem ebenfalls 1903 erschienenen Aufsatz in der bereits thematisierten Festschrift zu Robert Kochs sechzigstem Geburtstag, schilderte von Vagedes, dass er bei seinen Untersuchungen Unterstützung von einem Siedler namens Janson und dem Missionar Riechmann erhalten habe. Der Siedler wurde lobend hervorgehoben, da er die Blutuntersuchungen auch im Folgejahr 1903 durchgeführt hätte. Von 146 Untersuchten seien lediglich drei malariainfiziert gewesen. Diese seien bereits durch von Vagedes therapiert worden, ihre Erkrankungen würden daher Rezidive darstellen. Neuinfektionen seien keine aufgetreten, was ein überraschend positiver Beweis für den Erfolg der ergriffenen Maßnahmen und damit für die Theorien Kochs sei.[984]

Auffällig ist, dass von Vagedes in seinen Veröffentlichungen die Perspektive einer Fortführung der erprobten Bekämpfungsmaßnahmen nur allgemein bejaht. In einem im November 1901 erstellten Zwischenbericht an Robert Koch, trug er hingegen einen konkreten Handlungsvorschlag vor:

> „Schon als Einzelner hoffe ich fest in diesem Jahr innerhalb des genannten Gebietes die Malaria erfolgreich zu bekämpfen – die Linie Franzfontein – Kamanjab werde ich demnächst absuchen – und wollte man von hier aus einen größeren Teil des Schutzgebietes malariafrei machen so brauchte man nur um mehrere derartige Centren nach einem solchen Radialsystem zu verfahren; denn könnten die malariafeien Territorien an ihren Grenzen teilweise ineinander greifen und ein breiter, den Süden von dem malariareichen Norden abgrenzender malariafreier Gürtel geschaffen werden, dessen Intakthaltung durch garnicht zu große Arbeitskräfte möglich wäre."[985]

---

982 Vgl. ebd. S. 129 f.
983 Vgl. ebd. S. 131 f.
984 Vgl. Vagedes (1903c), S. 199 f.
985 Von Vagedes an Koch (14.11.1901).

Möglicherweise erschien von Vagedes die Schaffung eines durchgehenden Malaria-Schutzgürtels nach Beendigung seiner Expedition nicht mehr für durchführbar. Seine ebenfalls bereits im Verlauf der Expedition geäußerten Ansicht, dass nur die Koch'sche Methode zweckhaft für die Malariabekämpfung in Deutsch-Südwestafrika sei,[986] änderte sich augenscheinlich nicht.

5.4 Die Expedition im Spiegel des Quellenmaterials

Die Akten des Bundesarchivs betreffend die Malariaexpedition des Dr. von Vagedes
Die zweiwöchentlichen Berichte von Vagedes' über den Verlauf der Expedition an Robert Koch finden sich im Bundesarchiv in Berlin in zwei Aktenbänden wieder. Es handelt sich um die Akte R86/2752 „Malaria in Deutsch-Südwestafrika, Einsatz des Stabsarztes Dr. Vagedes [...]" und die Akte R1001/5874 „Malaria-Expedition des Stabsarztes Dr. Vagedes nach Südwestafrika". Letztere erweitert die Berichte lediglich um einige wenige, die Finanzierung der Expedition betreffende, Dokumente. Da R86/2752 ansonsten ausführlichere Materialien in Form privater Briefe von Vagedes' an Koch aufweist, wird diese als Referenz herangezogen. Von den Antworten Robert Kochs sind lediglich einige wenige in einer Biografie Kochs[987] überliefert. Hinsichtlich des Ablaufs der Expedition ähneln sich die Aktenberichte und von Vagedes' Veröffentlichungen stark und teilweise ist zu erkennen, dass dieser Passagen wortwörtlich in seine Veröffentlichungen

---

986 Ebd.: „Die Malariabekämpfung im Lande halte ich nach meinen Beobachtungen einzig unter Vernichtung der Malariaparasiten im Menschen für durchführbar. Durch eine bei der vorhandenen Freizügigkeit doch allgemein anzubahnende Ausrottung der Anopheles ist die Malaria hier jedenfalls nicht zu beseitigen, denn einmal sind alle die kleinen Tümpel in welchen sich die Moskitos entwickeln garnicht auffindbar in der verhältnismäßig kurzen Zeit, die zwischen dem Entstehen und Vergehen einer solchen Wasserbildung zur Verfügung steht; auch handelt es sich hier nicht, wie in civilisierten oder wasserreicheren Ländern um Beseitigung von Tümpeln, welche an Wohnplätzen oder Straßen liegen, sondern die Eingeborenen ziehen in uncontrolierbarer Weise nach den sich bildenden Wasserstellen, wo sie den Krankheitskeimen Gelegenheit geben. Sodann ist aber das hiesige Land viel zu wasserarm, als daß man auch nur eine der ersehnten, in der Regenzeit sich bildenden Wasserstellen durch chemische Substanzen für Mensch und Thier unbrauchbar machen dürfte. Die Continuität des circulus vitiosus [Anm. des Verf.: Teufelskreis] der Malariaübertragung ist hier nur im Menschen durch Verabreichung von Chinin oder eines anderen noch zu findenden gleichwertigen Mittels zu durchtrennen."
987 Vgl. Möllers (1950).

übernahm.[988] Die Berichte an Koch gehen jedoch detaillierter auf einzelne klinische Fallverläufe ein. Eine dieser Fallschilderungen ist beispielhaft wiedergegeben, da diese gleichzeitig verdeutlicht, dass ein Nebeneinander von Typhus und Malaria auch für den Zeitraum der Malariaexpedition zu vermuten ist. Der Obduktionsbericht lässt tatsächlich eher an Typhus abdominalis denken:

> „Endlich starb in Franzfontein das bisher in Chininbehandlung befindliche Bergdamrakind Omikoiis (No. 241 der Präparate Frf.). Die Obduktion ergab, als Todesursache Lungenödem; es fanden sich bronchopneumonische Herde in beiden Lungenhälften, auffallend schlaffes Herz und im Dünndarm, etwa 2 cm oberhalb der Bauhinschen Klappe beginnend und nach dorthin an Zahl und Größe zunehmend starke Schwellung der Peyer'schen plaques mit theilweise geschwürigem Zerfall. Im Ganzen wurden 23 solcher Geschwüre gezählt. Die Mesenterialdrüsen waren bis bohnengroß geschwollen, auf dem Durchschnitte feucht und hellroth. Die Geschwüre erinnerten in Form und Anordnung durchaus an frische Typhusgeschwüre, doch war die Milz nicht geschwollen. (Maße 6:3:2 cm) Ausstriche von Milz und Mesenterialdrüsen erwiesen sich mikroskopisch als steril; der Lungensaft ließ ein Bakteriengemisch erkennen, sowie kleinste Theile geronnener Milch offenbar in der Agonie aspiriert. Im Blut, Milzsaft und Knochenmark waren Malariaparasiten nicht zu finden. Das Kind soll nach Angabe der Mutter einige Wochen vorher an Durchfall gelitten haben, der zeitweise blutig gewesen sein soll. In der Familie der das Kind angehörte, ist ein weiterer Krankheitsfall bisher nicht eingetreten."[989]

Von Vagedes und die Mission

Bemerkenswert ist die Interaktion zwischen den ortsansässigen Missionaren und von Vagedes. Dieses Verhältnis wurde in seinen Veröffentlichungen nur kurz und neutral geschildert:

> „Herr J. [Anm. des Verf.: Der Siedler namens Janson], der mich im Verein mit dem Missionar Herrn Riechmann in Franzfontein bereits in den beiden vorhergegangenen Jahren auf das bereitwilligste und zuverlässigste bei der Austeilung des Chinins unterstütze […]."[990]

Im Gegensatz hierzu schrieb von Vagedes in einem Bericht privaterer Art am 14.06.1901 an Koch, dass er von Seiten des Missionars Riechmann keine Unterstützung erfahre, da dieser die Malaria nicht als relevant erachte.[991] Dessen

---

988 Vgl. beispielsweise das statistische Material in von Vagedes an Koch (01.10.1901) und vgl. Vagedes (1903b), S. 99–102.
989 Von Vagedes an Koch (01.10.1901).
990 Vagedes (1903c), S. 199 f.
991 Vgl. von Vagedes an Koch (14.06.1901).

bereits in Kapitel 4.2 erwähnte Attribuierung der Erkrankung als Gottesstrafe, mag eine gewisse Schicksalsergebenheit bedingt haben. Von Vagedes vermutete jedoch, dass dies vielmehr Ausdruck einer Abneigung gegenüber dem Militär sei:

> „Um meine Aufgabe durchzuführen muß ich also schon bis Ende des Jahres hierbleiben, doch wäre es dringend anzuraten, daß ich die nächste Fieberzeit abwarte, da ich dem hiesigen Missionar, dem Einzigen welcher dafür in Betracht käme die weitere Überwachung des Platzes voraussichtlich nicht anvertrauen kann. Herr Missionar Riechmann welcher erst am 15/5 hier eingetroffen war, verläßt Franzfontein voraussichtlich wieder, um seine Gattin aus Otjimbingue abzuholen. Während der kurzen Zeit seines Hierseins habe ich ihn natürlich kaum einarbeiten können, zumal er für die Handhabung des Mikroskopes im Gegensatz zu dem überhaupt sehr intelligenten und für unsere Sache lebhaft interessierten Missionar von Okombahe, Herrn Baumann, garkeine Veranlagung besitzt. Auch hat er für die Malariabekämpfung hierselbst bisher wenig Interesse gezeigt, teils weil er die Malaria in Franzfontein nun einmal nicht für eine ernste Frage hält – es gäbe andere, viel verseuchtere Orte – teils wohl, weil Franzf., wenn es malariafrei ist, militärische Gesundheitsstation werden könnte, wie es schon beabsichtigt war, und dann die gefürchteten Soldaten wiederkommen würden ,Truppe und Mission schließen einander aus' hat er mir aber selbst gesagt."[992]

Diese Haltung des Missionars verwundert kaum, bedenkt man, dass in Folge der Niederschlagung des Aufstandes der Zwartboois die eine Hälfte seiner Gemeinde in Windhoek interniert wurde und die andere in den folgenden Jahren starke Verluste aufgrund einer Malariaepidemie hinzunehmen hatte. Dass der Ursprung der Epidemie wahrscheinlich ebenfalls im Kontext des Aufstandes zu suchen ist, wurde an früherer Stelle gezeigt.[993] Riechmann schrieb in seinen Berichten zwar nicht explizit, dass er dem Militär kritisch gegenüberstünde, in Anbetracht seiner, in Kapitel 4.2 genauer betrachteten, Schilderungen der aufstandsbedingten Situation in Franzfontein, würde dies jedoch nicht überraschen.

Von Vagedes wollte dennoch versuchen, ihn zu seiner Unterstützung zu gewinnen, zumal auch Riechmann Gründe hätte, sich für die Malariabekämpfung zu interessieren:

> „Natürlich werde ich nach seiner Rückkehr den Versuch weiter fortsetzen, ihn für die Sache zu interessieren, und ich hoffe, daß es gelingen wird, nachdem ich in seinem eignen Blute die Malariaparasiten gefunden habe – die Präparate liegen der Sendung bei – und besonders nachdem sein 3 ½ jähriges Söhnchen in Otjitambi, es verließ Franzf. im Februar, einen schweren Malariaanfall durchgemacht hat; bei der Mutter des Kindes stellte sich angeblich infolge der Aufregung eine Fehlgeburt ein."[994]

---

992 Ebd.
993 Vgl. Kapitel 4.2.
994 Von Vagedes an Koch (14.06.1901).

Aus Riechmanns eigenem Bericht über den Tod seines ungeborenen Kindes geht nicht hervor, ob er die Geschehnisse ebenfalls mit der Malaria in Verbindung brachte.[995] Von Vagedes führte den positiven Blutbefund der Familie Riechmann auf eine ungenügende Chinineinnahme zurück:

> „In die Chininbehandlung hierselbst ist nunmehr auch der Missionar mit seiner Gattin und seinem dreijährigen Sohn eingetreten. Wie berichtet, befindet sich die Familie seit dem 9.8. wieder in Franzfontein. Bei allen drei zeigte die Untersuchung am 5.9. das Vorhandensein von Tropenringen im Blute (No. 261 und 262 der dem Berichte beigelegten Präparate). Seit dem Jahre 1898, das hier als ‚großes Fieberjahr' verzeichnet ist, hat die Familie wiederholt an Malaria gelitten, und die Gattin des Missionars hatte ebenso wie ihr Sohn noch im Mai d. J. einen Anfall überstanden. Die Familie hatte auch seitdem Chinin, aber in ungenügender Menge, genommen. Ein bei der Missionarsfamilie über ein Jahr im Dienst befindlicher etwa 12 jähriges, aus Tsumamas stammendes Bergdamaramädchen (No. 260 der Präparate) zeigte gleichfalls die Parasiten der tropischen Malaria im Blute und ist daher in Behandlung genommen worden."[996]

Im Folgemonat führte von Vagedes seine Beschwerden weiter aus:

> „Den Missionar von Franzfontein nützen zu wollen habe ich jetzt endgültig aufgegeben. Verschiedene Vorkommnisse der letzten Zeit haben mich belehrt, daß er absolut keinen guten Willen besitzt, ja dem ganzen Unternehmen einen passiven Widerstand entgegensetzt, der sich schwer im einzelnen feststellen, aber um so deutlicher fühlen lässt. Wie mir der hiesige Oberleutnant mitteilte, hat er sich s. Zt. auch der Rinderpestimpfung widersetzt und gab erst auf energisches Drängen sein Jungvieh zur Impfung her. So wird er Allem, was von der Regierung veranlaßt wird, sich entgegenstemmen; wenn man bedenkt, welche Stellung, wie ich höre ein früherer Fleischergeselle, vor der Besitzergreifung des Landes hatte, so wird das einigermaßen verständlich. Wo die Truppe ist, bedeutet der Missionar hier weniger, und besonders der Hottentott neigt sich gern dem zu, der die Macht hat. Natürlich habe ich, in Anbetracht dessen, daß er früher doch gewissermaßen der Arzt seiner Pflegebefohlenen war, von vornherein mich bemüht, ihm diese Stellung zu lassen und ihn daher heranzuziehen; aber er that mir immer das, was ich ihm direkt auftrug; ließ ich ihn einmal Chinin austheilen, so hatte er sich keine Mühe gemacht, die Fehlenden heranzuziehen, kurz ich sah, daß ich mich auf ihn nicht verlassen konnte. [...] Ich führe diese Verhältnisse etwas weiter aus, weil ich natürlich den Vorwurf vermeiden möchte, ich hätte mich mit dem ältren Manne nicht stellen können. Derartige Versuche wären bedenklich zeitraubend und dürften ein sehr unzuverlässiges Ergebnis haben."[997]

---

995 Vgl. Riechmann an Inspektor (30.06.1901), fol. 28.
996 Von Vagedes an Koch (13.09.1901).
997 Von Vagedes an Koch (06.07.1901). Vgl. hierzu auch das Faksimile dieses Ausschnittes, Abbildung 22 bis 25.

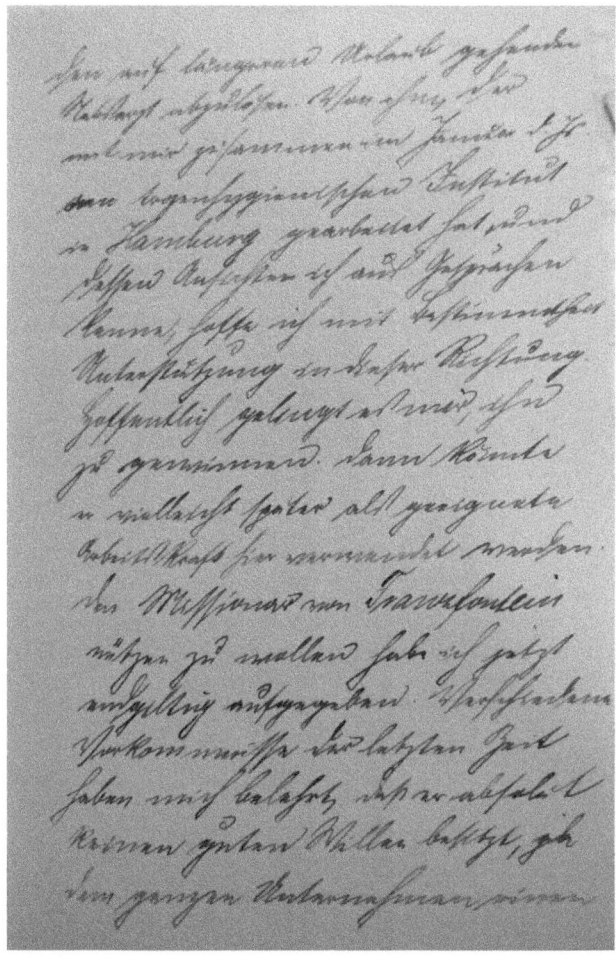

Abbildung 22. Von Vagedes' zweite Beschwerde über Missionar Riechmann. Teil 1. Von Vagedes an Koch (06.07.1901).

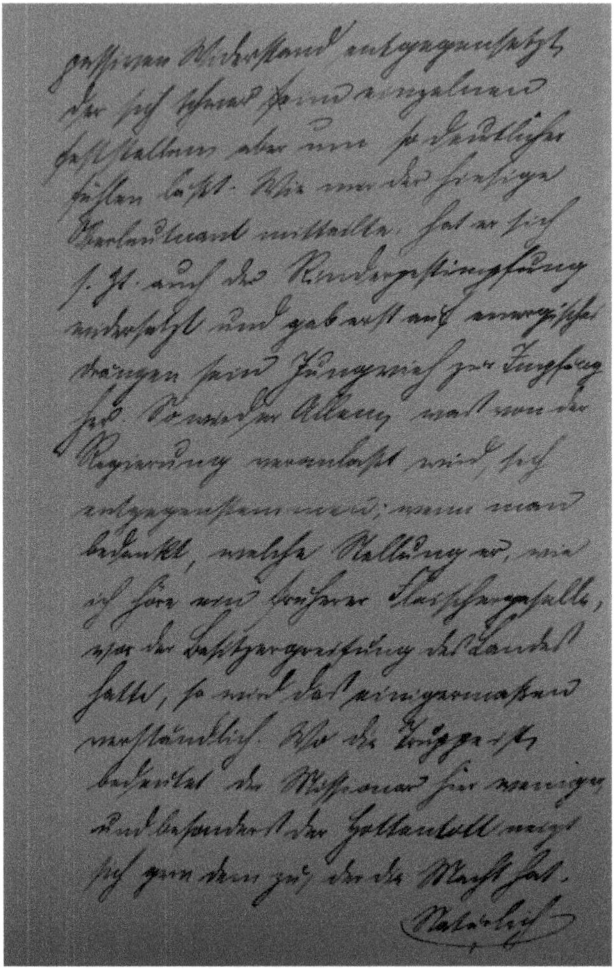

Abbildung 23. Von Vagedes' zweite Beschwerde über Missionar Riechmann. Teil 2. Von Vagedes an Koch (06.07.1901).

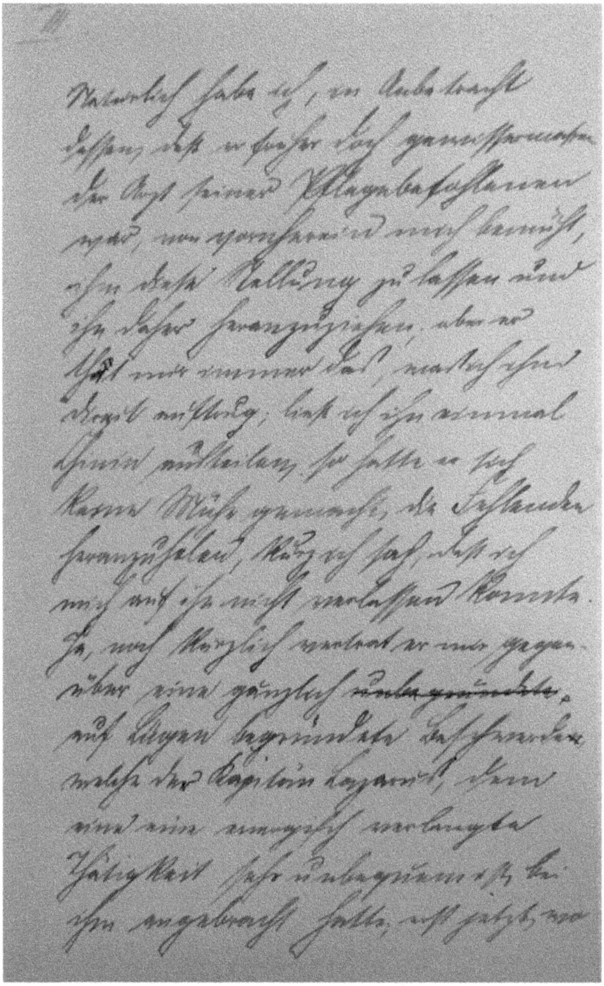

Abbildung 24. Von Vagedes' zweite Beschwerde über Missionar Riechmann. Teil 3. Von Vagedes an Koch (06.07.1901).

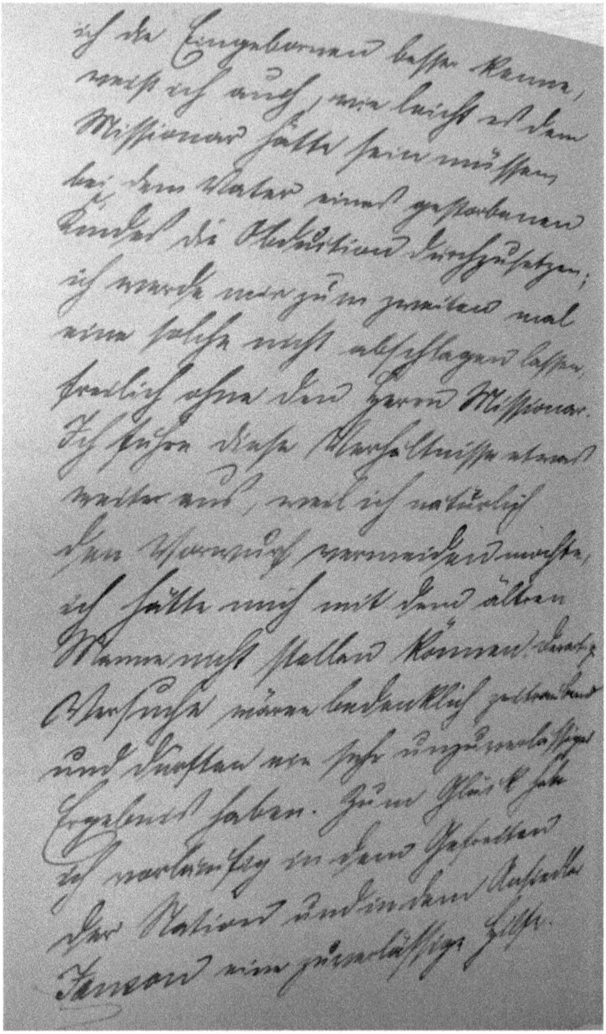

Abbildung 25. Von Vagedes' zweite Beschwerde über Missionar Riechmann. Teil 4. Von Vagedes an Koch (06.07.1901).

Die Schilderung von Vagedes', dass es Riechmann vor allem um seine eigene Machtposition unter den Indigenen gehen würde, stellte in Verbindung mit dem Hinweis auf Riechmanns frühere niedrigere soziale Stellung einen deutlichen Angriff auf persönlicher Ebene dar. Dass von Vagedes dies Koch gegenüber derart ausführte, lässt das Ausmaß seines Unmuts über Riechmanns passiven Widerstand gegen die Durchführung der Expeditionsdurchführung erkennen.

Die Zusammenschau des Aktenmaterials verschafft einen Eindruck der unterschiedlichen Einschätzung der Malariabedrohung durch von Vagedes und medizinischen Laien am Beispiel der Missionare. Ersterer beleuchtet die im Vorkapitel erwähnte Ausbuchtung des Franzfonteiner Flusslaufes, in Hinblick auf die gefundenen Anopheleslarven, kritisch und sieht nur in Hinsicht auf seinen bereits thematisierten „reinen Versuch" davon ab, die sanitären Verhältnisse zu verbessern.[998] Von Vagedes beschreibt die Ausbuchtung des Flusslaufes folgendermaßen:

> „Dieser Tümpel wird durch eine Verbreiterung des Wasserlaufes gebildet, der von der Quelle zunächst in der Richtung von N nach S den Platz durchfließt; er findet sich auf der dem Berichte vom 1/10. 01 beigefügten Skizze verzeichnet. Etwa 15 m südlich der Quelle verbreitert sich die Wasserrinne zu einem etwa 5:3 m messenden Becken, so, daß dessen Mitte das Wasser durchströmt, während es an den seitlichen teilen ziemlich stagniert und hier von reichem Algenwuchs bedeckt ist. Das Becken ist bis zu etwa 1 m tief, seine Ränder umstehen nach W hin einzelne Stauden wilden Tabaks."[999]

Von Vagedes fügte seinem Bericht an Koch ein Negativ einer Fotografie der betreffenden Stelle bei, welche er ebenfalls in seiner Veröffentlichung nutzte,[1000] und in seiner Übersichtsskizze von Franzfontein vermerkte.[1001]

---

998 Vgl. von Vagedes an Koch (15.03.1902): „Es fragt sich nun ob nicht durch Vernichtung der aufgefundenen Anophelesbrut und Beseitigung der bestehenden Tümpel eine schleunige Assanierung ins Werk zu setzen sei, um so gleichfalls der Verbreitung der Malaria hindernd in den Weg zu treten. Ich denke das fürs erste nicht zu thun, sondern vertrauend auf den bisher beschrittenen Weg, will ich, um einen reinen Versuch zu erhalten und nicht zwei Prinzipien durcheinander zu werfen, erst dann an Abstellung dieser Missstände denken, wenn die Vernichtung der Malariaparasiten im Menschen für sich allein sich auch hier als im Kampf gegen die Malaria ausreichend erwiesen hat."
999 Von Vagedes an Koch (01.03.1902).
1000 Vgl. Vagedes (1903b), S. 110 und Abbildung 26.
1001 Vgl. Vagedes (1903b), S. 89 und Abbildung 27. Hier wird deutlich, dass zwischen dieser und die bereits erwähnte Ortsskizze aus dem Aktenmaterial (vgl. die Abbildungen 20 und 27) geringfügige Unterschiede bestehen. So ist die thematisierte

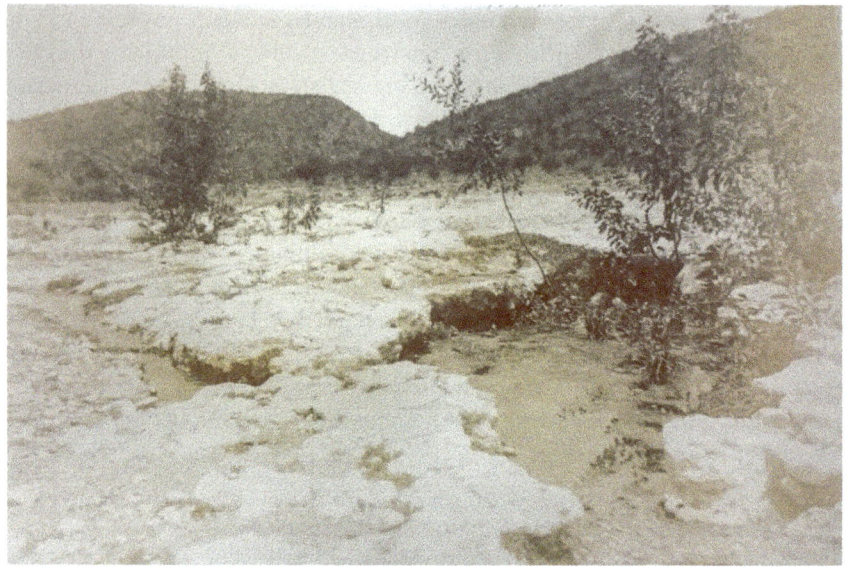

Abbildung 26. Flusslauf in Franzfontein. Von Vagedes an Koch (01.03.1902).

Flussausbuchtung im Aktenmaterial nicht vermerkt. Des Weiteren weicht die veröffentlichte Karte in der Legende ab. So werden in der veröffentlichten Version zusätzlich die Landmarken „VIII Kirchhof" und „IX Staubecken zum Aufsammeln des Wassers während der Nacht" aufgeführt. Vor allem diese charakteristischen Punkte lassen sich noch heute auf gängigen Satellitenbildern zweifelsfrei erkennen, wobei die Form des Staubeckens vor allem in Abbildung 20 (dort jedoch ohne Bezeichnung) deutlich wird. Die im Aktenmaterial durch ein „X" vorgenommene Kennzeichnung der Wohnstätten mit aufgetretenem Malariafall fehlt in der veröffentlichten Version.

Die Expedition im Spiegel des Quellenmaterials 237

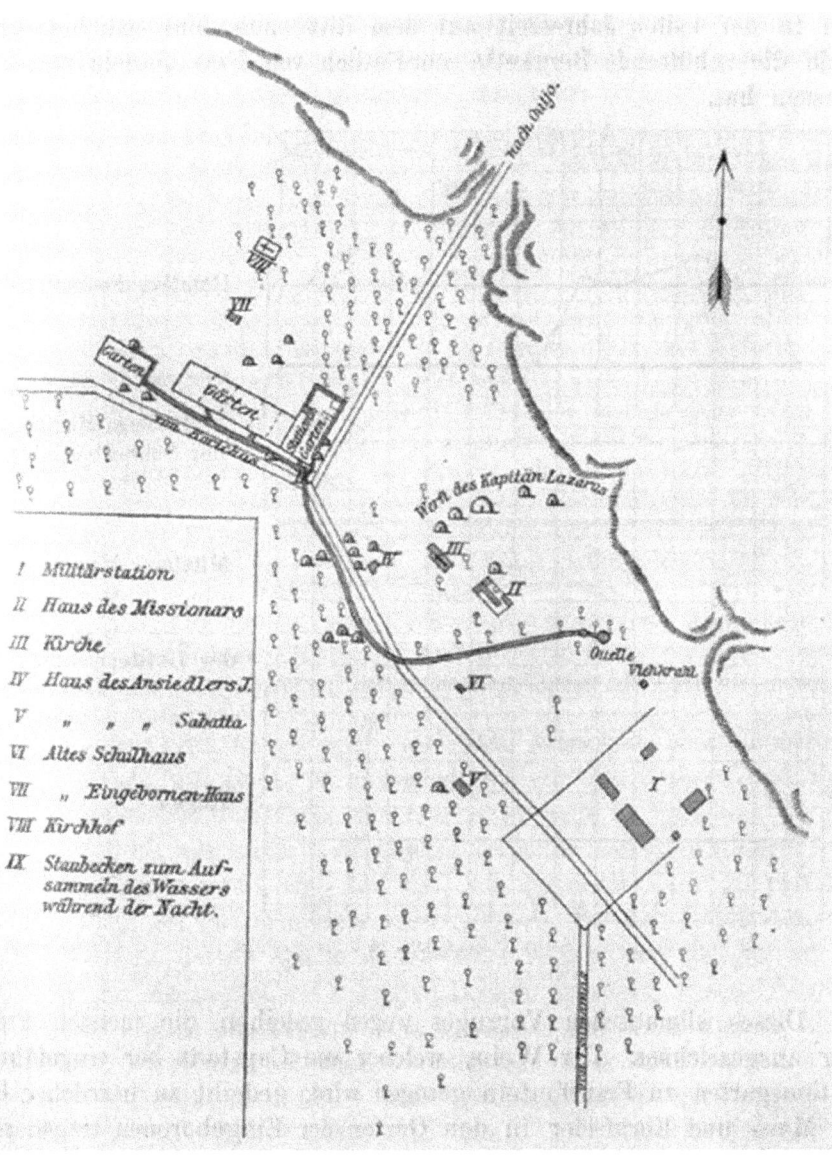

Abbildung 27. Skizze Franzfonteins aus Veröffentlichung. Vagedes (1903b), S. 89.

Im Kontrast hierzu wurde dieselbe Flussstelle in einer das Missionsgrundstück betreffenden Kopie der Flurkarte Franzfonteins als „Badehaus"[1002] bezeichnet.[1003]

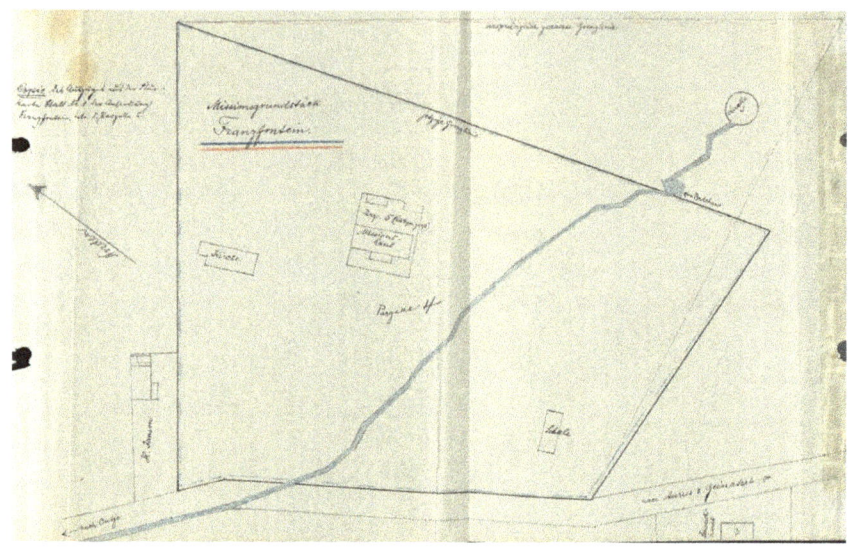

Abbildung 28. Flurkarte des Franzfonteiner Missionarsgrundstücks. Ohne Verfasser (o. V.) [Anm. des Verf.: Näherungsweise um 1910b]. Faksimile erstellt durch Christian Froese (Archiv- und Museumsstiftung der VEM).

1002 Ohne Verfasser (o. V.) [Anm. des Verf.: Näherungsweise um 1910b]. Es gilt zu beachten, dass nicht ersichtlich ist, auf wen diese Bezeichnung zurückgeht. In Betracht kommt hier vor allem der Ersteller der originalen Flurkarte, oder, sofern diese bei der Kopie des Originals hinzugefügt wurde, Missionar Brockmann. S. hierzu auch die folgende Fußnote. Die Möglichkeit einer sinnbildhaften Verwendung des Begriffs muss ebenfalls in Betracht gezogen werden.

1003 Vgl. Abbildung 28, ein Faksimile der betreffenden Kopie. In diesem Kontext schildert der Missionar Brockmann, dass das Gebiet, welches der Missionsgesellschaft 1898 zugesprochen wurde (vgl. Riechmann an Inspektor (01.07.1898), fol. 222) falsch abgemessen worden sei. Das Gebiet im Umfeld der Quelle hätte eingeschlossen werden müssen. Die Verwaltung des Bezirks Outjo hätte der Missionsgesellschaft daher 8000 qm Gartenland als Ausgleich zugeschrieben. Vgl. Brockmann [Anm. des Verf.: Näherungsweise um 1910], fol. 124. Der Vergleich der Flurkarte mit der Fotografie des Flusslaufes legt nahe, dass es sich um dieselbe Wasserstelle handelt.

Dies verdeutlicht, dass die Problematik der Malariaverbreitung für den medizinischen Laien keinesfalls als bekannt vorauszusetzen war und diesem Umstand, sofern es doch bekannt war, möglicherweise keine große Bedeutung beigemessen worden sein könnte. Es kann vermutet werden, dass durch den hier gezeigten Unterschied des allgemeinen medizinischen Verständnisses und Interesses gegenüber den mutmaßlichen Ansprüchen eines tropenmedizinisch bewanderten Arztes wie von Vagedes ein gewisses Konfliktpotential entstand. Dieses trug eventuell seinen Teil zum anscheinend schlechten Verhältnis zwischen Riechmann und von Vagedes bei.

Im Kontrast zu von Vagedes' Ausführungen wurde die Malariaexpedition in den Berichten Riechmanns kaum thematisiert. Einige kurze Erwähnungen weisen eher anekdotischen Charakter auf,[1004] die Expeditionstätigkeit selbst wurde nur ein einziges Mal explizit erwähnt.[1005] Dieser Mangel an Aufmerksamkeit könnte tatsächlich Ausdruck einer Missbilligung sein, indem die Expedition unerwähnt blieb und ihr somit wenig Relevanz beigemessen würde. Andererseits muss in Betracht gezogen werden, dass es sich bei den Schriftstücken um offizielle Quartalsberichte über die Missionstätigkeit handelt. Zum einen lag hier der Fokus auf Riechmanns eigener Tätigkeit, zum anderen erwähnte auch von Vagedes seine Beschwerden in den offiziellen Berichten nicht. Möglicherweise fänden sich in privateren Dokumenten Riechmanns durchaus ähnliche Ansichten. Missionar Baumann, welcher durch von Vagedes als seiner Arbeit zugetan bezeichnet wurde[1006] und der von Vagedes auch bei Untersuchungen in seiner Missionsgemeinde Okombahe unterstützt hätte,[1007] berichtete an den Inspektor der Missionsgesellschaft ausführlich über die Tätigkeit von Vagedes' und schilderte diesem das angewandte Vorgehen.[1008] Interessanterweise bezeichnete dieser die Beziehung zwischen von Vagedes und Riechmann von beiden Seiten aus als positiv:

„Stabsarzt Vagedes arbeitet sehr fleißig und läßt sichs wirklich nicht verdrießen, so schwierig die ihm gestellte Aufgabe in ihrer Durchführung auch in der That ist. Br.

1004 Vgl. Riechmann an Deputation (27.12.1901), fol. 71, vgl. Riechmann an Deputation (23.07.1902), fol. 58 und vgl. Riechmann an Inspektor (28.07.1902), fol. 265.
1005 Vgl. Riechmann an Deputation (13.10.1901), fol. 75: „Stabsarzt Dr. Vagedes ist hier noch immer auf der Jagd nach Malariaparasiten. Zwar hat er seine Arbeit außer einigen kleinen Resten, wozu auch ich mit Familie gehöre, in Franzfontein, Tsumamas und Tuderas bereits vollendet […]."
1006 Vgl. von Vagedes an Koch (14.06.1901).
1007 Vgl. von Vagedes an Koch (04.05.1901): „Daher setzte ich nach Erledigung der Untersuchungen, die ich in dem mir liebenswürdiger Weise zur Verfügung gestellten Hause des Missionars Herr Baumann ausgeführt hatte, am 21.04. meine Reise fort […]."
1008 Vgl. Anhang 9 und diesbezüglich auch das Faksimile in den Abbildungen 29 bis 31.

Riechmann hilft ihm aber auch wo er kann und der Herr Stabsarzt meinte neulich: ‚ja Herr Missionar, wenn ich nicht ihre Hilfe hätte, könnte ich nur einpacken.'"[1009]

Da dieser Bericht in die Anfangszeit der Expedition fiel, verschlechterte sich das Verhältnis zwischen Riechmann und von Vagedes gegebenenfalls erst im Verlauf.

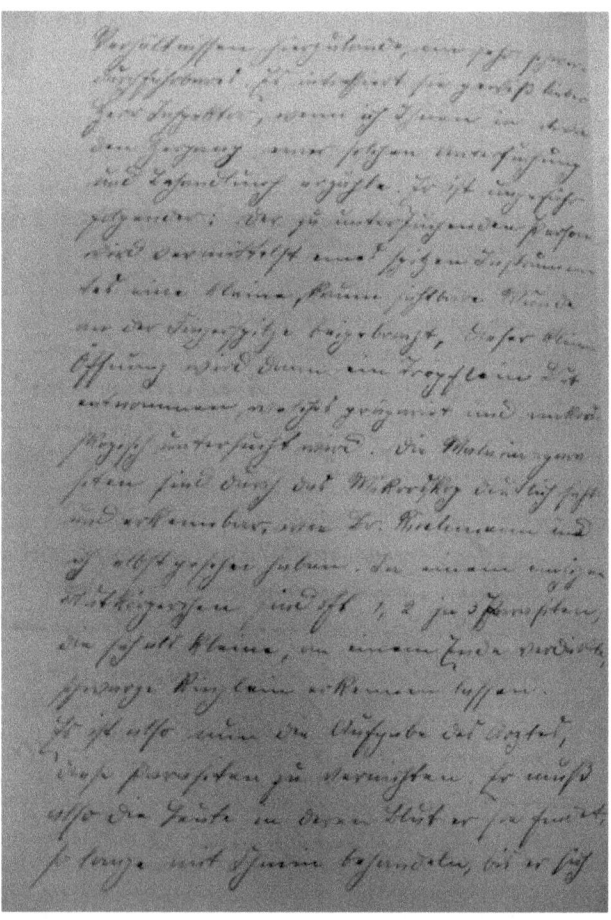

Abbildung 29. Missionar Baumann über die Arbeit von Vagedes'. Teil 1. Baumann an Inspektor Spiecker (27.05.1901), fol. 123.

1009 Baumann an Inspektor Spiecker (27.05.1901), fol. 123 f.

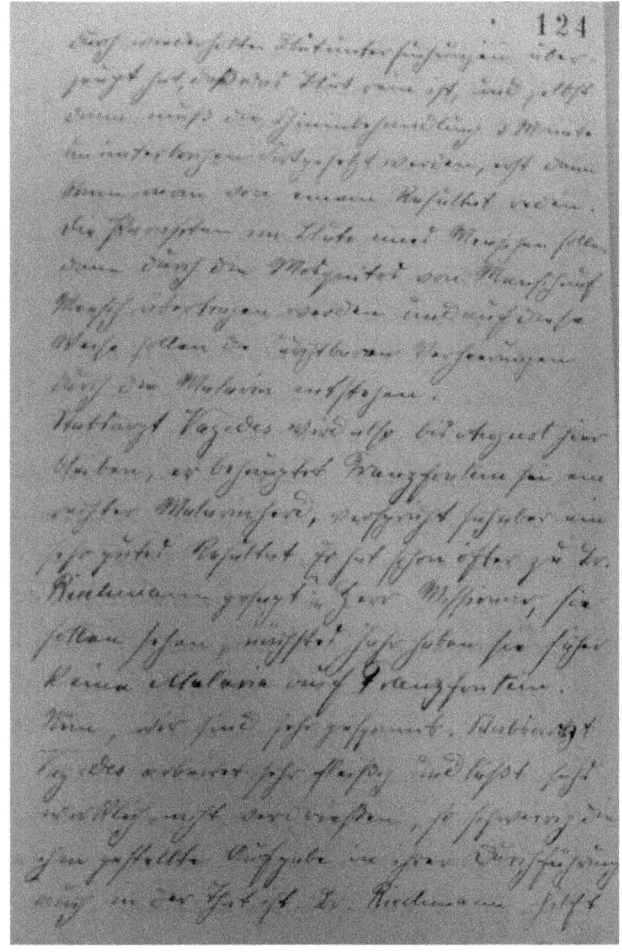

Abbildung 30. Missionar Baumann über die Arbeit von Vagedes'. Teil 2. Baumann an Inspektor Spiecker (27.05.1901), fol. 124.

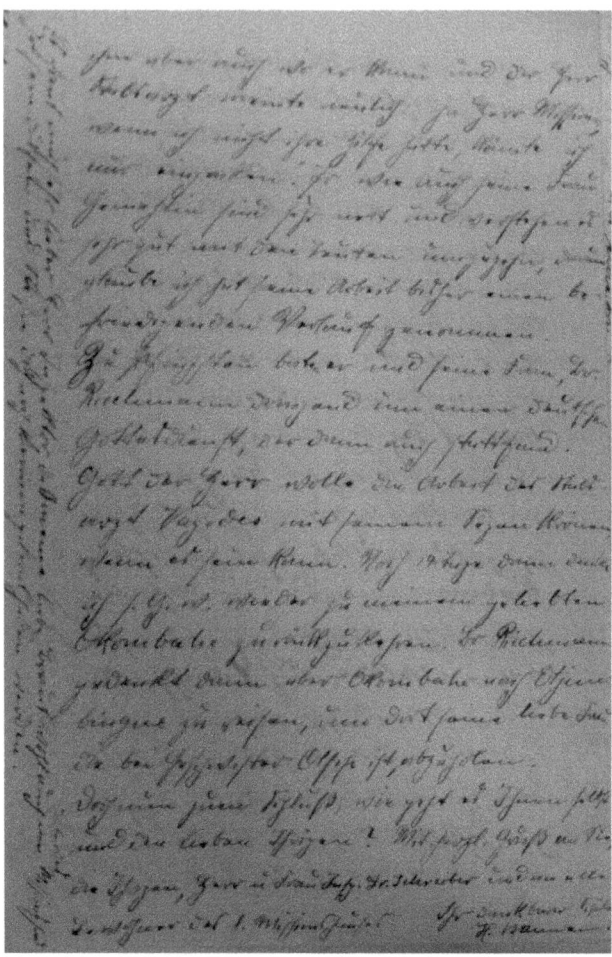

Abbildung 31. Missionar Baumann über die Arbeit von Vagedes'. Teil 3. Baumann an Inspektor Spiecker (27.05.1901), fol. 124.

Die Vermutung von Vagedes', dass die Erfolge seiner Expedition ohne Weiterführung der Maßnahmen keinen Bestand hätten, kann anhand des bereits besprochenen Berichts von Missionar Brockmann bestätigt werden. In Franzfontein seien 1909 demnach etwa 10 % der Anwohner an Fiebererkrankungen verstorben. Dass es sich hierbei um die Malaria handelte, kann angenommen werden, da diese dramatischen Krankheitsfolgen in Outjo durch regelmäßige Chinintherapie verhindert worden seien.[1010]

Von Vagedes und die Regierung Deutsch-Südwestafrikas

Von Vagedes warf der Regierung Deutsch-Südwestafrikas in seiner Veröffentlichung vor, dass diese seine Expedition nicht in angemessenem Umfang unterstützt hätte. Der große finanzielle Aufwand einen Ochsenwagen anzukaufen, hätte seinen Aktionsradius auf Franzfontein und die nähere Umgebung beschränkt. Er äußerte sein Unverständnis darüber, da die wichtige Militärstation Outjo seinem Einsatzvermögen so zum großen Teil entzogen worden wäre. Dies sei verwunderlich, da seine Forschungen doch höchst relevant für die Gesundheit der Schutztruppe und damit auch für die Kolonie gewesen wären.[1011] Die Expedition hatte, durch den Ankauf des Beförderungsmittels, in finanzieller Hinsicht tatsächlich seit ihrem Beginn Schwierigkeiten. Da von Vagedes sich genötigt sah, Nahrungsmittel zur Durchführung der Blutuntersuchungen und Chiningaben zu verteilen,[1012] entstanden schnell hohe Kosten. Eine Übersicht, über die bis Oktober 1901 verbrauchten Nahrungsmittel verschafft eine an Koch gesandte Proviantliste.[1013] Um diesen Kosten entgegen zu wirken, bat von Vagedes, mit Hinweis auf die Dienlichkeit der Expedition für die Entwicklung des Landes, um die Gewährung der vergünstigten Preise für Verbrauchsgüter, wie sie Beamten der Kolonialverwaltung zustehen würden.[1014] Dies wurde ihm mit Verweis auf eine Anordnung der Kolonialabteilung jedoch von Leutwein in seiner Funktion als Gouverneur verwehrt.[1015] Nach dieser müssten ihm zwar Nahrungsmittel und Beförderung zur Verfügung gestellt werden, der Selbstkostenpreis[1016] hierfür würde der Expedition jedoch in Rechnung gestellt werden.[1017] In Anbetracht des Wortlautes der Verfügung kann vermutet werden,

---

1010 Vgl. Brockmann an Deputation (14.10.1909), fol. 126. Vgl. diesbezüglich auch Kapitel 4.2.
1011 Vgl. Vagedes (1903b), S. 85 f.
1012 Vgl. ebd. S. 95: „Es erhielt daher jeder Chininnehmende, den der Missionar mir als thatsächlich bedürftig bezeichnet hatte, für den Tag des Einnehmens je einen Becher (0,5 kg) Reis oder Mehl, mitunter etwas Kaffee oder Tabak."
1013 Vgl. von Vagedes an Koch (15.01.1902).
1014 Vgl. von Vagedes an Gouvernement (14.06.1901).
1015 Vgl. Leutwein an Vagedes (12.07.1901).
1016 Dieser Selbstkostenpreis lag aufgrund eingerechneter Beförderungskosten über dem erbetenen Beamtentarif.
1017 Vgl. Auswärtiges Amt Kolonialabteilung an Gouverneur Leutwein (03.01.1901), fol. 122 f.

dass Leutwein durchaus Handlungsspielraum gehabt hätte, um der Bitte von Vagedes' nachzukommen. Die eingeschränkte Unterstützung führte so weit, dass die Verwaltung in Outjo am 28. August 1901 die Anweisung erhielt, der Expedition bei baldigem Erreichen der finanziellen Grenze von 14.000 Mark keinerlei Proviant mehr auszuhändigen.[1018] Von Vagedes hätte von diesen Maßnahmen lediglich über den Umweg der Verwaltung in Outjo erfahren. Er äußerte gegenüber Koch die Befürchtung, dass die Art der Behandlung seiner Expedition bald zur Kenntnis der Händler und Landwirte kommen würde und diese den Eindruck gewinnen könnten, dass die Expedition nicht die Gunst der Regierung besitze, was eine verminderte Unterstützung zur Folge haben könnte.[1019] Bereits im Vorfeld hatte er sich mit der Bitte um weitere finanzielle Unterstützung an Koch gewandt, was dieser befürwortete. Für den weiteren Verlauf der Expedition inklusive einer Verlängerung der Einsatzzeit in das Jahr 1902 hinein beantragte Koch daher weitere 21.000 Mark aus den für das Jahr 1902 zur Malariabekämpfung in den Kolonien vorgesehenen Geldern.[1020] Die Zusage eines Rückkaufs des erworbenen Ochsenwagens mit Erlaubnis der kostenfreien Nutzung ebendessen und die Diskussion einer möglichen personellen Unterstützung lassen vermuten, dass in Folge der fehlenden Expeditionsunterstützung politischer Druck aus Deutschland auf das Gouvernement von Deutsch-Südwestafrika ausgeübt wurde.[1021] Diese Annahme lässt sich an einem Brief Kochs an von Vagedes vom 25.11.1901 belegen. Koch führt aus, dass die Kolonialabteilung sich nach einem persönlichen Gespräch zur weiteren Finanzierung der Expedition abseits seiner Forschungsgelder bereit erklärt hätte. Des Weiteren sei das Gouvernement von Deutsch-Südwestafrika, nach Vortragen der Beschwerden von Vagedes', explizit angewiesen worden, die erworbenen Beförderungsmittel zurückzukaufen und Hilfspersonal abzukommandieren.[1022] Die Zusagen Leutweins an von Vagedes stellen also keinen plötzlichen Sinneswandel dar. Sie zeigen vielmehr den großen politischen Einfluss Kochs auf, auch wenn er von Vagedes darauf hinwies, dass diese Form der Hilfe nicht ein zweites Mal möglich wäre und er seine finanzielle Grenze auf keinen Fall ein weiteres Mal überschreiten dürfe.[1023]

1018 Vgl. Leutwein an Bezirkshauptmannschaft Outjo (11.09.1901).
1019 Vgl. von Vagedes an Koch (28.10.1901).
1020 Vgl. Koch an den Direktor der Kolonialabteilung Stuebel (07.10.1901).
1021 Vgl. Leutwein an von Vagedes (27.12.1901).
1022 Vgl. Koch an von Vagedes am 25.11.1901 in: Möllers (1950), S. 257 f.
1023 Vgl. ebd.

Transkripte der relevanten Briefe und Anordnungen sind dem Anhang dieser Arbeit beigefügt.[1024]

Für Leutweins auffällig zurückhaltende Unterstützung der Expedition können mehrere Ursachen angenommen werden. Zum einen könnte dies als Zeichen einer verkannten Relevanz für die Gesundheitsverhältnisse der Kolonie interpretiert werden. Dies würde in Einklang mit den in Kapitel 4.6 angestellten Überlegungen stehen, dass es Leutwein möglicherweise an epidemiologischem Verständnis hinsichtlich der Malaria mangelte. Seine teils rassistisch anmutenden Erklärungskonzepte könnten eine objektivere, wissenschaftliche Herangehensweise beeinträchtigt haben.[1025] Zum anderen muss in Betracht gezogen werden, dass eine Fokussierung der Geschehnisse in Franzfontein möglicherweise unerwünscht war, da sich eine Verbindung zwischen der Niederschlagung des Zwartbooi-Aufstandes und den prekären gesundheitlichen Verhältnissen herstellen lässt. Dies könnte erklären, warum der Ort „von gewichtiger Seite"[1026] als ungeeignet bezeichnet wurde, obwohl Dempwolff, ein Fachmann auf dem Gebiet der Malariabekämpfung in Deutsch-Südwestafrika, diesen explizit vorschlug.[1027] Hinzu kommt, dass Leutwein das verstärkte Auftreten der Malaria in Deutsch-Südwestafrika seit dem Ausbruchsgeschehen 1897 als rufschädigend zu betrachten schien.[1028] Dies könnte ebenfalls eine negative Einstellung hinsichtlich ihrer genaueren Untersuchung erklären.

Robert Koch an von Vagedes

Einige wenige Antwortbriefe Kochs an von Vagedes sind in der 1950 erschienen Biografie „Robert Koch. Persönlichkeit und Lebenswerk. 1843–1910"[1029] überliefert. In seinen ausführlichen Schreiben zeigt sich, dass Koch um einen reibungslosen Ablauf der von ihm angeregten Expedition bemüht war und dirigierend auf ihren Ablauf einwirkte. So bedankt er sich am 04.06.1901 bei von Vagedes für seine ausführlichen Berichte[1030] und sandte die neueste Malariafachliteratur

---

1024 Vgl. Anhang 10.
1025 Vgl. Leutwein an Auswärtiges Amt Kolonialabteilung (23.08.1899), fol. 18 f.
1026 Vagedes (1903b), S. 86.
1027 Vgl. ebd. S. 83.
1028 Vgl. diesbezüglich ebenfalls Kapitel 4.6.
1029 Vgl. Möllers (1950).
1030 Vgl. Koch an von Vagedes am 04.06.1901 in: Möllers (1950), S. 254: „Ihre verschiedenen Mittheilungen aus Swakopmund, Windhoek, Karibil und den letzten Brief aus Okombahe vom 17.4. habe ich erhalten und danke Ihnen vielmals für diese getreuliche Berichterstattung. Schreiben Sie nur, bitte, auch in Zukunft immer so oft und ausführlich."

nach Deutsch-Südwestafrika.[1031] Am 19.07.1901 äußerte Koch die Vermutung, dass anhand der erhobenen Blutbefunde eine junge Malariageschichte für Franzfontein anzunehmen sei und ermutigte von Vagedes nach den Ursprüngen des endemischen Auftretens zu suchen:

> „Vor einigen Tagen habe ich Ihre Briefe vom 4. Mai und 14. Mai und den Bericht vom 14. Mai erhalten. Es hat mich außerordentlich gefreut, daß Sie so bald einen, wie es scheint, ganz außergewöhnlich günstigen Punkt für Ihre Untersuchungen gefunden haben. Wenn in Franzfontein von 105 Untersuchten 102 Malariaparasiten im Blut haben, dann können das nicht nur Kinder, sondern müssen auch Erwachsene dabei sein. Ich schließe daraus, daß es sich nicht um einen Ort mit lange bestehender endemischer Malaria handelt, weil in diesem Falle, wie wir jetzt wieder in abgelegenen Orten Istriens gefunden haben, ausschließlich die Kinder bis zum 5-6ten Jahre Malariaparasiten haben. Die Malaria von Franzfontein muß also erst vor kurzem eingedrungen sein, sie hat eine fast vollständig empfängliche Bevölkerung getroffen und deswegen so große Dimensionen angenommen. [...] Versuchen Sie doch zu ermitteln, wie die Malariaverhältnisse früher in Franzfontein gewesen sind. Vielleicht gelingt es Ihnen, in Erfahrung zu bringen, wann und woher die Malaria dorthin ihren Weg gefunden hat. Auch der Umstand, daß sämmtliche Kranke an Tropen-Malaria leiden, spricht dafür, daß es sich um eine ganz frische Invasion handelt."[1032]

Im selben Brief bestätigte Koch, dass er die auf dem Weg nach Franzfontein gewonnen Blutpräparate nachuntersucht habe und diese keinerlei Malariaparasiten aufweisen würden.[1033] Sein im vorherigen Abschnitt geschilderter Einsatz für die Gewährung finanzieller Mittel und der veranlasste Druck auf die deutschsüdwestafrikanische Regierung zeigt, dass Koch die Expedition keinesfalls auf sich allein gestellt ließ und aus Deutschland nach Möglichkeit unterstützte.

Neben dieser direkten Unterstützung bemühte sich Koch um eine wissenschaftliche Vernetzung seiner Mitarbeiter und berichtete von Vagedes regelmäßig über den aktuellen Arbeitsstand der anderen Teilexpeditionen und ließ ihm die für seine Expedition relevanten Erkenntnisse übersenden.[1034] Auch über die

---

1031 Vgl. ebd.: „Das Buch von Ruge über Malaria ist jetzt erschienen. Ich habe es Ihnen durch das Bureau des Instituts schicken lassen. Für Sie wird wohl kaum viel Neues darin zu finden sein, aber es enthält doch so ziemlich alles, was von Malaria für die Praxis zu wissen nothwendig ist, und kann Ihnen zum Nachschlagen dienen, wenn Sie über irgend eine Frage im Zweifel sein sollten."
1032 Koch an von Vagedes am 19.07.1901 in: Möllers (1950), S. 256.
1033 Vgl. ebd. S. 257.
1034 Vgl. hierzu beispielhaft den Brief Kochs an von Vagedes vom 25.11.1901 in: Möllers (1950), S. 258: „Die Erfolge der Malariaexpedition in Istrien sind ebenfalls recht gute gewesen. Prof. Frosch und Stabsarzt Bludau haben mir jetzt ihre Berichte gegeben, und ich werde einige Abschnitte daraus, welche für Sie von Interesse sein werden,

neuesten Erfolge und aktuell angestellte Versuche auf internationaler Wissenschaftsebene gab er am 04.06.1901 Auskunft.[1035] Ein Bericht des Militärarztes Bluemchen bezüglich einer Anfrage von Vagedes'[1036] zeigt, dass diese Vernetzungsbemühungen Kochs Früchte trugen und ein Austausch nicht nur mittels seiner Person, sondern auch zwischen den einzelnen Wissenschaftlern seines Kreises, erfolgte. In Zusammenschau mit dem in Kapitel 4.1 bereits erwähnten Bericht Dempwollfs bezüglich des Erhaltes von Moskitoproben aus dem Bismarck-Archipel[1037] zeichnet sich das Bild eines wachsenden, international tätigen Forschungsnetzwerkes.

Es kann aufgrund Kochs ausführlicher Antworten an von Vagedes, die über die reine Bewertung seiner Tätigkeit deutlich hinausgehen, die laufende Unterstützung sowohl auf fachlicher als auch auf politischer Ebene und natürlich auch anhand der Betrauung von Vagedes' mit der Expeditionsleitung vermutet werden, dass Koch eine wohlwollende Haltung gegenüber diesem einnahm. Dass dies zumindest in Hinblick auf den Ablauf der Expedition der Fall war, belegt Kochs Brief vom 25.11.1901, in welchem er den Fortgang der Expedition lobend hervorhob:

„Aus Ihren Berichten und Briefen, für welche ich Ihnen bestens danke, sehe ich, daß sich Ihre Expedition fortlaufend Ihren und auch meinen Wünschen entsprechend verhält. Ich glaube, daß es Ihnen gelingen wird, Ihrer [sic!] Aufgabe in sehr befriedigender Weise zu lösen, und daß wir Sie nach Ablauf des Urlaubs wohlbehalten in Berlin werden begrüßen können."[1038]

Dass diese wohlwollende Haltung gegenüber den forschenden Militärärzten keinesfalls als selbstverständlich anzunehmen ist, zeigt die Korrespondenz zwischen Koch und dem Oberkommando der Schutztruppe. Von Oberarzt Bluemchen eingereichte Berichte bezüglich seiner Malariabekämpfung in Gobabis wurden seitens Koch sowohl hinsichtlich ihrer Schreibweise als auch der aufgestellten

---

    namentlich in Bezug auf die Behandlung der Kinder, abschreiben und Ihnen zusenden lassen. Von Stabsarzt Dempwolff kam die letzte Nachricht aus Bauda, er befand sich also damals noch auf der Hinreise. Von Ollwig habe ich sehr gute Nachrichten, er scheint in Daressalam mit recht günstigen Resultaten zu arbeiten."
1035 Vgl. ebd. S. 256.
1036 Vgl. Bluemchen an Koch (20.07.1902): „Herr Stabsarzt Vagedes hatte gelegentlich angefragt, was ich hier in der Malariabekämpfung unternommen hätte."
1037 Vgl. Dempwolff (12.05.1899), fol. 165 f.
1038 Koch an von Vagedes am 25.11.1901 in: Möllers (1950), S. 258.
    Der Begriff des „Urlaubs" bezieht sich an dieser Stelle auf die Befreiung von Vagedes' von seinen normalen militärischen Pflichten zum Zweck der Expeditionsdurchführung.

Thesen bemängelt, weshalb er Zweifel am Erfolg der ausgeführten Maßnahmen äußerte.[1039] Die lobenden Äußerungen gegenüber von Vagedes lassen im Kontrast hierzu auf ein gewisses Maß an Wertschätzung und eine Zufriedenheit mit dessen Arbeit schließen. Die mehrfache Veröffentlichung der Expeditionsergebnisse bestärkt diese Annahme.

5.5 Die Expedition im Kontext Deutsch-Südwestafrikas

Die Expedition des Dr. von Vagedes fiel in Hinblick auf die Malaria in einen Zeitraum der relativen Stabilität. Die Fallzahlen waren seit dem epidemischen Ausbruch der Fiebererkrankungen in den Jahren 1897/98 bis zum Eintreffen der Expedition sowohl absolut als auch relativ im Sinken begriffen.[1040] Dieser Trend setzte sich gemessen an den relativen Zahlen bis zum erneuten Ausbruch 1909/10 fort. Diese Entwicklung verlief parallel zum Absinken der durchschnittlichen Niederschläge.[1041] So sei das Jahr 1900/01 vor von Vagedes' Eintreffen eines der trockensten der bis 1905 erfassten Regenjahre gewesen.[1042]

1039 Vgl. Koch an Oberkommando der Schutztruppe (17.10.1902): „Dem Oberkommando der Schutztruppe gebe ich mit ergebenstem Dank die Arbeit des Oberarztes Herrn Dr. Blümchen, betreffend seine Beobachtungen über Malaria in Gobabis, No O. K. 12168 mit dem Bemerken zurück, das auch ich sie in vorliegender Form nicht für eine Publication geeignet halte. Einzelne darin vorgebrachte Behauptungen lassen sich ohne weiteres an den eigenen Angaben des Verfassers beanstanden; so z. B. die Bemerkung, daß die höchsten Fiebercurven, u. zw. in den Jahren 96/97 u. 99/00 jedesmal auf eine reichliche Regenperiode gefolgt seien. Für 99/00 trifft dieses nicht zu, und die dazwischen liegenden Jahre haben eine auffallend niedrige Curve, trotz höherer Regenmenge als 99/00. Außerdem sind in der Darstellung die beobachteten Thatsachen und des Verfassers Reflexionen so wenig auseinandergehalten, daß eine Ueberarbeitung des Manuscripts nöthig erscheint. Da diese Mängel aber nur vom Verfasser selber beseitigt werden können, dürfte es in seinem eigenen Interesse liegen, mit der Veröffentlichung bis zu seiner Rückkehr zu warten, um so mehr, als man bis dahin Nachricht darüber haben kann, ob die Thätigkeit des Herrn Dr. Blümchen in Gobabis einen Erfolg gehabt hat, der sich in einer Verminderung der Fieberfälle in der nächsten Fieberperiode ausspricht. Aus der ganzen Darlegung des Verfassers scheint hervorzugehen, daß er gewißer widriger Umstände nicht so weit Herr zu werden vermochte, um die Bekämpfung der Malaria in der Ausdehnung durchzuführen, die einen durchschlagenden Erfolg gewährleisten könnte."
1040 Vgl. die Abbildungen 10, 11 und 16 bezüglich des Malariazugangs in der Kaiserlichen Schutztruppe für Deutsch-Südwestafrika.
1041 Vgl. Abbildung 12.
1042 Vgl. Abbildung 32.

Die Expedition im Kontext Deutsch-Südwestafrikas 249

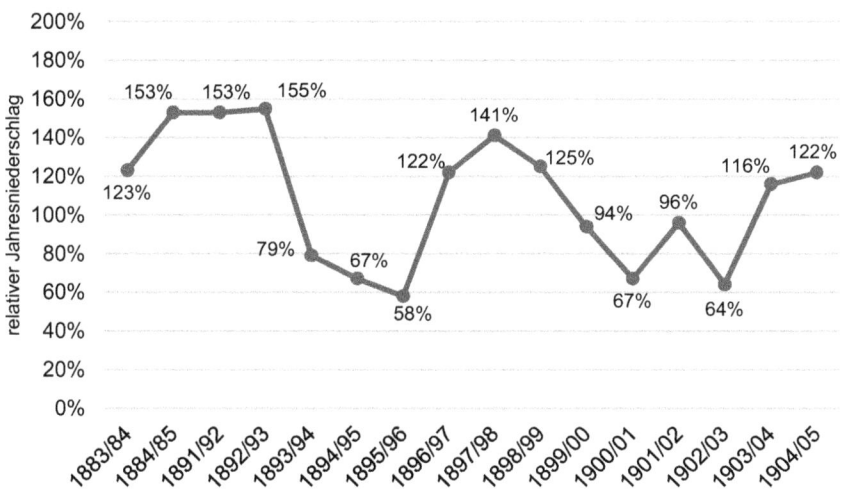

Abbildung 32. Relativer Jahresniederschlag im nördlichen Damaraland, inklusive Franzfontein von 1883 bis 1905. Eigene Darstellung in Anlehnung an Ottweiler (1907).

Der kleine Krankheitspeak im Jahr 1901/02 mag mit dem durch von Vagedes geschilderten verstärkten Regenfall zusammenhängen. Die Häufung der absoluten Fallzahlen während des Aufstandes der Herero und Nama ist hauptsächlich auf die erhebliche Vergrößerung der Truppenstärke zurückzuführen.

Für die Durchführung seiner Expedition traf von Vagedes somit auf optimale klimatische Bedingungen. Er selbst erläuterte, dass die Malaria in Franzfontein direkt an die relative Zahl der Moskitos gekoppelt wäre, welche abhängig von der relativen Niederschlagsmenge wäre.[1043] Dass bei von Vagedes' Eintreffen dennoch ein Großteil der Bevölkerung die Erreger der Malaria im Blut trug, belegt, dass die Abnahme dieser kein Ausdruck einer rein klimatischen Auswirkung sein kann. Es kann also angenommen werden, dass sowohl die Reduktion der latent Infizierten als auch der niedrige Patientenstand des Folgejahres zumindest zum Teil Ausdruck seiner ergriffenen Maßnahmen waren.

Die sorgfältige Vorbereitung der Expedition und deren Durchführung nach einem festen Schema mit begleitender Berichterstattung scheinen, im Vergleich zum vorwiegend beobachtenden Ansatz der Forschungsreisen in den Vorjahren, Ausdruck eines Wandels in der wissenschaftlichen Praxis zu sein. Dieser

---

[1043] Vgl. Vagedes (1903b), S. 109.

zeigte sich bereits in den Berichten Dempwolffs bezüglich der Infektionsgefahr mit oder ohne die Verwendung von Moskitonetzen. Ein Umstand, den dieser bei seinen Versuchen hervorhob, war die Notwendigkeit einer Vergleichsgruppe, was eine objektive Bewertung der Versuchsergebnisse ermögliche.[1044] Es muss angemerkt werden, dass dies bei der von Vagedes'schen Expedition nicht beachtet wurde. Wenn seine Expedition also sonst im Zeichen der neuen wissenschaftlichen Praxis zu stehen schien, so schien sich dies in diesem Aspekt nicht widerzuspiegeln. Möglicherweise widersprach der Ansatz Kochs diesem Prozedere, da dieser prinzipiell auf die Behandlung aller Parasitenträger setzte. Ob dies also einen Teil der Koch'schen Agenda zur Durchführung der Teilexpeditionen seiner Malariaforschungen darstellte, muss an dieser Stelle offenbleiben. Dass ethische Bedenken, beispielsweise um einer Vergleichsgruppe die medizinische Versorgung nicht zu verwehren, hier keine Rolle gespielt haben dürften, belegt von Vagedes' Entscheidung auf begleitende Präventionsmaßnahmen zu verzichten, um einen „reinen Versuch" zu gewährleisten, obwohl er von deren Zusatznutzen überzeugt gewesen sei.[1045] In diesem Zusammenhang muss erneut die 1900 erschienene Richtlinie des preußischen Kultusministeriums, nach der eine Heilbehandlung immer eine Einwilligung des Patienten voraussetzt, thematisiert werden.[1046] Von Vagedes sprach, im Gegensatz zu späteren Schilderungen der Zwangsprophylaxe unter den Kriegsgefangenen,[1047] nicht von einer expliziten Zwangsbehandlung der Bevölkerung. Sein Versuch, Teile der indigenen Bevölkerung an der Verweigerung der Medizin beziehungsweise dem Ausspucken dieser zu hindern, lässt jedoch Fragen hinsichtlich des Einverständnisses dieser Menschen offen:

> „Der furchtbare Geschmack des Mittels hat mir natürlich nicht wenig Widerstand bereitet, und wiederholt sind mir Fälle vorgekommen, die nach dem Einnehmen des Mittels die heftigsten Brechreflexe bekamen. Sehr bald hatten es die Eingeborenen heraus bekommen, dass sie nach Entleerung des Mittels wenig oder gar nicht mehr unter den üblen Nachwirkungen zu leiden hatten, und nun begann ein steter Kampf nach dem Einnehmen zwischen mir, der auf alle Fälle überlistet werden sollte, während ich noch ½ Stunde die Aufsicht übte, und einigen Eingeborenen, die das schlechtschmeckende Mittel auf jede Weise wieder heraus befördern wollten. Einige der Eingeborenen hatten sich schließlich eine solche Übung angeeignet, dass sie selbst nach mehr denn ½ Stunde einen Theil der Chininlösung durch Emporwürgen herausbrachten. Dadurch, dass ich

---

1044 Vgl. Dempwolff (25.04.1899), fol. 143 ff.
1045 Vgl. Vagedes (1903b), S. 111.
1046 Vgl. Huber (2014), S. 20.
1047 Vgl. Schelle (1908), S. 169 f.

einige verständige Eingeboren gewann, welche mir die Missethäter anzeigten, konnte ich bald dem Unfug steuern, indem ich jedem, der erbrochen hatte, dieselbe Dosis noch ein Mal gab, und nun auf ihn längere Zeit aufpasste; er musste sich bei mir aufhalten, während ich mikroskopirte [sic!]."[1048]

Die angewandten Methoden der Malariabekämpfung und -verhütung in Deutsch-Südwestafrika blieben weitgehend unbeeinflusst von der Vagedes'schen Expedition. Neben der Gabe von Chinin zu prophylaktischen Zwecken findet sich für das Berichtsjahr 1910/11 eine kurze Erwähnung, dass auch latent infizierte Personen behandelt werden würden, das Auffinden jener jedoch schwierig sei.[1049] Dieser singuläre Nachweis eines multifaktoriellen Ansatzes der Malariabekämpfung sticht aus dem übrigen Quellenmaterial hervor, denn präventive Maßnahmen wie die Assanierung stehender Gewässer und die Nutzung von Moskitonetzen standen weiterhin im Vordergrund. Weder die bereits erwähnte durch von Vagedes gegenüber Koch vorgeschlagene Errichtung eines „malariafreie[n] Gürtel[s]"[1050] noch die Nutzung der Koch'schen Methode an sich, scheinen in Deutsch-Südwestafrika im Anschluss an die Malariaexpedition systematisch verfolgt worden zu sein. Ursächlich hierfür mag unter anderem die im folgenden Kapitel ausgeführte Kritik an der Koch'schen Methode sein, die einigen ärztlichen Kollegen von Vagedes' nicht praktikabel erschien.

Von Vagedes erkannte im Gegensatz zu einigen Zeitgenossen, dass die Mobilität der Bevölkerung in der Verbreitung der Malaria eine große Rolle spielt. Er identifizierte die Hauptrouten der Arbeitsmigration von Nord nach Süd anhand von Blutuntersuchungen und Ausbruchsgeschehen als das Einfallstor der Malaria in die südlichen Regionen Deutsch-Südwestafrikas. Es kann davon ausgegangen werden, dass vergleichbare Prozesse, namentlich in Form der Umverteilung der vormals im Norden des Landes stationierten Soldaten und der Internierung der Gefangenen des Zwartbooi-Aufstandes in Windhoek, einen Teil zum Ausbruchsgeschehen in den Jahren 1897 und 1898 beigetragen haben. Die Übertragung dieser Erkenntnis auf den Eisenbahnbau und die resultierende Prognose eines verstärkten Auftretens der Malaria entlang der geplanten Nord-Süd Eisenbahn erschien im Gegensatz zu den Anschauungen seiner Zeitgenossen durchaus fortschrittlich. Ob sich seine Vorhersagen bewahrheiteten, lässt sich nicht mit Sicherheit belegen, die Beschreibung desselben Ausbreitungsweges durch

---

1048 Vagedes (1903b), S. 122.
1049 Vgl. Mayer (1913), S. 569 f.
1050 Von Vagedes an Koch (14.11.1901).

Kuhn im Jahr 1907[1051] und der erneute Ausbruch der Malaria im Berichtsjahr 1909/10 sprechen jedoch dafür.

Von Vagedes' Auffassung, dass die Malaria als Hindernis der Kolonisation gelten müsse, kann für Deutsch-Südwestafrika anhand der Verhinderung der Besiedlung der nördlichen Gebiete bestätigt werden.

Die Nichtbeachtung indigener Malariabekämpfungsstrategien durch von Vagedes hebt ihn hingegen keineswegs von seinen Zeitgenossen ab. Die objektive Schilderung der angewandten Verfahren und eine unvoreingenommene Bewertung dieser bleiben weiterhin lediglich dem Botaniker Schinz vorbehalten. Ebenfalls zeigen die Schilderungen von Vagedes' rassistische Tendenzen in Bezug auf die Bevölkerung Franzfonteins:

> „Diese Schwierigkeiten [Anm. des Verf.: Das Ausspucken des Chinins] habe ich jedoch nur unter den Hottentotten, nie aber an den von Bergdamras bewohnten Orten gehabt. Es erklärt sich das ein Mal aus der verschiedenen Widerstandsfähigkeit der beiden Stämme gegen das Chinin, von dem die Bergdamras durchschnittlich erheblich höhere Dosen vertragen als die Hottentotten. Der Franzfonteiner Hottentotte ist sensibler, feiner organisiert, oder richtiger, bereits degeneriert; [...]."[1052]

Die „Hottentotten" würden zwar über einen verhältnismäßig hohen Intellekt verfügen,[1053] sie würden sich aber auch durch Verschlagenheit[1054] und Schwäche auszeichnen:

> „Die Franzfonteiner Hottentotten sind von ihrem Kapitän nur schwer zum Gehorsam zu veranlassen, und ihre Kinder kaum je gezüchtigt, sind nur äußerst schwer zum Einnehmen der Medizin zu bringen. Wie in seinen Thierfabeln der Schakal eine Hauptrolle spielt, der die übrigen Thiere und auch den Menschen überlistet, so sucht der Hottentott, der nicht gern offen widerspricht, durch List sein Ziel zu erreichen oder das ihm Unbequeme zu vermeiden. So suchte man sich dem hier vielfach durch heimliches Ausspeien der bereits hinuntergeschluckten Medizin den üblen Nachwirkungen

---

1051 Vgl. Kuhn (1907), S. 130.
1052 Vagedes (1903b), S. 122 f.
1053 Vgl. Vagedes (1903a), S. 830: „Geistig steht der Hottentott wohl am höchsten von den Eingebornen, und wer längere Zeit unter ihnen gelebt hat, wird erstaunt sein über ihre das sonstige Maß bei weitem übersteigende Bildungsfähigkeit, an der sie vielleicht sogar die Bastards überragen."
1054 Vgl. von Vagedes an Koch (15.04.1902): „Hier hatte ich es mit den viel willigeren Bergdamra zu thun, die auf Veranlassung ihrer Ältesten regelmäßig zur Chininbehandlung erschienen, vor Allem aber nicht die Gewandheit im Ausspeien der Lösung hatten wie die verschlagenen Hottentotten."

des Chinins zu entziehen die bei den schwächlichen Hottentotten in der That auffallend stärker auftreten, als bei den widerstandsfähigeren Bergdamra."[1055]

Die Geringschätzung der „Hottentotten"[1056] ist vergleichbar mit den Äußerungen Leutweins und des Geologen und Klimaforschers Dove, welche die schweren Malariaverläufe unter diesen, im Rahmen des Ausbruchsgeschehens 1897/98, auf Faulheit und eine generelle Unterlegenheit zurückführten.[1057] Parallelen zu den rassistischen Ausführungen Kuhns sind ebenfalls erkennbar.[1058]

5.6 Die Rezeption der Expedition in der Fachliteratur

Im Rahmen des im Kontext der Kuhn'schen Impfversuche in Kapitel 4.1 bereits thematisierten Deutschen Kolonialkongresses wurden 1902 die Ergebnisse der Teilexpeditionen zur Erprobung der Koch'schen Methode der Malariabekämpfung vorgestellt. In der Zusammenfassung der dortigen Reden wurde auch auf die Expedition des Dr. von Vagedes eingegangen. Die starke Reduktion der Parasitenträger wurde als Erfolg hervorgehoben und betont, dass die Gefahr einer Malariaerkrankung durch den verstärkten Regenfall 1902 sogar erhöht gewesen sei. Dies betone der Wert der erzielten Ergebnisse.[1059] Kuhn äußerte hierauf Zweifel an der Ursächlichkeit dieser Abnahme der Fallzahlen, da „solche Schwankungen der Morbidität, wie Vagedes mitteilt, nicht selten"[1060] seien. Genereller Kritik musste sich in diesem Zusammenhang auch die Koch'sche Methode an sich unterziehen, da der anhaltende Erfolg ohne kontinuierliche Blutuntersuchungen und die Durchführbarkeit an Orten mit starker personeller Fluktuation bezweifelt wurden.[1061] Von Vagedes ging in einer späteren

---

1055 Von Vagedes an Koch (01.05.1902).
1056 Ebd.
1057 Vgl. Leutwein an Auswärtiges Amt Kolonialabteilung (23.08.1899), fol. 18 f und vgl. Dove (1894), S. 172.
1058 Vgl. Kuhn (1907), S. 51.
1059 Vgl. ohne Verfasser (o.V.) (1902), S. 392 f.
1060 Ebd. S. 393.
1061 Vgl. ebd. S. 393: „A. Plehn hält die Koch'sche Methode nur in engbegrenzten Gegenden mit geringem Verkehr durchführbar und verweist darauf, dass auch in Neuguinea der Erfolg nicht von Dauer gewesen sei, auch Europäer seien noch nach Einführung der Koch'schen Methode am Schwarzwasserfieber erkrankt. […] R. Koch giebt an, dass sich selbstverständlich ein dauernder Erfolg nicht durch ein einmaliges Vorgehen erreichen lasse. Man muss den Erfolg durch dauernde Anwendung seiner Methode festzuhalten suchen. […] Ruge weist daraufhin, dass an Plätzen, wo die

Veröffentlichung mutmaßlich auch auf die vorgetragene Kritik Kuhns ein und versuchte diese zu widerlegen. Zum einen seien die Malariafallzahlen im Nachbarort Outjo, an dem er seinen Versuch nicht durchführte, über die Jahre stabil gewesen, was gegen eine lokale Morbiditätsschwankung spreche. Des Weiteren brachte er vor, dass die Zahl der subjektiv Erkrankten möglicherweise den genannten Schwankungen unterworfen sei, für die objektivierbare Rate der latent infizierten Parasitenträgern treffe dies jedoch nicht zu.[1062] Dass die folgenden Ausführungen von Vagedes' als Angriff gegen Kuhn gedacht waren, scheint aufgrund dessen vorangegangener Kritik vorstellbar:

> „Die große Zahl der latenten Malariafälle [...] ist bisher in diesem Land unbekannt gewesen weil niemand Untersuchungen darüber angestellt hat, am allerwenigsten diejenigen, welche den angebahnten Maßregeln von vornherein die Durchführbarkeit absprechen möchten, weil sie an eine geheimnisvolle Launenhaftigkeit der Malaria und allerlei dunkle Übertragungsmöglichkeiten glauben."[1063]

Der Einwand, dass die gesunkene Trägerrate mit den Niederschlagsverhältnissen in Zusammenhang stehen könnte, sei ebenfalls nichtig, da diese 1902 bedeutend besser als in den Vorjahren wäre und die Anzahl der beobachteten Moskitos dadurch gestiegen sei. Es hätten somit ohne die angestellten Versuche gute Bedingungen für eine Ausbreitung der Malaria vorgelegen und der Beweis für Durchführbarkeit der Koch'schen Methode in Deutsch-Südwestafrika sei erbracht.[1064] Die Ergebnisse der Expedition wurden 1907 auf dem „XIV Internationalen Kongress für Hygiene und Demographie" mit einer vergleichbaren Argumentationskette verteidigt.[1065] Es mag an dieser Stelle erneut auf die Abbildung 32 hingewiesen werden. Diese zeigt, dass die Niederschlagsmenge im nördlichen Damaraland im Berichtsjahr 1901/02 in der Tat einen Anstieg erfuhr, auch wenn dieser knapp unter dem Durchschnittsniveau bleibt. Einhergehend hiermit zeigt sich ein leichter Anstieg der Malariafallzahlen in der Schutztruppe. Dies würde, in Zusammenschau mit den geringen Fallzahlen in Franzfontein und Umgebung, von Vagedes' These, dass seine Maßnahmen einen

---

Malaria durch Chinin ausgerottet sei, dieselbe wieder aufflackern könne, wie z. B. in Wilhelmshaven durch Zuwanderung holländischer Deicharbeiter."
1062 Vgl. Vagedes (1903a), S. 843 f.
1063 Ebd. S. 844.
1064 Vgl. ebd. S. 843 f.
1065 Vgl. Ruge (1908), S. 821. Eine identische Veröffentlichung des Aufsatzes ist zu finden bei Ruge (1907), S. 705–718.

Schutz gegen das verstärkte witterungsbedingte Auftreten der Malaria dargestellt hätten, bekräftigen.

Generell fielen die literarischen Erwähnungen der Vagedes'schen Expedition kurz und tendenziell positiv aus.[1066] Neben der Darstellung des erfolgreichen Ausgangs der Expedition wurde jedoch auch auf die Möglichkeit des Wiederauftretens der Malaria verwiesen.[1067] Die Vagedes'sche Expedition fand ebenfalls Würdigung in einem die deutschen Kolonien betreffenden Beitrag in Militärarzt Ross' „The Prevention of Malaria". Diese Erwähnung sticht hervor, da die Koch'sche Methode und die Chininprophylaxe als einzige durchführbare Maßnahmen in der Franzfonteiner Gegend bezeichnet wurden:

> „In German South-west Africa, the northern tropical districts of which suffer badly from malaria, Vagedes has undertaken to make practical use of Koch's ideas; because of those districts, where numerous small collections of water such as those which occur in footprints of cattle, horses and wild animals, serve as breeding-places for Anophelines, and where mosquito prevention by means of wire-gauze, screening the native huts, cannot be spoken of, quinine treatment and prophylaxis are the only possible methods."[1068]

Dies steht im Gegensatz zu von Vagedes' Aussagen, sich bewusst gegen begleitende Präventivmaßnahmen entschieden zu haben, deren Durchführung, falls gewünscht, keine Probleme bereitet hätte.[1069] Dieser Gegensatz ist möglicherweise Ausdruck einer besseren Selbstdarstellung im Kreis der internationalen Wissenschaftsgemeinschaft. Die bewusste Auslassung von bewiesenermaßen wirksamen Präventivmaßnahmen könnte, in ethischer und medizinischer Hinsicht, ein schlechtes Licht auf die angestellten Versuche geworfen haben.

Im „Sanitäts-Bericht über die Kaiserliche Schutztruppe für Südwestafrika während des Herero- und Hottentottenaufstandes für die Zeit vom 1. Januar

---

1066 Vgl. hierzu beispielhaft ohne Verfasser (o.V.) (1903e), S. 262 „Stabsarzt Vagedes, der zur Malariaforschung nach dem Schutzgebiet entsandt worden war, hat seine Arbeiten beendet. Die erzielten Erfolge, insbesondere in Franzfontein, waren durchaus zufriedenstellend. Am letztgenannten Orte gelang es dem genannten Arzte, die Malariaerkrankungsziffer von 70 Prozent auf 7 Prozent herabzubringen." Vgl. auch ohne Verfasser (o.V.) (1903b), S. 37, vgl. Bassenge (1904a), S. 219 und vgl. Ruge (1905), S. 470.
1067 Vgl. Mühlens (1920), S. 483 ff.
1068 Schilling (1910), S. 458.
1069 Vgl. Vagedes (1903b), S. 111: „Um einen reinen Versuch zu erlangen, habe ich mich jedoch aller derartigen Maßnahmen, die sich für Franzfontein ziemlich leicht hätten durchführen lassen, enthalten."

1904 bis 31. März 1907." wird von Vagedes die erfolgreiche Umsetzung der Koch'schen Methode attestiert.[1070]

Eine medizinhistorische Dissertation erwähnte 2003 die Diskussion um die Koch'sche Methode lediglich kurz. Die Malariaexpedition des Dr. von Vagedes wurde hierbei in einer Fußnote als Beispiel des Scheiterns eben dieser herangezogen.[1071] In von Vagedes' Beitrag in der Festschrift zu Robert Kochs sechzigstem Geburtstag[1072] würden „[e]her verdeckt [...] die gemischten, letztlich negativen Erfahrungen in den Tropen geschildert"[1073] werden. Inwiefern die Ergebnisse der Expedition „verdeckt" berichtet würden und woran genau die „negativen Erfahrungen" festgemacht werden, wurde nicht näher erläutert. Eine genauere Einordnung dieser Kritik in den Diskurs der Expeditionsergebnisse ist daher nicht möglich.

Eine jüngere Erwähnung der Expedition aus dem Jahr 2017 wird abschließend der Vollständigkeit halber aufgeführt, da trotz der sonst kritischen Auseinandersetzung mit dem Gesamtkonzept der Vorgehensweise Robert Kochs in Hinblick auf die Erforschung und Bekämpfung der Malaria keine nähere Betrachtung der Vagedes'schen Expedition erfolgt.[1074]

1070 Vgl. Kommando der Schutztruppen im Reichs-Kolonialamt (1920), S. 8.
1071 Vgl. Imam (2003), S. 49 f.
1072 Vgl. Vagedes (1903c).
1073 Imam (2003), S. 50.
1074 Vgl. Bauche (2017), S. 61.

6. Fazit

Die Malaria spielte über den gesamten Zeitraum der deutschen Kolonisation in Deutsch-Südwestafrika eine wichtige Rolle. In besonderem Maße betraf sie die indigene Bevölkerung, welche im Jahr 1898 unter sehr schlechten Gesundheitsbedingungen lebte. Die Kolonialherren verwehrten der indigenen Bevölkerung in dieser Zeit eine adäquate medizinische Versorgung, da die medizinische Infrastruktur Deutsch-Südwestafrikas nicht auf einen epidemischen Ausbruch der Fiebererkrankungen vorbereitet war und das vorhandene Chinin den Weißen vorbehalten wurde. Dass eine Auswirkung der Mangelversorgung auf die politische Entwicklung des Landes anzunehmen ist, wurde am Beispiel der Erkrankung der Familie Hendrik Witboois gezeigt. Eine Mitschuld der Kolonialherren an der Malariaverbreitung im Land wurde erst spät erkannt und nur selten auch eingestanden. Die indigene Perspektive der Malariabekämpfung und ihre zahlreichen Naturheilmittel wurden von den deutschen Berichterstattern bis auf wenige Ausnahmen ignoriert. Die Gesundheitssituation der indigenen Bevölkerung fand in den frühen Jahren der Kolonisation nur wenig Beachtung. Im Rahmen der auftretenden Fieberepidemien und Ausbruchsgeschehen bildete sich ein Verständnis darüber, dass auch diese Bevölkerungsgruppe relevant für die gesundheitlichen Fragen des Landes war. Es konnte gezeigt werden, dass die anschließende Häufung der Berichterstattung und die ergriffenen Maßnahmen der Malariabekämpfung in der indigenen Bevölkerung keinen humanitären Hintergrund hatte. Das Ziel war nicht die Besserung der indigenen Gesundheitsverhältnisse als Selbstzweck, sondern der Schutz der weißen Bevölkerungsgruppen.

Im Gegensatz hierzu verbesserte sich die medizinische Versorgung der weißen Zivilbevölkerung stetig, obwohl die Malaria konstant einen relevanten Anteil der Todesfälle verursachte. Der Berichterstattung über die Auswirkungen der Malaria auf die Schutztruppe wurde deutlich mehr Wichtigkeit als der zivilen Perspektive zugemessen. Dies zeigt sich in der erheblich höheren Berichtsdichte, wobei die indigenen Hilfstruppen hiervon explizit ausgeschlossen wurden. Zumindest hinsichtlich der Malariasituation in dieser Untergruppe finden sich anschließend tatsächlich keinerlei Berichte. Dies lässt vermuten, dass die Relevanz der indigenen Hilfstruppen seitens der Berichterstatter ähnlich der indigenen Zivilbevölkerung eingeschätzt wurde. Mangels weiteren Berichtsmaterials kann nur gemutmaßt werden, dass dies auch auf die medizinische Versorgung übertragbar sein könnte.

Dass die Malaria eine relevante Bedrohung für die militärische Schlagkraft darstellte, zeigt sich in den zwischenzeitlich erheblichen Raten an tropendienstuntauglichen Soldaten. Der erneute Malariaausbruch im Berichtsjahr 1909/10 belegt, dass diese Bedeutung bis zum Ende der Kolonialzeit bestehen blieb, auch wenn spätestens mit der Ausbreitung des Typhus abdominalis während des Aufstandes der Herero und Nama eine weitere relevante Erkrankung hinzugekommen ist.

Dass das Fortschreiten der Kolonisation in ständiger Wechselwirkung mit der Malaria stand, zeigt sich einerseits anhand der Limitierung bezüglich der deutschen Siedlungs- und Landwirtschaftsbemühungen im Norden und andererseits in der Verbreitung der Erkrankung im Rahmen militärischer Operationen und im Zuge der Arbeitsmigration. Die Verbindung der nördlichen und südlichen Landesteile durch moderne Infrastruktur, hier in Form einer Eisenbahn, beschleunigte diesen Prozess.

Die häufig anzutreffende Beschönigung der deutsch-südwestafrikanischen Gesundheitssituation konnte anhand des zensierten Aktenmaterials, welches teils erheblich von den Veröffentlichungen abwich, gezeigt werden. Ein propagandistischer Ansporn zur Förderung der Neusiedlung kann vermutet werden. Diese beschönigende Darstellung und Verleugnung der Malariagefahr kann die geringfügige Unterstützung der von Vagedes'schen Expedition seitens der deutsch-südwestafrikanischen Regierung erklären. Der Malaria kam in der Außendarstellung der deutsch-südwestafrikanischen Gesundheitssituation, auch vor internationalem Publikum, eine Schlüsselrolle zu.

Es konnte gezeigt werden, dass der Wandel des Malariakonzeptes sich auf die angestellten Präventions- und Bekämpfungsmaßnahmen auswirkte. Dieser Konzeptwandel wurde angenommen und umgesetzt, der Beitrag der in Deutsch-Südwestafrika angestellten Forschungen hieran fiel jedoch gering aus. Die Durchführung der Versuche, ohne eine Vergleichsgruppe zu beobachten, verhinderte oftmals sichere Aussagen über die erzielten Resultate. Dass ein heutzutage als wissenschaftlich korrekt geltendes Vorgehen auch damals angewandt und gefordert wurde, konnte am Beispiel Dempwolffs gezeigt werden. Dies verdeutlicht die Aktualität, der am Ende des 19. Jahrhunderts entwickelten, sogenannten Koch'schen Postulate, auch wenn eine exakte Übertragung auf die heutige Zeit kritisch zu betrachten ist.[1075]

Anhand der Expedition des Dr. von Vagedes konnte, aufgrund der detaillierten Berichterstattung und der vielfältigen ergänzenden Quellenmaterialien

---

1075 Vgl. hierzu unter anderem Gradmann (2008).

wie Missionarsberichte oder Briefwechsel privater Natur mit Robert Koch, ein exemplarischer Einblick in eine zu Kolonialzeiten durchgeführte medizinische Forschungsexpedition gewonnen werden. Die Konflikte zwischen den verschiedenen beteiligten Parteien, wie den Missionaren, der Landesregierung und der Kritik durch Fachkollegen, zeigen die damaligen Schwierigkeiten in der Durchführung einer solchen Expedition auf. Die ethische Problematik bezüglich des Einverständnisses der behandelten Indigenen in die ergriffenen Maßnahmen wurde herausgearbeitet. Auch wenn die Ergebnisse der Expedition keinen maßgeblichen Einfluss auf den europäischen Wissenschaftsdiskurs ausübten, kann sie doch als herausragendes Beispiel der Malariabekämpfung in Deutsch-Südwestafrika betrachtet werden und verdeutlicht einmal mehr die Wichtigkeit der Erkrankung im Kontext der Kolonisation.

Dass die Malaria bereits vor der Kolonialzeit Relevanz für die Bevölkerung Namibias besaß, wurde anhand indigener Strategien der Malariabekämpfung thematisiert. Die Relevanz der Erkrankung von 1884 bis 1915 wurde gezeigt. Die heutige Situation macht deutlich, dass dies mit Einschränkungen weiterhin Bestand hat. Die Malaria tritt noch heute in Namibia auf, auch wenn ihre Auswirkungen durch umfangreiche Bekämpfungskampagnen reduziert werden konnten:

> „Malaria control interventions have reduced endemic malaria transmission to a state of controlled low-endemic malaria (CLM), a level at which ‚malaria no longer constitutes a major public health burden, but at which transmission would continue to occur even in the absence of importation'. Between 2001 and 2011, reported cases from health facilities declined from 562,703 to 14,406, and deaths attributed to malaria fell from 1,747 to 36 – reductions of 97.4 % and 98.0 %, respectively."[1076]

An der Nordgrenze Namibias gestalte sich die Bekämpfung der Malaria, durch eine starke Bevölkerungsfluktuation, weiterhin als schwierig:

> „However, pockets of transmission remain, primarily in northern border areas where malaria receptivity remains high and vulnerability is greater due to continuous population movement from neighboring endemic countries. Human migration from endemic to lower transmission areas can place destination countries at risk for malaria outbreaks or resurgence."[1077]

Als Beispiel für die aktuelle Situation dient der jährliche Gesundheitsbericht des Verwaltungsbezirkes Kunene, dem auch Franzfontein angehört. Im Berichtsjahr

---

1076 Gueye et al. (2014).
1077 Ebd.

2016/17 traten hier 78 vor Ort akquirierte Malariafälle auf.[1078] Zur Malariabekämpfung wird eine Kombination mehrerer Präventionsstrategien angewandt:

> „During the reporting period, the three districts successful conducted the annual IRHS [Anm. des Verf.: Indoor Residual House Spraying Program] campaign for the period of two months. […] Larviciding help to kill mosquito larvae in water bodies through application of insecticide into the water bodies suspected to have larvae. […] A total of 12,150 mosquito nets distributed during the reporting period."[1079]

Es zeigt sich, dass einige der zu Kolonialzeiten angewandten Präventionsmaßnahmen weiterhin genutzt werden und auch Probleme der Malariabekämpfung, wie die Mobilität infizierter Personen, welche bereits von Vagedes vor Probleme stellte, noch immer Aktualität besitzen. Die Infektion deutscher Flughafenmitarbeiter als Beispiel der Krankheitsausbreitung im Rahmen moderner Infrastrukturen, wie sie bereits Kuhn 1907 beschrieb, zeigt die Relevanz der zunehmenden Globalisierung in Hinsicht auf infektionsepidemiologische Fragestellungen.

1078 Vgl. Kunene Regional Directorate [Anm. des Verf.: Näherungsweise um 2018], S. 45.
1079 Ebd.

Anhang

Anhang 1. Pressekonferenz am 28.05.2021 bezüglich der Verhandlungen zwischen Namibia und Deutschland.

„Außenminister Maas sagte zum Abschluss der Verhandlungen mit Namibia heute (28.05):

Ich bin froh und dankbar, dass es gelungen ist, mit Namibia eine Einigung über einen gemeinsamen Umgang mit dem dunkelsten Kapitel unserer gemeinsamen Geschichte zu erzielen. Nach über fünf Jahren konnten Ruprecht Polenz und sein namibischer Gegenüber Zed Ngavirue die Verhandlungen zum Abschluss bringen, die sie im Auftrag unserer beiden Regierungen und auf Wunsch unserer beiden Parlamente geführt haben. Vertreter der Gemeinschaften der Herero und Nama waren auf namibischer Seite in die Verhandlungen eng eingebunden.

Unser Ziel war und ist, einen gemeinsamen Weg zu echter Versöhnung im Angedenken der Opfer zu finden. Dazu gehört, dass wir die Ereignisse der deutschen Kolonialzeit im heutigen Namibia und insbesondere die Gräueltaten in der Zeit von 1904 bis 1908 ohne Schonung und Beschönigung benennen. Wir werden diese Ereignisse jetzt auch offiziell als das bezeichnen, was sie aus heutiger Perspektive waren: ein Völkermord.

Im Lichte der historischen und moralischen Verantwortung Deutschlands werden wir Namibia und die Nachkommen der Opfer um Vergebung bitten.

Als Geste der Anerkennung des unermesslichen Leids, das den Opfern zugefügt wurde, wollen wir Namibia und die Nachkommen der Opfer mit einem substanziellen Programm in Höhe von 1,1 Mrd. Euro zum Wiederaufbau und zur Entwicklung unterstützen. Bei dessen Gestaltung und der Umsetzung werden die vom Völkermord betroffenen Gemeinschaften eine entscheidende Rolle einnehmen. Rechtliche Ansprüche auf Entschädigung lassen sich daraus nicht ableiten.

Gelebte Versöhnung kann nicht dekretiert werden. Fest steht: Die Verbrechen der deutschen Kolonialherrschaft haben die Beziehungen mit Namibia lange belastet. Einen Schlussstrich unter der Vergangenheit kann es nicht geben. Die Anerkennung der Schuld und unsere Bitte um Entschuldigung ist aber ein wichtiger Schritt, um die Verbrechen aufzuarbeiten und gemeinsam die Zukunft zu gestalten."[1080]

[1080] https://www.auswaertiges-amt.de/de/newsroom/-/2463396 aufgerufen am 23.06.2021.

Anhang 2. Von Lindequist an Gouverneur von Deutsch-Südwestafrika (17.06.1910) und Seitz an das Reichskolonialamt (29.11.1910). Schriftwechsel bezüglich mangelhaft erstatteter Medizinalberichte.

„An den Herrn Gouverneur in Windhuk.

Nachdem durch die Aufstände im dortigen Schutzgebiet die zum 1. Oktober jedes Jahres fällige Vorlage des Jahres-Medizinalberichtes unterbrochen war, wurde im [...] Erlaß No. 241 vom 8.II.1907 verfügt, daß vom Etatsjahre 06/07 ab wieder regelmäßige jährliche Medizinalberichte zur Vorlage kommen sollten. Dementsprechend sind auch für die Berichtsjahre 1906/07 und 1907/08 Medizinalberichte eingegangen und veröffentlicht worden. Als der für das Jahr 1908/09 im Oktober 1909 fällige Bericht im Dezember hier nicht eingegangen war, wurde durch Telegramm am 10/12.09 angefragt, wann der Bericht zu erwarten wäre. Die am 20/12 hier angelangte Antwort lautete: ‚Medizinalbericht voraussichtlich Anfang März.' Um nun wenigstens zu diesem Termin im Besitze des Berichtes zu sein, wurde in dem Erlaß vom 20.12.09 No. 2554 unter Hinweis auf die Verzögerung, welche durch das Fehlen des Berichtes im Druck des diesjährigen Bandes der Medizinalberichte verursacht wurde, ersucht, die Vorlage bestimmt bis Anfang März zu veranlassen und für die Zukunft den Termin (Oktober) einzuhalten.

Aber trotzdem war bis Mitte April der Bericht noch nicht eingegangen.

Infolgedessen wurde am 15/4 1910 nochmals telegraphisch deswegen angefragt u. geantwortet: ‚Medizinalbericht eintrifft 29 Mai.'

Der zu diesem Tage angekündigte ‚Bericht' ist jetzt hier eingegangen und enthält: 1). Je eine Liste der kranken weißen u. farbigen Zivilbevölkerung, nach Bezirken geordnet, 2). Je eine Jahresnachweisung der kranken Europäer und Farbigen des Schutzgebietes. 3). Eine Nachweisung der verstorbenen Europäer; (letztere war bereits hier vorhanden). Von diesen Listen wird ausdrücklich bemerkt, daß sie kein richtiges Bild der Morbidität u. Mortalität des Schutzgebiets geben, ‚da das Material nur lückenhaft eingegangen ist'.

Endlich wird mitgeteilt, daß „ein eigentlicher Bericht" u. die ‚Beschreibung der Krankenanstalten' nicht beigefügt sei, da der vom 1.11.1909 bis 31.III.1910 mit Wahrnehmung des Dienstes als Medizinalreferent, beim Gouvernement und als Regierungsarzt für Windhuk beauftragte Stabsarzt von Bültzingslöwen, nach seiner Angabe für diese Arbeiten keine Zeit gehabt hat.

Es ist also, nachdem durch die dortige Schuld der Druck der Medizinalberichte über die deutschen Schutzgebiete hier um 5 Monate verzögert worden ist, jetzt nur ganz ungenügendes und zum Teil hier schon bekanntes Material, dagegen sind der befohlene Bericht und die Beschreibung der Krankenanstalten trotz mehrfacher telegraphischer Ankündigung garnicht zur Vorlage gekommen und zwar mit einer Begründung, die anzuerkennen ich nicht in der Lage bin.

Das Gouvernement ist für die rechtzeitige Einreichung des Medizinalberichts verantwortlich. Der stellvertretende Medizinalreferent mußte zu dem ihm obliegenden Verpflichtungen, wozu auch die Abfassung des Berichtes gehört, ‚Zeit haben', oder es hätte dortseits eine andere Regelung der Angelegenheit angeordnet werden müssen.

Da der Stabsarzt Dr. von Bültzingslöwen bereits aus dem Schutzgebiet abgereist ist, werde ich ihm nach seiner Ankunft hier zu einem Bericht darüber auffordern, aus welchen Gründen er die ihm obliegenden Dienstverpflichtungen unterlassen hat.

Ferner muß das Gouvernement in der Lage sein, bei den einzelnen unterstellten Dienststellen zu erreichen, daß das erforderliche Material so eingereicht wird, daß die Zentralstelle im Schutzgebiet imstande ist, demnach Nachweisungen aufzustellen, welche ein richtiges Bild von dem geben, was sie geben sollen.

Ich ersuche um umgehenden Bericht darüber, wen die Schuld daran trifft, daß das Material nur ‚lückenhaft eingegangen' ist. Den Jahres-Medizinalbericht für 1909/10, welchem noch die befohlene Beschreibung der Krankenanstalten beizufügen ist, ersuche ich zum 1. Oktober 1910 einzureichen und dabei das Jahr 1908/09 ebenfalls zu berücksichtigen, so daß der Bericht an den veröffentlichten Medizinalbericht 1907/08 anschließt.

Ich erwarte, daß in Zukunft ähnliche Verzögerungen, unter denen die sämtlichen übrigen Schutzgebiete zu leiden haben, sich nicht wiederholen.

Da eine weitere Hintanhaltung der Veröffentlichung nicht mehr möglich ist, werden nunmehr die Medizinalberichte über die deutschen Schutzgebiete 1908/09 mit dem Bemerken erscheinen, daß ein Bericht nicht eingegangen sei, erscheinen.

LR gez. v. Lindequist."[1081]

Der angesprochene Gouverneur Seitz erwiderte hierauf:

„Betrifft: Bericht über Nichterstattung des Jahres-Medizinalberichts 1909/10. Nach der Meldung des Medizinalberichts 1909/10 nicht möglich.
Der Medizinalreferent, welcher seinen Dienst im April dieses Jahres angetreten hat, ist bei der Berichterstattung völlig auf die Berichte der Bezirke – Vierteljahres- und Jahresberichte – angewiesen. Diese Berichte, welche mit gleicher Post übersandt werden, sind jedoch so unvollständig und unvollkommen eigegangen, dass aus

---

[1081] Von Lindequist an Gouverneur von Deutsch-Südwestafrika (17.06.1910), fol. 48–52.

ihnen ein auch nur einigermassen zuverlässiges Bild der Morbidität und Mortalität im Schutzgebiet nicht genommen werden kann. Von einigen Bezirken sind Berichte garnicht eingegangen, bei den übrigen fehlt entweder die statistische Übersicht oder der Bericht und die Berichterstattung erstreckt sich nur auf einen kleinen Teil des Jahres. Ein verwertbarer Bericht ist nur von etwa 2 Bezirken eingegangen.

Besonders schwerwiegend ist das Ausfallen des Berichtes für den Bezirk Windhuk, in welchem während des Berichtsjahres die Stelle des Regierungsarztes einem viermaligen Personen-wechsel unterworfen war. Ebenso fehlt der Bericht für das Eingeborenenlazarett Windhuk, der einzigen grösseren Einrichtung dieser Art im Lande, da das Eingeborenenlazarett während des Berichtsjahres noch in Verwaltung der Truppe stand. Ferner muss die Beurteilung der Morbidität unter den Eingeborenen besonders mangelhaft ausfallen, als gerade die grössten industriellen Anlagen mit den meisten eingeborenen Arbeitern – Tsumeb, Diamantminen, Lüderitzbuchtbahn, Woermannlinie und Kolonialgesellschaft – bisher zur Berichterstattung nichts beitrugen.

Nach Ausweis der hiesigen Akten hat die Beschaffung der Unterlagen für den Jahresbericht hier im Lande stets grosse Mühe verursacht. Die Gründe dafür liegen auf verschiedenen Gebieten. Während in anderen Schutzgebieten nur Regierungs- und Schutztruppenärzte an der Berichterstattung teilnehmen, ist hier die Zahl der verschiedenen Kategorien von Ärzten eine erheblich grössere: Die nicht vertraglich verpflichteten Privatärzte, welche gerade vielleicht die meisten weissen Privatpersonen und Eingeborenen (zum Beispiel Tsumeb, Lüderitzbucht) behandeln, berichten garnicht, von den mit regierungsärztlichen Geschäften vertraglich beauftragten Privatärzten betrachten ebenfalls nicht alle die Berichte als eine Aufgabe des Regierungsarztes, welchen ausdrücklich die Geschäfte eines Regierungsarztes bei einem Bezirk übertragen sind, bei den Schutztruppenärzten leidet die Berichterstattung oft unter dem häufigen Stellenwechsel, sodass die Berichte nur einen Teil des Jahres umfassen. Ausserdem waren verschiedene teilweise schon erheblich besiedelte Bezirke während des ganzen Berichtsjahres oder eines grossen Teil desselben ohne Arzt. Ferner kommt als erschwerender Umstand hinzu, dass vom Februar bis 1. Oktober 09 das Medizinalreferat nicht besetzt war und dass der Medizinalreferent seit 1. April 1910 derart mit Krankendienst bei Weissen und Farbigen in Anspruch genommen war, dass er daneben nur die dringlichsten laufenden Arbeiten des Referats erledigen konnte.

Auch für das Berichtsjahr 1910/11 sind bisher die Berichtsbeiträge sehr spärlich und unvollkommen eingelaufen, ich werde jedoch versuchen, eine gründlichere und allgemeinere Berichterstattung zu erzielen, aus der wenigstens ein Überblick genommen werden kann über die Morbidität und Mortalität der besiedelten Bezirke, soweit sie mit Ärzten versehen sind. Seitz"[1082]

Anhang 3. Von Trotha an Kommando der Schutztruppe (02.10.1904). „Brief an das Volk der Herero", auch bezeichnet als „Vernichtungsbefehl".

„Ich der große General der deutschen Soldaten sende diesen Brief an das Volk der Herero.
Die Herero sind nicht mehr Deutsche Untertanen. Sie haben gemordet und gestohlen, haben verwundeten Soldaten Ohren und Nasen und andere Körperteile abgeschnitten und wollen jetzt aus Feigheit nicht mehr kämpfen. Ich sage dem Volk: Jeder der einen der Kapitäne an eine meiner Stationen als Gefangenen abliefert erhält tausend Mark, wer Samuel Maherero bringt erhält fünftausend Mark. Das Volk der Herero muß jedoch das Land verlassen. Wenn das Volk dies nicht tut, so werde ich es mit dem Groot Rohr dazu zwingen.
Innerhalb der Deutschen Grenze wird jeder Herero mit oder ohne Gewehr, mit oder ohne Vieh erschossen, ich nehme keine Weiber und Kinder mehr auf, treibe sie zu ihrem Volke zurück oder lasse auch auf sie schießen.
Dies sind meine Worte an das Volk der Hereros.
Der große General des mächtigen Deutschen Kaisers.

Dieser Erlaß ist bei den Appells den Truppen mitzuteilen mit dem Hinzufügen, daß auch der Truppe, die einen der Kapitäne fängt, die entsprechende Belohnung zu teil wird, und daß das Schießen auf Weiber und Kinder so zu verstehen ist, daß über sie hinweggeschossen wird, um sie zum Laufen zu zwingen. Ich nehme mit Bestimmtheit an daß dieser Erlaß dazu führen wird, keine männlichen Gefangenen mehr zu machen, aber nicht zu Grausamkeiten gegen Weiber und Kinder ausartet. Diese werden schon fortlaufen, wenn zweimal über sie hinweggeschossen wird. Die Truppe wird sich des guten Rufes der Deutschen Soldaten bewußt bleiben.
Der Kommandeur.
Gez. v. Trotha
Generalleutnant."[1083]

1082 Seitz an das Reichskolonialamt (29.11.1910), fol. 55 f.
1083 Von Trotha an Kommando der Schutztruppe (02.10.1904), fol. 7. Faksimile aufgerufen über https://www.bundesarchiv.de/DE/Content/Virtuelle-Ausstellungen/Der-Krieg-Gegen-Die-Herero-1904/der-krieg-gegen-die-herero-1904.html am 18.06.2021.

Anhang 4. Schinz (1891). Bericht über die Anwendung von Hypnose zur Malariatherapie durch einen Heilkundigen der San.

„Während ich von der Malaria in der Folge verschont blieb, litten meine drei Leute und zwar hauptsächlich einer derselben, ein Bergdamara, sehr stark an heftigen Fieberanfällen, die meiner sämtlichen Chinin- und Ipecacuhana-Dosen spotteten und erst wichen, als wir die medizinischen Kenntnisse eines Buschmannes in Anspruch zu nehmen Gelegenheit hatten. Derselbe war uns von seinen Genossen als grosser Zauberer empfohlen worden, und da meine Begleiter zu dessen Kunst verständlicherweise mehr Zutrauen hegten, als zu meinen ihnen unbegreiflichen Heilungsbemühungen, so gab ich ihren Wünschen nach und gestattete dem alten Manne eine Probe seines ‚Könnens' abzulegen. Da sein Verfahren mit geringen Variationen in den Hauptphasen wohl mit dem der sogenannten Zauberer aller übrigen Stämme Südwestafrika's übereinstimmt, so ist es vielleicht nicht ohne Interesse, wenn ich den Gang einer solchen Kur hier kurz schildere.

Nachdem der Mann meinen Patienten einer flüchtigen Besichtigung unterworfen hatte, erklärte er mit imponierender Sicherheit, dass die Schmerzen über die mein Bergdamara klagte, von einigen, in dessen Körper verborgenen Fremdkörpern herrühren, die zu entfernen er sich sofort anschickte. Er begann nun den Leib meines Jungen mit den flachen Händen zu reiben, erst unregelmäßig und nach allen Richtungen hin, später aber strichweise und zwar auf ein ganz bestimmtes, auf der Brust gelegenes Centrum zu, das er schon vorher als das Versteck der gesuchten Fremdkörper bezeichnet hatte. Während der Massage, die der Patient lautlos über sich ergehen liess, sprach der Alte unausgesetzt unverständliche Worte vor sich hin, bald leise und bald rufend, spuckte den Kranken an und bestrich dessen Brust mit der Achselhöhle entnommenem Schweisse. Allmählich wurden die reibenden und streichenden Bewegungen langsamer, der Junge schien völlig willenlos geworden zu sein und der Arzt ging nun dazu über, seinen Mund auf die besagte Bruststelle zu drücken, sich gleichsam mit aller Kraft daran festsaugend. Nach einigen Minuten ging durch den Körper des Operierenden ein deutlich sichtbares Zittern, unter Gestöhn liess er von dem Kranken ab und geberdete sich rufend und schreiend, als ob er nun seinerseits von heftigen Krämpfen befallen sei. Mitleidsvoll umstanden ihn seine Gefährten und erklärten mir, dass nunmehr die gesuchten Dinger in den Arzt übergegangen seien, wenige Minuten später brachte dieser dann auch unversehens, nochmals einen letzten Schrei ausstossend, einige kleinen Steine und ein Stückchen Kohle zum Vorschein, die er alle auf dem beschwerlichen Wege durch seinen eigenen Leib aus dem des Kranken herausgezaubert hatte. Die wunderbaren Dinger wurden nun meinem Bergdamara, der mittlerweile wieder zu sich gekommen war, vorgezeigt und damit die Erklärung verknüpft, dass nun, da sie ja gehoben wären, kein Grund zu weiteren Schmerzen vorliegen könne und er daher als geheilt entlassen sei. Schliesslich vergrub der Buschmann die Steinchen und die Kohle noch unter einem grossen Kalksteine und warnte Jedermann eindringlich sich nicht etwa verführen zu lassen und nachzusehen, bei der Gefahr, dass die Dinger sonst in den Körper des Vorwitzigen fahren könnten. Von dieser Stunde an war Kairob, mein Begleiter, wieder so gesund und frisch wie nur je. Wenn nun auch die Demonstration der aus dem Körper entfernten Zaubersachen, die der Buschmann natürlich vorher in seinem krausen Haar verborgen hatte, und die daran geknüpfte Erklärung als Betrug aufzufassen sind, so zweifle ich doch nicht, dass derselbe die ganze übrige Prozedur in gutem Glauben und Treu durchgeführt hatte und von den tatsächlichen Erfolgen seiner Zauberkunst auch überzeugt war. Die auf den Patienten ausgeübte Wirkung ist offenbar die einer hypnotischen Suggestion und der Erfolg daher, wenn wir uns auf die Geistesstufe des Betreffenden zu stellen bemühen, wenn auch überraschend, so doch keineswegs unbegreiflich."[1084]

Anhang 5. Ohne Verfasser (o.V.) nach Aufzeichnungen Riechmanns [Anm. des Verf.: Nach handschriftlicher Notiz im Aktenmaterial um 1902]. Übersicht über die Geschichte des Stammes der Swartboois und über die Entstehungsgeschichte des namibischen Ortes Fransfontein.

„Kurze Übersicht der Geschichte der hiesigen Station.
Die Missionsstation Franzfontein, die Ende des Jahres 1892 gegründet wurde, ist der dritte Sammelpunkt der Zwartbooi-Hottentotten. Dieser durch viele Unruhen hindurch gegangene und endlich nach dem Norden des Hererolandes hin verschlagene Stamm, liess sich 1845 unter Missionar Kleinschmidt auf Rehoboth nieder. Als eine noch recht heidnische und schmutzige Gesellschaft hielt er dort, aus dem Innern des Namalandes kommend, in einem langen, bunten, bepackten, sehr interessanten Zuge seinen Einzug. Durch die eifrige und geschickte Taetigkeit des Missionars wurde bald eine Anzahl fuer das Evangelium gewonnen. Schon im Jahre 1845 konnten die Erstlinge, durch die christliche Unterweisung vorbereitet, getauft und eine Gemeinde begruendet werden. Die kleinen Anfaenge entwickelten sich verhaeltnismaessig rasch, und ehe ein Jahrzehnt vergangen, war dort ein bluehendes Leben entstanden. Auch aeusserlich gedieh der Stamm unter der Friedensarbeit des Missionars. Rehoboth wurde bald eine Stadt

---

1084 Schinz (1891), S. 340 f.

auf dem Berge, deren Licht weit sichtbar war. Dies aber erweckte den Neid und den Hass der umwohnenden Nachbarstaemme, die Rehoboth dann fortwaehrend beunruhigten. Unter ihnen war der Hauptanstifter der gefurchtete [sic!], damals in Windhoek hausende Jan Jonker Afrikaner. Auch unter den Zwartbooi, da der groesste Teil des Stammes immer noch heidnisch blieb, brach die alte Natur, die Raublust, von Zeit zu Zeit wieder hervor, so dass die missionarische Arbeit dadurch oft gestoert und gehindert wurde. Doch die groesste Gefahr drohte von draussen, die schliesslich nicht mehr abgewendet werden konnte, sondern wie ein Unwetter ueber Rehoboth hereinbrach. Der Missionar mit Frau und Kindern samt Gemeinde musste fliehen. Die Feinde aber jagten ihm nach, und da sie durch einen grossen Feldbrand alles vernichteten, auch den Wagen, so musste der alternde Missionar mit seiner Familie zu Fuß 3 Tage und 3 Naechte gehen, bis er nach Otjimbingue kam, wo er nach einigen Wochen vor Herzeleid starb. (1864).

Die von Rehobtoh vertriebenen Zwartbooi wurden von den Herero mitleidsvoll aufgenommen, in deren Land man ihnen Wohnplaetze gab. Die Herero zogen sich freilich damit einen Feind im eigenen Lande gross, der ihnen spaeter noch viel zu schaffen machte.

Die versprengten Zwartbooi sammelten sich spaeter wieder unter Missionar Boehm, zuerst voruebergehend auf Saron, und dann auf Ameib am Bockberg, im Jahre (1893?) [sic!]. Hier kam der Stamm vorlaeufig wieder zur Ruhe; die Gemeinde konnte sich unter der missionarischen Pflege von den eingerissenen Uebelstaenden, die die Kriegswirren im Gefolge hatten, allmaehlich erholen. Doch dauerte es nicht allzulange mit der ruhigen und friedlichen Sesshaftigkeit des Stammes. Infolge des eintretenden Wassermangels wurde ihnen der Platz bald verleidet. Als dann im Jahre 1880 das Wasser gaenzlich ausging, begaben sie sich wieder auf die Wanderschaft und liessen sich an verschiedenen Wasserstellen nieder. (Hauptlager Karerib?) [sic!] Um dieselbe Zeit zogen auch die gelben Staemme des Namalandes von Sueden herauf, den Herero zu bekriegen. Dieses war den Zwartbooi eine willkommene Gelegenheit, aus ihrer Langeweile herauszukommen. Auch sie griffen zu den Waffen und zogen, im Bunde mit den Hottentotten aus dem Sueden gegen ihre Wohltaeter, die Herero, zu Felde. Nun folgten 10 dunkle Jahre, in denen die Zwartbooi ein rechtes Raeuberleben fuehrten. Sich aus dem Zentrum des Hererolandes nach Norden hin zurueckziehend, machten sie Otjitambi zum Lagerplatz, von wo aus sie bald nach Norden zu den Ovambo, bald nach Sueden zu den Herero ihre Raubzuege unternahmen. Den Bessergesinnten unter ihnen war natuerlich diese Heidenwirtschaft gaenzlich zuwider, aber sie konnten sie nicht aendern. Aber allmaehlich brachten sie es doch dahin den Haeuptling zu bestimmen, wiedr [sic!] um einen Missionar zu bitten. Zu diesem Zweck zog er mit dem besseren Teil des Stammes nach Franzfontein den Ueberrest seinem Onkel, dem alten Petrus ueberlassend.

Als die Rheinische Missionsgesellschaft nach wiederholten Bitten erkannte, dass es den Leuten ernst war mit dem Begehren nach einem Missionar, willfahrten sie ihrer Bitte, doch unter der Bedingung, einen geeigneten Platz zur Ansiedlung der Bergdamara abzutreten, wozu sie sich auch bereit erklaerten. – So liess sich Missionar Riechmann im Dezember 1891 in Franzfontein bei ihnen nieder, wo er mit Freuden begruesst wurde. Obwohl die Arbeit nach der 10jaehrigen Verwilderung gleichsam von vorne an begonnen werden musste, um zur Gemeindebildung zu gelangen, so gedieh sie doch rasch. Mit jedem Jahr sammelten sich mehr Leute an. Sie zeigten Lust und Eifer zum Hoeren und zum Lernen des Evangeliums. Kirche, Schule und Taufunterricht waren bald in regem Gange. Auf dem sonst leeren Platz entwickelte sich ein reges Leben. Die vorhandene Buschkirche musste vergroessert werden, um Raum fuer die zahlreichen Kirchenbesucher zu schaffen. Im Jahre 1893 wurde ein noch geraeumigeres Gebaeude aus Luftziegeln gebaut, aber auch dies erwies sich bald als zu klein. So fortschreitend, kam das Jahr 1895 heran, in welchem die Zwartbooi-Gemeinde, die, wie bekannt, im Jahre 1845 in Rehoboth gegruendet wurde, ihr 50jaehriges Jubilaeum feiern sollte. Obwohl die Freudigkeit dazu wegen der dunklen Vergangenheit nicht sehr gross war, so wurden dazu doch Vorbereitungen getroffen. Der 1. Juli wurde als der erste Tauftag in Rehoboth zu dieser Feierlichkeit in Aussicht genommen. Es gab dann auch ein ganz schoenes Fest, an welchem die Gemeinde, welche zu der Zeit 160–170 vollberechtigte Mitglieder zaehlte, die Summer von beinahe 2 000 Mark als Festgabe spendete. Dies Geld wurde fuer den in Aussicht genommenen Neubau einer Kirche bestimmt. Durch den am 18. Jan. 1894 erfolgten Tod des Haeuptlings Kornelius Zwartbooi war aber bereits eine Stoerung eingetreten. Da dieser keinen maennlichen Erben hinterliess, so fing man bald an, sich ueber die Haeuptlingschaft zu streiten. Der Stamm war von vornherein, wie bekannt, in 2 Lager geteilt, Franzfontein und Otjitanbi [sic!]. Der alte Petrus, der Onkel des verstorbenen Haeuptlings Kornelius war der naechste Erbe. Dieser aber, weil schon zu alt, wollte seinen Sohn David zu der Haeuptlingswuerde verhelfen. Die Franzfonteiner jedoch sagten: Habt ihr uns frueher nicht gekannt, braucht ihr jetzt nicht zu kommen, zumal es auch nicht nach Wunsch des verstorbenen Haeuptlings war, dass sein Rivale sein Nachfolger werden sollte. Jedoch wurde David Zwartbooi von der deutschen Regierung zum Haeuptling gemacht, bei welcher Gelegenheit er weitgehende Vertraege unterschrieb. Als er spaeter dann erkannte, dass er seine und des Stammes Freiheit verkauft habe, schien er die Sache zu bereuen. Er plante so einen Aufstand (Mai 1897) gegen die deutsche Regierung, der aber noch rechtzeitig im letzten Augenblick vereitelt werden konnte. Die Folge davon war, dass er von seiner Haeuptlingsschaft abgesetzt und Lazarus (aus dem Franzfonteiner Lager) an seiner Stelle als Haeuptling eingesetzt wurde. Bald darauf ging er nach dem Givolberg (noedwestlich [sic!] von Franzfontein), wo die Hauptmasse seiner Anhaenger versammelt war, um, wie verlautete, sich daselbst ein neues Reich zu gruenden und abermals einen Anlauf gegen die deutsche Regierung zu machen, jedoch wurde die Sache frueh genug entdeckt. Dies hatte seine Abfuehrung nach Windhoek als Gefangener zur Folge. Seine Anhaenger, hierueber noch mehr verbittert, ruhten nicht, bis sie ihrem Grimm am 3. Dez. 1897 in einem neuen Aufstand Luft machten, an welchem sich etwa 3/4 des Stammes beteiligten, wozu sich dann Jan !Uixamab berief. Nach einem 4monatlichen (Geplaenkel) Kriegszustand, in welchem mehrere Gefechte stattfanden, wurde der Friede am 20. Maerz 1898 am Givolberg geschlossen. Die Zwartbooi ergaben sich unter der Bedingung, dass ihnen nichts am Leben geschehen soll, mussten aber dafuer nach Windhoek in die Gefangenschaft wandern, wo sie bis jetzt noch weilen. Sie haben zwar seit einem Jahr ihre Freiheit wieder erlangt, aber sie ist eine beschraenkte; denn es ist ihnen nicht gestattet, Windhoek zu verlassen.

Der Zwartbooistamm ist dadurch dem Aussterben anheim gegeben; denn in Windhoek wird er sich unter den ganzen Verhaeltnissen allmaehlich aufloesen und unter der Menge verschwinden, so dass nach einem Jahrzehnt kaum noch von einem Zwartbooistamm die Rede sein koennte [Anm. des Verf.: Hier Änderung der Schriftgröße und der Rechtschreibung im Aktenmaterial] wenn nicht der in Franzfontein zurückgebliebene kleinere Teil, noch dazu durch Wegzug und ungewöhnlich viele Sterbefälle gewaltig dezimiert, sich lebenskräftig erweist. Aber auch dieser teil wäre längst schon in alle Winde zerstreut, wenn er nicht unter dem erziehenden Einfluß der Missionskirche gestanden. Hier hat die Mission die Aufgabe, in den gebliebenen Sprößlingen auf Franzfontein einen neuen, und wir wollen hoffen, auch einen gediegenen Zwartbooistamm mit Geduld und Glauben groß zu ziehen. Die Gesamtzahl der hiesigen Zwartbooi, vom kleinen Säugling an gerechnet, mag zurzeit etwa 150 Köpfe betragen.

Wenn keine widrigen Zustände eintreten, so ist auf ein Wiederhochkommen des Stammes noch Hoffnung vorhanden. Freilich gehört Zeit dazu. Mit welchem Eifer und Fleiss die hiesigen Hottentotten in den letzten Jahren ihre Gärten bebaut haben, ist erstaunlich. Die Heuschrecken- und Vögelplage haben sie standhaft überwunden. Sie bauen Weizen, Mais, Kürbisse und etwas Tabak. Trotz des erheblichen Frostschadens ernteten sie in diesem Jahre doch noch 30 Zentner Weizen. Äusserlich gewann der Ort an Ansehen durch den Neubau einer Kirche, die am 25. März 1900 eingeweiht werden konnte. Durch den Herrn Grafen v. Bethusy-Hue [sic!] veranlaßt, wurde dafür in Schlesien eine Sammlung veranstaltet, welche die Summe von über 1 600 Mark einbrachte. Dank den freundlichen Gebern!

Die Militärstation, die seit 1897 hier besteht, hat nach dem Kriege ihre ursprüngliche Bedeutung verloren. Die Festsetzung ist dann auch allmählich kleiner geworden und besteht heute nur noch aus einem überzähligen Feldwebel, der die Gebäude und den Garten beaufsichtigt. Ausserdem ist nur 1 Europäer, der einen Store unterhält, im Orte ansässig. Putara [sic!] 10 Stunden Fahrens östl. von Franzfontein, hat Frau Bow als Farm erworben."[1085]

Anhang 6. Von Lindequist (06.06.1906). Verfügung über die rechtlichen Folgen des Aufstandes der Herero und Nama für die Bewohner Fransfonteins.

„Gouvernementsverfügung betr. Neuordnung der Franzfonteiner Verhältnisse nach dem Aufstande.

Outjo, den 6. Juni 1906. Gelegentlich meiner Anwesenheit in Outjo habe ich nachstehende Verfügung in Ansehung der Rechte der Swartboois in Franzfontein getroffen:

1. Das Land der Swartboois in Franzfontein wird mit Inkrafttreten der Einziehung Eigentum der deutschen Regierung. Solange die Regierung es gestattet, können die Swartboois in Franzfontein wohnen bleiben. Zur Benutzung als Gartenland werden ihnen daselbst etwa ein bis 2 Hektar überlassen, worüber ich noch näherem Bericht des Bezirksamts entgegensehe.
2. Das den einzelnen Familien gehörige Kleinvieh verbleibt diesen zum Eigentum, jedoch wird die Höchstzahl des Kleinviehs für den Platz Franzfontein auf 500 Stück festgesetzt. Zwei Lämmer rechnen für ein Stück Kleinvieh. Wenn Familien vom Bezirksamt auf andere Plätze gesetzt werden, so wird deren Vieh nicht mitgerechnet.
3. Das Halten von Großvieh ist den Swartbooi-Hottentotten fernerhin nicht mehr gestattet. Das vorhandene Großvieh wird abgeschätzt und von der Regierung zum Schätzungswerte angenommen. Der für die Abschätzung zu ernennenden Kommission soll ein Vertreter des Bezirksamtes, ein weißer Ansiedler und ein Swartbooi-Hottentott angehören. Ausnahmsweise wird den bei Ausbruch des Aufstandes treu Gebliebenen, nämlich
Berend Pinner,
Boas Davids,

1085 Ohne Verfasser (o.V.) nach Aufzeichnungen Riechmanns [Anm. des Verf.: Nach handschriftlicher Notiz im Aktenmaterial um 1902], fol. 5–8.

Alväus Klasen,
Petrus Hendrik,
Josias Lindert
gestattet, ihr Großvieh in der zur Zeit bestehenden Zahl zu behalten, so lange sie leben. Nach ihrem Tode wird es ebenfalls abgeschätzt und den Erben vergütet. Die Zahl des denselben gehörigen Großviehs ist aus der Anlage ersichtlich.
4. Die Swartbooois haben die Befehle des Bezirksamtmanns, auch auf anderen Plätzen zu wohnen und zu arbeiten, Folge zu leisten.
5. Für die Erlaubnis, in Franzfontein zu wohnen und zu weiden, wird die Regierung den Swartboois, wie auch den Hereros gg., späterhin eine Abgabe auferlegen.
6. Der Hottentott Boas Davids wird zum Sprecher ernannt und für die Einhaltung vorstehender Bestimmungen verantwortlich gemacht.
Vorstehendes wurde einer Deputation der Swartbois in mündlicher Rede von mir bekannt gegeben, verdolmetscht durch den Bastard Gert aus Outjo.

Sämtliche Erschienenen, nämlich:

1. Berend Pinner,
2. Boas Davids,
3. Alväus Klasen,
4. Petrus Hendrik,
5. Josias Lindert,
6. Otto Luipert,
7. Gideon Richter,
8. Hendrik Davids,
9. Johannes Berndt,
10. Johannes Hansen

erklärten, alles genau verstanden zu haben.

Der Kaiserliche Gouverneur
gez. v. Lindequist

Als Zeugen:
Der Ksl. Bezirksamtsmann I.V. gez. v. Wangenheim, Hauptmann
gez. Boas Davids Führer der Deputation
gez. H. Brockmann, Missionar
gez. Gert, Dolmetscher."[1086]

1086 Von Lindequist (06.06.1906), fol. 11 f.

Anhang 7. Koch an den Direktor der Kolonialabteilung Stuebel (24.11.1900). Vorschlag zur Prüfung der Koch'schen Theorie der Malariabekämpfung in den deutschen Kolonien. Grundlage der von Vagedes'schen Malariaexpedition nach Deutsch-Südwestafrika.

„An den Wirklichen Geheimen Legationsrath, Direktor der Kolonial-Abtheilung Herrn Dr. Stuebel Hochwohlgeboren.
Euer Hochwohlgeboren beehre ich mich unter Bezugnahme auf den hier beigefügten Bericht vom 15. Juni d. Js. Für die Fortsetzung der Malaria-Expedition folgende Vorschläge ergebenst zu unterbreiten: In diesem Bericht habe ich darauf hingewiesen, daß die Aufgabe der Expedition, trotz der erzielten günstigen Resultate nicht als abgeschlossen zu betrachten ist. Es ist vielmehr durchaus nothwendig den Versuch, der dort unter gewissen, durch die dortigen Verhältnisse gegebenen und vielleicht besonders günstigen Bedingungen gelungen ist, mehrfach zu wiederholen, u. zwar unter anderen klimatischen und sozialen Verhältnissen; besonders aber in leicht erreichbaren Gegenden, wo ich die Versuche fortwährend unter Augen haben und den Erfolg womöglich jahrelang, jedenfalls aber längere Zeit hindurch auf seine Beständigkeit kontrolliren könnte.

Ich hatte mir in der Beziehung den Vorschlag erlaubt, den nächsten Versuch in Deutschland, gleichzeitig auch in den deutschen Kolonien machen zu dürfen. Auf jeden Fall aber habe ich es für nöthig erklärt, den weiteren Gang der Expedition den durch die erzielten Resultate vollkommen veränderten Verhältnisse entsprechend gestalten zu müssen; wie es ja in der Natur der Aufgabe lag und bereits auch im Lauf der bisherigen Expedition eingetreten war, daß die gewonnenen Resultate Abänderungen des ursprünglichen Reiseprogrammes bedingten. Meine Erwartung in Deutschland eine geeignete Stelle für die nothwendige Wiederholung meiner Versuche zu finden hat sich nicht erfüllt. Es erübrigt soweit, für die Fortsetzung der Malaria-Expedition diese Versuche auf die deutschen Kolonien auszudehnen, unter denen gegenwärtig Neu-Guinea u. Südwest-Afrika in erster Linie in Frage kommen; gleichzeitig bietet sich außerdem die Gelegenheit auf der bei Pola im adriatischen Meer gelegenen Insel Brioni ganz gleiche Versuche auszuführen. Diese Insel gehört zwar nicht zu Deutschland, gewährt aber so außerordentlich günstige Bedingungen für die nach meinen Absichten durchzuführenden Versuche, daß es ein kaum zu entschuldigender Fehler sein würde, diese günstige Gelegenheit unbenutzt zu lassen.

Für diese drei zunächst in Aussicht genommenen Theil-Expeditionen stehen an Stelle des nach Hamburg zum Tropen-Hygienischen-Institut abkommandirten Stabsarzt Dr. Ollwig zur Verfügung: Stabsarzt Dr. Wendland für Neu-Guinea,

Stabsarzt Dr. Vagedes für Südwest-Afrika, und für die Insel Brioni das bisherige Mietglied der Expedition Professor Dr. Frosch.

Die genannten drei Herren bleiben für die Dauer ihrer Thätigkeit, die streng an die von mir gegebenen Direktiven gebunden ist, in dauernder Verbindung mit mir, und behalte ich mir als Leiter dieser drei Theil-Expeditionen ein persönliches Eingreifen an Ort und Stelle jederzeit vor, je nachdem die einlaufenden Berichte mir dies erforderlich oder nützlich erscheinen lassen. Somit bilden diese drei Theil-Expeditionen, wie ersichtlich, nur die nothwendige Fortsetzung der bisherigen Malaria-Expedition; fallen also noch in den Rahmen meines Vertrages. Die noch zur Verfügung stehenden Mittel von 50 000 M sind vollständig ausreichend, um die in Vorschlag gebrachten Theil-Expeditionen ausführen zu können.

Bezüglich der Reisegelder und Diäten findet der § 3 meines Vertrages nur auf die über See gehenden Herren Assistenten Anwendung, welche in den Kontrakt des Herrn Stabsarzt Dr. Ollwig eintreten, während für die in Europa zu verwenden Herren neben der Erstattung der Reisekosten ein Tagegeld von 20 M vorzuziehen wäre.

Während des Aufenthalts in Deutschland, vom Tage unseres Eintreffens in Berlin ab gerechnet, beanspruchen ich sowohl wie Stabsarzt Dr. Ollwig Tagegelder nicht.

Da schon jetzt an den erwähnten Punkten die Jahreszeit benutzt werden muß, um dem Ausbruch der Malaria im nächsten Jahre zu begegnen, so bitte ich um eine möglichst schleunige Förderung dieser dringlichen Angelegenheit, sowie um eine bald gefällige Antwort, die mich in den Stand setzt, die erforderlichen Dispositionen umgehend treffen zu können.

Koch.

Geheimer Medizinal-Rath, Direktor des Instituts für Infektionskrankheiten"[1087]

[1087] Koch an den Direktor der Kolonialabteilung Stuebel (24.11.1900), fol. 94 ff.

Anhang 8. Ohne Verfasser (o.V.) an von Vagedes (25.01.1901). Arbeitsanweisungen und Rahmenbedingungen der von Vagedes'schen Malariaexpedition nach Deutsch-Südwestafrika.

„Instruction für den Herrn Stabsarzt Dr. Vagedes.
Die nach Deutsch-Südwest-Afrika gesandte Expedition bildet die Fortsetzung der im Auftrage des Deutschen Reiches ausgeführten Malariaexpedition des Geh. R. Dr. Koch. Sie bezweckt eine Wiederholung des Versuches, die Malaria auszutilgen, nach Analogie der entsprechenden Versuche in Stephansort[1088] und Brioni.[1089]

Es wird nötig sein, sich auf einen besonders geeigneten Ort zu beschränken schon mit Rücksicht auf die geringe zur Verfügung stehende Arbeitskraft- u. Zeit. Als ein geeigneter Ort, kann ein solcher gelten, an welchem viele Malaria, namentlich unter den Kindern, herrscht und wo die Bevölkerung möglichst seßhaft ist, auch den notwendigen Maßnahmen keinen unüberwindbaren Widerstand entgegensetzen. Nach Angabe des Herrn Stabsarzt Dempwolff ist die Station Franzfontein ein derartiger geeigneter Platz und wird Herr Stabsarzt Dr. Vagedes sich deswegen zunächst dahin begeben.

Die Austilgung der Malaria hat in der Weise zu geschehen, daß die gesamte Bevölkerung auf Malariaparasiten untersucht und die mit solchen behaftet gefundenen Personen durch Chininbehandlung von ihrer Malaria befreit werden.

Von den positiven Befunden sind Deckglas Präparate zur Nachuntersuchung nach Berlin zu senden.

Soweit es angängig ist, sind zu diesen Versuchen geeignete Persönlichkeiten (wie Ärzte, Sanitätspersonen, Krankenschwestern, Missionare u. A.) heranzuziehen. Speziell für diesen Zweck wird ein besonderes Mikroskop mitgegeben und werden weitere, sofern es notwendig erscheint, zu beantragen sein.

Wenn die sich zur Verfügung bietenden Hilfskräfte es ermöglichen, ist das Arbeitsfeld entsprechend auszudehnen.

Bei den Untersuchungen auf Malaria ist regelmäßig auch auf das Vorhandensein von palpablen Milzschwellungen zu achten.

Jede sonstige Gelegenheit Malariauntersuchungen vorzunehmen, z. B. schon auf der Reise ist wahrzunehmen.

Auch ist auf Alles, was zur Malariaätiologie in Beziehung steht, zu achten, in erste Linie auf das Verhalten der Mücken, von welchen Sammlungen zu

---

1088 Ort auf Papua-Neuguinea.
1089 Kroatische Inselgruppe.

beschaffen sind, ferner auch des Vorkommens von malariaartigen Krankheiten bei Thieren (bes. bei Pferden und Rindern), ebenso auf das örtliche und zeitliche Verhalten der Malaria.

Über all diese Untersuchungen und Befunde ist Bericht zu führen nach einem verabredeten Schema.

Berichte werden alle 14 Tage erstattet und mit der nächsten fälligen Post an Geh. R. Koch in Berlin gesandt.

Alle in Deutsch S.W.A. erstatteten Berichte sind dem Gouvernement in Abschrift mitzuteilen.

Soweit neben den Untersuchungen über Malaria sich Gelegenheit zum Studium anderer im Schutzgebiet vorkommender Menschen- und Thierkrankheiten bietet, ist dieselbe zu benutzen. Insbesondere ist es sehr erwünscht, Beobachtungen und Untersuchungsmaterial zu erhalten über die sogen. Pferdesterbe und die damit in Verbindung stehenden Angaben des St. A. Dr. Kuhn (Identität dieser Krankheit mit menschlicher Malaria und die Verwertung von Körperflüssigkeiten immun gewordener Pferde gegen Malaria der Menschen), ebenso über diejenigen des Stabsarztes Rickmann (Blutparasiten bei erkrankten Pferden).

Desgleichen ist zu achten auf Rinderpest (Sammlung und Einsendung von Blutpräparaten), Vorkommen von Anchylostomen, Filarien, Tsetse Krankheit und Texasfieber, Lepra, ansteckende Hautkrankheiten, Tuberculose, [sic!] Influenca, Dysenterie, Bilharziakrankheit. Tsetsefliegen und Zecken sind zu sammeln und einzusenden.

Von wissenschaftlich interessanten Orten, Gegenständen, Personen u. dgl. Sind photographische Aufnahmen anzufertigen und die Negative einzusenden. Zu diesem Zwecke wird der wissenschaftlichen Ausrüstung ein photograph. Apparat beigegeben.

Fortdauernd sind während der Reise meteorologische Beobachtungen und Messungen anzustellen, über welche Buch zu führen ist."[1090]

Anhang 9. Baumann an Inspektor Spiecker (27.05.1901). Bericht des Missionars Baumann über die Tätigkeit von Vagedes'.

„Franzfontein ist ein sehr schöner Platz, nur schade, daß auch hier die böse Malaria ihre Opfer fordert. Augenblicklich weilt ja Herr Stabsarzt Vagedes mit Frau hier und der Herr Stabsarzt meint, es werde ihm gelingen, Franzfontein ganz malariafrei zu machen. Er hat das Blut sämtlicher Menschen von Franzfontein und Umgegend mikroskopisch untersucht und die von Malariaparasiten

---

1090 Ohne Verfasser (o.V.) an von Vagedes (25.01.1901).

behafteten Personen in Behandlung genommen. Auch Tsumamas, das ja als Filial von Franzfontein hiermit in engster Verbindung steht, steht also augenblicklich unter ärztlicher Kontrolle, wenn man so sagen will. Das Verfahren an sich ist sehr einfach, aber unter den Verhältnissen hierzulande, ein sehr schwer durchführbares. Es intressiert sie gewiß lieber Herr Inspektor, wenn ich Ihnen in etwa den Hergang einer solchen Untersuchung und Behandlung erzähle. Er ist ungefähr folgender: Der zu untersuchenden Person wird vermittelst eines spitzen Instrumentes eine kleine, kaum sichtbare Wunde an der Fingerspitze beigebracht, dieser kleinen Öffnung wird dann ein Tröpflein Blut entnommen, welches präpariert und mikroskopisch untersucht wird. Die Malariaparasiten sind durch das Mikroskop deutlich sicht- und erkennbar, wie Br. Riechmann und ich selbst gesehen haben. In einem einzigen Blutkörperchen sind oft 1, 2, ja 3 Parasiten, die sich als kleine, an einem Ende verdickte, schwarze Ringlein erkennen lassen. Es ist also nun die Aufgabe des Arztes, diese Parasiten zu vernichten. Er muß also die Leute in deren Blut er sie findet, so lange mit Chinin behandeln, bis er sich durch wiederholte Blutuntersuchungen überzeugt hat, daß das Blut rein ist, und selbst dann muß die Chininbehandlung 3 Monate ununterbrochen fortgesetzt werden, erst dann kann man von einem Resultat reden. Die Parasiten im Blute eines Menschen sollen dann durch die Mosquitos von Mensch auf Mensch übertragen werden und auf diese Weise sollen die furchtbaren Verheerungen durch die Malaria entstehen.

Stabsarzt Vagedes wird also bis August hier bleiben, er behauptet Franzfontein sei ein rechter Malariaherd, verspricht sich aber ein sehr gutes Resultat. Er hat schon öfters zu Br. Riechmann gesagt: ‚Herr Missionar, sie sollen sehen, nächstes Jahr haben sie sicher keine Malaria auf Franzfontein.'

Nun, wir sind sehr gespannt. Stabsarzt Vagedes arbeitet sehr fleißig und läßt sichs wirklich nicht verdrießen, so schwierig die ihm gestellte Aufgabe in ihrer Durchführung auch in der That ist. Br. Riechmann hilft ihm aber auch wo er kann und der Herr Stabsarzt meinte neulich: ‚ja Herr Missionar, wenn ich nicht ihre Hilfe hätte, könnte ich nur einpacken'. Er wie auch seine Frau Gemahlin sind sehr nett und verstehen es sehr gut mit den Leuten umzugehen, darum glaube ich hat seine Arbeit bisher einen befriedigenden Verlauf genommen.

Zu Pfingsten baten er und seine Frau, Br. Riechmann dringend um einen deutschen Gottesdienst, der dann auch stattfand. Gott der Herr wolle die Arbeit des Stabsarzt Vagedes mit seinem Segen krönen, wenn es sein kann."[1091]

1091 Baumann an Inspektor Spiecker (27.05.1901), fol. 122 ff.

Anhang 10. Auswärtiges Amt Kolonialabteilung an Gouverneur Leutwein (03.01.1901), von Vagedes an Gouvernement (14.06.1901), Leutwein an von Vagedes (12.07.1901), Leutwein an Bezirkshauptmannschaft Outjo (11.09.1901), Koch an den Direktor der Kolonialabteilung Stuebel (07.10.1901), von Vagedes an Koch (28.10.1901), Robert Koch an von Vagedes am 25.11.1901 in: Möllers (1950) und Leutwein an von Vagedes (27.12.1901). Schriftwechsel bezüglich der finanziellen Unterstützung der von Vagedes'schen Malariaexpedition durch das Gouvernement von Deutsch-Südwestafrika.

Kolonialabteilung an Leutwein, Berlin 03.01.1901.

„An den Herrn Gouverneur von Südwestafrika Hochwohlgeboren

Der Geheime Medizinalrath Prof. Dr. Koch hat zur Fortsetzung seiner im Auftrage des Reiches unternommenen Malariaerforschungsexpedition im Einverständnis mit der Kolonial Abtheilung unter Anderem beschlossen, den Königlich Preußischen Stabsarzt Dr. Vagedes als seinen Assistenten zum Studium der Malaria, besonders unter den Eingeborenen, nach Südwestafrika zu entsenden, und sich vorbehalten, gegebenen Falles persönlich die Forschung dieser Theilexpedition zu übernehmen.

Dr. Vagedes wird voraussichtlich Anfang März im Schutzgebiet eintreffen, und sich zunächst so schnell als möglich nach Windhoek begeben.

E. Hg. Ersuche ich ergebenst, dem Unternehmen, welches die Bekämpfung der Malaria als Volksseuche zum Endzwecke hat, und somit für das Südwestafrikanische Schutzgebiet von großem wirtschaftlichem Nutzen sein kann, nach Möglichkeit förderlich zu sein.

Im Besonderen muß es, im Interesse einer thunlichst sparsamen Durchführung der aus Reichsmitteln bestrittenen Expedition als erwünscht bezeichnet werden, daß sowohl Beförderungsmittel (Ochsenwagen mit Gespann und Reitpferde) als auch Verpflegungsgegenstände u. dgl. Der Expedition, soweit möglich, aus Beständen des Gouvernements gegen Erstattung des Selbstkostenpreises zu Verfügung gestellt werden. Ich ersuche […] hiernach die in Betracht kommenden Verwaltungsorganen mit entsprechender Instruktion zu versehen, und zwar zunächst die Bezirkshauptmannschaften Swakopmund Omaruru und Windhoek sowie das Eisenbahnbaukommando, damit sie der beschleunigten Hinaufbeförderung des mit seiner Gattin hinausreisenden Dr. Vagedes samt dem Expeditionsgepäck auf dem Wege nach Windhoek jeden thunlichen Versuch leisten.

A.A.K.A."[1092]

[1092] Auswärtiges Amt Kolonialabteilung an Gouverneur Leutwein (03.01.1901), fol. 122 f.

Von Vagedes an Gouvernement von Deutsch-Südwestafrika, Franzfontein 14.06.1901.

„Das Kaiserliche Gouvernement bitte ich gehorsamst, mir für die ausschließlich zu Expeditionszwecken nötigen Nahrungs- und Bedarfsmittel die den Offizieren des Schutzgebietes zustehenden Vorzugspreise zu gewähren.

Da ich zur Erreichung meiner Aufgabe Franzfontein malariafrei zu machen, Nahrungsmittel zur Vertheilung an Eingeborene in größerer Menge brauche, so würde der Zuschlag von Frachtkosten und Verwaltungskosten-Antheil die Expeditionsmittel und somit die Möglichkeit, im Schutzgebiet das Malariafieber zu bekämpfen wesentlich beschränken. Mit Rücksicht auf den doch nur dem Schutzgebiet dienlichen Zweck der Expedition bitte ich mich hierin bei der der Erreichung meiner Aufgabe unterstützen zu wollen.
(gez.) Dr. Vagedes Stabsarzt."[1093]

Leutwein an von Vagedes, Windhoek 12.07.1901

„Auf das Gesuch E. H. vom 14.06.01 um Gewährung von Frachtfreiheit für Nahrungsmittel und sonstige Bedarfsgegenstände, wie sie den Beamten u. Offizieren des Schutzgebietes zusteht, muß ich zu meinem Bedauern eine abschlägige [sic!] Antwort ertheilen.

Durch Erlaß des Auswärtigen Amtes vom 3.1.01 No. 2 K. 31206/378 bin ich angewiesen worden, die Expedition E. H. auch dadurch zu unterstützen, daß ich derselben sowohl Beförderungsmittel als auch Verpflegungsgegenstände und dgl. Aus amtlichen Beständen zur Verfügung stelle, aber gegen Erstattung des Selbstkostenpreises. Bei Berechnung der letzteren müssen alle Nebenkosten, also auch die Materialien w. die Landfrachtkosten, in Betracht gezogen werden. Ich sehe wohl ein, daß die E. H. zur Verfügung stehenden Baarmittel gering sind, muß es aber Ihm überlassen, selbst oder durch meine Vermittelung beim Auswärtigen Amte eine andere Regelung herbeizuführen.

Gleichzeitig übersende ich die erste Nachweisung über die Ausgaben der Expedition, von welcher eine 2. Ausfertigung dem Auswärtigen Amte zur Verrechnung bereits übersandt worden ist.
Der Kaiserliche Gouverneur (gez.) Leutwein."[1094]

1093 Von Vagedes an Gouvernement (14.06.1901).
1094 Leutwein an von Vagedes (12.07.1901).

Leutwein an die Bezirkshauptmannschaft von Outjo, Windhoek 11.09.1901

„Dem Stabsarzt Dr. Vagedes sind bis heute an Vorschüssen, Kosten für entnommenen Proviant, Materialien pp. Insgesamt 13368 Mark 24 P [sic!] zur Last gestellt.

Nachdem nach der Verfügung des Auswärtigen Amtes, Kolonial-Abtheilung vom 19. Januar 1901 No. 45 dem genannten Herrn insgesamt nur Vorschüsse bis zum Betrage von zusammen 14 000 Mark gezahlt werden dürfen, werden die in Betracht kommenden Bezirkshauptmannschaften ersucht, die Zahlung weiterer Vorschüsse, sowie die Abgabe von Proviant pp., sobald diese Summe erreicht ist, einzustellen. Den Empfang dieses Erlasses bitte ich zu bestätigen.
Der Kaiserliche Gouverneur
(gez.) Leutwein"[1095]

Koch an Stuebel, Berlin 07.10.1901

„Euer Hochwohlgeboren beehre ich mich in Verfolg der mit Herrn Oberstabsarzt Dr. Steudel gehabten Rücksprache folgende auf die Malaria-Expedition des Stabsarztes Dr. Vagedes bezügliche Daten ergebenst zu übermitteln:

1. Bei seiner Ausreise erhielt Stabsarzt Dr. Vagedes
    a. zu seiner persönlichen Ausrüstung, Reisegeld 6 000,00 M
    b. Credit beim Gouvernement Deutsch-Südwest-Afrika 14 000,00 M
       zusammen 20 000,00 M
2. Für die wissenschaftliche Ausrüstung bei Antritt der Expedition sind nach dem mit meinem Bericht vom 6 Juni d. Js. […] eingereichte Rechnungen bezahlt 3 114,00 M
3. Nachträglich sind aus den für Brioni zur Verfügung stehenden Mitteln von hier aus für nachgesandtes Chinin laut Rechnung bezahlt (diese Rechnung wird mit der Abrechnung für Brioni eingesandt:) 360,25 M

   Gesamtbetrag 23 474,25 M

Nach schriftlicher Mittheilung des Stabsarztes Vagedes aus Franzfontein vom 31 Juli und 4.August d. Js. steht demselben von dem 14 000 M betragenden Credit nur noch ein Rest von etwa 2 500 M zur Verfügung, mit dem er – ohne Anrechnung von Tagesgeldern – bis Ende Oktober d. Js. auszukommen gedenkt. Einen Verwendungsnachweis über die 20 000 M hat Stabsarzt Vagedes nicht eingesandt, jedoch theilt er mit, daß er von der creditischen Summe

---

1095 Leutwein an Bezirkshauptmannschaft Outjo (11.09.1901).

allein 6 500 M für Beschaffung eines Ochsenwagens aufwenden mußte, den er zwar wieder zu verkaufen hofft, doch muß er aus dem Erlös sich zwei Pferde anschaffen, die er zur leichten Erreichung der Malaria-Plätze nothwendig braucht.

Stabsarzt Vagedes theilt ferner mit, daß er, wenn er die Arbeiten mit Ende Dezember d. Js. abschließen soll, bis dahin noch einer Summe von 5 000 M bedarf, da es aber für die Malariabekämpfung zweckmäßig ist auch noch die nächste in der mitte des April beginnenden Fieberperiode in die Arbeiten hineinzuziehen, so bedarf er noch weiterer 5 000 M, im Ganzen also 10 000 M. Ich bitte, ihm noch diese Summe zur Verfügung zu stellen.

Wenn für das Rechnungsjahr 1902 zum Zwecke der Bekämpfung der Malaria in den Kolonial-Gebieten die in meinem Bericht vom 13 Juli d. Js. erbetene Summe von 50 000 M bewilligt wird, dann erlaube ich mir für die Verwendung derselben auch die Anlage zu diesem Berichte hinzuzuweisen, wonach zu überweisen wären:

a. , dem Stabsarzt Dr. Dempwolff für Neu-Guinea 21 000 M
b. , dem Stabsarzt Dr. Vagedes für Deutsch-Südwest-Afrika 21 000 M
c. , für die Fortsetzung der Malaria-Bekämpfung in Istrien 3 000 M
d. , für Diverses und Unvorhergesehenes (: Chinin, Ersatz von Laboratoriumsgegenständen u.s.w. 5 000 M […]

K."[1096]

Von Vagedes an Koch, Franzfontein 28.10.1901

„Euer Hochwohlgeboren übersende ich gehorsamst in der Anlage eine mir durch die kaiserliche Bezirkshauptmannschaft Outjo zugegangene Abschrift einer Gouvernementsverfügung vom 11.9. d. J. mit dem Bemerken, daß mir durch das Kaiserliche Gouvernement eine Benachrichtigung von der getroffenen Verfügung nicht zu theil geworden ist.

Art und Form der Verfügung, welche durch die Hände von Unterbeamten gegangen ist und somit auch den Storebesitzern und Farmern in dem für mich in Betracht kommenden Gebiet bald bekannt sein dürfte, müssen den Eindruck erwecken, daß die Expedition sich nicht der Unterstützung der Landesregierung erfreut, und sind daher geeignet, ein entgegenkommendes Verhalten der Bevölkerung zu erschweren. Zu den Vorgängen bemerke ich, daß mir in dem

---

1096 Koch an den Direktor der Kolonialabteilung Stuebel (07.10.1901).

abschriftlich beigefügten Schreiben des Herrn Kaiserlichen Gouverneurs vom 12.7. d. J. mitgetheilt wurde, eine Nachweisung der Ausgaben der Expedition sei gleichzeitig übersandt. Eine solche traf aber bis zum 1.9. hier nicht ein und ich bat daher das Kaiserliche Gouvernement um Zusendung der angekündigten Zusammenstellung.

Am 4.10 erhielt ich aus Windhoek vom 11.9 – also dem Tage, an welchem die oben angeführte Verfügung erlassen wurde – datirte [sic!] ‚Geschäftsnotiz' der ‚Registratur der Finanzverwaltung', welcher eine ‚I. Zusammenstellung' beilag, die ‚s. Z. versehentlich zurückbehalten sei;' dieselbe gab mir jedoch nur Auskunft über die im März gemachten Ausgaben, es blieb mir also überlassen, unter Zugrundelegung der Preisliste für Lebensmittel, der üblichen Frachtkosten und der 10 Prozent ‚Verwaltungskostenantheil' die Übersicht zu behalten, wobei mir die vom Kaiserlichen Gouvernement angenommene Höhe der Frachtkosten bis heute unbekannt blieb. Nur der großen Liebenswürdigkeit der Bezirkshauptmannschaft Outjo verdanke ich es, daß ich über die bis zum 24.8. verbrauchte Summe nunmehr Kenntniß erhielt und nicht eventuell in die Lage versetzt wurde, gelegentlich einer Proviantanforderung abschlägig beschieden zu werden.

Ob nach der bestehenden Verfügung des Auswärtigen Amtes die Proviantabgabe an mich, überhaupt also auch die Käufliche, verboten werden konnte wie es doch, wörtlich genommen, durch jene Verfügung des Kaiserlichen Gouvernements vom 11.9. geschehen ist muß ich dahin gestellt lassen, da ich den Wortlaut jener Verfügung des Auswärtigen Amtes nicht kenne.

Euer Hochwohlgeboren glaube ich von diesen Vorgängen Kenntnis geben und das Weitere gehorsamst überlassen zu müssen.

(gez.) Dr. Vagedes Stabsarzt"[1097]

Robert Koch an von Vagedes, 25.11.1901

„Als ich Ihren Brief erhielt, in welchem Sie mir mittheilten, daß Sie mit den Geldmitteln zu Ende seien und zur Durchführung Ihres Auftrages noch zehntausend Mark bedürften bin ich sofort zu dem Herrn Kolonial-Direktor Stuebel gegangen, habe ihm die Angelegenheit auseinandergesetzt und ersucht, die von Ihnen verlangte Summe zu bewilligen. Zugleich habe ich auch Ihre Beschwerde wegen der unfreundlichen Haltung des Gouvernements zur Sprache gebracht und darauf gedrungen, daß in dieser Beziehung Abhilfe geschaffen werden müsse oder daß es, wenn sich das nicht ermöglichen lasse und das

---

1097 Von Vagedes an Koch (28.10.1901).

Gouvernement durchaus nicht begreifen wolle, daß die Malaria-Expedition nur in seinem Interesse unternommen sei, besser wäre, die Expedition zurückzuberufen. Obwohl nun eigentlich gar keine Mittel mehr vorhanden sind und die von neuem beantragten erst vom 1. April 1902 ab, vorausgesetzt, daß sie überhaupt bewilligt werden, zur Verfügung stehen werden, hat sich die doch die Kolonialabtheilung entschlossen Ihnen den verlangten Kredit über 10 000 Mark zur Verfügung zu stellen, allerdings in der festen Voraussicht, daß Sie damit unter allen Umständen auskommen. Auch ich kann Ihnen nur dringend rathen, über diesen Kredit nicht hinauszugehen, da ich überzeugt bin, daß es mir nicht zum zweiten Male gelingen wird, Ihnen aus der Klemme zu helfen. Das Gouvernement ist übrigens nachdrücklich angewiesen, Ihnen in jeder Weise behilflich zu sein, daß Ihnen keine unnöthigen Kosten erwachsen. Ochsenwagen und Pferde sollen vom Gouvernement wieder übernommen werden, auch soll durch Abkommandierung geeigneter Leute Ihnen die Annahme von Personal, welches Sie für Ihre Arbeiten brauchen, erspart werden u.s.w. Sie sehen also, daß die Kolonialabtheilung bestrebt ist, die Zwecke der Expedition möglichst zu fördern. Ich möchte Sie aber bitten, von den Ermächtigungen derselben nur so weit Gebrauch zu machen, als es absolut nothwendig ist, und immer danach zu trachten, daß Sie mit dem Gouvernement in Frieden auskommen."[1098]

Leutwein an von Vagedes, Windhoek 27.12.1901

„Euer Hochw. lasse ich in der Anlage Abschrift des Erlasses des Auswärtigen Amtes Kolonial Abteilung v. 22. Okt. d. Js. No. 803 zur gefälligen Kenntnisnahme und Rückäußerung ergebenst zugehen. Der Rückgabe des von E. H. s. Zt. gekauften Ochsenwagens nebst Bespannung zu deren derzeitigen Werte stehen diesseits keine Bedenken entgegen, ebensowenig einer unentgeltlichen Benutzung des Wagens bis zur Beendigung Ihrer Aufgabe. Wegen etwaiger Abkommandierung von Gouvernementspersonal bitte ich um gefällige Angabe, in welcher Anzahl Hilfskräfte – Weiße und Eingeborne – für Ihre Zwecke erforderlich sind. Der kaiserliche Gouverneur gez. Leutwein."[1099]

1098 Robert Koch an von Vagedes am 25.11.1901 in: Möllers (1950), S. 257 f.
1099 Leutwein an von Vagedes (27.12.1901).

Anhangsverzeichnis

Anhang 1. Pressekonferenz am 28.05.2021 bezüglich der Verhandlungen zwischen Namibia und Deutschland. — 261

Anhang 2. Von Lindequist an Gouverneur von Deutsch-Südwestafrika (17.06.1910) und Seitz an das Reichskolonialamt (29.11.1910). Schriftwechsel bezüglich mangelhaft erstatteter Medizinalberichte. — 262

Anhang 3. Von Trotha an Kommando der Schutztruppe (02.10.1904). „Brief an das Volk der Herero", auch bezeichnet als „Vernichtungsbefehl". — 265

Anhang 4. Schinz (1891). Bericht über die Anwendung von Hypnose zur Malariatherapie durch einen Heilkundigen der San. — 266

Anhang 5. Ohne Verfasser (o.V.) nach Aufzeichnungen Riechmanns [Anm. des Verf.: Nach handschriftlicher Notiz im Aktenmaterial um 1902]. Übersicht über die Geschichte des Stammes der Swartboois und über die Entstehungsgeschichte des namibischen Ortes Fransfontein. — 267

Anhang 6. Von Lindequist (06.06.1906). Verfügung über die rechtlichen Folgen des Aufstandes der Herero und Nama für die Bewohner Fransfonteins. — 271

Anhang 7. Koch an den Direktor der Kolonialabteilung Stuebel (24.11.1900). Vorschlag zur Prüfung der Koch'schen Theorie der Malariabekämpfung in den deutschen Kolonien. Grundlage der von Vagedes'schen Malariaexpedition nach Deutsch-Südwestafrika. — 273

Anhang 8. Ohne Verfasser (o.V.) an von Vagedes (25.01.1901). Arbeitsanweisungen und Rahmenbedingungen der von Vagedes'schen Malariaexpedition nach Deutsch-Südwestafrika. — 275

Anhang 9. Baumann an Inspektor Spiecker (27.05.1901). Bericht des Missionars Baumann über die Tätigkeit von Vagedes'. — 276

Anhang 10. Auswärtiges Amt Kolonialabteilung an Gouverneur   278
*Leutwein (03.01.1901), von Vagedes an Gouvernement
(14.06.1901), Leutwein an von Vagedes (12.07.1901),
Leutwein an Bezirkshauptmannschaft Outjo
(11.09.1901), Koch an den Direktor der Kolonialabteilung
Stuebel (07.10.1901), von Vagedes an Koch (28.10.1901),
Robert Koch an von Vagedes am 25.11.1901 in: Möllers
(1950) und Leutwein an von Vagedes (27.12.1901).
Schriftwechsel bezüglich der finanziellen Unterstützung
der von Vagedes'schen Malariaexpedition durch das Gouvernement von Deutsch-Südwestafrika.*

Tabellenverzeichnis

Tabelle 1. Aufstellung bezüglich der Malariafälle in der Kaiserlichen Schutztruppe für Deutsch-Südwestafrika vom 01.04.1898 bis zum 31.03.1899. Lübbert (1903a), S. 412. 140

Tabelle 2. Aufstellung bezüglich der Malariafälle in der Kaiserlichen Schutztruppe für Deutsch-Südwestafrika vom 01.04.1899 bis zum 31.03.1900. Lübbert (1903b), S. 421. 145

Tabelle 3. Aufstellung bezüglich der Malariafälle in der Kaiserlichen Schutztruppe für Deutsch-Südwestafrika vom 01.04.1900 bis zum 30.09.1900. Hummel (1903b), S. 428. 148

Tabelle 4. Aufstellung bezüglich der Malariafälle in der Kaiserlichen Schutztruppe für Deutsch-Südwestafrika vom 01.10.1900 bis zum 30.09.1901. Hummel (1904b), S. 91. 155

Tabelle 5. Aufstellung bezüglich der Malariafälle in der Kaiserlichen Schutztruppe für Deutsch-Südwestafrika vom 01.10.1901 bis zum 30.09.1902. Hummel (1904c), S. 102. 157

Abbildungsverzeichnis

Abbildung 1. Jahreszeitliche Verteilung des Regenfalls in Franzfontein. Prozentualer monatlicher Anteil gemessen am Jahresniederschlag. Eigene Darstellung in Anlehnung an Ottweiler (1907), S. 55 und Tafel III.. 43

Abbildung 2. Relativer Jahresniederschlag in Groß Windhuk und dem nördlichen Damaraland von 1891 bis 1905. Eigene Darstellung in Anlehnung an Ottweiler (1907), S. 61, S. 63, Tafel III und Tafel IV. 44

Abbildung 3. Schematische Darstellung der Entwicklungsstufen der 1902 von Kuhn aus Pferdeblut isolierten Erreger. Bearbeitet nach: Kuhn (1902), Kurventafel. Faksimile erstellt durch den Verfasser. 62

Abbildung 4. Herbarbeleg (Herbarium Hamburgense) einer der 1910 aus Deutsch-Südwestafrika eingesandten Heil- und Nutzpflanzen. Faksimile und Transkript erstellt durch Dr. Matthias Schultz (Herbarium Hamburgense; HBG-025354). 84

Abbildung 5. Streichung der Erwähnung von kostenloser medizinischer Behandlung für Indigene im Regierungsdienst. Leutwein an Auswärtiges Amt Kolonialabteilung (23.08.1899), fol. 36. Faksimile erstellt durch Bundesarchiv. Aufgerufen über https://invenio.bundesarchiv.de/invenio/main.xhtml am 18.12.2021. 92

Abbildung 6. Nachweis der durchgeführten Zensuren anhand der veröffentlichten Berichte. Kolonialabteilung des Auswärtigen Amtes (Hg.) (1900), S. 122. Faksimile erstellt durch den Verfasser. 93

Abbildung 7. Missionar Heinrich Riechmann. Undatiert. Archiv- und Museumsstiftung der VEM, Historisches Bildarchiv, Archiv.-Nr. 4004-132. Faksimile erstellt durch Julia Besten (Archiv- und Museumsstiftung der VEM). 94

Abbildung 8. Streichung des Berichts über kriminelle Handlungen europäischer Siedler gegenüber der indigenen Bevölkerung. Leutwein an Auswärtiges Amt Kolonialabteilung (23.08.1899), fol. 20. Faksimile erstellt durch Bundesarchiv. Aufgerufen über https://invenio.bundesarchiv.de/invenio/main.xhtml am 18.12.2021. 103

Abbildung 9. Durchschnittliche Kopfstärke der Kaiserlichen Schutztruppe für Deutsch-Südwestafrika von 1891 bis 1911. Eigene Darstellung basierend auf Kommando der Schutztruppen im Reichs-Kolonialamt (1920), S. 9, S. 11 und S. 31, Reichskolonialamt (Hg.) (1909), S. 306, Reichskolonialamt (Hg.) (1913), S. 776 und Reichskolonialamt (Hg.) (1915), S. 649. 131

Abbildung 10. Absoluter Malariazugang der Kaiserlichen Schutztruppe für Deutsch-Südwestafrika in den Jahren 1895 bis 1912. Eigene Darstellung basierend auf Kommando der Schutztruppen im Reichs-Kolonialamt (1920), S. 14 und S. 448 f, Reichskolonialamt (Hg.) (1913), S. 775–779 und Reichskolonialamt (Hg.) (1915), S. 649. 163

Abbildung 11. Malariazugang der Kaiserlichen Schutztruppe für Deutsch-Südwestafrika in ‰ der Mannschaftsstärke in den Jahren 1895 bis 1912. Eigene Darstellung basierend auf Kommando der Schutztruppen im Reichs-Kolonialamt (1920), S. 14 und S. 448 f, Reichskolonialamt (Hg.) (1913), S. 775–779 und Reichskolonialamt (Hg.) (1915), S. 649. 164

Abbildung 12. Malariaerkrankungen in der Kaiserlichen Schutztruppe für Deutsch-Südwestafrika im Verhältnis zum relativen Niederschlag im nördlichen Damaraland. Eigene Darstellung basierend auf Ottweiler (1907), S. 63 und Tafel III und Kommando der Schutztruppen im Reichs-Kolonialamt (1920), S. 14 und 448 f. 165

Abbildung 13. Ausmaß der gesundheitsbedingten Heimsendungen in Folge einer Malariaerkrankung in der Kaiserlichen Schutztruppe für Deutsch-Südwestafrika in den Jahren 1898 bis 1906. Eigene Darstellung basierend auf Leutwein an Auswärtiges Amt Kolonialabteilung (23.08.1899), fol. 28, Hummel (1903b), S. 429, Hummel (1904b), S. 92, Hummel (1904c), S. 102 und Kommando der Schutztruppen im Reichs-Kolonialamt (1920), S. 478 f und 498 f. 166

Abbildung 14. Vergleich der Malaria und der Gesamterkrankungen als Ursache von krankheitsbedingten Heimsendungen in der Kaiserlichen Schutztruppe für Deutsch-Südwestafrika in den Jahren 1904 bis 1906. Eigene Darstellung basierend auf Kommando der Schutztruppen im Reichs-Kolonialamt (1920), S. 478–499. 167

Abbildungsverzeichnis

Abbildung 15. Relation der Malariafallzahlen in der Kaiserlichen Schutztruppe für Deutsch-Südwestafrika in den Jahren 1904 bis 1906. Eigene Darstellung basierend auf Kommando der Schutztruppen im Reichs-Kolonialamt (1920), S. 478–499. 168

Abbildung 16. Anteil der Malaria an den aufgetretenen Erkrankungen in der Kaiserlichen Schutztruppe für Deutsch-Südwestafrika in den Jahren 1893 bis 1912. Eigene Darstellung basierend auf Richter (01.11.1893), fol. 14, Kommando der Schutztruppen im Reichs-Kolonialamt (1920), S. 10, S. 478 f und S. 498 f, Reichskolonialamt (Hg.) (1913), S. 775–779 und Reichskolonialamt (Hg.) (1915), S. 649. 169

Abbildung 17. Nachweis der Streichung eines detaillierten Berichts über die Fiebererkrankungen im Jahr 1897. Von Lindequist an Reichskanzler Hohenlohe-Schillingsfürst (18.10.1897), fol. 223. Faksimile erstellt durch Bundesarchiv. Aufgerufen über https://invenio.bundesarchiv.de/invenio/main.xhtml am 18.12.2021. 189

Abbildung 18. Stammlinie von Karl Ferdinand von Vagedes. Eigene Darstellung in Anlehnung an ohne Verfasser (o.V.) (1910b), S. 853 f unter Berücksichtigung von Kordt (1961), S. 13 ff und S. 104 und Abbildung 19. 212

Abbildung 19. Sterbeurkunden des Ehepaars von Vagedes 1945. Ancestry.com. Berlin, Deutschland, Sterberegister, 1874–1955 [Datenbank online]. Provo, UT, USA: Ancestry.com Operations, Inc., 2014. Ursprüngliche Daten: Sterberegister der Berliner Standesämter 1874–1955. Digital images. Landesarchiv, Berlin, Deutschland. 214

Abbildung 20. Skizze Franzfonteins aus Aktenmaterial. Von Vagedes an Koch (01.10.1901). Faksimile erstellt durch den Verfasser. 220

Abbildung 21. Einsatzgebiet von Vagedes' in Deutsch-Südwestafrika. Vagedes (1903b), S. 104. Faksimile erstellt durch den Verfasser. 223

Abbildung 22. Von Vagedes' zweite Beschwerde über Missionar Riechmann. Teil 1. Von Vagedes an Koch (06.07.1901). Faksimile erstellt durch den Verfasser. 231

Abbildung 23. Von Vagedes' zweite Beschwerde über Missionar Riechmann. Teil 2. Von Vagedes an Koch (06.07.1901). Faksimile erstellt durch den Verfasser. 232

Abbildung 24. Von Vagedes' zweite Beschwerde über Missionar
Riechmann. Teil 3. Von Vagedes an Koch (06.07.1901).
Faksimile erstellt durch den Verfasser. 233

Abbildung 25. Von Vagedes' zweite Beschwerde über Missionar
Riechmann. Teil 4. Von Vagedes an Koch (06.07.1901).
Faksimile erstellt durch den Verfasser. 234

Abbildung 26. Flusslauf in Franzfontein. Von Vagedes an Koch
(01.03.1902). Faksimile erstellt durch den Verfasser. 236

Abbildung 27. Skizze Franzfonteins aus Veröffentlichung. Vagedes
(1903b), S. 89. Faksimile erstellt durch den Verfasser. 237

Abbildung 28. Flurkarte des Franzfonteiner Missionarsgrundstücks. Ohne
Verfasser (o.V.) [Anm. des Verf.: Näherungsweise um
1910b]. Faksimile erstellt durch Christian Froese (Archiv-
und Museumsstiftung der VEM). 238

Abbildung 29. Missionar Baumann über die Arbeit von Vagedes'. Teil 1.
Baumann an Inspektor Spiecker (27.05.1901), fol. 123.
Faksimile erstellt durch den Verfasser. 240

Abbildung 30. Missionar Baumann über die Arbeit von Vagedes'. Teil 2.
Baumann an Inspektor Spiecker (27.05.1901), fol. 124.
Faksimile erstellt durch den Verfasser. 241

Abbildung 31. Missionar Baumann über die Arbeit von Vagedes'. Teil 3.
Baumann an Inspektor Spiecker (27.05.1901), fol. 124.
Faksimile erstellt durch den Verfasser. 242

Abbildung 32. Relativer Jahresniederschlag im nördlichen Damaraland,
inklusive Franzfontein von 1883 bis 1905. Eigene
Darstellung in Anlehnung an Ottweiler (1907), S. 63 und
Tafel IV. 249

Quellenverzeichnis

Archivalien

Bundesarchiv – BArch

BArch R86 – Reichsgesundheitsamt

R86/2752. Malaria in Deutsch-Südwestafrika, Einsatz des Stabsarztes Dr. Vagedes, Hamburg, durch die Kolonialabteilung des Auswärtigen Amtes und des Oberarztes Dr. Bluemchen von der Schutztruppe für Südwestafrika. 1901–1902.

Bluemchen an Koch (20.07.1902): Tätigkeitsberichte Gobabis, Verweis auf Vagedes. Bundesarchiv, BArch, R86/2752.

Hellwig an Koch (12.01.1901): Information des Gouvernements in Deutsch-Südwestafrika. Bundesarchiv, BArch, R86/2752.

Koch an den Direktor der Kolonialabteilung Stuebel (29.01.1901): Expeditionsfinanzierung. Bundesarchiv, BArch, R86/2752.

Koch an den Direktor der Kolonialabteilung Stuebel (07.10.1901): Expeditionsfinanzierung. Bundesarchiv, BArch, R86/2752.

Koch an Oberkommando der Schutztruppe (17.10.1902): Korrespondenz betreffend Bluemchens Tätigkeitsbericht aus Gobabis. Bundesarchiv, BArch, R86/2752.

Leutwein (12.07.1901): Verwehrung Beamtenrabatt. Bundesarchiv, BArch, R86/2752.

Leutwein (11.09.1901): Stopp Proviantausgabe an von Vagedes. Bundesarchiv, BArch, R86/2752.

Leutwein an von Vagedes (27.12.1901): Zusage finanzielle Unterstützung Expedition. Bundesarchiv, BArch, R86/2752.

ohne Verfasser (o.V.) an von Vagedes (25.01.1901): Instruktionen für Expedition. Bundesarchiv, BArch, R86/2752.

von Vagedes an Gouvernement (14.06.1901): Bitte um Gewährung der Beamtenrabatte. Bundesarchiv, BArch, R86/2752.

von Vagedes an Koch (29.11.1900): Gesammelte Moskitos zu Übungszwecken. Bundesarchiv, BArch, R86/2752.

von Vagedes an Koch (02.12.1900): Dank bezüglich übersandter Fachliteratur. Bundesarchiv, BArch, R86/2752.

von Vagedes an Koch (25.12.1900): Aufbruch nach Berlin. Bundesarchiv, BArch, R86/2752.

von Vagedes an Koch (30.03.1901): Ankunft und Aufenthalt Windhoek. Bundesarchiv, BArch, R86/2752.

von Vagedes an Koch (04.05.1901): Ankunft Franzfontein. Bundesarchiv, BArch, R86/2752.

von Vagedes an Koch (31.05.1901): Fallberichte aus Franzfontein. Bundesarchiv, BArch, R86/2752.

von Vagedes an Koch (14.06.1901): Erste Beschwerde bezüglich Riechmann. Bundesarchiv, BArch, R86/2752.

von Vagedes an Koch (28.06.1901): Fallberichte. Bundesarchiv, BArch, R86/2752.

von Vagedes an Koch (06.07.1901): Zweite Beschwerde bezüglich Riechmann. Bundesarchiv, BArch, R86/2752.

von Vagedes an Koch (13.09.1901): Untersuchungsergebnisse aus Tsumamas, Familie Riechmann in Behandlung. Bundesarchiv, BArch, R86/2752.

von Vagedes an Koch (01.10.1901): Zwischenbericht mit Statistiken. Bundesarchiv, BArch, R86/2752.

von Vagedes an Koch (28.10.1901): Konflikt mit Regierung bezüglich Expeditionsfinanzierung inklusive diverser Abschriften des Schriftverkehrs. Bundesarchiv, BArch, R86/2752.

von Vagedes an Koch (14.11.1901): Plan für Schutzgebiet und Reisebericht. Bundesarchiv, BArch, R86/2752.

von Vagedes an Koch (15.01.1902): Untersuchungsergebnisse aus Outjo. Bundesarchiv, BArch, R86/2752.

von Vagedes an Koch (01.03.1902): Beobachtungen an Anopheles in Franzfontein. Bundesarchiv, BArch, R86/2752.

von Vagedes an Koch (15.03.1902): Weitere Moskitobeobachtungen. Bundesarchiv, BArch, R86/2752.

von Vagedes an Koch (15.04.1902): Fallbeschreibungen. Bundesarchiv, BArch, R86/2752.

von Vagedes an Koch (01.05.1902): Vorläufiger Abschlussbericht. Bundesarchiv, BArch, R86/2752.

R86/6538–6539. Vagedes, Karl, Dr. 1894–1907.

von Bonin an Königliches Institut für Infektionskrankheiten (01.02.1896): Beförderung von Vagedes' zum Assistenzarzt erster Klasse. Bundesarchiv, BArch R86/6539, fol. 36.

von Bonin an Königliches Institut für Infektionskrankheiten (09.04.1897): Versetzung von Vagedes' und Beförderung zum Stabsarzt. Bundesarchiv, BArch R86/6539. fol. 42.

BArch R1001 – Reichskolonialamt.
(Die genutzten Archivalien des Bestandes R1001 Reichskolonialamt sind als Faksimile verfügbar über: https://invenio.bundesarchiv.de/invenio/main.xhtml zuletzt aufgerufen am 19.02.2022)

R1001/5869–5873. Deutsche Expeditionen in die Südsee und nach Afrika unter Leitung von Dr. Robert Koch zur Erforschung der Malaria. 1898–1914.

Auswärtiges Amt Kolonialabteilung an Gouverneur Leutwein (03.01.1901): Ankündigung des Eintreffens von Vagedes'. Bundesarchiv, BArch, R1001/5870 fol. 122 f.

Koch an den Direktor der Kolonialabteilung Stuebel (24.11.1900): Vorschlag zur Ausweitung der Malariaforschungen u. a. auf Deutsch-Südwestafrika. Bundesarchiv, BArch, R1001/5870 fol. 94 ff.

R1001/6571–6577. Jahresberichte aus Deutsch-Südwestafrika. – Manuskripte. 1905–1913.

ohne Verfasser (o.V.) [Anm. des Verf.: Näherungsweise um 1907]: Jahresbericht 1906 bis 1907. Bundesarchiv, BArch, R1001/6572 fol. 18.

ohne Verfasser (o.V.) [Anm. des Verf.: Näherungsweise um 1908]: Denkschrift über die Entwicklung der Schutzgebiete in Afrika und der Südsee im Jahre 1907/08. Teil E: Deutsch-Südwestafrika. Bundesarchiv, BArch, R1001/6573 fol. 8 f.

ohne Verfasser (o.V.) [Anm. des Verf.: Näherungsweise um 1909]: Jahresbericht über die Entwicklung der Schutzgebiete in Afrika und der Südsee im Jahre 1908/09. Teil E: Deutsch-Südwestafrika. Bundesarchiv, BArch, R1001/6575 fol. 9 f.

ohne Verfasser (o.V.) [Anm. des Verf.: Näherungsweise um 1910a]: Jahresbericht über die Entwicklung der Schutzgebiete in Afrika und der Südsee im Jahre 1909/10. Teil E: Deutsch-Südwestafrika, BArch, R1001/6576 fol. 16 ff.

von Lindequist (17.10.1906): Jahresbericht 1905 bis 1906. Bundesarchiv, BArch, R1001/6571 fol. 3–85.

R1001/5754–5756. Gesundheitsverhältnisse in Deutsch-Südwestafrika. 1893–1932.

Berg (20.06.1903): Gesundheitsbericht 01.01.1903 bis 31.03.1903. Bundesarchiv, BArch, R1001/5755 fol. 154–168.

Berg (15.09.1903): Gesundheitsbericht 01.04.1903 bis 30.06.1903. Bundesarchiv, BArch, R1001/5755 fol. 198–213.

Berg (09.01.1904): Gesundheitsbericht 01.07.1903 bis 30.09.1903. Bundesarchiv, BArch, R1001/5756 fol. 4–17.

Berg (10.04.1904): Gesundheitsbericht 01.10.1903 bis 31.12.1903. Bundesarchiv, BArch, R1001/5756 fol. 27–43.

Bluemchen an von Lindequist (27.04.1898): Malaria in der weißen Bevölkerung 1897 und 1898. Bundesarchiv, BArch, R1001/5754 fol. 102 f.

Bluemchen an von Lindequist (25.05.1898): Fortsetzung Malariabericht vom 27.04.1898. Bundesarchiv, BArch, R1001/5754 fol. 107 ff.

Dempwolff (30.12.1898): Dienstreise in den Osten Deutsch-Südwestafrikas. Bundesarchiv, BArch, R1001/5754 fol. 125–132.

Dempwolff (25.04.1899): Bericht über ärztliche Beobachtungen im Februar und März zwischen Swakopmund und Windhoek. Bundesarchiv, BArch, R1001/5754 fol. 143 ff.

Dempwolff (12.05.1899): Moskitos in Windhoek, 3. Sendung wissenschaftlichen Materials. Bundesarchiv, BArch, R1001/5754 fol. 165 f.

Hummel (30.08.1902): Gesundheitsbericht 01.04.1902 bis 30.06.1902. Bundesarchiv, BArch, R1001/5755 fol. 59–74.

Hummel (24.11.1902a): Gesundheitsbericht Europäer 01.07.1902 bis 30.09.1902. Bundesarchiv, BArch, R1001/5755 fol.120 ff.

Hummel (24.11.1902b): Gesundheitsbericht Indigene 01.07.1902 bis 30.09.1902. Bundesarchiv, BArch, R1001/5755 fol. 117 ff.

Hummel (15.03.1903): Gesundheitsbericht 01.10.1902 bis 31.12.1902. Bundesarchiv, BArch, R1001/5755 fol. 139–150.

Kolonialabteilung des Auswärtigen Amtes an Gouverneur Leutwein (24.04.1899): Zusammenfassung Hausbau in Anbetracht der Malaria nach Koch. Bundesarchiv, BArch, R1001/5754 fol. 137–140.

Külz (12.08.1908): Verhandlungen mit Dernburg. Bundesarchiv, BArch, R1001/5756 fol. 54 f.

Leutwein an Reichskanzler Hohenlohe-Schillingsfürst (10.07.1897): Bezug auf Burgsdorffs Bericht. Bundesarchiv, BArch, R1001/5754 fol. 90–93.

Leutwein an Reichskanzler Hohenlohe-Schillingsfürst (13.07.1897): Verstorbene Weiße 1896. Bundesarchiv, BArch, R1001/5754 fol. 96–98.

Lübbert [Anm. des Verf.: Näherungsweise um 1900]: Fragmentarischer Bericht über deutsch-südwestafrikanische Gesundheitsverhältnisse für spanisches Rothes Kreuz. Bundesarchiv, BArch, R1001/5754 fol. 178–190.

Lübbert (07.03.1900): Reise in den Norden Deutsch-Südwestafrikas. Bundesarchiv, BArch, R1001/5755 fol. 13–24.

Lübbert an kaiserliches Gouvernement Deutsch-Südwestafrika (03.08.1898): Gesundheitszustand Juni und Juli 1898. Bundesarchiv, BArch, R1001/5754 fol. 112.

Mueller an Auswärtiges Amt Kolonialabteilung [Anm. des Verf.: Näherungsweise um 1898]: Verstorbene Weiße 1897. Bundesarchiv, BArch, R1001/5754 fol. 117 f.

ohne Verfasser (o.V.) [Anm. des Verf.: Näherungsweise um 1900]: Verzeichnis der 1899 verstorbenen Weißen. Bundesarchiv, BArch, R1001/5755 fol. 27–30.

ohne Verfasser (o.V.) [Anm. des Verf.: Näherungsweise um 1901]: Verzeichnis der 1900 verstorbenen Weißen. Bundesarchiv, BArch, R1001/5755 fol. 41–44.

ohne Verfasser (o.V.) [Anm. des Verf.: Näherungsweise um 1902]: Verzeichnis der 1901 verstorbenen Weißen. Bundesarchiv, BArch, R1001/5755 fol. 47–53.

ohne Verfasser (o.V.) [Anm. des Verf.: Näherungsweise um 1903]: Verstorbene Weiße 1902. Bundesarchiv, BArch, R1001/5755 fol. 132–137.

Reihs (29.04.1898): Auszug aus Bericht über Malaria 1898. Bundesarchiv, BArch, R1001/5754 fol. 110.

Richter (25.05.1893): Krankenbericht April und Mai 1893. Bundesarchiv, BArch, R1001/5754 fol. 6–9.

Richter (01.11.1893): 3. Krankenbericht 1893. Bundesarchiv, BArch, R1001/5754 fol. 11–18.

Richter [Anm. des Verf.: Näherungsweise um 1894]: Krankenstände November 1893 bis April 1894. Bundesarchiv, BArch, R1001/5754 fol. 39.

Richter (04.06.1894): Krankenstand Mai 1894. Bundesarchiv, BArch, R1001/5754 fol. 48 f.

Richter [Anm. des Verf.: Näherungsweise um 07.1894]: Krankenstand Juni 1894. Bundesarchiv, BArch, R1001/5754 fol. 57.

Richter (05.08.1894): Krankenstand Juli 1894. Bundesarchiv, BArch, R1001/5754 fol. 61–67.

Richter an Reichskanzler von Caprivi (31.08.1894): Krankenbericht August 1894. Bundesarchiv, BArch, R1001/5754 fol. 69–76.

Schröder an den kommandierenden Admiral in Berlin (18.10.1898): Auszug Bericht Hauptmann S.M.S „Wolf" über Malaria in Swakopmund. Bundesarchiv, BArch, R1001/5754 fol. 114.

Trommsdorff (08.09.1903): Gesundheitsbericht 01.04.1902 bis 31.03.1903. Bundesarchiv, BArch, R1001/5755 fol. 171–192.

von Burgsdorff an Landeshauptmann Leutwein (26.06.1897): Fieberbericht. Bundesarchiv, BArch, R1001/5754 fol. 94 f.

von Hollmann an Auswärtiges Amt Kolonialabteilung (13.06.1894): Empfehlungen bezüglich ärztlicher Rapportpflicht über südwestafrikanische Schutztruppe. Bundesarchiv, BArch, R1001/5754 fol. 38.

von Lindequist an Auswärtiges Amt Kolonialabteilung (27.04.1898): Fieber in den Jahren 1897 und 1898. Bundesarchiv, BArch, R1001/5754 fol. 100 f.

von Lindequist an Auswärtiges Amt Kolonialabteilung (25.05.1898): Todeszahlen indigene Bevölkerung, Schilderung Medikamentenmangel. Bundesarchiv, BArch, R1001/5754 fol. 105 f.

R1001/6485-6491. Allgemeine Jahresberichte aus Deutsch-Südwestafrika. 1892-1914.

Köhler an Auswärtiges Amt Kolonialabteilung (05.09.1893): Gesundheitsverhältnisse 1893. Bundesarchiv, BArch, R1001/6485 fol. 21-32.

Leutwein (30.08.1900): Jahresbericht 01.07.1899 bis 30.06.1900. Bundesarchiv, BArch, R1001/6486 fol. 136-282.

Leutwein [Anm. des Verf.: Näherungsweise um 16.08.1901]: Jahresbericht 01.07.1900 bis 30.06.1901. Bundesarchiv, BArch, R1001/6487, fol. 71-129.

Leutwein an Auswärtiges Amt Kolonialabteilung (09.10.1894): Jahresbericht 1894. Bundesarchiv, BArch, R1001/6485 fol. 33-61.

Leutwein an Auswärtiges Amt Kolonialabteilung (01.11.1895): Jahresbericht 1895. Bundesarchiv, BArch, R1001/6485 fol. 64-127.

Leutwein an Auswärtiges Amt Kolonialabteilung (23.08.1899): Jahresbericht 1899. Bundesarchiv, BArch, R1001/6486 fol. 2-122.

Leutwein an Auswärtiges Amt Kolonialabteilung (16.08.1901): Jahresbericht 1900 bis 1901. Bundesarchiv, BArch, R1001/6487 fol. 2-70.

Leutwein an Auswärtiges Amt Kolonialabteilung (20.07.1902): Jahresbericht 1901 und 1902. Bundesarchiv, BArch, R1001/6487 fol. 134-354.

Leutwein an Auswärtiges Amt Kolonialabteilung (16.07.1903): Jahresbericht 01.04.1902 bis 31.03.1903. Bundesarchiv, BArch, R1001/6488 fol. 1-28.

Leutwein an Auswärtiges Amt Kolonialabteilung (30.07.1904): Jahresbericht 1903 bis 1904. Bundesarchiv, BArch, R1001/6489 fol. 5-68.

Lübbert (07.08.1901): Gesundheitsbericht 1900 und 1901. Bundesarchiv, BArch, R1001/6487 fol. 52 ff.

Lübbert an Auswärtiges Amt Kolonialabteilung (10.07.1900): Gesundheitsverhältnisse 1899 und 1900. Bundesarchiv, BArch, R1001/6486 fol. 132 f.

Mueller an Auswärtiges Amt Kolonialabteilung (24.09.1898): Jahresbericht 1898. Bundesarchiv, BArch, R1001/6485 fol. 353-433.

von Francois an Auswärtiges Amt Kolonialabteilung (31.12.1891): Jahresbericht 1891. Bundesarchiv, BArch, R1001/6485 fol. 3-10.

von Francois an Auswärtiges Amt Kolonialabteilung (14.08.1892): Jahresbericht 1892. Bundesarchiv, BArch, R1001/6485 fol. 13-17.

von Lindequist an Reichskanzler Hohenlohe-Schillingsfürst (20.10.1896): Jahresbericht 1896. Bundesarchiv, BArch, R1001/6485 fol. 139–197.

von Lindequist an Reichskanzler Hohenlohe-Schillingsfürst (18.10.1897): Jahresbericht 1897. Bundesarchiv, BArch, R1001/6485 fol. 209–281.

R1001/6010. Medizinal-Jahresberichte über Deutsch-Südwestafrika. 1905–1920.

Seitz an das Reichskolonialamt (29.11.1910): Rechtfertigung gegenüber Beschwerde von Lindequists bezüglich unzureichender Berichterstattung. Bundesarchiv, BArch, R1001/6010 fol. 55 f.

von Lindequist an Gouverneur von Deutsch-Südwestafrika (17.06.1910): Beschwerde über unvollständigen Gesundheitsbericht 1908 bis 1909. Bundesarchiv, BArch, R1001/6010 fol. 48–52.

R1001/5790. Gesundheitsstationen. – Allgemeines. 1896–1916.

Merensky (07.03.1896): Anlage von Missionsstationen und Gesundheitsstationen in tropischen Regionen. Bundesarchiv, BArch, R1001/5790 fol. 4 ff.

von Jacobi (08.05.1896): Gesundheitsstationen. Bundesarchiv, BArch R1001/5790 fol. 3.

R1001/2089. Aufstände in Deutsch-Südwestafrika 1904. – Differenzen zwischen Generalleutnant Lothar v. Trotha und Gouverneur Theodor Gotthilf Leutwein über das Verhältnis von militärischen und politischen Maßnahmen. 1904–1905.

von Trotha an Kommando der Schutztruppe (02.10.1904): Brief an das Volk der Herero. Bundesarchiv, BArch R1001/2089 fol. 7. Faksimile aufgerufen über https://www.bundesarchiv.de/DE/Content/Virtuelle-Ausstellungen/Der-Krieg-Gegen-Die-Herero-1904/der-krieg-gegen-die-herero-1904.html am 27.02.2022.

Archiv- und Museumsstiftung der VEM, Archiv der Rheinischen Mission – RMG.

RMG 1.624 Riechmann, Heinrich (1859–1904).

Riechmann an Deputation (25.05.1898): Aufstand der Swartboois, Fieber in Otjimbingue. Archiv- und Museumsstiftung der VEM, Archiv der Rheinischen Mission, RMG 1.624 fol. 217–220.

Riechmann an Deputation (09.09.1898): Fieber in Franzfontein. Archiv- und Museumsstiftung der VEM, Archiv der Rheinischen Mission, RMG 1.624 fol. 227 f.

Riechmann an Inspektor (01.07.1898): Fieber in der indigenen Bevölkerung. Archiv- und Museumsstiftung der VEM, Archiv der Rheinischen Mission, RMG 1.624 fol. 221 f.

Riechmann an Inspektor (06.03.1899): Missionsbericht, Erwartung Fieberzeit. Archiv- und Museumsstiftung der VEM, Archiv der Rheinischen Mission, RMG 1.624 fol. 238–241.

Riechmann an Inspektor (30.06.1901): Fehlgeburt der Ehefrau. Archiv- und Museumsstiftung der VEM, Archiv der Rheinischen Mission, RMG 1.624 fol. 260 f.

Riechmann an Inspektor (28.07.1902): Abreise von Vagedes'. Archiv- und Museumsstiftung der VEM, Archiv der Rheinischen Mission, RMG 1.624 fol. 264–267.

RMG 1.652 Baumann, Hugo (1872–1956).
Baumann an Inspektor Spiecker (27.05.1901): Schilderung der Tätigkeit von Vagedes'. Archiv- und Museumsstiftung der VEM, Archiv der Rheinischen Mission, RMG 1.652 fol. 121–124.

RMG 2.499a Fransfontein (1899–1906).
ohne Verfasser (o.V.) [Anm. des Verf.: Näherungsweise um 1910b]: Missionsgrundstück Kopie Flurkarte. Archiv- und Museumsstiftung der VEM, Archiv der Rheinischen Mission, RMG 2.499a.

Riechmann an Deputation (12.04.1899): Starker Regenfall, Beginn der Fieberzeit. Archiv- und Museumsstiftung der VEM, Archiv der Rheinischen Mission, RMG 2.499a fol. 106 f.

Riechmann an Deputation (09.07.1899): Fieberzeit 1899. Archiv- und Museumsstiftung der VEM, Archiv der Rheinischen Mission, RMG 2.499a fol. 104 f.

Riechmann an Deputation (28.07.1899): Fieberzeit 1899 (Konferenzbericht). Archiv- und Museumsstiftung der VEM, Archiv der Rheinischen Mission, RMG 2.499a fol. 101 ff.

Riechmann an Deputation (13.10.1901): Beschreibung der Vagedes'schen Tätigkeit. Archiv- und Museumsstiftung der VEM, Archiv der Rheinischen Mission, RMG 2.499a fol. 74 f.

Riechmann an Deputation (27.12.1901): Kurze Beschreibung der Tätigkeit von Vagedes'. Archiv- und Museumsstiftung der VEM, Archiv der Rheinischen Mission, RMG 2.499a fol. 71 ff.

Riechmann an Deputation (23.07.1902): Abreise von Vagedes'. Archiv- und Museumsstiftung der VEM, Archiv der Rheinischen Mission, RMG 2.499a fol. 58 f.

RMG 2.499b Fransfontein (o. J.–1970).
ohne Verfasser (o.V.) nach Aufzeichnungen Riechmanns [Anm. des Verf.: Nach handschriftlicher Notiz im Aktenmaterial um 1902]: Übersicht der Geschichte

Franzfonteins. Archiv- und Museumsstiftung der VEM, Archiv der Rheinischen Mission, RMG 2.499b fol. 5–8.

Riechmann an Redaktion des Kolonial-Handbuchs (23.07.1895): Eintrag für den Ort Franzfontein. Archiv- und Museumsstiftung der VEM, Archiv der Rheinischen Mission, RMG 2.499b fol. 9.

von Lindequist (06.06.1906): Erlass an Bevölkerung Franzfonteins nach Aufstand der Herero und Nama. Archiv- und Museumsstiftung der VEM, Archiv der Rheinischen Mission, RMG 2.499b fol. 11 f.

RMG 2.524a Outjo (m. Franz.-u. Zesfontein).

Brockmann an Deputation (06.04.1906): Malaria in Outjo. Archiv- und Museumsstiftung der VEM, Archiv der Rheinischen Mission, RMG 2.524a fol. 209 f.

Brockmann an Deputation (14.10.1909): Fieber in Outjo und Franzfontein. Archiv- und Museumsstiftung der VEM, Archiv der Rheinischen Mission, RMG 2.524a fol. 126 ff.

Brockmann [Anm. des Verf.: Näherungsweise um 1909]: Gestrichenes Fragment Jahresbericht 1909, Fieber in Franzfontein. Archiv- und Museumsstiftung der VEM, Archiv der Rheinischen Mission, RMG 2.524a fol. 135.

Brockmann [Anm. des Verf.: Näherungsweise um 1910]: Konferenzbericht – Outjo – 1909/10. Archiv- und Museumsstiftung der VEM, Archiv der Rheinischen Mission, RMG 2.524a fol. 124.

Archiv- und Museumsstiftung der VEM, Historisches Bildarchiv.
Missionar Heinrich Riechmann. Undatiert. Archiv- und Museumsstiftung der VEM, Historisches Bildarchiv, Archiv.-Nr. 4004-132.

Gedruckte Quellen

Auswärtiges Amt Kolonial Abteilung (1902): Südwestafrika. III. Klima und Gesundheitsverhältnisse. In: *Jahresbericht über die Entwicklung der Schutzgebiete in Afrika und der Südsee 1900/01*, S. 62.

Badermann, G. (1910): Die Kultur offizineller Pflanzen in den deutschen Schutzgebieten. In: *Archiv der Pharmazie* 248, S. 257–265.

Bahn, Ernst (1905): Die Abiturienten des Joachimsthalschen Gymnasiums. Teil 2. 1871–1904. In: *Jahresbericht über das Königl. Joachimsthalsche Gymnasium: für das Schuljahr... 1904*, S. 1–30.

Bassenge (1904a): Besprechungen und Literaturangaben. In: *Archiv für Schiffs- und Tropenhygiene* 8, S. 219–222.

Bassenge (1904b): Generalsanitätsberichte der kaiserlichen Schutztruppen und die Gesundheitsverhältnisse der deutschen Schutzgebiete. 1. Heft, XXI Band der „Arbeiten aus dem kaiserlichen Gesundheitsamte". In: *Deutsche Kolonialzeitung* 21, 1904 (Heft 19), S. 187.

Belck (1886): Die koloniale Entwicklung Südwestafrikas. IV: Akklimatisation und Arbeiterfrage. In: *Deutsche Kolonialzeitung* 3, 1886 (Heft 15), S. 456–457.

Brückner, Eduard (1890): Klimaschwankungen seit 1700 nebst Bemerkungen über die Klimaschwankungen der Diluvialzeit. Mit einer Tafel, 13 Figuren im Texte und zahlreichen Tabellen. In: Albrecht Penck (Hg.): Geographische Abhandlungen, Bd. 4. Wien und Olmütz: Ed. Hölzel, S. 153–484.

Büttner, C. G. (1886): Redaktionelle Korrespondenz. Wormbitt, 3. April 1886. In: *Deutsche Kolonialzeitung* 3, 1886 (Heft 8), S. 253–254.

Danziger Naturforschende Gesellschaft (Hg.) (1918): Schriften der Naturforschenden Gesellschaft in Danzig. Danzig.

Dempwolff (1904): Bericht über eine Malaria-Expedition nach Deutsch-Neu-Guinea. In: *Zeitschrift für Hygiene und Infektionskrankheiten* 47, S. 81–132.

Deutsche Kolonialgesellschaft (Hg.) (1906): Rundschau. Aus unseren Kolonien. Südwestafrika. Gesundheitsverhältnisse der Schutztruppe. In: *Deutsche Kolonialzeitung* 23, 1906 (Heft 33), S. 325.

Deutsche Kolonialgesellschaft (Hg.) (1911): Rundschau. Erkrankung des Gouverneurs Dr. Seitz. In: *Deutsche Kolonialzeitung* 28, 1911 (Heft 11), S. 182.

Deutsche Kolonialgesellschaft (Hg.) (1918): Deutscher Kolonial-Atlas mit Jahrbuch. Bearbeitet von Paul Sprigade und Max Moisel. Berlin: Reimer.

Dove, Karl (1894): Beiträge zur Geographie von Südwest-Afrika. III. Krankheitsformen des Landes. In: A. Supan (Hg.): Dr. A. Petermanns Mitteilungen aus Justus Perthes' Geographischer Anstalt., Bd. 40. Gotha: Justus Perthes, S. 172–175.

Dove, Karl (1898): Windhuk. In: *Illustrierte Beilage zur Deutschen Kolonialzeitung*, 27.01.1898 (Nr. 4), S. 33–35.

Dove, Karl (1903): Deutsch-Südwest-Afrika. Berlin: Süsserott.

Dove, Karl (1920): Buren. In: Heinrich Schnee (Hg.): Deutsches Kolonial-Lexikon, Bd. 1. 3 Bände. Leipzig: Quelle&Meyer, S. 255–257.

Fitzner, Rudolf (Hg.) (1896): Deutsches Kolonial-Handbuch. Nach amtlichen Quellen bearbeitet von Rudolf Fitzner. Berlin: Hermann Paetel.

Fitzner, Rudolf (Hg.) (1913): Deutsches Kolonial-Handbuch. Nach amtlichen Quellen bearbeitet. 13. Aufl. Berlin: Hermann Paetel.

Frankenhäuser (1899): Medizinische Geographie. In: *Deutsche Kolonialzeitung* 16, 1899 (Heft 37), S. 342.

Giemsa; Werner (1912): Erfahrungen mit einigen Derivaten des Chinins. In: *Archiv für Schiffs- und Tropenhygiene* 16 (Beiheft 4), S. 65.

Graf (1913): Generalsanitätsberichte der Kaiserl. Schutztruppe über das Jahr 1910/11. C. Deutsch-Südwestafrika. In: *Medizinal-Berichte über die deutschen Schutzgebiete* 1910/11, S. 775–796.

Gürich, Georg (1891): Deutsch Südwest-Afrika. Reisebilder und Skizzen aus den Jahren 1888 und 1889 mit einer Original-Routenkarte. In: *Mittheilungen der Geographischen Gesellschaft in Hamburg* 1891–1892 (1).

Hintrager (1913): Verordnung des Gouverneurs von Deutsch-Südwestafrika, betreffend die Bekämpfung gemeingefährlicher und übertragbarer Krankheiten. In: *Deutsches Kolonialblatt – Amtsblatt für die deutschen Schutzgebiete in Afrika und der Südsee* 24, 1913 (Heft 15), S. 660–661.

Hummel (1903a): IV. Deutsch-Südwestafrika. In: *Anlagen zum Jahresbericht über die Entwicklung der Schutzgebiete in Afrika und der Südsee* 1901/02, S. 327–328.

Hummel (1903b): VII. General-Sanitätsbericht über die Kaiserliche Schutztruppe für Deutsch-Südwestafrika für das Berichtshalbjahr vom 1. April bis 30. September 1900. In Vertretung des Chefarztes erstattet von Stabsarzt Dr. Hummel. In: *Arbeiten aus dem Kaiserlichen Gesundheitsamte* Neunzehnter Band, S. 426–433.

Hummel (1904a): Gesundheitsverhältnisse in Deutsch-Südwestafrika im Jahre 1902/1903. In: *Arbeiten aus dem Kaiserlichen Gesundheitsamte* Einundzwanzigster Band, S. 595–598.

Hummel (1904b): II. General-Sanitätsbericht über die Kaiserliche Schutztruppe für Deutsch-Südwestafrika für das Berichtsjahr vom 1. Oktober 1900 bis 30. September 1901. In Vertretung des Chefarztes erstattet von Stabsarzt Dr. Hummel. In: *Arbeiten aus dem Kaiserlichen Gesundheitsamte* Einundzwanzigster Band, S. 87–97.

Hummel (1904c): III. General-Sanitätsbericht über die Kaiserliche Schutztruppe für Deutsch-Südwestafrika für das Berichtsjahr vom 1. Oktober 1901 bis 30. September 1902. In Vertretung des Chefarztes erstattet von Stabsarzt Dr. Hummel. In: *Arbeiten aus dem Kaiserlichen Gesundheitsamte* Einundzwanzigster Band, S. 97–107.

Hummel (1904d): IV. Deutsch-Südwestafrika. In: *Anlagen zum Jahresbericht über die Entwicklung der Schutzgebiete in Afrika und der Südsee* 1902/03, S. 391–396.

Jacobson (1908): Hygiene bei den Eingeborenen in Deutsch-Südwestafrika. In: *Deutsche Kolonialzeitung* 25, 1908 (Heft 43), S. 759–761.

Kaiserliches Gesundheitsamt (Hg.) (1897): Mittheilungen aus Deutschen Schutzgebieten. In: *Arbeiten aus dem Kaiserlichen Gesundheitsamte* Dreizehnter Band, S. 1.

Kirchhoff (1900): Aus dem amtlichen Jahresbericht über die Entwicklung der deutschen Schutzgebiete in der Zeit von Mitte 1898 bis Mitte 1899. 3. Deutsch-Südwestafrika. In: *Deutsche Kolonialzeitung* 17, 1900 (Heft 3), S. 23–24.

Kolonialabteilung des Auswärtigen Amtes (Hg.) (1907): Verzeichnis der im Jahre 1904 im südwestafrikanischen Schutzgebiet verstorbenen Weißen. In: *Medizinal-Berichte über die deutschen Schutzgebiete* 1904/05, S. 136–140.

Kolonialabteilung des Auswärtigen Amtes (Hg.) (1896): Jahresbericht über die Entwicklung von Deutsch-Südwestafrika. Allgemeine Verhältnisse. In: *Jahresbericht über die Entwicklung der Schutzgebiete in Afrika und der Südsee* 1896, S. 118–119.

Kolonialabteilung des Auswärtigen Amtes (Hg.) (1897): Jahresbericht über die Entwicklung von Deutsch-Südwestafrika. Witterung und Klima. In: *Jahresbericht über die Entwicklung der Schutzgebiete in Afrika und der Südsee* 1895/96, S. 119.

Kolonialabteilung des Auswärtigen Amtes (Hg.) (1899): Jahresbericht über die Entwicklung von Deutsch-Südwestafrika. In: *Jahresbericht über die Entwicklung der Schutzgebiete in Afrika und der Südsee* 1897/98, S. 122–129.

Kolonialabteilung des Auswärtigen Amtes (Hg.) (1900): Deutsch-Südwestafrika. Klima und Gesundheitsverhältnisse. In: *Jahresbericht über die Entwicklung der Schutzgebiete in Afrika und der Südsee* 1898/99, S. 120–123.

Kolonialabteilung des Auswärtigen Amtes (Hg.) (1901): Deutsch-Südwestafrika. Witterungs- und Gesundheits-Verhältnisse. In: *Jahresbericht über die Entwicklung der Schutzgebiete in Afrika und der Südsee* 1899/00, S. 148–151.

Kolonialabteilung des Auswärtigen Amtes (Hg.) (1905): Verzeichnis der im Jahre 1903 im südwestafrikanischen Schutzgebiet verstorbenen Weißen. In: Kolonialabteilung des Auswärtigen Amtes (Hg.): Medizinal-Bericht über die Deutschen Schutzgebiete für das Jahr 1903/04. Deutsch-Ostafrika, Kamerun, Togo, Deutsch-Südwestafrika, -Neu-Guinea, Karolinen, Marshall-Inseln und Samoa. Berlin: Ernst Siegfried Mittler und Sohn, S. 175–177.

Kommando der Schutztruppen im Reichs-Kolonialamt (1920): Sanitäts-Bericht über die Kaiserliche Schutztruppe für Südwestafrika während des Herero- und Hottentottenaufstandes für die Zeit vom 1. Januar 1904 bis 31. März 1907. Zweiter Band II. Statistischer Teil. (Abwicklungsamt des früheren Kommandos der Schutztruppen im Reichs-Kolonialamt). 2 Bände. Berlin: Ernst Siegfried Mittler und Sohn (2).

Kuhn, Philalethes (1902): Über eine Impfung gegen Malaria. Mit einer Kurventafel. Leipzig: Johann Ambrosius Barth.

Kuhn, Philalethes (1903): Über den Verlauf der Malaria ohne Chinin mit besonderer Berücksichtigung meiner Impfung. (Sektionssitzung am 11. Oktober,

Vormittag). In: P. Staudinger (Hg.): Verhandlungen des Deutschen Kolonialkongresses 1902. zu Berlin am 10. und 11. Oktober 1902.: Dietrich Reimer, S. 268–281.

Kuhn, Philalethes (1907): Gesundheitlicher Ratgeber für Südwestafrika. Berlin: Ernst Siegfried Mittler und Sohn.

Kuhn, Philalethes (1911): Fortschritte der deutschen Tropenmedizin. Ein Bericht über die diesjährige Tagung der Deutschen Tropenmedizinischen Gesellschaft. In: *Deutsche Kolonialzeitung* 28, 1911 (Heft 40), S. 669–670.

Kuhn, Philalethes (1924): Von deutschen Ahnen und Enkeln. Richtlinien aus der Vererbungslehre und Rassenkunde. Dresden: Beutelspacher & Co.

Lübbert, A. (1900): Bericht des Oberstabsarztes Dr. Lübbert über die vom 15. November 1899 bis 15. Februar 1900 ausgeführte Dienstreise nach dem Nordbezirk. Windhoek, den 7. März 1900. In: *Deutsches Kolonialblatt – Amtsblatt für die deutschen Schutzgebiete in Afrika und der Südsee* 11, S. 541–543.

Lübbert, A. (1902): Medizinalberichte. a) Bericht über die Gesundheitsverhältnisse im Schutzgebiet im Jahre 1900/01. Anlage D III. In: *Anlagen zum Jahresbericht über die Entwicklung der Schutzgebiete in Afrika und der Südsee* 1900/01, S. 198–199.

Lübbert, A. (1903a): V. General-Sanitätsbericht über die Kaiserliche Schutztruppe für Deutsch-Südwestafrika für das Berichtsjahr vom 1. April 1898 bis 31. März 1899. In: *Arbeiten aus dem Kaiserlichen Gesundheitsamte* Neunzehnter Band, S. 408–418.

Lübbert, A. (1903b): VI. General-Sanitätsbericht über die Kaiserliche Schutztruppe für Deutsch-Südwestafrika für das Berichtsjahr vom 1. April 1899 bis 31. März 1900. In: *Arbeiten aus dem Kaiserlichen Gesundheitsamte* Neunzehnter Band, S. 418–425.

Mayer (1913): Südwestafrika. In: *Medizinal-Berichte über die deutschen Schutzgebiete* 1910/11, S. 521–595.

Mayr, Ernst (1889): Die Malaria in Erlangen während der letzten 30 Jahre. Nürnberg: Schärtel'sche Officin.

Mertens, W. (1903): Rundschau. Aus dem nördlichen Teil des Schutzgebietes. In: *Deutsche Kolonialzeitung* 20, 1903 (Heft 42), S. 426.

Morgenroth (1906): Erfahrungen über die Chininprophylaxe bei der südwestafrikanischen Schutztruppe aus dem Jahre 1904/05. In: *Archiv für Schiffs- und Tropenhygiene* 10, S. 133–142.

Mühlens (1920): Malaria. In: Heinrich Schnee (Hg.): Deutsches Kolonial-Lexikon, Bd. 2. 3 Bände. Leipzig: Quelle&Meyer, S. 483–485.

Nägele (1909): Bericht über die Malariazeit 1906/07. In: Reichskolonialamt (Hg.): Medizinal-Bericht über die Deutschen Schutzgebiete für das Jahr 1907/

08. Deutsch-Ostafrika, Kamerun, Togo, Deutsch-Südwestafrika, -Neu-Guinea, Karolinen-, Marshall-Inseln und Samoa, S. 364–383.

ohne Verfasser (o.V.) (1886): Redaktionelle Korrespondenz und kleinere Mitteilungen. Deutsch-Südwestafrika. In: *Deutsche Kolonialzeitung* 3, 1886 (Heft 19), S. 665.

ohne Verfasser (o.V.) (1890): kleine Mitteilungen. Südwestafrikanisches Schutzgebiet. In: *Deutsche Kolonialzeitung* Neue Folge 3, 1890 (Heft 8), S. 99.

ohne Verfasser (o.V.) (1891): Koloniale Rundschau. Südwestafrika. In: *Deutsche Kolonialzeitung* Neue Folge 4, 1891 (Heft 9), S. 122.

ohne Verfasser (o.V.) (1892): Jahresbericht über den Zustand und die Entwicklung des südwestafrikanischen Schutzgebietes im Jahre 1891. In: *Deutsches Kolonialblatt – Amtsblatt für die deutschen Schutzgebiete in Afrika und der Südsee* 3, 01.03.1892 (Heft 5), S. 147–149.

ohne Verfasser (o.V.) (1894): Ueber die Gesundheitlichen Verhältnisse des Schutzgebietes, Karl Dove in „Petermanns Mittheilungen". In: *Deutsches Kolonialblatt – Amtsblatt für die deutschen Schutzgebiete in Afrika und der Südsee* 5, 1894 (Heft 19), S. 454–456.

ohne Verfasser (o.V.) (1898): Bericht des Oberstabsarztes Dr. Lübbert über den allgemeinen Gesundheitszustand im Schutzgebiete. In: *Deutsches Kolonialblatt – Amtsblatt für die deutschen Schutzgebiete in Afrika und der Südsee* 9, 1898 (Heft 20), S. 653.

ohne Verfasser (o.V.) (1901): Rundschau. Südwestafrika. In: *Deutsche Kolonialzeitung* 18, 1901 (Heft 18), S. 177–178.

ohne Verfasser (o.V.) (1902): Deutscher Kolonial-Kongress 1902. In: *Archiv für Schiffs- und Tropenhygiene* 6, S. 390–393.

ohne Verfasser (o.V.) (1903a): Belck, Waldemar. In: Bibliographisches Institut (Hg.): Meyers Großes Konversations-Lexikon. Ein Nachschlagewerk des allgemeinen Wissens, Bd. 2. 6. Aufl. 24 Bände. Leipzig und Wien: Bibliographisches Institut, S. 583.

ohne Verfasser (o.V.) (1903b): Die Gesundheitsverhältnisse der deutschen Schutzgebiete. In: *Archiv für Schiffs- und Tropenhygiene* 7, S. 36–38.

ohne Verfasser (o.V.) (Hg.) (1903c): Festschrift zum sechzigsten Geburtstage von Robert Koch. Herausgegeben von seinen dankbaren Schülern. Jena: Gustav Fischer.

ohne Verfasser (o.V.) (1903d): Die Gesundheitlichen Verhältnisse der deutschen Schutzgebiete, Dr. Steudel. In: *Deutsches Kolonialblatt – Amtsblatt für die deutschen Schutzgebiete in Afrika und der Südsee* 14, 1903 (Heft 9), S. 213–214.

ohne Verfasser (o.V.) (1903e): Übersicht über die seit der letzten Tagung vorgefallenen, die Schutzgebiete betreffenden wichtigen Ereignisse. [von der Kolonialverwaltung dem Kolonialrat zur Kenntnisnahme vorgelegt]. In: *Deutsches Kolonialblatt – Amtsblatt für die deutschen Schutzgebiete in Afrika und der Südsee* 14, 1903 (Heft 11), S. 257–264.

ohne Verfasser (o.V.) (1903f): Verleihung Orden von Vagedes. In: *Deutsches Kolonialblatt – Amtsblatt für die deutschen Schutzgebiete in Afrika und der Südsee* 14, 1903 (Heft 14), S. 670.

ohne Verfasser (o.V.) (1904): Rundschau. Südwestafrika. Erkundung des Okawangogebietes. In: *Deutsche Kolonialzeitung* 21, 1904 (Heft 6), S. 60.

ohne Verfasser (o.V.) (1908): Bericht über die Tätigkeit der Botanischen Zentralstelle im Rechnungsjahre 1906/07. Medizinalpflanzen. Anlage A. IV. In: *Jahresbericht über die Entwicklung der Schutzgebiete in Afrika und der Südsee* 1906/07, S. 37–38.

ohne Verfasser (o.V.) (1909): Rundschau. Pferdemalaria. In: *Deutsche Kolonialzeitung* 26, 1909 (Heft 30), S. 504.

ohne Verfasser (o.V.) [Anm. des Verf.: Näherungsweise um 1910c]: Praktische Erfahrungen aus Deutsch-Südwest: Reichsdruckerei.

ohne Verfasser (o.V.) (1910a): Rundschau. Heilpflanzen in Deutsch-Südwest. In: *Deutsche Kolonialzeitung* 27, 1910 (Heft 47), S. 788.

ohne Verfasser (o.V.) (1910b): Vagedes. In: Justus Perthes (Hg.): Gothaisches Genealogisches Taschenbuch der Briefadeligen Häuser. Gotha (4), S. 853–854.

ohne Verfasser (o.V.) (1913): Vagedes. In: Justus Perthes (Hg.): Gothaisches Genealogisches Taschenbuch der Briefadeligen Häuser. Gotha (7), S. 819.

ohne Verfasser (o.V.) (1920a): Dove, Karl. In: Heinrich Schnee (Hg.): Deutsches Kolonial-Lexikon, Bd. 1. 3 Bände. Leipzig: Quelle&Meyer, S. 474.

ohne Verfasser (o.V.) (1920b): Köhler, August. In: Heinrich Schnee (Hg.): Deutsches Kolonial-Lexikon, Bd. 2. 3 Bände. Leipzig: Quelle&Meyer, S. 316.

ohne Verfasser (o.V.) (1920c): Kuhn, Philalethes. In: Heinrich Schnee (Hg.): Deutsches Kolonial-Lexikon, Bd. 2. 3 Bände. Leipzig: Quelle&Meyer, S. 386.

ohne Verfasser (o.V.) (1920d): Rickmann, Wilhelm. In: Heinrich Schnee (Hg.): Deutsches Kolonial-Lexikon, Bd. 3. 3 Bände. Leipzig: Quelle&Meyer, S. 171–172.

ohne Verfasser (o.V.) (1920e): Schinz, Hans. In: Heinrich Schnee (Hg.): Deutsches Kolonial-Lexikon, Bd. 3. 3 Bände. Leipzig: Quelle&Meyer, S. 290.

ohne Verfasser (o.V.) (1920f): Steudel, Emil. In: Heinrich Schnee (Hg.): Deutsches Kolonial-Lexikon, Bd. 3. 3 Bände. Leipzig: Quelle&Meyer, S. 408.

ohne Verfasser (o.V.) (1929): Berliner Adreßbuch 1929. Unter Benutzung amtlicher Quellen. Berlin: August Scherl Deutsche Adreßbuch-Gesellschaft m.b.H.

ohne Verfasser (o.V.) (1943): Berliner Adreßbuch 1943. Unter Benutzung amtlicher Quellen. Berlin: August Scherl Nachfolger.

Ottweiler, Emil (1907): Die Niederschlags-Verhältnisse von Deutsch-Südwestafrika. mit einer Niederschlagskarte von Deutsch-Südwestafrika, 2 Kartons der Verteilung der Regentage nebst 24 Tabellen, 54 Diagrammen und einer Profilkarte der Regenhöhen von West nach Ost auf 6 Tafeln 20, S. 1–91.

Rathgen (1920): Deutsche Kolonialkongresse. In: Heinrich Schnee (Hg.): Deutsches Kolonial-Lexikon, Bd. 1. 3 Bände. Leipzig: Quelle&Meyer, S. 309 f.

Reichskolonialamt (Hg.) (1907): Verzeichnis der im Jahre 1905 verstorbenen Weißen. In: Reichskolonialamt (Hg.): Medizinal-Bericht über die Deutschen Schutzgebiete für das Jahr 1905/06. Deutsch-Ostafrika, Kamerun, Togo, Deutsch-Südwestafrika, -Neu-Guinea, Karolinen-, Marshall-Inseln und Samoa. Berlin: Ernst Siegfried Mittler und Sohn, S. 240–251.

Reichskolonialamt (Hg.) (1908): Teil E: Deutsch-Südwestafrika. III. Klima und Gesundheitsverhältnisse. In: *Jahresbericht über die Entwicklung der Schutzgebiete in Afrika und der Südsee* 1906/07, S. 6–7.

Reichskolonialamt (Hg.) (1909): Medizinal-Bericht über die Deutschen Schutzgebiete für das Jahr 1907/08. Deutsch-Ostafrika, Kamerun, Togo, Deutsch-Südwestafrika, -Neu-Guinea, Karolinen-, Marshall-Inseln und Samoa. Berlin: Ernst Siegfried Mittler und Sohn.

Reichskolonialamt (Hg.) (1910): Medizinal-Bericht über die Deutschen Schutzgebiete für das Jahr 1908/09. Deutsch-Ostafrika, Kamerun, Togo, Deutsch-Südwestafrika, -Neu-Guinea, Karolinen-, Marshall-Inseln und Samoa. Berlin: Ernst Siegfried Mittler und Sohn.

Reichskolonialamt (Hg.) (1913): Medizinal-Bericht über die Deutschen Schutzgebiete für das Jahr 1910/11. Deutsch-Ostafrika, Kamerun, Togo, Deutsch-Südwestafrika, -Neu-Guinea, Karolinen-, Marshall-und Palau-Inseln und Samoa. Berlin: Ernst Siegfried Mittler und Sohn.

Reichskolonialamt (Hg.) (1915): Medizinal-Bericht über die Deutschen Schutzgebiete für das Jahr 1911/12. Deutsch-Ostafrika, Kamerun, Togo, Deutsch-Südwestafrika, -Neu-Guinea, Karolinen-, Marshall-und Palau-Inseln und Samoa. Berlin: Ernst Siegfried Mittler und Sohn.

Richter (1899): Kurzer Überblick über die sanitären Verhältnisse des Schutzgebietes. In: Kurd Schwabe (Hg.): Mit Schwert und Pflug in Deutsch-Südwestafrika. Vier Kriegs- und Wanderjahre. 1 Band. Berlin: Ernst Siegfried Mittler und Sohn, S. 383–389.

Riechmann, Heinrich (1899): Unter den Zwartboois auf Franzfontein: Ein Beitrag zur Missions und Kolonial-Geschichte Süd-Afrikas. Barmen: Verlag des Missionshauses.

Ruge (1905): Zu Dempwolffs Bericht über eine Malaria-Expedition nach Deutsch-Neu-Guinea. Zeitschr. F. Hyg. U. Inf.-Krank. 1904, Bd. XLVII. In: *Archiv für Schiffs- und Tropenhygiene* 9, S. 470.

Ruge (1907): Die Malariabekämpfung in den deutschen Kolonien und in der Kaiserlichen Marine seit dem Jahre 1901. In: *Archiv für Schiffs- und Tropenhygiene* 11, S. 705–718.

Ruge (1908): Malariabekämpfung. Die Malariabekämpfung in den deutschen Kolonien und in der Kaiserlichen Marine seit dem Jahre 1901. In: ohne Verfasser (o.V.) (Hg.): Bericht über den XIV. Internationalen Kongress für Hygiene und Demographie. Berlin, 23.–29. September 1907. Berlin: August Hirschwald (3), S. 820–830.

Sander (1908): Die erste Versammlung der Deutschen Tropenmedizinischen Gesellschaft in Hamburg. am 15. und 16. April 1908. In: *Deutsche Kolonialzeitung* 25, 1908 (Heft 17), S. 292–293.

Schelle (1908): Deutsch-Südwestafrika. In: Reichskolonialamt (Hg.): Medizinal-Bericht über die Deutschen Schutzgebiete für das Jahr 1906/07. Deutsch-Ostafrika, Kamerun, Togo, Deutsch-Südwestafrika, -Neu-Guinea, Karolinen-, Marshall-Inseln und Samoa. Berlin: Ernst Siegfried Mittler und Sohn, S. 162–174.

Schellong, O. (1897): Tropenhygienisches. In: *Deutsche Kolonialzeitung* Neue Folge 10, 1897 (Heft 7), S. 64–65.

Schellong, O. (1899): Medizinische Geographie einschließlich der endemischen Krankheiten. In: Rudolf Virchow (Hg.): Jahresbericht über die Leistungen und Fortschritte in der gesammten Medicin. Unter Mitwirkung zahlreicher Gelehrter. Berlin: August Hirschwald (33).

Schilling (1910): The Prevention of Malaria in German Possessions. In: Ronald Ross (Hg.): The Prevention of Malaria. New York: E. P. Dutton & Company, S. 451–474.

Schinz, Hans (1887): Redaktionelle Korrespondenz. Die koloniale Entwicklung Südwestafrikas. In: *Deutsche Kolonialzeitung* 4, 1887 (Heft 3), 94 f.

Schinz, Hans (1891): Deutsch-Südwest-Afrika. Forschungsreisen durch die deutschen Schutzgebiete Gross-Nama- und Hereroland, nach dem Kunene, dem Ngami-See und der Kalahari. 1884–1887. Oldenburg, Leipzig: Schulzesche Hof-Buchhandlung und Hof-Buchdruckerei.

Schinz, Hans (1908): Die Pflanzenwelt Deutsch-Südwestafrikas. In: Philalethes Kuhn und Kurd Schwabe (Hg.): Taschenbuch für Südwestafrika. Unter Mitarbeit von Bartoschat, Behrens, Cramer, Karl Dove, Judt, Knopf et al. Leipzig: Wilhelm Welcher, S. 230–247.

Schnee, Heinrich (Hg.) (1920): Deutsches Kolonial-Lexikon. 3 Bände. Leipzig: Quelle&Meyer. Online verfügbar unter http://www.ub.bildarchiv-dkg.uni-frankfurt.de/Bildprojekt/Lexikon/lexikon.htm zuletzt aufgerufen am 19.02.2022

Schöpwinkel (1903): IV. Deutsch-Südwestafrika. In: *Anlagen zum Jahresbericht über die Entwicklung der Schutzgebiete in Afrika und der Südsee* 1901/02, S. 327–329.

Schwabe, Kurd (Hg.) (1899): Mit Schwert und Pflug in Deutsch-Südwestafrika. Vier Kriegs- und Wanderjahre. 1 Band. Berlin: Ernst Siegfried Mittler und Sohn.

Schwabe, Kurd (Hg.) (1904): Mit Schwert und Pflug in Deutsch-Südwestafrika. Vier Kriegs- und Wanderjahre. Zweite, vermehrte und nach dem gegenwärtigen Stande der wissenschaftlichen Verhältnisse umgearbeitete Auflage. 1 Band. Berlin: Ernst Siegfried Mittler und Sohn.

Seidel, A. (1900): Rundschau. Südwestafrika. In: *Deutsche Kolonialzeitung* 17, 1900 (Heft 34), S. 378.Steudel (1920): Ärzte. In: Heinrich Schnee (Hg.): Deutsches Kolonial-Lexikon, Bd. 1. 3 Bände. Leipzig: Quelle&Meyer, S. 85–86.

Vagedes, Karl (1891): Über Paroxysmales Erbrechen. Inaugurial-Dissertation. Friedrich-Wilhelm-Universität zu Berlin, Berlin. Medizinische Fakultät.

Vagedes, Karl (1900): Ueber die Pest in Oporto. In: *Arbeiten aus dem Kaiserlichen Gesundheitsamte* Siebzehnter Band, S. 181–214.

Vagedes, Karl (1903a): Ärztliche Beobachtungen aus Deutsch-Südwestafrika. In: Deutschen Verein für öffentliche Gesundheitspflege (Hg.): Deutsche Vierteljahrsschrift für öffentliche Gesundheitspflege. Organ des „Deutschen Vereins für öffentliche Gesundheitspflege" (35), S. 821–845.

Vagedes, Karl (1903b): Bericht über die Malariaexpedition in Deutsch-Südwestafrika. In: *Zeitschrift für Hygiene* 43, S. 83–132.

Vagedes, Karl (1903c): Die Malaria unserer Kolonien im Lichte der Koch'schen Forschung. Mit 3 Kurven und 2 Karten. In: ohne Verfasser (o.V.) (Hg.): Festschrift zum sechzigsten Geburtstage von Robert Koch. Herausgegeben von seinen dankbaren Schülern. Jena: Gustav Fischer, S. 177–203. Online verfügbar unter https://archive.org/details/festschriftzumse00jena, aufgerufen am 19.02.2022.

Vagedes, Karl (1944): Kikuth, Walter: Über das Problem der Epidemiologie, Übertragung und Chemotherapie der Leishmaniosis interna. In: *Zentralblatt für die gesamte Hygiene mit Einschluß der Bakteriologie und Immunitätslehre* 52 (1/2), S. 53.

Vassarge, S. (1904): Das deutsche Okawango-Sambesi-Gebiet. In: *Deutsche Kolonialzeitung* 21, 1904 (Heft 44), S. 434–435.

von König (1920): Kolonialabteilung. In: Heinrich Schnee (Hg.): Deutsches Kolonial-Lexikon, Bd. 2. 3 Bände. Leipzig: Quelle&Meyer, S. 322.

Wätzold (1910): Stammliste der Kaiser-Wilhelms-Akademie für das militärärztliche Bildungswesen. Im Auftrage der Medizinal-Abteilung des Königl. Kriegsministeriums unter Benutzung amtlicher Quellen. Berlin, Heidelberg: Springer.

Werner (1908): Über Stechmückenbekämpfung in Deutsch-Südwestafrika. In: *Archiv für Schiffs- und Tropenhygiene* 12 (Beiheft 5).

Zacharias (1911): 10. Botanische Staatsinstitute (Botanischer Garten, Botanisches Museum und Laboratorium für Warenkunde, Abteilung für Samenkontrolle und Pflanzenschutz). Bericht für das Jahr 1910. In: *Jahrbuch der Hamburgischen Wissenschaftlichen Anstalten* 28, S. 225–250.

Literaturverzeichnis

Ackerknecht, E. H. (1952): Über die Entwicklung der Malariaforschung. In: *Ciba-Zeitschrift* 11 (132), S. 4818–4826.

Ackermann, Mathias (Hg.) (2013): Virus-Handbuch für Veterinärmediziner. 1. Aufl. Bern, Stuttgart, Wien: Haupt-Verl. (UTB Veterinärmedizin, 3729).

Apelt, Wolfgang (2016): Findhilfe/Finding aid Die Rheinische Mission. 1828–1970. Archiv- und Museumsstiftung der VEM. Wuppertal.

Bahl, Eva; Pfeiffer, Zara; Ruhlan, Katharina; Rühlemann, Martin W.; Zölls Philip (2018): München dekolonisieren. Von kleinen Schritten und überschaubaren Erfolgen. In: Marianne Bechhaus-Gerst und Joachim Zeller (Hg.): Deutschland postkolonial? Die Gegenwart der imperialen Vergangenheit. Berlin: Metropol, S. 366–382.

Bauche, Manuela (2017): Medizin und Herrschaft. Malariabekämpfung in Kamerun, Ostafrika und Ostfriesland (1890–1919). Frankfurt am Main: Campus Verlag.

Behrendt, Peter (1940): Was hat der Gesundheitsdienst in den deutschen Kolonien Afrikas geleistet? Diss. med. Hansische Universität Hamburg.

Berliner Mikrobiologische Gesellschaft (Hg.) (2013): 100 Jahre Berliner Mikrobiologische Gesellschaft. 2. Auflage, anlässlich der Jubiläumssitzung am 12. Dez. 2011 im RKI. 2. Aufl. Unter Mitarbeit von Ulrike Folkens, Klaus Gerber, Helmut Hahn, Marlies Höck, Klaus Janitschke, Martin Mielke et al. Hg. v. Berliner Mikrobiologische Gesellschaft. Robert-Koch-Institut Berlin. Online verfügbar unter http://bmg-ev.de/chronik.pdf, aufgerufen am 19.02.2022.

Birken, Andreas (1974): Der Helgoland-Sansibar-Vertrag von 1890. In: *Internationales Jahrbuch für Geschichts- und Geographie-Unterricht* 15, S. 194–204.

Brainin, P.; Mohr, G. H.; Modin, D.; Claggett, B.; Silvestre, O. M.; Shah, A. et al. (2019): Malaria infection and risk of incident heart failure: a nationwide cohort study. In: *European Heart Journal* 40 (Issue Supplement_1).

Burgsdorff, Alhard von (1982): Der Hauptmann Henning von Burgsdorff: vom tapferen Leben und Sterben des Bezirkshauptmanns von Gibeon. Windhoek: John Meinert.

Carstens, Reinhard (2015): Arbeit und Arbeitsverhältnisse in der Deutschen Südsee. Dissertation. FernUniversität, Hagen. Fakultät für Kultur- und Sozialwissenschaften.

Christiansen, Thomas (2016): Namibia. In: Wolfgang Gieler (Hg.): Staatenlexikon Afrika. Geographie, Geschichte, Kultur, Politik und Wirtschaft. 2. Aufl. Bonn: Peter Lang GmbH, S. 421–435.

Dawids, Francois; Ilonga, Fiona; Kaumunika, Titus; Pauli, Julia; Schnegg, Michael; Seibeb, Jorries; /Uirab, Charles O. (2007): Living together – Culture and Shared Traditions in Fransfontein, Namibia. Köln. Online verfügbar unter http://www.fransfontein.org/index.html, aufgerufen am 19.02.2022.

Dehm, Richard (1966): Gürich, Georg Julius Ernst. In: Historische Kommission bei der bayerischen Akademie der Wissenschaften (Hg.): Neue Deutsche Biographie. Grassauer-Hartmann, Bd. 7. Berlin: Duncker&Humblot (7), S. 281–282. Online verfügbar unter https://www.deutsche-biographie.de/pnd116915978.html#ndbcontent, aufgerufen am 19.02.2022.

Deutsche Gesellschaft für Tropenmedizin, Reisemedizin und Globale Gesundheit e. V. (2021): Leitlinie: Diagnostik und Therapie der Malaria. Online verfügbar unter https://www.awmf.org/uploads/tx_szleitlinien/042-001l_S1_Diagnostik-Therapie-Malaria_2021-05.pdf, aufgerufen am 19.02.2022.

Dierks, Klaus (2003): Chronologie der namibischen Geschichte. Von der vorgeschichtlichen Zeit zum unabhängigen Namibia (2000). 2. Aufl. Windhoek: Namibia Wissenschaftliche Gesellschaft.

Eckart, Wolfgang U. (1997): Medizin und Kolonialimperialismus. Deutschland 1884–1945. Paderborn: Schöningh.

Eckart, Wolfgang U. (2006): Manson, Sir Patrick. In: Wolfgang U. Eckart und Christoph Gradmann (Hg.): Ärzte Lexikon. Von der Antike bis zur Gegenwart (German Edition). Dordrecht: Springer, S. 221–222.

Eicker, Steffen (2009): Der Deutsch-Herero-Krieg und das Völkerrecht. Die völkerrechtliche Haftung der Bundesrepublik Deutschland für das Vorgehen des Deutschen Reiches gegen die Herero in Deutsch-Südwestafrika im Jahre 1904 und ihre Durchsetzung vor einem nationalen Gericht. Zugl.: Marburg, Univ., Diss., 2008. Frankfurt am Main: Lang (Schriften zum internationalen und zum öffentlichen Recht, 80).

Ellenberger, Henry F. (1973): Die Entdeckung des Unbewussten. 2 Bände. Bern, Stuttgart, Berlin: Verlag Hans Huber (1).

Faden, Ruth R.; King, Nancy M. P.; Beauchamp, Tom L. (1986): A history and theory of informed consent. New York: Oxford University Press.

Fantini, Bernardino (2006): Grassi, Giovanni Battista. In: Wolfgang U. Eckart und Christoph Gradmann (Hg.): Ärzte Lexikon. Von der Antike bis zur Gegenwart (German Edition). Dordrecht: Springer, S. 142–143.

Feachem RGA, Chen I, Akbari O, et al. (2019): Malaria eradication within a generation: ambitious, achievable, and necessary. Lancet. 2019;394(10203):1056–1112. Doi:10.1016/S0140-6736(19)31139-0.

Fischer, I. (1962): Biographisches Lexikon der hervorragenden Ärzte der letzten fünfzig Jahre. 2 Bände. München, Berlin: Urban&Schwarzenberg (Kon-Zweig, 2).

Forster, Norbert (2002): Für alle wird gesorgt. Die Entwicklung des Gesundheitswesens. In: Klaus A. Hess und Klaus J. Becker (Hg.): Vom Schutzgebiet bis Namibia 2000. Göttingen, Windhoek: Klaus Hess Verlag, S. 166–179.

Fuchs, Jakob; Gabler, Diana; Markert, Michael; Herm, Christoph; Mühlenberend, Sandra (2021): Menschliche Überreste im Depot. Empfehlungen für Betreuung und Nutzung. Hg. v. Koordinierungsstelle für wissenschaftliche Universitätssammlungen in Deutschland, Hermann von Helmholtz-Zentrum für Kulturtechnik, Humboldt-Universität zu Berlin. Berlin. Online verfügbar unter https://wissenschaftliche-sammlungen.de/files/4416/2140/5696/Menschliche_berreste_im_Depot_V2.pdf, aufgerufen am 19.02.2022.

Gradmann, Christoph (2008): Alles eine Frage der Methode: Zur Historizität der Kochschen Postulate 1840–2000. In: *Medizinhistorisches Journal* 43 (2), S. 121–148.

Grimme, Gesa (2018): Provenienzforschung im Projekt „Schwieriges Erbe: Zum Umgang mit kolonialzeitlichen Objekten in ethnologischen Museen". – Abschlussbericht –. Unter Mitarbeit von Gesa Grimme. Hg. v. Linden-Museum Stuttgart. Online verfügbar unter https://www.lindenmuseum.de/fileadmin/Dokumente/SchwierigesErbe_Provenienzforschung_Abschlussbericht.pdf, aufgerufen am 19.02.2022.

Gründer, Horst (1985a): Leutwein, Theodor. In: Historische Kommission bei der bayerischen Akademie der Wissenschaften (Hg.): Neue Deutsche Biographie. Laverrenz-Locher-Freuler. Berlin: Duncker&Humblot (14), S. 387–388. Online verfügbar unter https://www.deutsche-biographie.de/pnd118779745.html#ndbcontent, aufgerufen am 19.02.2022.

Gründer, Horst (1985b): Lindequist, Friedrich von. In: Historische Kommission bei der bayerischen Akademie der Wissenschaften (Hg.): Neue Deutsche Biographie. Laverrenz-Locher-Freuler, Bd. 14. Berlin: Duncker&Humblot (14), S. 601. Online verfügbar unter https://www.deutsche-biographie.de/pnd117025259.html#ndbcontent, aufgerufen am 30.07.2021.

Gueye, Cara Smith; Gerigk, Michelle; Newby, Gretchen; Lourenco, Chris; Uusiku, Petrina; Liu, Jenny (2014): Namibia's path toward malaria elimination: a case study of malaria strategies and costs along the northern border. In: *BMC Public Health* 14, 1190 (2014). Online verfügbar unter https://doi.org/10.1186/1471-2458-14-1190, zuletzt aufgerufen am 03.03.2022.

Hoffmann, Florian (2007): Die kaiserliche Schutztruppe und ihr Offizierskorps. 1. Auflage. Göttingen: Cuvillier (Okkupation und Militärverwaltung in Kamerun, Etablierung und Institutionalisierung des kolonialen Gewaltmonopols 1891–1914 / Florian Hoffmann; Teil 2).

Huber, Fabian (2014): Individueller Heilversuch und klinisches Experiment. Dissertation. Universität Augsburg, Augsburg. Juristische Fakultät. Online verfügbar unter https://core.ac.uk/download/pdf/35097973.pdf, aufgerufen am 19.02.2022.

Imam, Antonius Franciscus Irawan (2003): „Spezies-Assanierung". Die Entwicklung natürlicher Methoden der Malariabekämpfung in Niederländisch-Indien (1913–1938) und ihre mögliche Bedeutung für aktuelle Probleme der Malariabekämpfung. Dissertation. Heinrich-Heine-Universität, Düsseldorf. Institut für Geschichte der Medizin. Online verfügbar unter https://docserv.uni-duesseldorf.de/servlets/DocumentServlet?id=2817, aufgerufen am 19.02.2022.

Jansen, Jan (2007): Die Aufstände von Herero und Nama in Deutsch-Südwestafrika und die Kolonialkritik im Kaiserreich. München: GRIN Verlag GmbH.

Jorgensen, Torben; Markusen, Eric (2000): The Hereros, Genocide Of. In: Israel W. Charny (Hg.): Encyclopedia of genocide. Repr. Santa Barbara, Calif.: ABC-CLIO, S. 288–289.

Kaulich, Udo (2001): Die Geschichte der ehemaligen Kolonie Deutsch-Südwestafrika (1884–1914). Eine Gesamtdarstellung. Frankfurt am Main: Peter Lang GmbH.

Koenen, Eberhard von; Glöckler, Michaela (1996): Heil-, Gift- und eßbare Pflanzen in Namibia. Göttingen: Klaus Hess Verlag (Edition Namibia, 2).

Kordt, Walter (1961): Adolph von Vagedes. Ein rheinisch-westfälischer Baumeister der Goethezeit. Ratingen: A. Henn Verlag.

Kössler, Reinhart; Melber, Henning (2018): Völkermord – Anerkennung ohne Entschuldigung und Entschädigung? Verwicklungen in verwobener Geschichte. In: Marianne Bechhaus-Gerst und Joachim Zeller (Hg.): Deutschland postkolonial? Die Gegenwart der imperialen Vergangenheit. Berlin: Metropol, S. 223–242.

Krieger-Hinck, Carla (1973): Über die medizinische Versorgung der ehemaligen Kolonie Deutsch-Südwest-Afrika. Diss. Med. München.

Kube, Sigrid; Kotze, Karol (2002): Chronik. In: Klaus A. Hess und Klaus J. Becker (Hg.): Vom Schutzgebiet bis Namibia 2000. Göttingen, Windhoek: Klaus Hess Verlag, S. 257–320.

Kümmel, Werner Friedrich (1980): Koch, Robert. In: Historische Kommission bei der bayerischen Akademie der Wissenschaften (Hg.): Neue Deutsche Biographie. Kleinhans–Kreling. Berlin: Duncker&Humblot (12), S. 251–255. Online verfügbar unter https://www.deutsche-biographie.de/pnd118564064.html#ndbcontent, aufgerufen am 30.07.2021.

Kunene Regional Directorate [Anm. des Verf.: Näherungsweise um 2018]: Annual Progress Report 2016/17.

Kuß, Susanne (2010): Deutsches Militär auf kolonialen Kriegsschauplätzen. Eskalation von Gewalt zu Beginn des 20. Jahrhunderts. 1. Aufl. Berlin: Links (Studien zur Kolonialgeschichte, 3).

Leven, Karl-Heinz (1997): Die Geschichte der Infektionskrankheiten. Von der Antike bis ins 20. Jahrhundert. Landsberg/Lech: ecomed (Fortschritte in der Präventiv- und Arbeitsmedizin, 6).

Leven, Karl-Heinz (2005): Art. „Malaria", in: Antike Medizin. Ein Lexikon. München: Beck, Sp. 585 f.

Maier, W. A. (2004): Das Verschwinden des Sumpffiebers in Europa: Zufall oder Notwendigkeit? In: *Denisia* 13, S. 515–527.

Maull, Otto (1959): Dove, Karl Wilhelm. In: Historische Kommission bei der bayerischen Akademie der Wissenschaften (Hg.): Neue Deutsche Biographie. Dittel-Falck, Bd. 4. Berlin: Duncker&Humblot, S. 93. Online verfügbar unter https://www.deutsche-biographie.de/pnd116190957.html#ndbcontent, aufgerufen am 30.07.2021.

Melber, Henning (2014): Siedlerkolonialismus und Landfrage im postkolonialen Südlichen Afrika. Das Beispiel Namibia. In: Birgit Englert und Barbara Gärber (Hg.): Landgrabbing. Landnahmen in historischer und globaler Perspektive. Wien: New Academic Press (Historische Sozialkunde Internationale Entwicklung, 33), S. 34–50.

Melber, Henning (2016): A decade of Namibia. Politics, economy and society: the era Pohamba, 2004–2015. Leiden, Boston: Brill.

Mendelsohn, John (2002): Atlas of Namibia. A portrait of the land and its people. 1. Edition. Cape Town: Sunbird Publ.

Milkutat, Ernst (1955): Brückner, Eduard. In: Historische Kommission bei der bayerischen Akademie der Wissenschaften (Hg.): Neue Deutsche Biographie. Behaim-Bürkel, Bd. 2. Berlin: Duncker&Humblot (2), S. 656–657. Online verfügbar unter https://www.deutsche-biographie.de/pnd116741910.html#ndbcontent, aufgerufen am 30.07.2021.

Möllers, Bernhard (1950): Robert Koch. Persönlichkeit und Lebenswerk 1843–1910. Hannover: Schmorl & von Seefeld Nachf.

Moritz, Walter (1998): Die Swartboois in Rehoboth, Salem, Ameib und Franzfontein (Aus alten Tagen in Südwest, 7).

Müllerschön, A.; Vollmuth, R. (2014): Zeittafel zur Geschichte der „Deutschen Gesellschaft für Wehrmedizin und Wehrpharmazie (DGWMP) – Vereinigung deutscher Sanitätsoffiziere e. V. (VdSo)" und ihrer Vorgängergesellschaften. In: Deutsche Gesellschaft für Wehrmedizin und Wehrpharmazie E. V. (Hg.): 150 Jahre Deutsche Militärärztliche Gesellschaften. 1864–2014. Bonn, S. 34–37.

Namibia Statistics Agency (2016): Namibia Inter-censal Demographic Survey 2016 Report. Windhoek. Online verfügbar unter https://cms.my.na/assets/documents/NIDS_2016.pdf, aufgerufen am 26.06.2021.

Pritt, Bobbi S. (2019): Plasmodium and Babesia. In: Karen C. Carroll und Michael A. Pfaller (Hg.): Manual of Clinical Microbiology. 12. Aufl. Washington DC: American Society for Microbiology Press, S. 2438–2457.

Robert Koch-Institut (2015a): Malaria. RKI-Ratgeber für Ärzte. Robert Koch-Institut. Online verfügbar unter https://edoc.rki.de/bitstream/handle/176904/3701/malaria.pdf?sequence=1&isAllowed=y.pdf?sequence=1, aufgerufen am 06.01.2022.

Robert Koch-Institut (2015b): Typhus abdominalis, Paratyphus. RKI-Ratgeber für Ärzte. Robert Koch-Institut. Online verfügbar unter https://edoc.rki.de/bitstream/handle/176904/3722/typhus-abdominalis,-paratyphus.pdf?sequence=1, aufgerufen am 19.02.2022.

Roeder, Peter; Rich, Karl (2009): The Global Effort to Eradicate Rinderpest. IFPRI Discussion Paper 00923. Online verfügbar unter http://ebrary.ifpri.org/utils/getfile/collection/p15738coll2/id/29876/filename/29877.pdf, aufgerufen am 19.02.2022.

Rothe, C. et al (2020): Empfehlungen zur Malariaprophylaxe. In: *Flugmedizin Tropenmedizin Reisemedizin* 27, S. 163–197. Online verfügbar unter https://www.dtg.org/images/Startseite-Download-Box/2020_DTG_Empfehlungen_Malaria.pdf, aufgerufen am 17.06.2021.

Schaafhausen, Friedrich Wilhelm (1961): François, Kurt Karl Bruno von. In: Historische Kommission bei der bayerischen Akademie der Wissenschaften (Hg.): Neue Deutsche Biographie. Falck-Fyner, Bd. 5. Berlin: Duncker&Humblot (5), S. 333–334.

Scheller, Marcia (2004): Epidemiologische Untersuchung zum Vorkommen der Humanen Granulozytären Ehrlichiose und Babesiose bei Waldarbeitern aus Südbayern. Dissertation. Universität Würzburg, Würzburg. Klinik und Poliklinik für Dermatologie, Venerologie und Allergologie. Online verfügbar unter https://opus.bibliothek.uni-wuerzburg.de/opus4-wuerzburg/frontdoor/

deliver/index/docId/1484/file/Dissertation_von_Marcia_Scheller_2006.pdf, aufgerufen am 19.02.2022.

Shanks, G. Dennis (2019): Was the First Malaria Vaccine Tested in 1898? In: *The American journal of tropical medicine and hygiene* 101 (2), S. 287–289. DOI: 10.4269/ajtmh.19-0275, aufgerufen am 03.03.2022

Stoecker, Holger; Schnalke, Thomas; Winkelmann, Andreas (2013): Sammeln, Erforschen, Zurückgeben? Menschliche Gebeine aus der Kolonialzeit in akademischen und musealen Sammlungen. 1. Aufl. Berlin: Links (Reihe Studien zur Kolonialgeschichte, 5).

Stolberg-Werningerode, Otto Graf zu (1955): Bismarck, Otto Fürst von. In: Historische Kommission bei der bayerischen Akademie der Wissenschaften (Hg.): Neue Deutsche Biographie. Behaim-Bürkel. Berlin: Duncker&Humblot (2), S. 268–277. Online verfügbar unter https://www.deutsche-biographie.de/pnd11851136X.html#ndbcontent, aufgerufen am 19.02.2022.

Stolowsky, Alfred (1957): Dempwolff, Otto Karl August. In: Historische Kommission bei der bayerischen Akademie der Wissenschaften (Hg.): Neue Deutsche Biographie. Bürklein-Ditmar. Berlin: Duncker&Humblot, S. 592. Online verfügbar unter https://www.deutsche-biographie.de/pnd120577925.html#ndbcontent, aufgerufen am 30.07.2021.

Sunseri, Thaddeus (2016): Blood Trials. Transfusions, Injections, and Experiments in Africa, 1890–1920. In: *Journal of the history of medicine and allied sciences* 71 (3), S. 293–321. DOI: 10.1093/jhmas/jrv048.

Vasold, Manfred (2005): Stadtärzte. In: Werner E. Gerabek, Bernhard D. Haage, Gundolf Keil und Wolfgang Wegner (Hg.): Enzyklopädie Medizingeschichte. Berlin: de Gruyter, S. 1352–1353.

Vollmann, Jochen; Winau, Rolf (1996): Informed consent in human experimentation before the Nuremberg code. In: *British Medical Journal* 313, S. 1445–1447.

Wallace, Marion; Kinahan, John (2011): A history of Namibia. From the beginning to 1990. London: C. Hurst Co.

Wedekind, Klemens (2021): Impfe und herrsche. Veterinärmedizinisches Wissen und Herrschaft im kolonialen Namibia 1887–1929. Göttingen: Vandenhoeck & Ruprecht (Transnationale Geschichte, 13).

Westermann, Diedrich Hermann (1957): Büttner, Karl Gotthilf. In: Historische Kommission bei der bayerischen Akademie der Wissenschaften (Hg.): Neue Deutsche Biographie. Bürklein-Ditmar, Bd. 3. Berlin: Duncker&Humblot, S. 7. Online verfügbar unter https://www.deutsche-biographie.de/pnd119070596.html#ndbcontent, aufgerufen am 30.07.2021.

White, Nicholas J.; Breman, Joel G. (2016): Malaria. Für die deutsche Ausgabe Thomas Zoller und Norbert Suttorp. In: Dennis L. Kasper, Anthony S. Fauci, S. L. Hauser, Dan L. Longo, J. Larry Jameson und Joseph Loscalzo: Harrisons Innere Medizin. 19. Auflage, deutsche Ausgabe. Hg. v. Norbert Suttorp, Martin Möckel, Britta Siegmund und Manfred Dietel. New York, Berlin, Stuttgart: McGraw-Hill Education; ABW Wissenschaftsverlag; Thieme, S. 1674–1691.

Wieters, Imke; Eisermann, Philip; Borgans, Frauke; Giesbrecht, Katharina; Goetsch, Udo; Just-Nübling, Gudrun et al. (2019): Two cases of airport-associated falciparum malaria in Frankfurt am Main, Germany, October 2019. Euro Surveill. 2019; 24(49): pii=1900691. Online verfügbar unter https://doi.org/10.2807/1560-7917.ES.2019.24.49.1900691, aufgerufen am 19.02.2022.

Winkle, Stefan (2021): Die Geschichte der Seuchen. München: Anaconda Verlag.

Witbooi, Hendrik (1989): The Hendrik Witbooi papers. Translated by Annemarie Heywood and Eben Maasdorp. Annotated by Brigitte Lau. Windhoek: Nat. Archives of Namibia (Archeia, 13).

World Health Organization (2017): A framework for malaria elimination. Geneva, Switzerland: World Health Organization. Online verfügbar unter https://www.who.int/publications/i/item/9789241511988, abgerufen am 05.03.2022.

World Health Organization (2021): World malaria report 2021. Geneva.Wulf, Stefan (1999): Nocht, Bernhard. In: Historische Kommission bei der bayerischen Akademie der Wissenschaften (Hg.): Neue Deutsche Biographie. Nauwach-Pagel. Berlin: Duncker&Humblot (19), S. 305–307. Online verfügbar unter https://www.deutsche-biographie.de/pnd117586226.html#ndbcontent, aufgerufen am 30.07.2021.

Zeller, Joachim (2018): (Post-)Koloniale Gedächtnistopografien in Deutschland. Möglichkeiten und Grenzen einer „Dekolonisation der Kolonisierer". In: Marianne Bechhaus-Gerst und Joachim Zeller (Hg.): Deutschland postkolonial? Die Gegenwart der imperialen Vergangenheit. Berlin: Metropol, S. 336–365.

Zimmerer, Jürgen; Zeller, Joachim (Hg.) (2016): Völkermord in Deutsch-Südwestafrika. Der Kolonialkrieg (1904–1908) in Namibia und seine Folgen. Unter Mitarbeit von Medardus Brehl, Andreas Eckert, Larissa Förster, Ulrich van der Heyden, Reinhart Kößler, Jan-Bart Gewald et al. Christoph Links Verlag. 3., aktualisierte Auflage, April 2016. Berlin: Ch. Links Verlag.

Zöllner, Christian W. (2017): Deutsch-Herero-Krieg 1904. Eine Betrachtung unter dem Aspekt Völkermord. Kiel: Lorenz-von-Stein-Institut für Verwaltungswissenschaften an der Christian-Albrechts-Universität zu Kiel (Arbeitspapier / Lorenz-von-Stein-Institut für Verwaltungswissenschaften, Nr. 106).

Literaturverzeichnis

Internetquellen

https://www.auswaertiges-amt.de/de/aussenpolitik/regionaleschwerpunkte/afrika/-/1897660 aufgerufen am 01.01.2022

https://www.bundesregierung.de/breg-de/aktuelles/pressekonferenzen/regierungspressekonferenz-vom-10-juli-847582 aufgerufen am 23.06.2021

https://www.auswaertiges-amt.de/de/newsroom/-/2463396 aufgerufen am 23.06.2021

https://www.namibian.com.na/102205/read/Chiefs-divided aufgerufen am 23.06.2021

https://www.tagesschau.de/ausland/afrika/bundesregierung-nama-herero-101.html aufgerufen am 20.02.2022

https://www.lehrplanplus.bayern.de/fachlehrplan/realschule/9/geschichte aufgerufen am 01.01.2022

https://www.lehrplanplus.bayern.de/fachlehrplan/gymnasium/8/geschichte aufgerufen am 01.01.2022

https://dserver.bundestag.de/btd/19/294/1929464.pdf aufgerufen am 12.02.2022

https://www.zeit.de/wissen/2018-01/strassennamen-kolonialismus-rassismus-umbenennung-initiativen aufgerufen am 01.01.2022

http://www.ub.bildarchiv-dkg.uni-frankfurt.de/Bildprojekt/Lexikon/lexikon.htm aufgerufen am 23.06.2021

https://www.zobodat.at/pdf/DENISIA_0013_0515-0527.pdf, aufgerufen am 22.06.2021

https://www.rki.de/DE/Content/Institut/Geschichte/Robert_Koch_Lebenslauf.html aufgerufen am 27.07.2021.

http://www.klausdierks.com/FrontpageMain.html aufgerufen am 01.01.2022

http://www.klausdierks.com/Biographies/Biographies_C.htm aufgerufen am 01.01.2022

http://www.klausdierks.com/Biographies/Biographies_M.htm aufgerufen am 01.01.2022

http://www.klausdierks.com/Biographies/Biographies_K.htm aufgerufen am 01.01.2022

https://www.namibiana.de/namibia-information/literaturauszuege/titel/kurze-geschichte-der-rehobother-baster-bis-1990-von-rudolf-g-britz-hartmut-lang-und-cornelia-limpricht.html aufgerufen am 01.01.2022

http://webopac.hwwa.de/PresseMappe20E/Digiview_MID.cfm?mid=F045371 aufgerufen am 18.06.2021 https://www.namibiana.de/namibia-information/who-is-who/autoren/infos-zur-person/kurd-schwabe.html aufgerufen am 01.01.2022

https://cms.my.na/assets/documents/NIDS_2016.pdf aufgerufen am 26.06.2021

https://www.namibiansun.com/news/census-2021-called-off-over-lack-of-money2021-06-11/ aufgerufen am 26.06.2021

http://www.namibia-botschaft.de/allgemein.html aufgerufen am 26.06.2021

https://www.namibiana.de/namibia-information/who-is-who/autoren/infos-zur-person/eberhard-von-koenen.html aufgerufen am 01.01.2022

https://www.namibiana.de/namibia-information/who-is-who/autoren/infos-zur-person/alexander-merensky.html abgerufen am 05.03.2022

https://www.deutsche-biographie.de/pnd124381006.html aufgerufen am 27.07.2021

https://www.freiburg.de/pb/,Lde/1316688.html aufgerufen am 01.01.2022

https://www.nobelprize.org/prizes/medicine/1927/wagner-jauregg/lecture/ aufgerufen am 25.07.2021

https://www.deutsche-biographie.de/sfz56184.html aufgerufen am 01.01.2022

http://www.theplantlist.org/tpl1.1/record/kew-136802 aufgerufen am 01.01.2022

https://brema.suub.uni-bremen.de/dsdk_hebis/content/structure/2167624 aufgerufen am 01.01.2022

https://www.bundesdruckerei.de/de/Historie aufgerufen am 01.01.2022

https://www.bundesarchiv.de/DE/Content/Virtuelle-Ausstellungen/Der-Krieg-Gegen-Die-Herero-1904/der-krieg-gegen-die-herero-1904.html am 18.06.2021 aufgerufen am 18.06.2021

https://gedbas.genealogy.net/person/show/1214350068 aufgerufen am 01.01.2022

https://gedbas.genealogy.net/person/show/1214349807 aufgerufen am 01.01.2022

https://gedbas.genealogy.net/person/show/1214349869 aufgerufen am 01.01.2022

https://gedbas.genealogy.net/person/show/1214349948 aufgerufen am 01.01.2022

https://ancestry.de aufgerufen am 01.01.2022

http://www.fransfontein.org/index.html aufgerufen am 20.06.2021

https://archive.org/details/b22377761/page/n1/mode/2up aufgerufen am 18.12.2021

https://invenio.bundesarchiv.de/invenio/main.xhtml aufgerufen am 01.01.2022

Danksagung

Zunächst möchte ich mich herzlich bei Herrn Prof. Dr. med. Karl-Heinz Leven, Inhaber des Lehrstuhls für Geschichte der Medizin und Direktor des Instituts für Geschichte und Ethik der Medizin der Universität Erlangen Nürnberg, für die Ermöglichung dieser Arbeit bedanken.

Besonderen Dank möchte ich Herrn Prof. Leven auch für die herausragende Betreuung zukommen lassen und mich für die Geduld und Unterstützung bei allen Arbeitsschritten dieser Dissertation bedanken. Selbiger Dank gilt Frau Dr. Susanne Ude-Koeller.

Hervorzuheben ist die Unterstützung, die mir durch die Mitarbeitenden des Bundesarchivs und der Archiv- und Museumsstiftung der VEM zuteilgeworden ist. Die Bereitschaft Bildmaterial zur Verfügung zu stellen, muss in diesem Zuge auch für das Herbarium Hamburgense und ancestry.de betont werden. Für weitergehenden Input möchte ich auch Herrn Dag Henrichsen und allen nicht speziell benannten Unterstützern danken.

Für die Unterstützung bei der initialen Informationsbeschaffung und Orientierung, ist das reichhaltige Feedback der Mitglieder des Mensa in Deutschland e.V. hervorzuheben.

In Namibia gilt mein besonderer Dank Herrn Dr. Norbert Forster, Herrn Gunter von Schumann und Frau Gisela Wittlich.

Ich danke meinen Eltern für die Unterstützung während des Studiums und im Rahmen dieser Arbeit. Ohne sie wäre die Vollendung dieser Arbeit nicht möglich gewesen.

Schließlich möchte ich mich herzlich bei meiner Lebensgefährtin Debora bedanken, deren moralische Unterstützung in den letzten Jahren unerlässlich gewesen ist.

Index

Afrikaner, Jan Jonker 36, 268
Afrikaner, Jonker 34
Angra Pequena 35

Baumann, Hugo 18, 19, 229, 239-242, 276, 277
Belck, Waldemar 170, 171, 181
Berg, Ernst 60, 61, 124, 201
Bethanien 104, 140, 145, 148, 155, 157, 204
Bismarck, Otto von 34, 35
Bluemchen 18, 53, 59, 89, 90, 97, 98, 118, 135-139, 141, 142, 150, 160, 167, 168, 177, 193, 194, 198, 247
Brioni 216, 273-275, 280
Brockmann, Heinrich Johann 109, 160, 238, 242, 243, 272
Brückner, Eduard 44, 45
Burgsdorff, Henning von 86, 87, 89, 105, 115, 135, 187, 191
Büttner, Carl Gotthilf 171, 181, 183

Cape Cross / Kreuzkap 12, 34
Caprivi-Zipfel 36
Cauas 222, 225
Christian, Jan Abraham 39
Christian, Johannes 39

Dempwolff, Otto 30, 51-57, 59, 61, 65, 72, 77, 142, 197, 216, 217, 219, 245, 247, 250, 258, 275, 281
Dierks, Klaus 33, 40
Dove, Karl Wilhelm 14, 49, 135, 172, 173, 182, 183, 185, 191, 192, 253

Erlangen 27, 54, 172
Francois, Kurt von 36, 37, 107, 129, 131, 172, 182
Franzfontein / Fransfontein 19, 38, 42, 43, 58, 59, 91, 93, 94, 96, 98, 99, 101, 109, 140, 145, 146, 148, 152, 155, 165, 211, 219, 221, 222, 225, 226, 228- 230, 235, 236, 239, 242, 243, 245, 246, 249, 254, 255, 259, 267, 269-272, 275-277, 279-281
Frederiks, Joseph 35

Gibeon 34, 86, 140, 146, 148, 155, 157
Gobabis 59, 104, 117, 118, 121, 123-125, 141, 146, 148, 155, 157, 158, 160, 172, 177, 204, 206, 207, 247, 248
Gokhas 86, 87
Grassi, Giovanni Battista 29
Grootfontein 31, 61, 64, 67, 73, 75, 76, 125, 141, 144, 146, 148, 155, 157, 176, 177, 179, 198, 201, 205
Gürich, Georg 181, 182

Hollmann, Friedrich von 55, 133, 134, 167
Hornkranz 37
Hummel, Paul 59, 106, 117-123, 147-150, 152-160, 177, 200

Janson 220, 226, 228
Kalahari 39, 42, 58, 79, 182, 201

Kavikunua, Nikodemus 38
Karibib 123, 125, 157, 177, 205

Keetmanshoop 123, 141, 146, 148, 155, 157, 190, 200, 204, 205
Koch, Robert 7-10, 13, 18, 27, 28, 47, 51, 52, 54-56, 59, 60, 64, 65, 86, 96, 98, 99, 115, 118, 121, 142, 143, 150, 151, 153, 160, 196, 200, 211, 215-218, 220, 222, 224, 226-236, 239, 243-248, 250-256, 258, 259, 273-278, 280-283
Koenen, Eberhard von 42, 44, 82, 83, 85, 110
Köhler, August 111
Koper, Simon 40
Kuhn, Philalethes 20, 30, 31, 50, 58, 61-69, 74, 75, 77, 81, 82, 89, 90, 142, 177, 178, 197, 199, 200, 218, 252-254, 260, 276
Kunene 19, 58, 79, 181, 259, 260

Lambert, Andreas 37
Laveran, Charles-Louis-Alphonse 28, 31, 61, 62, 196
Lazarus 95, 100, 270
Leutwein, Theodor 31, 37, 39, 50-53, 56, 58, 59, 71, 72, 86, 87, 89, 90, 92, 96, 99, 101-107, 112-116, 121, 125, 127, 128, 134, 135, 144, 149, 150, 154, 160, 173, 183-185, 187, 188, 190, 191, 195-197, 200, 243-245, 253, 278-280, 283
Lindequist, Friedrich von 39, 53, 88-90, 93, 97, 98, 100, 105, 112, 126, 135, 136, 138, 139, 141, 142, 150, 162, 177, 186, 188-190, 193-196, 198, 202, 207, 262, 263, 271, 272
Lübbert, Anton 31, 56, 95, 115-117, 140-147, 150-152, 154, 156, 159, 176, 177, 191, 192, 194, 197-200, 203, 208, 217
Lüderitz, Franz 35, 36, 57, 170
Lüderitzbucht 35, 43, 106, 157, 205, 264

Maharero 35, 36, 38, 39
Manson, Patrick 29, 224
Marengo, Jakob 40
Mayer, Eugen 52, 179, 208, 251
Merensky, Alexander 31, 48-51, 53, 56, 137
Monrovia 186
Mueller, Franz Ludwig Wilhelm 95, 113, 114, 118, 120, 175, 193, 194

Nachtigal, Gustav 35
Nägele, Otto Alois 72, 73, 75, 80
Namutoni 73, 75, 161, 162, 179, 204
Nguvauva, Kahimemua 38
Nocht 65, 72, 161
Nosob 86

Okahandja 37, 88, 97, 121, 124, 125, 160
Okonieza 89
Omaheke 39
Omaruru 58, 74, 75, 88, 89, 118, 123, 141, 146, 148, 154, 155, 157, 160, 174, 200, 226, 278
Otavi 39, 61, 64, 72, 75, 144, 146, 148, 155, 198, 205
Otjimbingue / Otjimbingwe 19, 49, 97, 112, 141, 146, 148, 155, 157, 171, 182, 183, 184, 186, 192, 229, 268
Otjitambi 182, 229, 268
Otjituo 75
Outjo 19, 59, 64, 75, 98, 109, 123, 125, 141, 146, 148, 149, 153, 155-157, 160, 200, 206, 207, 222, 238, 243, 244, 254, 271, 272, 278, 280-282

Plehn, Albert 76, 253
Rehoboth 35, 51, 125, 146, 148, 155, 157, 184, 206, 267, 268, 269

Richter, August 37, 39, 47, 49, 56, 57, 58, 77, 85, 112, 113, 132-134, 183, 272
Rickmann, Wilhelm 61, 65, 66, 276
Riechmann, Heinrich 19, 38, 93-101, 107, 115, 140, 151, 153, 156, 164, 199, 226, 228-235, 238-240, 269, 277
Rietfontein 131
Ross, Ronald 29, 31, 52, 54, 142, 196, 255

Schellong, Otto 174, 196
Schwabe, Kurd 20, 36, 37, 56-58
Seitz, Theodor 40, 207, 208, 262, 263, 265
Stephansort 275
Steudel, Emil 37, 60, 280
Swakopmund 34, 36, 39, 40, 49, 53, 72, 112, 114, 123, 135-137, 141, 146, 148, 155, 157, 174, 176, 194, 195, 203, 204, 218, 225, 245, 278
Swartbooi, David 38

Trotha, Lothar von 39, 265
Tsumamas 98, 101, 222, 225, 230, 239, 277

Tutara 222, 225

Vagedes, Karl Ferdinand von 7-10, 13-16, 18, 19, 22, 38, 47, 52, 55, 59, 60, 64, 77, 78, 93-96, 98, 99, 109, 118, 121, 150-153, 156, 164, 174, 178, 186, 193, 211-256, 258, 260, 273-283
Vogelsang, Heinrich 35

Walvis Bay / Walfischbay 34, 37, 42, 183
Waterberg 39, 75, 88
Werner, Heinrich 30, 76, 77
Windhoek / Windhuk / Klein Winterhoek 34-40, 43, 44, 47, 49, 53, 55, 58-60, 75, 88, 89, 91, 95-98, 112-114, 117, 118, 123-125, 132, 133, 135-137, 141, 146, 148, 155, 157, 161, 169, 183, 185, 191-193, 195, 196, 201, 205, 217, 218, 229, 245, 251, 262, 264, 268, 270, 278-280, 282, 283
Witbooi, Hendrik 21, 33, 35-37, 39, 40, 86, 87, 110, 257

Zesfontein 38, 98, 109, 156

Lebenslauf

Persönliche Daten

Vor- und Zuname	Jan Hannes Esse
Geburtstag	10.04.1995
Geburtsort	Neustadt am Rübenberge
Staatsangehörigkeit	deutsch
Familienstand	ledig

Ausbildung

2001 bis 2004	Grundschule
2004 bis 2012	Gymnasium Andreanum
2013 bis 2020	FAU Erlangen-Nürnberg Studiengang: Humanmedizin
09/2015	Erster Abschnitt der Ärztlichen Prüfung
04/2019	Zweiter Abschnitt der Ärztlichen Prüfung
05/2020	Dritter Abschnitt der Ärztlichen Prüfung
Seit 11/2020	Institut für Klinische Mikrobiologie, Immunologie und Hygiene des Universitätsklinikums Erlangen

Promotion

2017 bis 2022	Malaria in Südwest-Afrika. Deutsche Kolonialmedizin 1884–1915
Lehrstuhl	Lehrstuhl für Geschichte der Medizin, FAU Erlangen-Nürnberg
Lehrstuhlinhaber	Prof. Dr. med. Karl-Heinz Leven
Betreuung	Prof. Dr. med. Karl-Heinz Leven Dr. Susanne Ude-Koeller

Medizingeschichte im Kontext

Herausgegeben von Karl-Heinz Leven, Mariacarla Gadebusch Bondio,
Hans-Georg Hofer und Livia Prüll

Die Reihe *Medizingeschichte im Kontext* veröffentlicht Studien, die Themen aus der Geschichte der Medizin und des Gesundheitswesens in wissenschafts- und kulturhistorischer Perspektive betrachten.
Die Reihe versteht sich zugleich als Fortsetzung der von Ludwig Aschoff 1938/39 mit zwei Heften begründeten, von Eduard Seidler 1971-1994 mit 17 Bänden weitergeführten *Freiburger Forschungen zur Medizingeschichte*. Die Bände 1 bis 11 (1999 bis 2004) wurden von Karl-Heinz Leven und Ulrich Tröhler herausgegeben.

Band	1	Christine Hummel: Das Kind und seine Krankheiten in der griechischen Medizin. Von Aretaios bis Johannes Aktuarios (1. bis 14. Jahrhundert). 1999.
Band	2	Cécile Mack: Henriette Hirschfeld-Tiburtius (1834-1911). Das Leben der ersten selbständigen Zahnärztin Deutschlands. 1999.
Band	3	Susanne Mende: Die Wiener Heil- und Pflegeanstalt *Am Steinhof* im Nationalsozialismus. 2000.
Band	4	Bernhard Gessler: Eugen Fischer (1874-1967). Leben und Werk des Freiburger Anatomen, Anthropologen und Rassenhygienikers bis 1927. 2000.
Band	5	Jochen Binder: Zwischen Standesrecht und Marktwirtschaft. Ärztliche Werbung zu Beginn des 20. Jahrhunderts im deutsch-englischen Vergleich. 2000.
Band	6	Cécile Mack: Die badische Ärzteschaft im Nationalsozialismus. 2001.
Band	7	Beate Waigand: Antisemitismus auf Abruf. Das Deutsche Ärzteblatt und die jüdischen Mediziner 1918-1933. 2001.
Band	8	Georg Schomerus: Ein Ideal und sein Nutzen. Ärztliche Ethik in England und Deutschland 1902-1933. 2001.
Band	9	Barbara Rabi: Ärztliche Ethik – Eine Frage der Ehre? Die Prozesse und Urteile der ärztlichen Ehrengerichtshöfe in Preußen und Sachsen 1918-1933. 2002.
Band	10	Bernd Grün / Hans-Georg Hofer / Karl-Heinz Leven (Hrsg.): Medizin und Nationalsozialismus. Die Freiburger Medizinische Fakultät und das Klinikum in der Weimarer Republik und im „Dritten Reich". 2002.
Band	11	E. Caroline Jagella: Ignaz Schwörer (1800–1860). Freiburger Geburtshelfer zwischen Romantik und Positivismus. Ein Beitrag zur Geschichte der medizinischen Ethik im 19. Jahrhundert. 2004.
Band	12	Stephan Anis Towfigh: Das Bahá'ítum und die Medizin. Ein medizinhistorischer Beitrag zum Verhältnis von Religion und Medizin. 2006.

Band	13	Nils Kessel: Geschichte des Rettungsdienstes 1945–1990. Vom „Volk von Lebensrettern" zum Berufsbild „Rettungsassistent/in". 2008.
Band	14	Jette Sophia Jung: Erfolg und Scheitern der Hegar-Operation. Eine wissenschaftsgeschichtliche Untersuchung über die Kastration der Frau im 19. Jahrhundert. 2007.
Band	15	Jasmin Beatrix Mattes: Die Stationsbenennungen des Klinikums der Albert-Ludwigs-Universität Freiburg im Breisgau. Erinnerungskultur, kollektives Gedächtnis und Umgang mit nationalsozialistischer Vergangenheit. 2008.
Band	16	Simon Reuter: Im Schatten von Tet. Die Vietnam-Mission der Medizinischen Fakultät Freiburg (1961–1968). 2011.
Band	17	Ute Caumanns / Fritz Dross / Anita Magowska (Hrsg. / red.): Medizin und Krieg in historischer Perspektive. Beiträge der XII. Tagung der Deutsch-Polnischen Gesellschaft für Geschichte der Medizin, Düsseldorf 18.-20. September 2009. Medycyna i wojna w perspektywie historycznej. Prace XII. konferencji Polsko-Niemieckiego Towarzystwa Historii Medycyny, Düsseldorf 18 do 20 września 2009 r.. 2012.
Band	18	Philipp Rauh / Karl-Heinz Leven: Ernst Wilhelm Baader (1892-1962) und die Arbeitsmedizin im Nationalsozialismus. 2013.
Band	19	Eva Brinkschulte / Mariacarla Gadebusch Bondio (Hrsg.): Norm als Zwang, Pflicht und Traum. Normierende versus individualisierende Bestrebungen in der Medizin. Festschrift zum 60. Geburtstag von Heinz-Peter Schmiedebach. 2015.
Band	20	Eva Brinkschulte / Fritz Dross / Anita Magowska / Marcin Moskalewicz / Philipp Teichfischer (Hrsg./red.): Medizin und Sprache – Die Sprache der Medizin. Medycyna i język – język medycyny. 2016.
Band	21	Jessica Tannenbaum: Medizin im Konzentrationslager Flossenbürg 1938 bis 1945. Biografische Annäherungen an Täter, Opfer und Tatbestände. 2017.
Band	22	Simone Kahlow: Archäologie des Hospitals. *Pauperes et infirmi* in Fürsorgeinstitutionen nördlich der Alpen vom 12. bis zum 19. Jahrhundert. 2020.
Band	23	Dana Derichs: Die Medizinstudentinnen der Universität Erlangen in der Weimarer Republik und im Nationalsozialismus. 2022.
Band	24	Robert Davidson: Gustav Kolb und die Reformpsychiatrie in Erlangen 1911–1934. 2022.
Band	25	Jan Esse: Malaria in Südwest-Afrika. Deutsche Kolonialmedizin 1884–1915. 2022.

www.peterlang.com

www.ingramcontent.com/pod-product-compliance
Ingram Content Group UK Ltd.
Pitfield, Milton Keynes, MK11 3LW, UK
UKHW021828210426
5322IPUK00004B/82